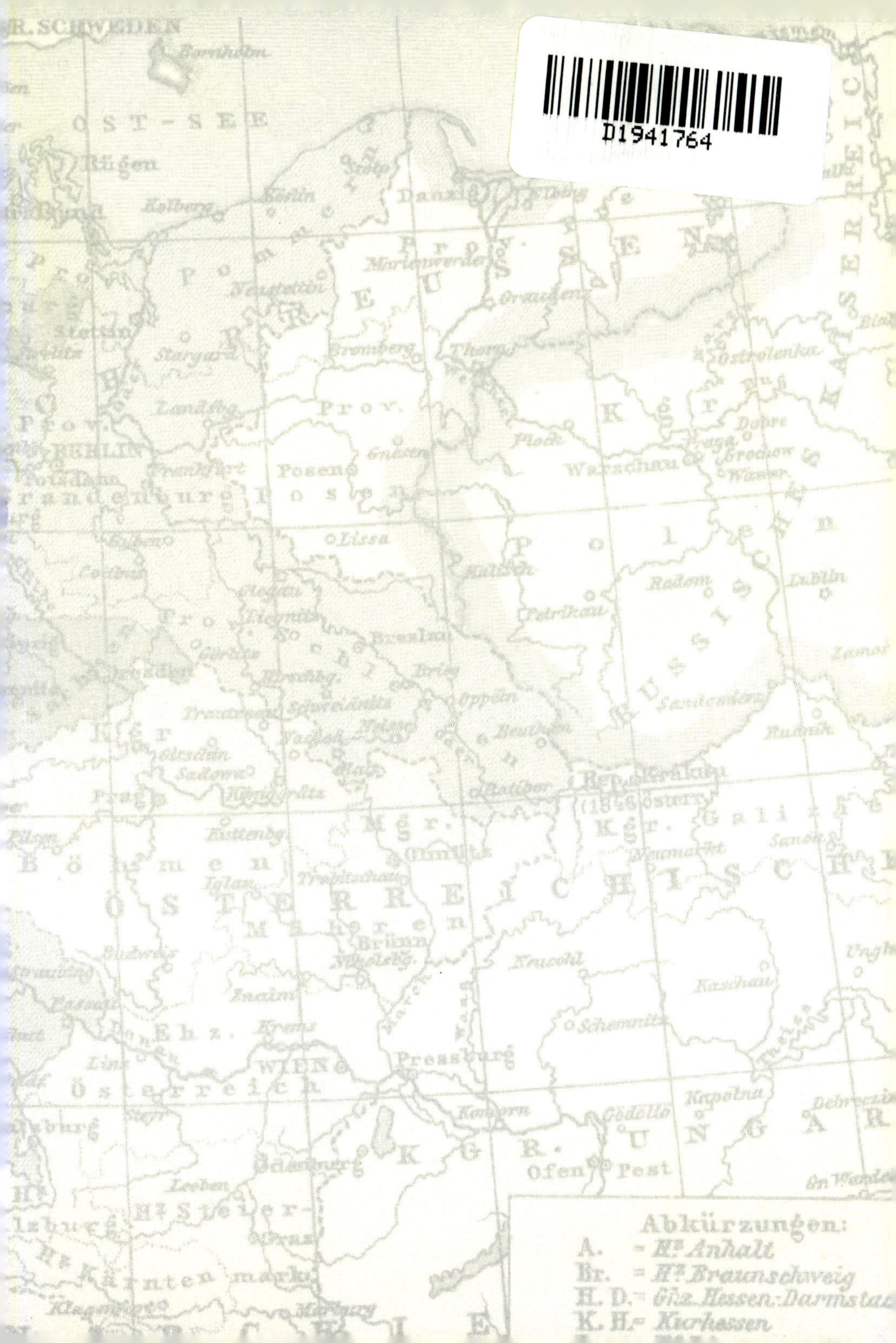
OST-SEE
Rügen
Kolberg
Köslin
Danzig
Stettin
Stargard
Landsbg.
BERLIN
Potsdam
Posen
Gnesen
Lissa
Bromberg
Thorn
Marienwerder
Graudenz
Warschau
Plock
Ostrolenka
Radom
Lublin
Petrikau
Kalisch
Glogau
Liegnitz
Görlitz
Breslau
Brieg
Oppeln
Beuthen
Ratibor
Schweidnitz
Trautenau
Neisse
Sadowa
Königgrätz
Prag
Pilsen
Böhmen
Iglau
Brünn
Nikolsbg.
Znaim
Budweis
Passau
Linz
Krems
WIEN
Pressburg
Österreich
Steyr
Leoben
Graz
Klagenfurt
Marburg
Komorn
Gödöllö
Kapolna
Debrecen
Ofen
Pest
Schemnitz
Neusohl
Kaschau
Neumarkt
Sanok
Rep. Krakau
Abkürzungen:
A. = Hz. Anhalt
Br. = Hz. Braunschweig
H. D. = Ghz. Hessen-Darmstad
K. H. = Kurhessen

Relationes

Schriftenreihe des Vorhabens

„Wissenschaftsbeziehungen im 19. Jahrhundert zwischen Deutschland und Russland auf den Gebieten Chemie, Pharmazie und Medizin“

bei der Sächsischen Akademie der Wissenschaften zu Leipzig

Herausgegeben von Ortrun Riha

Band 11

Regine Pfrepper, Gerd Pfrepper

Wissensspuren

Reisen russischer Mediziner
nach Westeuropa im 19. Jahrhundert

Bibliografische Information der Deutschen Nationalbibliothek
Die Deutsche Nationalbibliothek verzeichnet diese Publikation in der Deutschen Nationalbibliografie; detaillierte bibliografische Daten sind im Internet über http://dnb.d-nb.de abrufbar.

Das Vorhaben "Wissenschaftsbeziehungen im 19. Jahrhundert zwischen Deutschland und Russland auf den Gebieten Chemie, Pharmazie und Medizin" ist ein Forschungsvorhaben der Sächsischen Akademie der Wissenschaften zu Leipzig und wird im Rahmen des Akademienprogramms von der Bundesrepublik Deutschland und dem Freistaat Sachsen gefördert. Das Akademienprogramm wird koordiniert von der Union der deutschen Akademien der Wissenschaften.

Bildnachweis (vorderer Umschlag):
Abb. Karte Deutscher Bund
Brockhaus' Konversations-Lexikon. 14. vollst. neubearb. Aufl. 5. Bd. Leipzig 1908, zwischen S. 90 und S. 91.

Printed in Germany.

ISBN 978-3-8440-1472-3
ISSN 1867-3198

Shaker Verlag GmbH • Postfach 101818 • 52018 Aachen
Telefon: 02407 / 95 96 - 0 • Telefax: 02407 / 95 96 - 9
Internet: www.shaker.de • E-Mail: info@shaker.de

Vorwort

Der hier vorgelegte Band 11 der Schriftenreihe *Relationes* präsentiert eine Quellengattung, die in der Wissenschaftsgeschichte gemeinhin als aufschlussreich für die Schilderung von Personen, Örtlichkeiten und Forschungsalltag gilt und als Beleg für die Wanderung von Ideen, Wissen und Techniken genutzt wird: Reiseberichte. Wie kaum eine andere Textsorte sind diese geeignet, Wissenschaftsbeziehungen zwischen verschiedenen Ländern, Personennetzwerke, fachliche Neuorientierungen, Transfer von Kenntnissen, Wandel in Interessenslagen usw. zu illustrieren und gleichzeitig das Eigene und das Fremde – wenn auch zumeist aus der subjektiven Sicht des Schreibenden – zu bewerten.

Um diese Perspektive entsprechend der Thematik des Akademie-Vorhabens für den deutsch-russischen Wissenschaftsaustausch im 19. Jahrhundert zu eröffnen, wurden nun Berichte verschiedenen Typs und unterschiedlicher Intention aus dem Russischen übersetzt, in ihren historischen Entstehungskontext gerückt und mit einem wissenschaftshistorischen Kommentar versehen. Die zwischen 1833 und 1913 entstandenen Quellen zeugen vom enormen Aufschwung der experimentellen Herangehensweise und der Faszination, die von diesen Methoden ausging; sie liefern dabei gleichzeitig den illustrierenden Hintergrund zur Dokumentation der deutsch-russischen Forschungsbeziehungen auf den Gebieten Physiologie, Physiologische Chemie und Pharmakologie in den *Relationes*-Bänden 3, 7 und 8 sowie zum Lexikon der Physiologen in *Relationes* 9. Der Band eröffnet aber zudem den Blick auch über den bilateralen Austausch hinaus in Richtung Frankreich, England und Italien und ermöglicht so einen internationalen Vergleich.

Ich möchte an dieser Stelle Herrn Dr. habil. Gerd Pfrepper herzlich danken, der in gänzlich uneigennütziger Weise seine sprachliche Kompetenz und wissenschaftshistorische Recherche-Erfahrung als projektexterner Koautor dieses Bandes eingebracht hat.

Leipzig, im Herbst 2012 — Ortrun Riha

Inhalt

Einleitung

Schwerpunkte unserer bisherigen Forschungen auf dem Gebiet der deutsch-russischen Wechselbeziehungen im 19. Jahrhundert, die in den Bänden 3, 7 und 8 der Reihe *Relationes*[1] im Rahmen eines Projektes der Sächsischen Akademie der Wissenschaften zu Leipzig veröffentlicht wurden, waren die experimentellen Fächer der medizinischen Wissenschaften Physiologie, Physiologische Chemie und Pharmakologie.

Bei den Untersuchungen zur Institutionalisierung dieser Disziplinen in Russland zeigte sich, dass begabte Absolventen der russischen Universitäten, die für eine Lehrtätigkeit als Dozent oder Professor vorgesehen waren, vor ihrer Berufung an eine Universität in Russland für zwei bis drei Jahre hauptsächlich auf Staatskosten nach Westeuropa delegiert wurden, um sich in ihrem Fach weiterzubilden mit der Verpflichtung, in regelmäßigen Abständen Reiseberichte an das delegierende Ministerium für Volksaufklärung zu senden. Die Reiseberichte dienten der Kontrolle der Reisenden, lieferten aber auch Informationen über den Entwicklungsstand der betreffenden Disziplin im besuchten ausländischen Institut und über den Zustand der Lehre an den deutschen Universitäten.

In Band 11 der Reihe *Relationes* legen wir eine Auswahl von Reiseberichten von prominenten Vertretern der drei genannten Disziplinen vor; dabei waren wir bemüht, auch den Wandel der Inhalte der Reiseberichte im Zeitraum von 1833 bis 1913 zu zeigen.

Reiseliteratur ist eine umfangreiche Gattung der Literatur; ein Versuch, sie in unterschiedliche Kategorien einzuteilen, ist schwierig.[2] Zu den wesentlichen Gruppen gehören Reisehandbücher, die vor allem der Vorbereitung der Reise dienen und deren Durchführung erleichtern. Reisetagebücher sind Reisebeschreibungen, die auf tatsächlichen, subjektiven Erfahrungen der Reisenden beruhen, und dazu kommen drittens die wissenschaftlichen und populärwissenschaftlichen Reiseschriften, die dem Leser Informationen über die kulturellen, sozialen, politischen und wissenschaftlichen Besonderheiten eines Landes vermitteln wollen.[3] Zu diesem Genre gehören auch die Reiseberichte, die Gegenstand dieses Buches sind.

Reiseberichte, auch Briefe und alle autobiographischen Dokumente, die Reiseeindrücke von einzelnen Medizinern und Naturwissenschaftlern wiedergeben, sind eine wichtige und wertvolle Quelle über den Stand der Wissenschaft, der Ausbildungs- und Forschungssituation, über das Wirken von einzelnen, prominenten Wissenschaftlern, zur Situation der Krankenhäuser und allgemein zum Stand der Lehre und Forschung. Sie werden jedoch erst dann zu einer aussagekräftigen Quelle, wenn mehrere subjektive Reiseberichte vorliegen, die den Wahrheitsgehalt des einzelnen Berichts überprüfbar machen. Dazu ein Beispiel: Der später berühmte Kliniker Sergej Petrovič BOTKIN (1832-1889) schrieb an seinen Bruder Michail Petrovič BOTKIN (1839-1914) aus Berlin:

> Mit dem Aufenthalt in Berlin bin ich über alle Maßen zufrieden, die unerschöpfliche Quelle der Kenntnisse und wissenschaftlichen Erfahrung Virchows gibt mir tiefe Befriedigung. [...] Die Vorlesungen Virchows waren für mich in einem solchen Maße von Nutzen, dass ich es nicht bedauere, deshalb meine experimentelle Arbeit nicht abschließen zu können, denn ich bin bereit, für das was ich gewonnen habe, mehr als eine eigene Arbeit zu opfern.[4]

Die sehr positive Einschätzung Rudolf VIRCHOWS (1821-1902) durch BOTKIN wird von allen russischen Praktikanten geteilt, auch die Reiseberichte in diesem Band bestätigen das, so wird der Brief BOTKINS zu einem historischen Beleg. VIRCHOW genoss besondere Verehrung bei den russischen Medizinern, wie auch seine Reiseerlebnisse in Russland beweisen.[5]

Allgemein setzte im Verhältnis von Russland zu den deutschsprachigen Ländern mit der Politik der Öffnung nach Westeuropa unter Zar PETR I. (1672-1725) und mit der Gründung der Kaiserlichen Akademie der Wissenschaften zu St. Petersburg im Jahre 1724 der kulturelle und wissenschaftliche Austausch ein. Die ersten Akademiemitglieder kamen in der Mehrzahl aus den deutschsprachigen Ländern, einige auch aus Frankreich. Im 18. Jahrhundert wuchs auch die Anzahl der russischen Studenten, die in Westeuropa studierten, sie wurden die ersten russischen Akademiemitglieder. Beispiele dafür sind der Universalgelehrte Michail Vasil'evič LOMONOSOV (1711-1765), der von November 1736 bis Mai 1741 in Marburg und Freiberg studierte, der Astronom Petr Borisovič INOCHODCEV (1742-1806), der ebenso wie der Mineraloge Vasilij Michajlovič SEVERGIN (1765-1826) und der Chemiker Jakov Dmitrievič ZACHAROV (1765-1836) an der Universität Göttingen studierten. Enge Beziehungen zu Göttingen hatte auch das Akademiemitglied für Chemie Johann Tobias LOWITZ (1757-1804), der in St. Petersburg und Göttingen ausgebildet wurde. LOWITZ wanderte von Göttingen aus 1782 in die Schweiz, ein Jahr später reiste er sieben Monate zu Fuß durch Holland, England, Frankreich, die Schweiz und Italien.[6]

Auch im Medizinalwesen begannen erst unter PETR I. mit Beginn des 18. Jahrhunderts Reformen. Die ersten Medizinstudenten erhielten ihre Ausbildung im Ausland, Konstantin Ivanovič ŠČEPIN (1728-1770) und Petr Ivanovič POGORECKIJ (1740/34-1780) studierten in Leiden und Nestor Maksimovič AMBODIK (1744-1812) in Straßburg. Die Kaiserliche Akademie der Wissenschaften in St. Petersburg organisierte die ersten geographischen Expeditionen zur Erkundung der Geographie und Ethnographie sowie der Bodenschätze vieler Gebiete des europäischen Kontinents und vor allem Sibiriens.

Auch russische Schriftsteller schrieben Reiseberichte. So unternahm Nikolaj Michajlovič KARAMZIN (1766-1826) im Jahre 1789 eine bemerkenswerte Reise durch Deutschland und die Schweiz, auf der er zahlreiche prominente Künstler und Gelehrte traf. Die Eindrücke veröffentlichte er 1791/92 in einem Buch *Pisem russkago putešestvennika* (Briefe eines russischen Reisenden), das 1799-1802 auch in deutscher Übersetzung erschien.[7]

Als 1755 die erste russische Universität in Moskau gegründet wurde, berief man vorwiegend Professoren aus Westeuropa, deren Anteil jedoch kontinuierlich zurückging und 1830 etwa 10% betrug, während der Anteil der russischen Professoren, die vor ihrer Berufung eine mehrjährige Qualifizierung an einer ausländischen Universität absolviert haben, von ca. 30% im Jahre 1830 auf über 50% im Jahre 1848 anstieg. An der 1805 gegründeten Universität Char'kov betrug der prozentuale Anteil der ausländischen Professoren in den Gründungsjahren zwischen 1805 und 1812 etwa 70%.[8]

Dieses Ziel der Qualifizierung von russischen Medizinern und Naturwissenschaftlern vor ihrer Berufung zum Professor hatte schon das Professoreninstitut an der Universität Dorpat verfolgt. Die Initiative zur Gründung des Professoreninstituts ging auf den Rektor der Universität Dorpat Georg Friedrich PARROT (1767-1852) zurück, der in mehreren Denkschriften an den Zaren auf den Mangel an qualifizierten russischen Professoren hingewiesen hatte. Der hohe Anteil von ausländischen Professoren im ersten Viertel des 19. Jahrhunderts erschwerte durch die Sprachbarriere die Wissensvermittlung an den russischsprachigen Universitäten entscheidend. Insgesamt 22 Absolventen wurden in zwei Gruppen zwischen 1828-1839 im Professoreninstitut ausgebildet und durch einen Aufenthalt im Ausland auf eine Tätigkeit als Professor an einer russischen Universität vorbereitet. Das Professoreninstitut konnte jedoch seine Funktion bereits nach zwei Absolventenjahrgängen nicht mehr wie geplant erfüllen und wurde 1838 offiziell geschlossen. Aus dem Professoreninstitut gingen so bedeutende Persönlichkeiten, wie der Chirurg Nikolaj Ivanovič PIROGOV (1810-1881) und der Physiologe Aleksej Matveevič FILOMAFITSKIJ (1807-1849), hervor.

Parallel zum Professoreninstitut wurde 1828 das Pädagogische Hauptinstitut in St. Petersburg mit 3 Fakultäten wieder eröffnet, das nach der Gründung der St. Petersburger Universität 1819 geschlossen worden war und vorwiegend Lehrkräfte für Hochschulen und Gymnasien ausgebildet hat. Es wurde 1859 endgültig geschlossen, sein berühmtester Absolvent ist der Chemiker Dmitrij Ivanovič MENDELEEV (1834-1907).

Die jungen russischen Nachwuchswissenschaftler wurden daraufhin individuell von den einzelnen Universitäten über das Ministerium für Volksaufklärung nach Bedarf ins Ausland delegiert, wenn z. B. eine konkrete Vakanz an der Universität entstanden war oder ein neues Statut für die russischen Universitäten die Erweiterung des Lehrkörpers erforderte. In diesem Band sollen nur die Delegierungen zukünftiger Professoren, d. h. der Nachwuchs für die russischen Universitäten betrachtet werden.[9]

Für die Entwicklung der russischen Universitäten sind vier Statute maßgebend, die in den Jahren 1804, 1835, 1863 und 1884 in Kraft getreten sind. Vergleicht man die Anzahl der Lehrstühle nach den einzelnen Statuten, so stellt man fest, dass die Entwicklung der Medizinischen Fakultät dominiert, auch gegenüber der Naturwissenschaftlichen Fakultät, wo sich die Anzahl der Lehrstühle kaum verändert hat. So beträgt die Anzahl der Lehrstühle der Medizinischen Fakultät an der Universität Kazan' sechs nach dem Statut von 1804, zehn nach dem Statut von 1835, 17 nach dem 1863er und 23 nach dem 1884er Statut.[10] Auf diese Weise wurde der stürmischen Entwicklung der Medizin im 19. Jahrhundert Rechnung getragen. Nach dem Statut von 1863 wurden jeweils Lehrstühle für Medizinische Chemie und Physik sowie für Pharmakologie mit Rezeptier- und Mineralwasserkunde ausgewiesen. Damit wurde der Institutionalisierung dieser Fächer an deutschen Universitäten vorgegriffen, wo zu dieser Zeit nur ein Ordinariat für Physiologische Chemie an der Universität Tübingen vorhanden war. Das Gleiche gilt für die Entwicklung der Experimentellen Pharmakologie, die von Rudolf BUCHHEIM (1820-1879) in Dorpat ausgehend, sich schnell an den russischen Universitäten statutengerecht etablierte.[11] Damit wurde an den Universitäten in Russland mit dem Statut von 1863 ein Zustand der Institutionalisierung der experimentellen Forschung in der Medizin erreicht, der an den deutschen Universitäten viele Jahrzehnte erforderte und bis zum Ersten Weltkrieg noch nicht abgeschlossen war. Die verspätete Trennung der Physiologischen Chemie von der Physiologie an deutschen Universitäten wird in einigen Reiseberichten vor allem von den russischen Biochemikern kritisiert. Allerdings muss man einschränkend feststellen, dass an den Universitäten in Russland die notwendigen Laboratorien für Forschung und Lehre nicht zur Verfügung standen, erst neu gebaut und ausgestattet werden mussten, so dass die zukünftigen russischen Professoren der Physiologischen Chemie und Pharmakologie experimentelles Arbeiten an westeuropäischen, vorwiegend deutschen Universitäten erlernen mussten.

Die Qualifizierung an einer ausländischen Universität wird für die künftigen russischen Professoren im 19. Jahrhundert nach und nach zum Standard. Da alle russischen Universitäten dem Ministerium für Volksaufklärung unterstanden und die Berufung von Professoren durch den Minister erfolgte, war es üblich, dass auch durch das Ministerium für Volksaufklärung die Delegierung ins Ausland nach einheitlichen Vorschriften erfolgte.

Der langjährige Minister für Volksaufklärung Graf Sergej Semenovič UVAROV (1786-1855) [12] schrieb schon 1843:

> Wissenschaftliche Reisen junger Menschen stellen eine ständige und lebhafte Verbindung zwischen der Bildung in Russland und der Entwicklung der Wissenschaften in Europa her und halten die russische Gelehrtengemeinschaft und die russischen Universitäten auf der Höhe des Wissens dieser Völker, die uns einst auf dem Weg zur Bildung überholt haben.[13]

Das war eine der Leitlinien der russischen Bildungspolitik im 19. Jahrhundert bis zum Ersten Weltkrieg seit der Zeit der großen Reformen zu Beginn der Regierungszeit von Zar ALEKSANDR II. (1818-1881).[14]

Um die notwendigen neuen Aufgaben bewältigen zu können, legte das Ministerium für Volksaufklärung fest, dass folgende Regeln für die Entsendung von jungen Wissenschaftlern ins Ausland zur Vorbereitung auf ein Professorenamt an einer russischen Universität eingehalten werden mussten: 1) Es werden nur mit Instruktion der Universitäten und nur solche Kandidaten delegiert, die einen Magistergrad in einer höheren Bildungseinrichtung erworben haben. 2) Die durch die Universitäten ausgewählten Kandidaten sind dem Minister zur Bestätigung vorzustellen. 3) Es sind nur Kandidaten für solche Lehrstühle ins Ausland zu schicken, die in Russland nicht ausgebildet werden können.

Der Minister für Volksaufklärung Aleksandr Vasil'evič GOLOVNIN (1821-1886) ordnete an, dass diese Regeln den einzelnen Universitäten, den Kuratoren der verschiedenen Unterrichtsbezirke und dem Ministerrat zur Beratung übermittelt wurden. Bei der Diskussion der Bestimmungen wurde präzisiert, dass auch die Kandidaten zugelassen werden konnten, die ihre Eignung durch den Magistertitel sowie erfolgreiche Lehre oder wissenschaftliche Veröffentlichungen nachwiesen.[15]

Der Rat der Universität bestimmte nach Auswahl der Kandidaten die Dauer der Dienstreise, die gewöhnlich zwei bis drei Jahre betrug. Der Kandidat unterschrieb eine Instruktion, die im Allgemeinen Angaben enthielt, in welchem Fach die Qualifizierung im Ausland erfolgen sollte, die zu besuchenden Universitäten und anderen wissenschaftlichen Einrichtungen sowie die Vorlesungen welcher Professoren besucht werden sollten und in welchem Zeitraum dem Ministerium für Volksaufklärung über die Tätigkeit zu berichten war.

Im März 1862 wurde die Instruktion für die im Ausland studierenden Russen um folgende Verpflichtung erweitert:

> Unabhängig von der Zusendung von Studienberichten an das Ministerium wird jeder ins Ausland abgeordnete Student[16] verpflichtet, sich von Zeit zu Zeit bei dem Geheimrat Pirogov zu melden und ihm über seine Arbeit zu berichten. Seine Ratschläge, Hinweise und Empfehlungen sind zu befolgen.[17]

Damit führte der russische Minister für Volksaufklärung GOLOVNIN das betreute Auslandsstudium ein, PIROGOV sprach von einem neu aufgelegten Professoreninstitut, zu dessen Leiter er berufen wurde.[18] Außerdem wurden alle Reiseberichte von delegierten Nachwuchswissenschaftlern ab Band 116 (1862) im *Žurnal Ministerstva Narodnogo Prosveščenija* (Journal des Ministeriums für Volksaufklärung) veröffentlicht.[19] Die besondere Rolle der Betreuung der Studenten und Praktikanten kam PIROGOV zu, der im Juli 1862 mit seiner Familie in Heidelberg eintraf.

PIROGOV, als ehemaliger Professor der Chirurgie an der Universität Dorpat und der Mediko-chirurgischen Akademie in St. Petersburg eine Autorität in Russland, hatte sich schon als Bildungspolitiker durch seine Schriften *Voprosy žizni* (Fragen des Lebens, 1856) und *Universitetskij vopros* (Die Universitätsfrage, 1862) profiliert. Außerdem war er Kurator des Odessaer (1856-1858) und Kiever (1858-1861) Unterrichtsbezirks und machte sich durch die Mitarbeit an der Vorbereitung des 1863er Statuts der russischen Universitäten verdient.

Das Statut von 1863 hat der Entwicklung der Medizin und der Naturwissenschaften in Russland weitreichende Impulse durch Erweiterung des Lehrkörpers und weitgehende Autonomie der Universitäten gegeben. PIROGOV schrieb jeden Monat aus Heidelberg an den Minister GOLOVNIN, informierte ihn über die wichtigsten Vorkommnisse und über praktische Fragen seiner Tätigkeit, bemühte sich in schwieriger Zeit, der Situation in Heidelberg gerecht zu werden, und hatte das Vertrauen der russischen Studenten und Praktikanten über alle politischen Gegensätze hinweg. Im Herbst 1861 waren viele russische Studenten nach Heidelberg gekommen, weil die Universität in St. Petersburg wegen Studentenunruhen geschlossen wurde; der polnische Aufstand 1863 polarisierte auch die russischen Studenten in Heidelberg.

In seinem ersten Brief teilte PIROGOV mit, dass man in Heidelberg Jura, Medizin und Chemie mit Erfolg studieren könne, da das Niveau auf diesen Gebieten hier ausgezeichnet sei. Später fügte er hinzu, dass für Mediziner auch Berlin, Wien und München als Studienort geeignet sei. Eine Ausnahme bilde die Berliner Universität insofern, als hier alle Fakultäten mit bemerkenswerten Autoritäten besetzt seien.[20] PIROGOV als erfahrener Professor machte auch kritische Bemerkungen. Zwei Beispiele sollen das belegen, wie der Brief aus Heidelberg vom 25. August 1862:

> [...] aber ich habe hier von Bunsen[21] schon häufig Klagen darüber gehört, daß unsere jungen Gelehrten sich oft zu sehr von dem Wunsch hinreißen lassen, auf so umfangreichen Gebieten wie Chemie und Physik etwas Neues zu entdecken.
> In diesem natürlichen und durchaus lobenswerten Streben übersehen sie manchmal weniger attraktive und ruhmversprechende Aufgaben, die aber dafür die Möglichkeit eröffnen, eine Wissenschaft in ihrem vollen Umfange anzugehen. Ein zukünftiger Professor sollte natürlich zu selbständiger Einzelforschung in der Lage sein, aber noch wichtiger ist die Fähigkeit, den gesamten Aufgabenbereich einer Wissenschaft zu erfassen und dies vor allem bei Aufnahme der Lehrtätigkeit in Universitäten wie unseren.[22]

In einem späteren Brief vom 7. Januar 1863 kritisierte PIROGOV die vierteljährliche Berichterstattung durch die russischen Praktikanten:

> Überhaupt bin ich der Meinung, daß man von den ins Ausland Entsandten nicht zu viele Rechenschaftsberichte und Artikel verlangen darf. Man muß ihnen mehr Zeit zum Nachdenken lassen, sonst kann man von ihnen nichts Ernsthaftes und Solides erwarten. Wenn man zu viele Berichte verlangt, werden die Tüchtigen aus Angst, sich zu kompromittieren, ganz einfach trockene Aufzählungen von Unterrichtsveranstaltungen verfassen. Die weniger gewissenhaften Studenten werden sich gezwungen sehen, schwungvoll, aber ohne Substanz zu schreiben. Sachliche Semesterberichte wären, wie ich schon einmal dargelegt habe, zuverlässiger und vernünftiger.[23]

Um die Studenten und Praktikanten gut bei ihren Studien dazu beraten zu können, an welchen Universitäten spezielle Studienwünsche befriedigt werden können, unternahm PIROGOV mit finanzieller Unterstützung durch GOLOVNIN eine Reise zu allen deutschsprachigen Universitäten in Deutschland, Österreich und der Schweiz. Er besuchte insgesamt 25 Universitäten und zwölf Höhere Bildungsanstalten, wobei er als ehemaliger Kurator ein Gespür dafür hatte, wo die Stärken und Schwächen eines Universitätsbetriebes lagen, u. a. besuchte er die Universitäten Berlin, Bonn, Karlsruhe, Gießen, Tübingen, Leipzig, Jena, Prag, Wien und Zürich. Daneben besichtigte PIROGOV Bibliotheken und Museen, kaufte auch Geräte und Bücher.[24] Am 29./17. September 1863 berichtete er dem Minister:

> Für die 400 Taler, die ich als Reisekosten bekommen habe, besuchte ich 18 Universitäten und zwölf Unterrichtsanstalten. Wegen der großen Entfernung und da das Geld schon ausgegeben war, sind sieben Universitäten übrig geblieben, die ich noch nicht besucht habe. Wenn Sie es für notwendig erachten, daß ich auch sie noch besuche, so wären dazu nochmals 350 Taler nötig. [...]
> Meine Besuchsreise zu den deutschen Universitäten hatte gerade jenen eindeutigen Vorteil, daß ich mich mit dem Geist der modernen deutschen Wissenschaft vertraut machen konnte und so jetzt ziemlich genau weiß, welchen Nutzen diese Wissenschaft unseren Stipendiaten bringen kann und ob sie von ihnen mit Erfolg auf unser Land übertragen werden kann. Ich verberge nicht, daß ich in meinen Urteilen vielleicht zu anspruchsvoll bin, und ich weiß auch nicht, ob meine Meinungen günstige Aufnahme finden, aber in jedem Falle werde ich mich bemühen,

alles offen auszusprechen und das zu tun, was ich aus Gewissensgründen für meine Pflicht halte. Deshalb bitte ich im voraus, nachsichtig gegen meine Überzeugungen zu sein.[25]

In Heidelberg nahm PIROGOV wöchentlich an fünf bis sechs Vorlesungen teil, um sich einen Eindruck von der Lehre zu verschaffen und um die Stipendiaten besser beraten zu können, welche Vorlesungen sie belegen sollten. Dieser Zeitabschnitt, in welchem Heidelberg zum Mittelpunkt der russischen Studenten und Praktikanten in Deutschland wurde, endete jäh, als am 4. April 1866 ein Attentat auf den Zaren ALEKSANDR II. durch den Studenten Dmitrij Vladimirovic KARAKOZOV (1840-1866) am Eingang in den Sommergarten in St. Petersburg verübt wurde.[26] Der liberale Minister für Volksaufklärung GOLOVNIN wurde am 14. April 1866 entlassen und durch Graf Dmitrij Andreevič TOLSTOJ (1823-1889) ersetzt, der bis 24. April 1880 im Amt blieb. Eine seiner ersten Maßnahmen als Minister war das Verbot der Veröffentlichung der Reiseberichte von Delegierten des Ministeriums. PIROGOV gab sein Amt als Auslandsvertreter des Ministeriums für Volksaufklärung auf und zog sich auf sein Gut in der Nähe von Vinnica zurück.

Die Reiseberichte, die in diesem Band zusammengestellt sind, umfassen die Jahre 1833 bis 1913, umspannen also 80 Jahre, in denen die russische Medizin eine bedeutende Entwicklung genommen hat. Sie hat in diesem Zeitraum mit Ivan Petrovič PAVLOV (1849-1936) und Il'ja Il'ič MEČNIKOV (1845-1916) zwei Nobelpreisträger hervorgebracht, die beide vor ihrer Berufung an eine russische Universität in Deutschland eine Weiterbildung genossen haben, PAVLOV bei den Physiologen Rudolf HEIDENHAIN (1834-1897) in Breslau und Carl LUDWIG (1816-1895) in Leipzig, MEČNIKOV bei dem Zoologen Rudolf LEUCKART (1822-1898) in Gießen.

Die Entwicklung der russischen Medizin zeigt sich auch in den Inhalten der Reiseberichte. Wir erkennen drei unterschiedliche Zeitabschnitte hinsichtlich des Inhalts der Reiseberichte russischer Physiologen, Biochemiker und Pharmakologen. In der ersten Phase bis etwa 1850, vor der Zeit der großen Reformen unter ALEKSANDR II., als sich eine russische Professura herausgebildet hat, hatte die Reise unterschiedliche Ziele und die Berichte sind sehr uneinheitlich. Beispiele sind einerseits die Reiseberichte von Ivan Timofeevič GLEBOV (1806-1884) und Karl Eduard MIRAM (1811-1887), in ihrem Fall hatte die Reise den Charakter einer Rundreise. Die Reisenden besuchten Universitäten und Krankenhäuser in Deutschland, Österreich, Frankreich, England und der Schweiz. Man hielt sich überall nicht lange auf, sammelte Berühmtheiten, betrachtete Sammlungen und Museen. GLEBOV legte auf einer Reise nach Italien den Grundstein für eine eigene Sammlung von ungefähr 500 Knochen- und Knorpelfischen, deren Präparate heute noch im Kabinett für Vergleichende Anatomie der Moskauer Universität zu sehen sind. Auf der anderen Seite informieren die Reiseberichte der Physiologen FILOMAFITSKIJ und Friedrich BIDDER (1810-1894) über die Professoren der Medizinischen Fakultät der Universität Berlin, insbesondere über das Wirken von Johannes MÜLLER (1801-1858) und seiner Schule. BIDDER kaufte in Berlin mehrere Instrumente und Apparate, die für seine zukünftige Tätigkeit in Dorpat unerlässlich waren. Dieser Aspekt, die Gelegenheit Geräte einzukaufen, begegnet uns immer wieder in den Reiseberichten. Eine besondere Rolle für den in der Forschung tätigen Mediziner spielten Mikroskope, die im 19. Jahrhundert in Russland nicht in entsprechender Qualität hergestellt werden konnten. Die Mitbegründer der Physiologischen Chemie in Russland, die LIEBIG-Schüler Aleksej Ivanovič CHODNEV (1818-1883) in Char'kov und Nikolaj Ėratovič LJASKOVSKIJ (1816-1871) in Moskau, beschreiben in den uns vorliegenden Berichten die Situation der Chemie an der Berliner Universität zu Beginn der 1840er Jahre.

Die zweite Etappe der Reiseberichte beginnt mit der Bildungsreform unter ALEKSANDR II. in den 1860er Jahren in Zusammenhang mit dem Statut für die russischen Universitäten von 1863. Dieses Statut sah eine Erhöhung der gesamten Anzahl der Lehrstühle von 34 auf 53 vor, an der Medizinischen Fakultät von zehn auf 17, vor allem wurden neben einigen klinischen Fächern, Lehrstühle in den experimentellen Disziplinen wie der Medizinischen Chemie und Physik, der Pharmakologie mit Rezeptier- und Mineralwasserkunde sowie der Embryologie, Histologie und Vergleichenden Anatomie begründet. An den russischen Universitäten entstand nur durch die neu geschaffenen Fächer und Lehrstühle ein Bedarf von etwa 80 Professoren, die Medizinischen Fakultäten hatten daran einen Anteil von etwa 40%. Da man an dem Grundsatz festhielt, dass jeder Professor vor der Berufung eine zwei- bis dreijährige dienstliche Reise nach Westeuropa absolviert haben musste, löste das Inkrafttreten des 1863er Statuts eine Welle von Delegierungen aus, vor allem an deutschsprachige Universitäten, wo die genannten experimentellen Fächer der Medizin in Forschung und Lehre in Westeuropa führend waren. Problematisch war dagegen in dieser Zeit die Entwicklung dieser Fächer in Russland, wo weder die personellen Voraussetzungen noch die Laboratorien vorhanden waren, um die Vorlesungen und Praktika zu gewährleisten.

In erster Linie hatten die ins Ausland delegierten zukünftigen Professoren an einer russischen Universität den Auftrag, experimentelle Forschungsmethoden in der Physiologie, Physiologischen Chemie und Histologie vor allem in Deutschland, aber auch in Frankreich zu studieren, um nach der

Rückkehr einen entsprechenden Lehrstuhl an einer russischen Universität zu übernehmen. In der Physiologie hörten die Gäste bei solchen Lehrern wie LUDWIG in Wien und Leipzig, Ernst Wilhelm von BRÜCKE (1819-1892) in Wien, Hermann von HELMHOLTZ (1821-1894) in Heidelberg und Berlin, Emil DU BOIS-REYMOND (1818-1896) in Berlin und Claude BERNARD (1813-1878) in Paris, in der Physiologischen Chemie bei Felix HOPPE-SEYLER (1825-1895) in Berlin, Tübingen und Straßburg und bei Wilhelm KÜHNE (1837-1900) in Berlin sowie in der Pharmakologie bei Oswald SCHMIEDEBERG (1838-1921) in Straßburg. Viele der russischen Praktikanten, nicht nur Pathologen, hörten sich die Vorlesungen von VIRCHOW an, wenn sie in Berlin waren und die Möglichkeit dazu hatten. Venjamin Michajlovič STADION (1831-nach 1889) bezeichnet ihn als „glänzendsten Vertreter der Pathologischen Anatomie, in dessen Hörsaal sich Vertreter fast aller Völker Europas drängen und nicht wenige unserer Landsleute“.[27] Die zukünftigen Vertreter der russischen Histologen reisten nach Würzburg zu Rudolf von KOELLIKER (1817-1905) und Heinrich MÜLLER (1820-1864), um sich die Grundlagen der Histologie und Vergleichenden Anatomie anzueignen. Sie schrieben Berichte an das Ministerium für Volksaufklärung, bei manchen wurden es sieben Berichte, sie veröffentlichten die Ergebnisse ihrer wissenschaftlichen Tätigkeit während ihres Auslandsaufenthalts in deutschen Zeitschriften, in der Regel wurden es bei einem dreijährigen Aufenthalt drei bis fünf Arbeiten.[28] Das ist ein Unterschied zu den ersten russischen Praktikanten, die wie GLEBOV und MIRAM keine experimentellen Arbeiten im Ausland veröffentlicht haben.

In ihren Reiseberichten bewerteten die Praktikanten oft ihre deutschen Lehrer und verglichen die Bedingungen in den deutschen Instituten mit denen ihrer Heimatinstitute. Die Urteile fallen sehr unterschiedlich aus und sind oft widersprüchlich. So äußerte Aleksandr Ivanovič BABUCHIN (1827-1891), dass „unsere Studenten an der Moskauer Universität die Anatomie besser kennen als die hiesigen Studenten,“ Ähnliches könne man von der Physiologie und den anderen Wissenschaften sagen. „Physiologie wird überhaupt bei uns besser gelehrt, besonders die praktische Seite.“ Demgegenüber schrieb Nikolaj Osipovič KOVALEVSKIJ (1840-1891), der bei LUDWIG und BRÜCKE in Wien gearbeitet hat, in seinem Reisebericht über den Physiologiekurs von LUDWIG für Ausländer, dass dieser Kurs mit einem solchen Reichtum an Experimenten gegenwärtig einmalig in Europa sei. Ein anderes Beispiel ist die Charakterisierung der Arbeitsatmosphäre im Tübinger Laboratorium von HOPPE-SEYLER durch die Pharmakologen Nikolaj Lavrent'evič ZALESSKIJ (1835-1906) und STADION. ZALESSKIJ schrieb, dass man an keiner deutschen Universität so günstige Bedingungen finde wie in Tübingen und dass HOPPE-SEYLER der beste Physiologische Chemiker Deutschlands sei. STADION dagegen kritisierte, dass es an den notwendigsten Ausrüstungen und Geräten fehle, außerdem sei es eng, weil in den kleinen Räumen auch Studenten arbeiten, auch die Laborzeiten seien unakzeptabel.

Der bekannte Physiologe Filipp Vasil'evič OVSJANNIKOV (1827-1906), Professor in Kazan' und St. Petersburg, Mitglied der Kaiserlichen Akademie der Wissenschaften in St. Petersburg und Leiter des physiologischen Laboratoriums dieser Akademie,[29] wollte bei seinem Aufenthalt im Ausland physiologische Lehrinhalte studieren, ausländische Gelehrte kennenlernen und im Auftrag der Universität Kazan' hochwertige Forschungsgeräte einkaufen, die es im damaligen Russland nicht gab, wie z. B. Mikroskope, Pulsschreiber, Hämodynamometer und empfindliche Thermometer für Präzisionsmessungen der Bluttemperatur. Dieses Beispiel zeigt, dass der wissenschaftliche Gerätebau eine Schlüsselrolle in der naturwissenschaftlichen und medizinischen Forschung im 19. Jahrhundert innehatte. Insbesondere Mikroskope waren wichtig für die Forschung auf dem Gebiet der Mikroskopischen Anatomie. Der Physiologe Ivan Petrovič ŠČELKOV (1833-1909) beklagte in seinem Reisebericht, dass es in Char'kov keinen Mann gäbe, der die praktische Mikroskopie beherrsche. ŠČELKOV besuchte deshalb an der Prager Universität einen Kurs bei Wilhelm Dušan LAMBL (1824-1895) über praktische Mikroskopie, LAMBL war später Professor für Pathologische Anatomie und Histologie in Char'kov und Warschau.

Der Biochemiker Feofan Vasil'evič TICHONOVIČ (1830-nach 1885) nannte einige chemisch-analytische Methoden, die in Russland bisher noch nicht eingeführt worden sind, z. B. die Titration, die Gas- und Spektralanalyse sowie tieranalytische Verfahren. Andererseits weist er darauf hin, dass russische Gelehrte oft erstaunliches theoretisches Wissen haben, weil sie wenig Gelegenheit haben, im Laboratorium zu arbeiten, deshalb werden die Vorlesungen an deutschen Universitäten von ihnen oft als elementar empfunden. Demgegenüber kritisierte der Physiologe Nikolaj Isaakovič BAKST (1842/43-1904) die geringen mathematischen Kenntnisse, die an den russischen Universitäten vermittelt wurden, und weist darauf hin, dass ohne Mathematik der Zugang zu den Naturwissenschaften und der modernen Medizin nicht möglich sei.

Durch den von ALEKSANDR II. initiierten Reformprozess wurde eine ganze Reihe von gesellschaftlichen Veränderungen in Russland ausgelöst. Der erste Schritt auf dem Weg zu einem höheren Bildungsniveau der russischen Frauen wurde durch die Gründung der Höheren Frauenkurse getan, die das Ministerium für Volksaufklärung durch Gesetz erlaubte. Ein Motiv war dabei auch, die russischen Frauen vom Medizinstudium in der Schweiz abzuhalten.[30] Durch die „Ženskie vračebnye kursy“ in St. Petersburg wurden in zehn Jahrgängen 150 Ärztinnen zwischen 1872 und 1887 ausgebildet. 1885 wurde das Klinische Institut ELENA PAVLOVNA zur Weiterbildung von Ärzten und am 8. Dezember 1890 das Kaiserliche Institut für Experimentelle Medizin (IĖM) eröffnet, der ersten Einrichtung in Russland, die ausschließlich auf dem Gebiet der medizinischen und biologischen Grundlagenforschung tätig war, Vorbild war das PASTEUR-Institut in Paris. In dieser gesellschaftlichen Atmosphäre wurde das 1884er Statut für die russischen Universitäten beschlossen, das eine nochmalige Steigerung der Anzahl der Lehrstühle an der Medizinischen Fakultät von 17 auf 23 vorsah. Das 1863er Statut hatte viele Kapazitäten der Naturwissenschaft und Medizin hervorgebracht, die jetzt in Russland eine Modernisierung der materiellen Basis für die naturwissenschaftliche und medizinische Forschung sowie deren Anwendung forderten. Dieser Zeitabschnitt ist in der Geschichte der russischen Naturwissenschaft und Medizin besonders bemerkenswert, weil die Gründung wissenschaftlicher Einrichtungen als gesellschaftliche Initiative empfunden wurde.[31]

Das neue Selbstbewusstsein spürt man auch in den Reiseberichten der nach 1884 Delegierten, auch die Ziele der Reisen haben sich geändert. Im Mittelpunkt steht nicht mehr das Erlernen von Forschungsmethoden bei berühmten Lehrern in Westeuropa, jetzt geht es mehr um den zweckmäßigen Bau und die technische Ausstattung von Instituten. Vladimir Sergeevič GULEVIČ (1867-1933), der Begründer einer Schule der Biochemie an der Moskauer Universität, verbrachte z. B. einen großen Teil seines Aufenthalts in Deutschland im Physiologischen Institut der Marburger Universität bei Albrecht KOSSEL (1853-1927), die beiden verband danach eine lebenslange Freundschaft.[32] GULEVIČ kritisierte, wie schon HOPPE-SEYLER fast 25 Jahre zuvor, dass die Organisation der Lehre in Physiologie und Physiologischer Chemie in der Mehrzahl der deutschen Universitäten unvorteilhaft sei, da nur in Tübingen und Straßburg ein Ordinariat für Physiologische Chemie bestehe. An den übrigen Universitäten hängt es von dem Lehrstuhlleiter ab, schrieb GULEVIČ in seinem Reisebericht, ob der Professor die Schwerpunkte der Lehre mehr auf die theoretische oder praktische Ausbildung der Physiologie oder der Physiologischen Chemie legt. In Österreich besuchte GULEVIČ die Wiener Universität sowie in Prag die böhmische und die deutsche Universität und stellte fest, dass die Ausbildung in Medizinischer Chemie schlechter sei als in Moskau, auch die Prüfung sei nicht obligatorisch. GULEVIČ beschrieb in seinem Bericht die Anordnung aller Räume des Marburger Instituts und die technischen Hilfsmittel bei den Vorlesungen, das ist in dieser Zeit ein neuer Trend.

Der Reisebericht von Boris Ivanovič SLOVCOV (1874-1924) zeigt, worauf es den jungen russischen Wissenschaftlern bei der Reise nach Westeuropa an der Wende zum 20. Jahrhundert ankam. Er besuchte in Deutschland, der

Schweiz, Frankreich, England und Belgien chemische, physiologische und technische Laboratorien, um, wie er einleitend schrieb, Hinweise für den Bau und die technische Ausrüstung von Forschungsinstituten geben zu können. Auf seinem Besuchsprogramm standen Institute in Berlin, wo ihn besonders das neuerbaute Chemische Institut von Emil FISCHER (1852-1919) begeisterte, das er als Palast der Wissenschaft bezeichnete. Er berichtete über die Physiologischen Institute fast aller deutschen Universitäten, auch der Landwirtschaftlichen Hochschulen in Berlin und Poppelsdorf bei Bonn. Auch der Biochemiker SLOVCOV kam auf die besondere Situation der Physiologischen Chemie zu sprechen, die als akademisches Lehrfach in Deutschland noch nicht überall anerkannt war. Er beschrieb in seinem Reisebericht Details von neuen, innovativen Verfahren, die verwendeten Geräte und deren Preis. Eine wichtige Schlussfolgerung zog er nach vielen Institutsbesichtigungen, dass Neubau besser sei als die Modernisierung der alten Institute mit großen finanziellen Mitteln, und resümierte, eine grandiose „Perestroika" habe begonnen.

Auch Vasilij Nikolaevič VORONCOV (1877-1953), später Professor für Pharmakologie an den Universitäten in Samara und Voronež, der 1912/13 das Wiener Pharmakologische Institut besuchte, verwendete die Hälfte seines Reiseberichts für die detaillierte Beschreibung aller Räume und der Arbeitsweise des Instituts.

Leon Abgarovič ORBELI (1882-1958), der zur Weiterbildung in Physiologie von PAVLOV 1908 bis 1909 nach Leipzig, Cambrigde und Gießen delegiert wurde, äußerte sich zur Physiologie in England. Nach Meinung von ORBELI wurde die dortige Physiologie lange Zeit nicht bearbeitet, d. h. es gab keine systematischen Untersuchungen. Im Gegensatz zu Deutschland und Frankreich blieb die Physiologie in England zurück, die erste Zeitschrift *The Journal of Physiology* erschien erstmalig 1878.

Wir haben auch einen Reisebericht einer Gruppe von Medizinstudenten der Universität Jur'ev um die Jahreswende 1910/11 in den Band aufgenommen, weil der Reiseplan und der Bericht durch eine genaue detaillierte Kenntnis der Verhältnisse in Deutschland überraschten. Das Ziel der Reise, wie es im Reiseplan hieß, war das Kennenlernen der hervorragenden medizinischen Einrichtungen in Deutschland, vor allem in Berlin und Hamburg, wobei die Organisation und der Bau der deutschen Kliniken ausführlich studiert wurden. Ein weiterer Schwerpunkt des Programms war, wie die hygienischen Probleme der wachsenden Großstädte Berlin und Hamburg gelöst wurden. Die Reisegruppe besuchte u. a. in beiden Städten die Hygieneinstitute und im Hamburger Hafen die Anlage zur Desinfektion von Schiffen, eine Maßnahme, um das Einschleppen von Krankheitskeimen nach Deutschland zu verhindern.

Zusammenfassend kann man in den Reiseberichten russischer Physiologen, Physiologischer Chemiker und Pharmakologen im 19. Jahrhundert drei Perioden unterscheiden, die jeweils mit unterschiedlichen Zielen verbunden sind. Im ersten Zeitabschnitt von 1800 bis etwa 1850 hatten die Reisen nach Westeuropa das Ziel, eine russische „Professura" heranzubilden, die in der Lage war, die ausländischen Professoren zu ersetzen. In der Vorbereitung des 1863er Statuts hatten die Reisen das Ziel, die inhaltlichen Reformen, die mit dem Statut von 1863 verbunden waren, umzusetzen sowie die Medizin und die Naturwissenschaften in Russland durch die Einführung experimenteller Methoden an das westeuropäische Niveau heranzuführen. Der damit verbundene Aufschwung wurde genutzt, um in einer dritten Phase nach dem 1884er Statut neue Universitäten (z. B. Tomsk) zu gründen, sie zu erweitern (Odessa) und neue Institute zu eröffnen (IĖM). In dieser dritten Phase sind die Reisenden nach Westeuropa nicht mehr nur an Forschungsmethoden interessiert, sondern an der effektiven Organisation von Forschung und Lehre.

Zur Edition

Die Instruktionen, Berichte an das Ministerium für Volksaufklärung Russlands, Verwaltungsschriftwechsel, Autobiographien sowie Erinnerungen von russischen Medizinern, die im 19. Jahrhundert zu ihrer Weiterbildung Westeuropa reisten, liegen sowohl in handschriftlicher als auch in gedruckter Form vor. Die ungedruckten Quellen werden in den folgenden russischen und ukrainischen Archiven aufbewahrt: Central'nyj Istoričeskij Archiv Moskvy (Zentrales Historisches Archiv Moskau), Rossijskij Gosudarstvennyj Istoričeskij Archiv St. Peterburga (Russisches Staatliches Historisches Archiv St. Petersburg) und Central'nyj Deržavnij Istoričnij Archiv Ukraïni Kiïv (Zentrales Staatliches Historisches Archiv der Ukraine Kiev). Die gedruckten Quellen stammen hauptsächlich aus dem 19. Jahrhundert und sind zum großen Teil in deutschen Bibliotheken zugänglich.

In dem vorliegenden Band 11 der Reihe *Relationes* verteilen sich die Reiseberichte folgendermaßen auf die drei untersuchten Fachgebiete: dreizehn für die Physiologie (FILOMAFITSKIJ, BIDDER, GLEBOV, MIRAM, SEČENOV, ĖJNBRODT, ŠČELKOV, OVSJANNIKOV, KOVALEVSKIJ, BABUCHIN, BAKST, DANILEVSKIJ, ORBELI), fünf für die Physiologische Chemie (CHODNEV, LJASKOVSKIJ, TICHONOVIČ, GULEVIČ, SLOVCOV), acht für die Pharmakologie (STADION, ZALESSKIJ, DOGEL', Rede von DOGEL' auf LUDWIG, DYBKOVSKIJ, HEUBEL, ŠČERBAČEV, VORONCOV) und ein Bericht der Medizinstudenten aus Jur'ev.

Die drei Instruktionen (KOVALEVSKIJ, BABUCHIN, BAKST), ein Gesuch (DYBKOVSKIJ), ein Verwaltungsschriftwechsel (HEUBEL) und drei Reiseberichte (LJASKOVSKIJ, ĖJNBRODT, GULEVIČ) liegen als handschriftliche Archivalien vor. Neun Reiseberichte wurden im *Žurnal Ministerstva Narodnogo Prosveščenija* (CHODNEV, KOVALEVSKIJ, STADION, TICHONOVIČ, BABUCHIN, BAKST, ZALESSKIJ, DOGEL', DYBKOVSKIJ) im Zeitraum von 1843 bis 1866 veröffentlicht. Drei Reiseberichte entstammen Autobiographien (BIDDER, SEČENOV, ORBELI), fünf Reiseberichte wurden in universitäts- und akademieeigenen Journalen der Universitäten Kazan' und Jur'ev sowie der Militärmedizinischen Akademie St. Petersburg publiziert (OVSJANNIKOV, ŠČERBAČEV, SLOVCOV, Medizinstudenten Jur'ev, VORONCOV), vier Reiseberichte wurden in biographische Lexika (GLEBOV, MIRAM, ŠČELKOV, DANILEVSKIJ) und ein Reisebericht in eine Biographie (FILOMAFITSKIJ) integriert.

Die Reiseberichte, Instruktionen, Verwaltungsschreiben und Briefe sind aus dem Russischen von den Autoren übersetzt worden, außer den in deutscher Sprache erschienen autobiographischen Aufzeichnungen von BIDDER.

Die Reiseberichte sind chronologisch im Zeitraum von 1833 bis 1913 angeordnet und überstreichen einen Zeitraum von 80 Jahren.

Alle Primärquellen, die uns vorgelegen haben, wurden vollständig übersetzt, lediglich wissenschaftshistorisch nicht interessante Passagen bzw. ausführliche Versuchsbeschreibungen, die von den reisenden Medizinern in deutschen Arbeiten veröffentlicht wurden, sind ausgelassen und mit [...] gekennzeichnet worden.

Danksagung

Zu besonderem Dank verpflichtet sind wir für die Auffindung und Überlassung der ungedruckten Quellen aus den oben angegebenen Archiven in Moskau und St. Petersburg Herrn Dr. Vladimir A. VOLKOV † und Frau Archivarin i. R. Agnessa V. MOUKTAN. Unser Dank gilt weiterhin Herrn Professor Vladimir A. ABAŠNIK (Char'kov), der uns bei den Formalitäten am Kiever Archiv behilflich war.

Besonderer Dank gilt den Bibliothekarinnen der Zentralbibliothek Medizin der Universität Leipzig, Frau Gunhild WINKLER und Frau Dagmar GEITHNER, die über viele Jahre hinweg für die Beschaffung der oft schwer zugänglichen gedruckten Quellen Unmögliches möglich machten.

Außerdem danken wir Frau Dr. Elena ROUSSANOVA (Leipzig) für die Hilfe bei der Beschaffung von Kopien aus der Russischen Nationalbibliothek St. Petersburg.

Anmerkungen

[1] Pfrepper 2009; Pfrepper 2011; Pfrepper 2012.
[2] Brenner 1990; Brenner 1992.
[3] Kessler 1982.
[4] Geselevič/Falkova-Lifšic 1972. Briefzitat nach dieser Arbeit, die Originale der Briefe befinden sich im Institut russkoj literatury AN SSSR St. Peterburg.
[5] Pfrepper/Pfrepper 2008.
[6] Pfrepper 2002.
[7] Engelhardt 2000.
[8] Petrov 2002, 269-272, 412-413.
[9] Das Ministerium des Inneren förderte auch Dienstreisen von zivilen Ärzten ins Ausland, die in den Gouvernements- und Kreisstädten sowie in den städtischen Krankenhäusern tätig waren. Die Zeiten der Dienstreise wurden als Dienstzeit berücksichtigt, sowohl für die Pension als auch für die Beförderung, wenn das Ministerium die Berichte über die Reise für ausreichend gut befand. In den Genuss dieser Vorteile kamen auch die auf eigene Kosten zur Weiterbildung ins Ausland reisenden Ärzte, allerdings ohne weiterlaufende Gehaltszahlung durch das Ministerium des Inneren, vgl. Mouktan 2004.
[10] Zagoskin 1904, 391-401.
[11] Pfrepper 2012, 6-76.
[12] Minister von 1833-1849.
[13] Roždestvenskij 1902, 251.
[14] Regierungszeit 1855-1881.
[15] An der Dienstreise des Kiever Pharmakologie-Dozenten Karl Heubel an eine deutsche Universität ist dieses Verfahren nachprüfbar, vgl. S. 223-226.
[16] Das galt ebenso für die Wissenschaftler in Weiterbildung (Praktikanten).
[17] Birkenmaier 1992, zit. 7.
[18] Pirogov 1910, 11.
[19] Der Nachfolger von Golovnin im Amt des Ministers für Volksaufklärung Graf Tolstoj schaffte die Veröffentlichung der Reiseberichte wieder ab, die regelmäßige Veröffentlichung endete mit Band 133 (1866).
[20] Pirogov 1910, 562-563.
[21] Robert Wilhelm Bunsen (1811-1899), vgl. Anm. 72 im Reisebericht Sečenov S. 72.
[22] Birkenmaier 1992, zit. 30-31.
[23] Ebd., zit. 52-53.
[24] Klanca 2009.
[25] Birkenmaier 1992, zit. 62-64.
[26] BSĖ 1973, 336.
[27] Pfrepper/Pfrepper 2008.
[28] Pfrepper 2009; Pfrepper 2011; Pfrepper 2012.
[29] Nach dem Tod von Ovsjannikov im Jahre 1906 übernahm Pavlov 1907 die Leitung dieses Laboratoriums und wurde zum ordentlichen Akademiemitglied gewählt.
[30] Neumann 1987, 46.
[31] Zavarzin 1986.
[32] Pfrepper/Pfrepper/Volkov 2012.

Reiseberichte im Zeitraum 1833 – 1913

Aleksej Matveevič Filomafitskij (1807-1849)[1]
Reisebericht aus Berlin 1833-1834[2]

Infolge der Anordnung Eurer Exzellenz habe ich die Ehre, Ihnen den Bericht über meine Beschäftigungen in den vergangenen zwei Semestern zu übersenden. Bei meiner Ankunft in Berlin[3] konnte ich wegen des schon angefangenen Semesters teilweise die Physiologie nicht besuchen, die ich als Hauptstudienfach ausgewählt habe. Den restlichen Teil des Sommersemesters benutzte ich z. T. für das Selbststudium der Physiologie, z. T. auch für das Kennenlernen der Sehenswürdigkeiten von Berlin; ich erwarb ein Abonnement zum Lesen der französischen und deutschen medizinischen Zeitschriften, um die neuesten Ergebnisse der Physiologie verfolgen zu können.

Ich bestellte die besten Werke der Physiologie und der Vergleichenden Anatomie und bemühte mich, durch die Lektüre dieser Bücher mein Wissen auf diesen Gebieten zu erweitern. Ich besuchte die Vorlesungen in Anatomie und Physiologie von Johannes MÜLLER,[4] in Physik von Professor ERMAN,[5] in Chemie von Professor MITSCHERLICH,[6] in Allgemeiner Pathologie bei Professor HUFELAND[7] – nur einige Male wollte ich das Gastrecht nutzen, um die Lehrmethode dieser bedeutenden Gelehrten kennen zu lernen. Während der Sommerferien, die hier von Ende August bis November gehen, besuchte ich das Krankenhaus der Charité, das von Professor RUST[8] geleitet wird. Hier lernte ich die Behandlungsmethoden kennen, die bei äußeren und inneren Erkrankungen angewendet werden.

Im Wintersemester nahm ich in der Universität an einem privaten Kurs von Professor SCHULTZ[9] teil, der den behandelten Stoff durch Tierversuche und mikroskopische Untersuchungen vertiefte. Der Vortrag dieses ausgezeichneten Professors, der die Zirkulation in Pflanzen entdeckt hat,[10] zeichnet sich durch Klarheit und Lebendigkeit aus, die ich in den Vorlesungen des ehrwürdigen Professor RATHKE,[11] der mit seinen embryologischen Arbeiten europäische Berühmtheit erlangt hat, vermisst habe. Die Wahrheiten, die Professor SCHULTZ vom Katheder verkündet, hinterlassen bei den Hörern keinerlei Zweifel, denn sie werden durch Experimente und Beobachtungen bewiesen, die in den Vorlesungen meines früheren Lehrers Professor RATHKE[12] fehlten. Dieser benutzte entweder seine Autorität oder rationale Beweise, die aber niemals die Glaubwürdigkeit bei den Gegenständen erreicht haben, die nur durch das Experiment und die Beobachtung bewiesen oder widerlegt werden können.

Die Vorlesungen zur Physiologie an der Berliner Universität bereicherten in bedeutendem Maße meine Kenntnisse auf vielen Teilgebieten meiner Wissenschaft und ohne Zögern kann ich sagen, sie brachten Licht in viele Gegenstände, die bisher für mich im Dunkeln lagen. Bei allem kann ich mir das Vergnügen nicht versagen, Eurer Exzellenz die besondere Aufmerksamkeit eines Professors[13] zu offenbaren, der mir erlaubte, mit meinen Sorgen zu ihm persönlich zu kommen, ohne Angst zu haben, ihn in seiner häuslichen Beschäftigung zu stören. Er hat mir die besten Monographien über die verschiedenen physiologischen Disziplinen empfohlen, er versorgte mich mit allerlei Lesestoff. Sowohl bei seinen Vorlesungen als auch bei der Durchführung von Versuchen oder Beobachtungen widmete er mir immer besondere Aufmerksamkeit.

Bei Professor MÜLLER habe ich Anatomie der äußeren Sinnesorgane gehört. Obwohl diese öffentlichen Vorlesungen nur zur Einführung für Neustudenten gedacht sind, zeichnen sie sich durch klare Formulierungen und Kritik aus, was man nicht bei vielen Anatomen findet. Darüber hinaus interessierte mich die Meinung des Professors, der in Deutschland eine Berühmtheit ist, zu einigen Gegenständen, obwohl nicht alle Anatomen seiner Meinung sind. Im kommenden Sommersemester habe ich die Absicht, bei Professor MÜLLER Physiologie und Vergleichende Anatomie zu hören, bei Professor EHRENBERG[14] Vergleichende Anatomie und bei Professor ERMAN die Lehre von der Elektrizität, Magnetismus und Galvanismus.

Berlin, 4./16. April 1834

Dr. med. Aleksej Filomafitskij

Anmerkungen

[1] Fischer 2012, 81-83; Pfrepper 2009, 35-37, 45-46, 93, 98.
[2] Makarov 1986, 24-26.
[3] Im Frühjahr 1833.
[4] Johannes Peter Müller (1801-1858), Mediziner, Physiologe, Meeresbiologe, 1833-1858 o. Professor für Anatomie an der Universität Berlin.
[5] Georg Adolf Erman (1806-1877), Physiker, Mathematiker, 1832 Privatdozent und 1834 o. Professor für Physik an der Universität Berlin.
[6] Eilhard Mitscherlich (1794-1863), Chemiker, Mineraloge, 1822-1863 o. Professor für Chemie an der Universität Berlin.
[7] Christoph Wilhelm Hufeland (1762-1836), Mediziner, 1810-1833 o. Professor für spezielle Pathologie und Therapie an der Universität Berlin, seit 1801 Leibarzt der königlichen Familie von Friedrich Wilhelm III. (1770-1840). Er wirkte auch als Sozialhygieniker, sein Werk *Die Kunst das menschliche Leben zu verlängern*, Jena 1797, erhielt große Resonanz.
[8] Johann Nepomuk Rust (1775-1840), Mediziner, Chirurg, 1817-1840 Leiter der Charité in Berlin, 1824-1840 o. Professor für Chirurgie an der Universität Berlin.
[9] Carl Heinrich Schultz (1798-1871), seit 1848 Schultz-Schultzenstein, Mediziner, Botaniker, 1822 Privatdozent, 1825 a.o. und 1833 o. Professor an der Medizinischen Fakultät der Universität Berlin.
[10] Schultz, Carl Heinrich: Ueber den Kreislauf des Saftes in den Pflanzen. Berlin 1824.
[11] Martin Heinrich Rathke (1793-1860), Mediziner, Anatom, Embryologe, Zoologe, 1829-1835 Professor für Physiologie und Pathologie an der Universität Dorpat, 1835-1860 Professor für Anatomie und Zoologie an der Universität Königsberg, vgl. auch Schmuck 2009, 215-223.
[12] Filomafitskij studierte von 1828 bis 1833 am Professoren-Institut der Universität Dorpat, u. a. bei Rathke.
[13] Gemeint ist Carl Heinrich Schultz, vgl. Anm. 9.
[14] Christian Gottfried Ehrenberg (1795-1876), Mediziner, Naturforscher, Forschungsreisender, 1827 a.o. und 1839 o. Professor an der Medizinischen Fakultät der Universität Berlin (mehrfach Dekan und 1855 Rektor).

Friedrich Heinrich Bidder (1810-1894)[1]
Reisebericht aus Berlin 1834-1835[2]

Vorwort des Herausgebers[3]

Die Lebenserinnerungen des Dorpater Professors und Rektors Friedrich BIDDER führen in einen Zeitraum der Geschichte des baltischen Deutschtums ein, der durch einen entscheidenden Wechsel der russischen Politik im Baltikum bestimmt war. In BIDDERs Jugend schien der baltische Landesstaat neu gefestigt und durch die wohlwollende Einstellung des Zaren ALEXANDER I. gesichert. Aber in den dreißiger Jahren des 19. Jahrhunderts setzte eine Epoche strenger bürokratischer Überwachung und Reglementierung ein, die besonders an der Dorpater Universität spürbar wurde. Der deutsche Charakter dieser Hochschule sollte beseitigt werden. Zwar ging mit dem Regierungsantritt des Zaren ALEXANDER II. diese Russifizierungstendenz zunächst zurück, doch die dem ganzen Lande drohenden Gefahren waren deutlich sichtbar geworden. Inmitten einer neuen Blütezeit Dorpats beobachteten die führenden Vertreter der Universität und des deutschen Lebens mit Aufmerksamkeit die weitere Entwicklung.

Da Friedrich BIDDER von 1834 bzw. 1836 bis 1869 dem Lehrkörper der Dorpater Universität angehörte – von 1858 bis 1865 war er Rektor –, vermitteln seine bis 1869 reichenden Aufzeichnungen, die er jedoch nachträglich niederschrieb, einen Eindruck von der Situation in Dorpat im Zeitalter aufbrechender nationaler Gegensätzlichkeiten. BIDDER fasste seine Erinnerungen – die übrigens ursprünglich nicht für eine Veröffentlichung bestimmt waren – unter dem Eindruck der angekündigten Russifizierungstendenzen und -methoden ab. Deshalb ist manches Urteil schärfer gefasst, als die Forschung gerechtfertigt sieht, z. B. im Hinblick auf den Kurator Alexander Graf KEYSERLING.

Einen breiten Raum nehmen in den Aufzeichnungen die Schilderungen des wissenschaftlichen Studienaufenthaltes BIDDERs in Deutschland ein. Über die persönliche Bedeutung dieses Lebensabschnittes hinaus, sind diese Berichte kennzeichnend für den Umstand, dass die kulturellen und geistigen Beziehungen zwischen dem baltischen Deutschtum und dem Geistesleben in Deutschland vielfältig und rege waren. Noch vermochten die politischen Grenzen den wissenschaftlichen und geistigen Austausch nicht zu behindern. So konnte das deutsche Geistesleben in den baltischen Landen eine eigenständige Bedeutung sowohl im internationalen Rahmen als auch im deutschen Sprachbereich gewinnen. […]

Zur Drucklegung der Lebenserinnerungen Friedrich BIDDERs lag eine Abschrift vor, welche die Tochter BIDDERs, Marie LEZIUS geb. BIDDER, im Jahre 1896 – also zwei Jahre nach dem Tode ihres Vaters – von dem Original anfertigte. Das Original ist leider verloren gegangen. Besonderer Dank gebühren dem Urenkel BIDDERs und jetzigen Besitzer dieser Abschrift, Dr. med. Friedrich LEZIUS, Göttingen, der die Handschrift zur Verfügung stellte, sowie Amtsgerichtsrat Olaf WELDING, Stade, der sich der mühevollen Anfertigung des Index unterzog.

Der Göttinger Arbeitskreis

In wenigen Tagen waren mir die nötigen Papiere ausgefertigt, das mir bestimmte Reisegeld angewiesen, und am 1. August 1834 reiste ich ab, um über Mitau der neuen Welt, welche jenseits der russischen Grenze sich vor meinen Augen auftun sollte, entgegenzueilen.

Obgleich ich auf Kosten der Universität meine Reise antrat, – ich erhielt für das zum Aufenthalt im Auslande nebst Hin- und Rückreise bestimmte Jahr 3.000 Rbl. Banco, eine Summe, die selbstverständlich nicht ausreichte, sondern schließlich durch eine Anleihe von mehreren hundert Rbl. Silber ergänzt werden musste, – so wurden mir doch von hier aus keine nähern Anweisungen gegeben als die in dem Allerhöchsten Befehl enthaltenen, die ausgezeichnetsten anatomischen Anstalten des Auslandes zu besuchen. Private Ratschläge, die HUECK,[4] welcher unterdessen in die ordentliche Professur der Anatomie eingetreten war, mir gab, lauteten ebenfalls dahin, womöglich alle deutschen Universitäten zu besuchen, recht vielen Anatomen und anderen Männern der Wissenschaft mich vorzustellen und sie persönlich kennen zu lernen. Ich führe das an zum Beweise, wie wenig damals auch hier bei uns die Einsicht Raum gewonnen hatte, dass zu einem tüchtigen Lehrer vor allen Dingen ein selbstständiger Forscher gehört und dass auf dem Gebiete der Medizin wie der Naturwissenschaften die richtige Methode der Forschung mehr Wert hat als alle Gelehrsamkeit und alles enzyklopädische Wissen. Bei der Freiheit, die man mir in den Details des einzuhaltenden Weges gelassen hatte, kam ich glücklicher Weise übrigens selbst bald zur Einsicht über das, was mir am ehesten nottat. Zwar in Königsberg, wo ich zuerst Halt machte, folgte ich noch ganz den in Dorpat empfangenen Weisungen. Der dortige Prof. E. BURDACH jun.,[5] ein noch junger Mann, in seinem Fache wohlerfahren, dem der ordentliche Professor der Anatomie, C. E. v. BAER,[6] welcher zugleich Direktor des zoologischen Museums war und im Gebäude des letztern wohnte, in Bezug auf das Anatomikum ziemlich freie Hand zu lassen schien, war so freundlich, mich mehrere Tage hindurch in die Einzelheiten der dortigen Anstalt einzuführen, mit ihren baulichen Einrichtungen, den wissenschaftlichen Hilfsmitteln, den wichtigsten Präparaten, Bilderwerken und dergleichen bekannt zu machen. Mir waren das alles sehr neue und unbekannte Einrichtungen, und BURDACH mag wohl verwundert gewesen sein, dass ein in rebus anatomicis[7] so völlig grüner Jüngling zum Dorpater Prosektor bestimmt worden. Auch den alten BURDACH,[8] der 20 Jahre vorher in Dorpat doziert hatte, lernte ich kennen als eine feine hofmännische, aber steife Figur; was sollte auch ein Gelehrter von weitverbreitetem Rufe mit einem so unreifen Neuling, wie ich einer war, anfangen! Es wurde mir bald klar, dass dieser Teil des Dorpater Programms ganz aufgegeben werden musste.

Bei BAER, dem geborenen Baltiker, fand ich zwar einen sympathischen Empfang, umso mehr, als er sich anschickte, in einigen Wochen nach Petersburg überzusiedeln und dadurch dem Heimatlande wieder näher zu rücken. Ich traf ihn natürlich mit Embryonen beschäftigt, es waren Schafembryonen, von denen er die „Allantois“[9] untersuchte und mir zeigte. Auch das war mir durchaus neu, von der Wirklichkeit dieser Dinge hatte ich nur höchst dunkle Ahnungen. Unzählige Male hatte ich freilich in RATHKES[10] Vorlesungen den Namen „Allantois“ gehört, auch oft genug darüber in meinen Heften gelesen, aber niemals hatte ich einen so jungen Säugetierembryo, niemals auch eine Allantois gesehen, wie sie mir BAER jetzt zeigte. Meine Unbekanntschaft damit suchte ich allerdings zu verbergen – sie wird BAER schwerlich entgangen sein, und es wird wohl auch ihn gewundert haben, dass sein Freund RATHKE, einer der wenigen Embryologen damaliger Zeit, entweder seine Zuhörer in so unzureichender Weise belehrte oder einen so unwissenden Zögling seinen Königsberger Kollegen empfohlen und in die wissenschaftliche Laufbahn zu bringen getrachtet habe. Mir wurde daher durch diesen Besuch ferner klar, dass mir vor allen Dingen nottue, mein bisher nur aus Büchern geschöpftes Wissen zu einem tatsächlichen zu machen und die ungeheuerlichen Gebilde, welche die Einbildung aus der Lektüre herausgearbeitet hatte, durch eigene Erfahrung und sinnliche Anschauung zu rektifizieren. – Mit solchen Gedanken beschäftigt, verließ ich Königsberg eigentlich recht schweren Herzens. Die Größe der Aufgabe, die mir gestellt war, begann ich jetzt erst einigermaßen zu verstehen, und dass zur Lösung derselben mir alles, von den Elementen an, zu tun übrig blieb, das wurde mir mit seinem ganzen niederdrückenden Gewicht nun erst bewusst. Der Weg nach Berlin mit der billigeren Fahrpost[11] statt im Eilwagen[12] nahm damals vier Tage und vier Nächte in Anspruch, er war ein recht trübseliger, nicht allein im Hinblick auf die öden Sandgegenden, die passiert werden mussten, sondern mehr noch durch meine deprimierte Gemütsstimmung. In solcher glaubte ich es als ein schlimmes Omen ansehen zu müssen, dass ich gleich zu Beginn dieser Reise beim raschen Hinaufschwingen in die Postkutsche an einem im Innern derselben höchst unzweckmassig angebrachten Laternenhalter mir eine ganz tüchtige Kopfwunde anlegte.

Auch in Berlin gestalteten sich im Anfange meine Verhältnisse keineswegs leichter und ermutigender. Die Herbstferien hatten die Männer, welche ich aufzusuchen und deren Rat ich einzuholen beabsichtigte, fortgeführt. Derselbe Umstand schloss auch Besuche anderer Universitäten aus.

Ich suchte also die Zeit in Berlin bestens auszunutzen. Das anatomische Museum besuchte ich zwar täglich, namentlich die zootomische Abteilung, mit deren Hilfe ich mich in der bis dahin ganz fremd gebliebenen Vergleichenden Osteologie[13] zu orientieren versuchte, auch wurde zu Hause in anatomischen Werken, namentlich in dem kurz vorher erschienenen Buche[14] von E. H. WEBER[15]-HILDEBRAND[16] sehr fleißig studiert. Aber das befriedigte mich durchaus nicht, denn es war doch nur eine Fortsetzung der Dorpater Art, Studien zu betreiben, über deren Unzweckmäßigkeit ich jetzt nicht mehr im Zweifel war. So vergingen mehrere recht schwere Wochen. Dann wurde es besser. Zuerst stellten sich, als der Wiederbeginn des Wintersemesters herannahte, mehrere ehemalige Dorpater Bekannte ein, unter ihnen William BEKKER,[17] mit dem ich ein gemeinsames Quartier bezog und damit die Einsamkeitsperiode abschloss. Auch Johannes MÜLLER[18] kehrte von seiner Ferienreise zurück, und ich säumte nicht, mich ihm vorzustellen. Obgleich ich ihm Gruß und Brief von RATHKE zu überbringen hatte, trat er doch aus seiner bekannten, bei erster Begegnung immer recht strammen Zurückhaltung nicht heraus. Er gestattete mir auf meine Bitte sogleich, mit Umgehung der Quästur[19] und der damit verbundenen Weitläufigkeiten, seine Vorlesungen über menschliche Anatomie zu besuchen und an den von SCHLEMM[20] geleiteten Präparierübungen teilzunehmen, indem er das festgesetzte Honorar direkt von mir in Empfang nahm. Auf diese Übungen war ich besonders gespannt, noch niemals hatte ich in Dorpat an einer frischen menschlichen Leiche gearbeitet, nur dann und wann von dem alten WACHTER[21] an einer solchen präparieren sehen und zum ersten und letzten Male bei dem Doktorexamen zur Ausführung der CHOPARTschen Operation[22] ungeschickt genug in einen Leichnam hineingeschnitten. In dieser Richtung Erfahrungen zu gewinnen, war daher für mich von durchschlagender Bedeutung. Der Berliner Seziersaal wurde bald in weiterem Sinne für mich von Wichtigkeit. Es ging damals in diesem Saale wohl auch ziemlich wüst her. 150-200 Secanten wurden an mindestens 20 Leichen, die wöchentlich auf dem Anatomischen Theater zur Disposition standen, angestellt. MÜLLER selbst ordnete die Verteilung, wobei die von den Secanten, in Betreff der zu bearbeitenden Körperteile, geäußerten Wünsche möglichst Berücksichtigung fanden. Aber nach geschehener Verteilung wurden die Präparanten ganz ihrer eigenen Weisheit überlassen. MÜLLER erschien am folgenden Tage höchstens auf ein ½ Stündchen in dem Saale, um hierhin und dorthin einen Blick zu werfen, von planmäßiger Anleitung zum Präparieren war durchaus keine Rede. Nun waren weitaus die meisten Secanten soeben erst immatrikulierte Mediziner, die nicht bloß noch nie ein Skalpell geführt hatten, sondern auch von den Teilen, die sie präparieren sollten, nicht die geringste Ahnung besaßen. Die Wenigsten hatten eine gedruckte Anleitung zum Präparieren zur Hand. Es lässt sich kaum denken, welche Fleischerstücke da verübt wurden und wie entsetzlich das reiche Material verdorben und vergeudet wurde. Dass Sezierübungen auf solche Weise nicht betrieben werden durften, dass solcher Mangel jeglicher Anleitung nicht mit vier Friedrichsd'or[23] bezahlt werden sollte, wurde mir sehr bald klar. Ich persönlich fuhr dabei übrigens ganz gut. Nach BOCKs[24] *Prosector*[25] hatte ich mich in dem Verfahren, das ich bei der Bearbeitung der mir zugewiesenen Leichenpartien einzuhalten hatte, gründlich orientiert, meine an demselben Leichnam angestellten Kosecanten merkten das bald und holten sich für ihre Aufgaben auch meinen Rat ein. Meine Präparate unterschieden sich recht vorteilhaft von den ihrigen, ich wurde daher gebeten, sie über das einzuhaltende Verfahren zu instruieren und ihnen das, was sie freigelegt hatten, zu erläutern. Auch sorgten sie dafür, bei der nächsten Verteilung abermals meine Nachbarn zu werden. Es war das ein kleiner Anfang der Aufgaben, die mich in Dorpat erwarteten. Indessen dauerte diese Probe nicht lange. Kaum 14 Tage waren verstrichen, als MÜLLER, dessen Erscheinen im Saal immer große Sensation hervorrief, endlich einmal auch an den Tisch herantrat, an welchem ich beschäftigt war, und nachdem er mein Präparat besehen hatte, mich mit den Worten elektrisierte: „Herr Doktor, kommen Sie doch hinauf in mein Kabinett, Sie werden dort besser arbeiten können als hier unter diesem Gewirre." Ich brauche nicht hinzuzufügen, dass ich dieser Aufforderung ohne Zaudern folgte, begleitet von Äußerungen lebhaften Bedauerns über mein Scheiden von Seiten meiner Kosecanten. Mit dem Eintritt in MÜLLERs Kabinett begann aber eigentlich erst mein wissenschaftliches Leben und je mehr ich mir bewusst bin, wie viel ich diesem Mann verdanke, umso weniger kann ich mir vergen, etwas länger bei demselben zu verweilen.

MÜLLERs Kabinett, in dem damaligen hinter der Garnisonkirche gelegenen, ringsum von hohen Gebäuden umschlossenen engen, düsteren und dumpfen anatomischen Theater, bildeten zwei kleine, höchst einfach ausgestattete Stuben. In der ersten war der Prosektor HENLE[26] etabliert, und hier erhielt auch ich einen Arbeitsplatz angewiesen, in dem zweiten arbeitete MÜLLER selbst und Th. SCHWANN,[27] welcher soeben als Assistent am anatomischen Institut angestellt worden war. Man versammelte sich regelmäßig morgens um 8 Uhr, blieb bis nach 1 Uhr da, ich kehrte um 2 Uhr wieder zurück, um MÜLLERs Vorlesung beizuwohnen. Man braucht nur die oben genannten Namen zu hören, um zu verstehen, in welche lehrreiche und anregende Atmosphäre ich versetzt war. Ich hatte zunächst alle technischen Vorbereitungen zu diesen Vorlesungen nicht allein durch Zusehen, sondern auch durch selbstständiges Handanlegen kennen zu lernen. HENLE hatte das dazu Erforderliche zu besorgen und gestattete mir anfangs, ihm zu helfen, trat aber bald diese ganze Arbeit mir ab, um sich mit eigenen Untersuchungen zu beschäftigen. Zuletzt wandte sich MÜLLER des Morgens direkt an mich, um die für den Tag nötigen Präparate und den Weg, auf dem sie hergestellt werden mussten, mir anzugeben. – Ich fungierte in der Tat ganz als sein Prosektor und hatte dadurch eine Gelegenheit, mich für den in Dorpat mir zugedachten Beruf vorzubereiten, wie ich sie mir besser nicht hatte wünschen können. Dabei hatte ich zugleich den noch weit größeren Vorteil, allen den wissenschaftlichen Diskussionen beizuwohnen, die MÜLLER mit seinen genannten beiden Vertrauten führte, und alle die Fragen kennen zu lernen, welche ihn und seine beiden jungen Freunde beschäftigten. Hierbei kam einmal die mich – der ich damals von der gegenseitigen Eifersucht selbst untereinander befreundeter wissenschaftlicher Notabilitäten noch keine Ahnung hatte – höchst frappierende Aufforderung vor, von dem, was ich da sähe und hörte, nichts an RATHKE nach Dorpat zu melden. Ich konnte ferner mir ein Beispiel nehmen an dem unermüdlichen Eifer und der ausdauernden Beharrlichkeit, mit welcher MÜLLER sich den zur Lösung aufgeworfener Fragen nötigen Untersuchungen hingab. So saß er wochenlang an einem Präparat über die Penisnerven, von denen bald darauf in den Abhandlungen der Berliner Akademie die bekannte Abhandlung[28] erschien. Es war damals noch die Zeit, von Untersuchung der Nervenanastomosen[29] mit Pinzette und Messer wesentliche Aufschlüsse zu erwarten, ARNOLDS[30] Ganglion oticum[31] oder SCHLEMMS Ganglia coccygea[32] forderten zu eifrigem Suchen nach ähnlichen Verhältnissen auf. Bald kam auch ich in diese Richtung hinein, und neben dem zu MÜLLERS Vorlesungen bearbeiteten Material beschäftigte mich ausschließlich die Untersuchung der Kopfnervenanastomosen, wie denn auch meine erste Publikation ‚Neurologische Beobachtungen, Dorpat 1836'[33] hieraus hervorging. SCHWANN war besonders mit mikroskopischen Studien okkupiert, der von PURKINJE[34] in Breslau nach dieser Richtung hin gegebene Impuls forderte zur Nachfolge auf, und es wurden hiermit die Grundlagen für jene epochemachende Arbeit gewonnen, welche im Jahre 1839 erschien und die auf das Zellenleben basierte Übereinstimmung zwischen Tieren und Pflanzen darzutun suchte.[35] Es ist bezeichnend für das Stadium, in dem die Mittel zur mikroskopischen Forschung sich damals befanden, dass SCHWANN mit einem unserm Landsmanne C. E. v. LIPHARDT[36] gehörenden Instrumente arbeitete, welches dieser bei seiner Abreise nach Italien in MÜLLERS Händen zurückgelassen hatte. Dies war das einzige in dem Berliner anatomischen Institut verfügbare Mikroskop! – Während in der von MÜLLER und SCHWANN besetzten Stube gewöhnlich lautlose, höchstens von tief aufseufzenden Atemzügen unterbrochene Stille herrschte, ging es in dem Raum, welchen HENLE und ich einnahmen, nicht selten recht laut her, teils in Folge der an den Leichnamen mit Säge, Hammer und Meißel vorgenommenen Manipulationen, teils und mehr noch, durch den köstlichen Humor und sprudelnden Witz, mit dem HENLE diese Arbeiten zu begleiten pflegte. Selbst MÜLLER konnte häufig nicht umhin, in herzliches Lachen auszubrechen, wenn HENLEs Laune in vollem Gange war. – So gewährte der in MÜLLERs Kabinett verbrachte Vormittag mir nicht nur Gelegenheit, mancherlei, dem künftigen Prosektor unentbehrliche Fertigkeiten zu erlangen, sondern bot mir auch reiche Nahrung für Kopf und Herz. In den Nachmittagsstunden von 2 Uhr bis 4 Uhr wohnte ich MÜLLERs Vorlesungen über Anatomie des Menschen überhaupt und der Sinnesorgane im Besonderen bei, um seinen Vortrag dieser Disziplinen, welcher allgemein als mustergültig angesehen wurde, gründlich kennen zu lernen. So lehrreich diese Vorträge für mich auch waren, so wenig geeignet erschienen sie mir für die Anfänger, welche doch die überwiegende Mehrzahl der etwa 200 Zuhörer bildeten, die in zehn amphitheatralisch aufsteigenden Reihen drei Seiten des Hörsaales einnahmen, dessen vierte Wand ein einziges riesiges Fenster bildete. Ich hatte glücklicher Weise in der untersten Reihe, unmittelbar an dem Demonstriertisch, vor dem MÜLLER stand, meinen Platz angewiesen bekommen. Aber es war geradezu komisch, wenn MÜLLER subtile Gegenstände, z. B. musculus stapedius[37] demonstrierend, von seinem Platze aus den Blick zu den obersten Reihen hinauf sandte mit einem fragenden und zugleich jede Verneinung abschneidenden: „Sehen Sie?!". Den Armen dort oben, die mit den Köpfen fast an die Decke des durch zwei Stockwerke hindurchgehenden Raumes anstießen, trug zwar MÜLLERs Famulus solche Präparate zu, indem er von Etage zu Etage hinaufstieg, die Reihe durchwanderte und den betreffenden Teil vorwies. Aber indem MÜLLER unterdessen zu demonstrieren fortfuhr, waren die Inhaber jener luftigen Sitze in das Dilemma versetzt, entweder die Worte des Meisters da unten zu überhören oder den zu ihnen aufsteigenden Famulus unbeachtet zu lassen. – Da ich von morgens 8 Uhr bis nachmittags 4 Uhr, mit einer bloß halbstündigen, zum Mittagessen in einer nahen Restauration bestimmten Unterbrechung in dem Anatomischen Theater tätig war, so blieb zum Besuch anderer Vorlesungen und wissenschaftlicher Institute keine Zeit und Kraft übrig. Ich habe in der Tat während des ganzen Wintersemesters 1833/34 nur einige Vorträge von Eduard ERDMANN[38] anhören können, in welche mich die patriotische Teilnahme an dem ganz beispiellosen Erfolg führte, mit dem dieser, unserer baltischen Heimat entstammende Dozent[39] grade in jenem Winter seine Vorlesungen begann. Vielmehr hatte ich, wenn ich gegen 5 Uhr nachmittags in meine Wohnung zurückkehrte, vollauf zu tun für den Abend, wenn ich das am Tage Gehörte oder in der Anatomie Gesehene in Gedanken rekapitulierte, an seine richtige Stelle brachte, notierte und mit den Angaben meines WEBER-HILDEBRAND,[40] LAUTH[41] und anderer verglich. Selbstverständlich aber wurden dennoch auch das königliche Opern- und Schauspielhaus, das Königsstädter Theater,[42] MOSERS[43] Quartette im Saale des Hôtel de Russie und die gewöhnlich in der Garnisonkirche zur Aufführung kommenden großen Oratorien möglichst oft besucht. Gewöhnlich versammelte sich nach solchen Kunstgenüssen eine Gesellschaft von Landsleuten in einem Bier- oder Weinlokal, um die empfangenen Eindrücke zu besprechen, wobei der später durch die Eisenbahnbauten im südlichen Russland bekannt gewordene Baron Constantin UNGERN-STERNBERG[44] aus Dagoe[45] durch seine Lebendigkeit und seinen schlagenden Witz ein sehr wichtiges Element abgab. Er war ein wohl hartgesottener, aber bei aller Naivität, mit welcher er seine Ansichten zum Besten gab, äußerst unterhaltender, beinahe liebenswürdiger Aristokrat. Wir jungen, damals in Berlin vereinigten Ostseeprovinzialen verfielen nämlich in den bekannten baltischen Fehler, auch in der Fremde eng zusammen zu halten, Unter den Linden Berlins oder in den Zelten Charlottenburgs die heimatliche Weise fortzusetzen und uns dadurch der Gelegenheit zu berauben, fremdes Land und fremde Leute kennen zu lernen. Für mich wurde dieser Übelstand einigermaßen dadurch ausgeglichen, dass ich in MÜLLERS Kabinett nicht allein täglich mit den regelmäßigen Insassen desselben zusammentraf, sondern auch genug Gelegenheit fand, die zahlreichen einheimischen und auswärtigen Besucher des mit unerhörter Schnelligkeit zum Zenit des wissenschaftlichen Rufes ansteigenden Berliner Anatomen zu sehen und zu hören. MÜLLER war überdies so freundlich, mir häufige Einladungen zu den in seinem Hause stattfindenden Abendgesellschaften zuzusenden. In einer solchen war ich, der ich die in manchen Gegenden der Schweiz üblichen tiefen Kehl- und Gurgellaute nicht kannte, nahe dran, den Berner F. MIESCHER[46] für einen slawischen Landsmann zu halten, eine Verwechslung, über die MIESCHER selbst, den ich später sehr gut kennen lernte, herzlich gelacht hat. Sehr freundliche Aufnahme fand ich auch bei Wilhelm ROSE,[47] der in früheren Jahren in Mitau in der KUMMERAU'schen[48] Apotheke gearbeitet hatte und jetzt selbst Besitzer einer großen Apotheke war. Häufig auch traf ich mit seinen Brüdern, den Professoren Heinrich[49] und Gustav[50] ROSE zusammen, so wie mit EHRENBERG[51] und POGGENDORF[52] und lernte die im täglichen Leben sehr anspruchslose, schlichte Weise dieser naturwissenschaftlichen Koryphäen kennen.

Unter solchen Umständen verging der Winter nur allzu rasch, und mit Schrecken erkannte ich am Ende desselben die Geringfügigkeit der Wegstrecke, die ich, trotz aller Mühe, bisher zu dem mir gestellten Ziele zurückgelegt hatte. Es war mir klar, dass ich mindestens noch das ganze Sommersemester in Berlin bleiben müsse, um zu dem mir zugedachten Berufe einigermaßen tüchtig zu werden. Um daneben aber auch in Deutschland und auf einigen andern Universitäten mich etwas weiter umsehen zu können, war eine Verlängerung des Aufenthaltes im Auslande unumgänglich nötig. Ich wandte mich deshalb nach Dorpat an RATHKE, und nach den Mitteilungen, welche dieser von MÜLLER über mich erhalten hatte, wurden mir noch vier Monate zum Verweilen im Auslande zugestanden. Noch ehe dies entschieden war, benutzte ich einen Teil der Osterferien zu einem Ausflug nach Dresden, der Sächsischen Schweiz und Leipzig. An ersterem Orte lernte ich den feinen hofmännischen C. G. CARUS[53] in seiner privaten vergleichend anatomischen Sammlung und Studierstube, sowie den wohlbeleibten und gemütlichen Anatomen B. SEILER[54] von der Chirurgischen Akademie kennen. Die unter der Leitung des Letzteren stehende kleine, aber höchst saubere anatomische Sammlung zeigte mir der damalige Prosektor GÜNTHER.[55] Eine 4-tägige Fußtour und Wanderung durch die Sächsische Schweiz, welche im ersten Frühlingsschmuck ganz köstlich prangte, ließ unvertilgbare Eindrücke zurück. In Leipzig, wo die höchst kümmerliche Einrichtung des Anatomischen Instituts ganz außer Verhältnis stand zu den trefflichen, von dort ausgegangenen Arbeiten, lernte ich, wenngleich nur flüchtig, die Gebrüder WEBER[56] kennen, zu denen ich erst später in nähere Beziehungen treten sollte. Nachdem ich zum Anfange des Sommersemesters wieder nach Berlin zurückgekehrt war, fand ich MÜLLER zum üblichen „Sommerfeldzug"[57] bereits im Anatomischen Museum etabliert. In den geräumigen Sälen desselben wurde auch mir ein Arbeitsplatz angewiesen. Die Aufgaben, die mir hier entgegentraten, waren wiederum so umfassende, dass sie meine volle Aufmerksamkeit in dem Maße in Anspruch nahmen, dass ich abermals, mit einer kurzen – durch das Mittagessen ausgefüllten – Pause, von 8 Uhr morgens bis 6 Uhr abends beschäftigt blieb. Der Tag begann regelmäßig mit MÜLLERS Vorlesungen über Physiologie und Vergleichende Anatomie. Je größer und anerkannter MÜLLERS Einfluss auf die Umgestaltung der Physiologie damals wurde, umso gespannter war ich auf seine Lehrvorträge über dieselbe. Ich erwartete, dass der Mann, der in so hervorragender Weise den physiologischen Lehrsätzen empirische Grundlagen zu geben bemüht war, auch seinen Zuhörern solche Erfahrungen und die Methode ihrer Gewinnung in anschaulicher Weise vorführen werde. Das war aber gar nicht der Fall. Die Studenten und anderweitige Zuhörer mussten sich noch immer mit theoretischen Auseinandersetzungen begnügen. Während seiner das ganze Gebiet der Physiologie umfassenden Vorlesungen bot MÜLLER seinen Zuhörern nur zweimal Gelegenheit, auch etwas zu sehen: an einem Kaninchen wurde experimental demonstriert, dass der Hypoglossus[58] der Bewegungsnerv der Zunge, der Lingualis quinti[59] nur sensibel sei; und einem Fliegenauge entnommene Hornhautfacetten[60] nebst dahinter liegenden Kugeln waren unter ein Mikroskop gebracht, an welches die Zuhörer während der Vorlesung herantreten konnten. Aber von mündlicher Erläuterung des sich bietenden Bildes war durchaus keine Rede, es musste deshalb notwendiger Weise völlig unverstanden bleiben, und ein solcher dürftiger Ansatz zu demonstrativem Vortrage der Physiologie war gewiss ganz nutzlos. Wie gewaltig haben sich seitdem die Zeiten geändert! Wer dürfte es gegenwärtig wagen, mit einem so armseligen Versuchsprogramm ein Kolleg zu eröffnen! Gewiss hat auch MÜLLER später dieses Fach in seinen Vorlesungen ganz anders behandelt, leider habe ich keine Gelegenheit gehabt, mich davon zu überzeugen. Dagegen wurde in der Vorlesung über Vergleichende Anatomie ein überaus reiches Demonstrationsmaterial benutzt. Kein Ausspruch wurde getan, ohne mit dem bezüglichen Präparat belegt zu werden, und die gedankenmäßige Verknüpfung der Tatsachen erfolgte in so lichtvoller und überzeugender Weise, dass die gewaltige Aufgabe, in der Mannigfaltigkeit der Formen die Herrschaft einer durchgreifenden Idee nachzuweisen, mir jetzt erst lebendig vor Augen trat. Das Verlangen, in dieser neuen Welt selbsttätig mich umzusehen, wurde mächtig angeregt. MÜLLER ließ mich aus dem riesigen Material des Museums ganz nach Wunsch meine Wahl treffen, und so wurde denn mit außerordentlichem Behagen meinerseits, aber mit verschwindend geringem Nutzen für die Präparatesammlung des Museums, in diesen Schätzen geschwelgt. Mein Interesse für diese Dinge mochte MÜLLER nicht entgangen sein, daher empfahl er mir mehrmals, zur Fortsetzung vergleichend anatomischer Studien nach Paris zu gehen, und sagte mir, dass er, da ihm nicht unbekannt war, dass ich auf Kosten der Universität Dorpat meinen Studien oblag, deshalb auch schon an RATHKE geschrieben habe. Von einer Antwort hierauf wurde mir nichts bekannt, ich selbst aber konnte mit Rücksicht auf die schon ein Mal gewährte Verlängerung meines Aufenthalts im Auslande und auf die Natur der in Dorpat mich erwartenden Aufgaben nach dieser Richtung keine Schritte tun. Auch wurde hier meine Aufmerksamkeit von andern Zielen so vollständig in Anspruch genommen, dass zu Studien über die ‚Philosophie der Organisation'[61] sich gar keine Muße fand und diese daher nur eine Episode meines Berliner Aufenthalts gebildet haben. MÜLLER las in jenem Sommersemester von 6 Uhr bis 7 Uhr abends ein Kolleg über Pathologische Anatomie. Es begannen gerade damals seine *Untersuchungen über den feineren Bau der Geschwülste*,[62] welche für die Pathologische Histologie die ersten Grundlagen schufen und damit der Lehre von den krankhaften Gewebeveränderungen und der allgemeinen Krankheitslehre jene Richtung vorzeichneten, die seitdem mit so glänzendem Erfolge eingehalten worden ist. Ich konnte nicht unterlassen, auch diese Vorlesung zu besuchen, obgleich ich damals nicht ahnen konnte, dass ich dereinst pflichtgemäß mit der Pathologischen Anatomie, als einem mir obliegenden Lehrgegenstande, mich zu beschäftigen haben würde.

Meine gesellschaftlichen Verhältnisse hatten in diesem Sommer (1835), verglichen mit dem vorhergegangenen Winter, nicht unerhebliche Veränderungen erlitten. Alle Heimatgenossen waren weitergezogen, nach Würzburg, Heidelberg, Wien und andere Universitäten. Der einzige Ersatz hierfür war R. v. KLOT[63] aus Riga, den ich in Dorpat zwar kaum dem Ansehen nach gekannt hatte, hier aber aufrichtig schätzen lernte und mit dem seither, trotz unseres nur seltenen und flüchtigen Zusammentreffens, sich ein herzliches Einvernehmen erhalten hat. Zu meinem täglichen Umgange gehörte damals ein englischer Arzt Mr. Henri WELKER, welcher meine Begeisterung für MÜLLER vollkommen teilte, ebenso wie ich seine ganze Zeit diesem Heros der anatomisch-physiologischen Wissenschaften widmete, sich den ganzen Tag im Anatomischen Museum aufhielt und mir gegenüber an demselben Tische arbeitete. In vergleichend anatomischem Interesse machten wir auch häufige Exkursionen in die Umgegend Berlins, und ich hätte aus diesem Zusammensein für die Erlernung der englischen Sprache großen Nutzen ziehen können, wenn diese Sache mir schon damals wichtig gewesen wäre. WELKER dagegen machte sichtliche Fortschritte im Deutschsprechen. Wie ich später durch MÜLLER erfuhr, war mein englischer Freund als Arzt in Diensten der englisch-indischen Kompanie nach Kalkutta gegangen und nach wenigen Jahren dort gestorben. – Endlich lernte ich in diesem Sommer C. B. REICHERT[64] kennen, der zum Zweck seiner Inauguraldissertation mit seinen ersten embryologischen Untersuchungen, der Entwickelung der Kiemenbogen,[65] beschäftigt war. Diese Bekanntschaft wurde nachmals, nicht bloß für mich persönlich, sondern auch für die anatomischen Studien in Dorpat von großer Bedeutung, weil sie den Anlass gab zu REICHERTS Berufung hierher und zu seiner 10-jährigen überaus fruchtbaren Wirksamkeit an unserer Universität. Die mit dem Schluss von MÜLLERS Vorlesungen für mich beginnenden Herbstferien wurden zu einer größeren Tour durch Deutschland benutzt, auf der zum großen Teil KLOT mein Gefährte war. Durch das Harzgebirge, wobei der Brocken bestiegen und in die Clausthaler Schächte und Gruben hinab gefahren wurde, ging ich nach Göttingen, wo ich den alten LANGENBECK[66] in seiner klinischen wie anatomischen Tätigkeit kennen lernte und von ihm selbst in der überaus sauberen Anatomischen Anstalt umhergeführt wurde. Auch die Gelegenheit, BLUMENBACH[67] zu sehen, ließ ich nicht ungenutzt, obgleich der damals schon mehr als 80-jährige Vater der *Decades craniorum*[68] an Geist wie an Körper nur eine traurige Ruine war. Die aus dem eingefallenen und verschrumpften Gesicht affenartig hervorragenden und mit scheinbar wohlerhaltenen Zähnen besetzten Kiefer gaben der ganzen Physiognomie einen sehr unangenehmen Ausdruck. Nachdem ich mich mit der Bemerkung vorgestellt hatte, dass ich bei der Durchreise durch Göttingen mir nicht hätte versagen können, ihn mit der Bitte zu belästigen, seine einzigartige Schädelsammlung in Augenschein nehmen zu dürfen, grinste er mich mit den Worten an: „Ja, meine Sammlungen wollen Sie wohl sehen, aber mich selbst wollen Sie gar nicht sehen!" Es gelang mir bald, ihn zu beruhigen und so erhob sich denn der Alte selbst von seinem Fauteuil und führte mich in seine Rumpelkammer. In Marburg verweilte ich, um die zwar in einem elenden Lokal eingerichtete, aber durch sehr wertvolle und lehrreiche Präparate ausgezeichnete anatomische Sammlung zu besehen, die für Fleiß und Geschicklichkeit ihres Direktors BÜNGER,[69] welcher auf literarischem Gebiet freilich ganz unbekannt geblieben ist, ein äußerst günstiges Zeugnis ablegte. Über Frankfurt a. M. erreichte ich den Rhein, auf dessen beiden Ufern, welche damals noch nicht dem per Dampf auf dem Wasser oder Eisenwege Dahineilenden mit Windesschnelle auftauchten und entschwanden, ich ganz herrliche Schlendertage verbrachte. In Bonn wurden wieder die anmutig gelegene Anatomische Anstalt und die ergrauten Fachgenossen MAIER[70] und J. M. WEBER[71] besucht. Bei den Letzteren trat der Neid und die Eifersucht, dass ihr ehemaliger Schüler MÜLLER sie beide überflügelt und so jung die erste anatomische Lehrstelle Deutschlands errungen habe, mir in sehr unangenehmer Weise entgegen, obgleich ich mit diesen Schattenseiten deutschen Gelehrtenlebens nun schon nicht mehr unbekannt war. Zurück ging ich den Rhein entlang und später an der Bergstraße hin nach Heidelberg, wo ich F. TIEDEMANN[72] und seinen Schwiegersohn[73] BISCHOFF[74] kennen lernte und die berühmten TIEDEMANNschen Lymphgefäßinjektionen[75] gebührend bewunderte. Weiter fort ging es nach Süden. Von Kehl aus machte ich eine Promenade hinunter nach Straßburg, war verwundert und erfreut über die auf allen Straßen wahrnehmbaren deutschen Sprachlaute und übersah von der Plattform des Münsters die herrliche, vom Rhein durchflossene, einerseits von dem Oden- und Schwarzwald, andererseits von den Vogesen begrenzte Ebene. Über Freiburg i. B. erreichte ich Donaueschingen in der Absicht, von hier nach München zu gehen. Da ich aber auf den dahin abgehenden Eilwagen mehrere Tage hätte warten müssen, zog ich es vor, nach Besichtigung des sehr bescheidenen Donauursprungs den Umweg über Schaffhausen zu machen. Aber auch hier gab es nicht sofort Fahrgelegenheit nach Osten. So ließ ich mich durch einen Touristen ENGELHARD, einen nicht mehr jungen Mann, der sich französischer Resident in Karlsruhe nannte, mit dem ich auf dem letzten Wege zusammengetroffen war und der im Begriff war, in diesem Herbst wie alljährlich eine Reise durch die Schweiz zu machen, bestimmen, ihn nach Zürich zu begleiten. Ehe ich mich dessen versah, war ich weiter zu Fuß über den Albis nach Zug, von dort nach Arth, auf den Rigi und über Küssnacht nach Luzern mitgegangen. Diese weit über meinen ursprünglichen Plan hinausgehende Exkursion in die Schweiz ist mir durch den ersten Blick, den sie mir in die Alpennatur gewährte, besonders lieb geworden. Auch hätte ich den ebenso dringenden als liebenswürdigen Aufforderungen meines Gefährten, ihn noch weiter in die Schweiz zu begleiten und zur Ergänzung meiner erschöpften Kasse von ihm einen Vorschuss zu nehmen, kaum widerstehen können, wenn nicht das Schreckbild des Schuldenmachens dazwischen getreten wäre. So wurde denn in Luzern kehrt gemacht und über Zürich, wo ich nur zu einer Promenade ausgehend, meine Effekten zurückgelassen hatte und wegen fünftägigen Ausbleibens von den Wirtsleuten des ‚Schwestes' schon für verunglückt angesehen worden war – Winterthur, Rorschach, den Bodensee, Lindau, endlich München erreicht, wo ich wieder mit KLOT zusammentraf und die Feier des Oktoberfestes mitmachte. Von hier aus besuchte ich Würzburg, weniger aus wissenschaftlichem Interesse, obgleich ich die Anatomische Anstalt und ihren Vorstand, den alten sehr bedeutungslosen MÜNZ[76] nicht unbeachtet ließ, als vielmehr, um die noch dort lebenden Verwandten der Tante Amalie BIDDER kennen zu lernen. Von der alten Mutter LEYDELL und den unverheirateten Töchtern wurde ich auch mit mütterlicher Teilnahme empfangen, hörte viel von den dortigen politischen Zuständen, von SCHÖNLEINS[77] Flucht[78] und EISENMANNS,[79] welcher später Tante Lorchen heiratete, Gefangennahme und Haft in Passau. Endlich ging es, der Oktober war schon fast zu Ende, ohne Aufenthalt wieder nach Berlin, dessen wohlbekannte Straßen und Plätze mich nach dreimonatlichem Umherstreifen geradezu anheimelten. – Dennoch konnte ich nicht länger als nur noch wenige Wochen hier verweilen, um mehrere Instrumente und Apparate, welche für meine Dorpater Tätigkeit unerlässlich waren, in Empfang zu nehmen. So lockend mein Arbeitsplatz in dem bekannten Kabinett des Anatomischen Theaters mich auch anschaute, so freundlich, ja herzlich MÜLLER sein Bedauern darüber aussprach, dass ich auf dem eben beginnenden „Winterfeldzuge“[80] nicht wieder sein Begleiter sein könne, so musste dennoch geschieden werden. In dem schon in den ersten Tagen des Novembers mit ganz ungewöhnlicher Strenge antretenden Winter verließ ich Berlin, um den Weg, den ich 5/4 Jahre vorher mit gepresstem Herzen zurückgelegt hatte, nun in entgegengesetzter Richtung und in, wenn auch nicht gehobener, so doch jedenfalls besserer Stimmung als damals zu durchmessen. In Königsberg besuchte ich RATHKE, welcher wenige Monate vorher Dorpat verlassen hatte und einem Rufe in seine preußische Heimat gefolgt war, aber von den Zuständen an der Albertina sich so wenig befriedigt fühlte, dass er mich beauftragte, in Dorpat die Erklärung abzugeben, dass er jeden Augenblick bereit sei, in die soeben aufgegebene Stellung zurückzukehren. In der Tat wurde er auch wiederum für dieselbe gewählt, aber im entscheidenden Augenblick konnte er sich doch nicht entschließen, abermals gen Osten zu wandern. Dies, wenn auch nur flüchtige Zusammensein mit RATHKE trug aber nicht wenig dazu bei, mehr Mut in Betreff meiner Zukunft zu haben, indem er mich des aufrichtigen Vertrauens, das mich in Dorpat erwarte, wiederholend versicherte und meine Zweifel an meiner Leistungsfähigkeit, unter Hinweis auf MÜLLERs Äußerungen über mich, mit herzlichem Lachen und Händedruck beantwortete. Einige Tage verweilte ich in Mitau, wo die Teilnahme der Verwandten mich lehrte, dass alle Herrlichkeiten der Fremde die stille Freude des ‚sweet home’ nicht aufzuwiegen vermögen. Noch mehr war das der Fall im Hause meiner Eltern, welches während meiner Abwesenheit tief hinein ins kurische Oberland nach Garssen verlegt worden war. Nachdem ich ein paar Wochen hier verweilt hatte, brach ich endlich nach Dorpat auf und traf am 20. Dezember 1835 hier ein, um mit dem Beginn des neuen Jahres in einen wichtigen Lebensabschnitt einzutreten. [....]

Von hervorragender Bedeutung für die erste Periode meines Dorpater Lebens wurde die im Herbst 37 erfolgende Berufung A. W. VOLKMANNS[81] auf den hiesigen, seit RATHKEs Abgang noch immer erledigten Lehrstuhl für Physiologie. Die Akquisition dieses ebenso vielseitig wie gründlich gebildeten Mannes, ebenso begabten Lehrers wie strebsamen Forschers, war ein überaus glücklicher Griff, welcher durch viele Jahre hindurch breite und fruchtbare Spuren hinterlassen hat. [...]

Wenn unter den Umständen, unter denen jemand wirklich berufen ist, der Einfluss bedeutender Persönlichkeiten gewöhnlich in hervorragendem Maasse [sic] die Leistungen bestimmt, so muss ich bekennen, dass ich hinsichtlich meiner wissenschaftlichen Stellung nächst MÜLLER besonders VOLKMANN verpflichtet bin, ja, dass Letzterer, weil meine persönlichen

Beziehungen zu ihm dauernder, nachhaltiger und intimer waren, im eigentlichsten Sinne des Wortes mein wissenschaftlicher Vater gewesen ist.

Anmerkungen

[1] Fischer 2012, 31-35; Pfrepper 2009, passim, 151-154.
[2] Bidder 1959, 64-80, 88, 96, die Rechtschreibung wurde heutigen Regeln angepasst.
[3] Bidder 1959, III-IV.
[4] Alexander Friedrich Hueck (1802-1842), 1830 Prosektor und a.o. Professor, 1833-1842 o. Professor für Anatomie an der Universität Dorpat.
[5] Ernst Burdach (1801-1876), Mediziner, 1829 Privatdozent, Prosektor, 1838/39 a.o. und 1844 o. Professor für Anatomie an der Universität Königsberg, Sohn von Karl Friedrich Burdach.
[6] Karl Ernst von Baer (1792-1876), Mediziner, Embryologe, Zoologe, 1817-1826 Prosektor, 1819-1826 a.o., 1826-1834 o. Professor für Anatomie an der Universität Königsberg, 1834-1862 o. Mitglied der Akademie der Wissenschaften in St. Petersburg, vgl. auch Schmuck 2009, 128-213.
[7] Lat.: Anatomische Gegebenheiten.
[8] Karl Friedrich Burdach (1776-1847), 1811-1814 o. Professor für Anatomie, Physiologie und gerichtliche Medizin in Dorpat, 1814-1826 o. Professor für Anatomie und 1826-1847 o. Professor für Physiologie an der Universität Königsberg, vgl. Schmuck 2009, 40-58.
[9] Als Allantois (griech. ho allás, allántos = die Wurstförmige) wird die embryonale Harnblase bei Reptilien, Vögeln und Säugetieren bezeichnet.
[10] Martin Heinrich Rathke (1793-1860), vgl. Anm. 11 im Reisebericht Filomafitskij S. 3.
[11] Fahrpost bezeichnet im Gegensatz zur reitenden Post den Transport von Personen, Massensendungen oder sperrigen Gütern mit speziellen Wagen oder Postkutschen.
[12] Eilwagen unterschieden sich von den Postkutschen durch ein neues Konstruktionsprinzip, an die Stelle der bislang gebräuchlichen Riemenaufhängung trat eine selbsttragende Konstruktion, d. h. eine vertikale Federung des Wagenaufbaus. Der Wagenkasten saß damit direkt auf den insgesamt acht Stahldruckfedern des Fahrzeuggestells auf.
[13] Osteologie (griech. osteon = Knochen, logos = Lehre) ist die Lehre vom Skelettsystem.
[14] Weber, Ernst Heinrich: Friedrich Hildebrandt's Handbuch der Anatomie des Menschen. 4 Bde. 4. umgearb. u. sehr verm. Aufl. Braunschweig 1830-1832.
[15] Ernst Heinrich Weber (1795-1878), Mediziner, 1821-1871 o. Professor für Anatomie an der Universität Leipzig, 1840-1866 auch für Physiologie.
[16] Georg Friedrich Hildebrandt (1764-1816), Mediziner, Anatom, Physiologe, Chemiker, Physiker.
[17] Wilhelm Gustav Becker [Vasilij Vasil'evič Bekker, (1811-1874)], Mediziner, er war 1833/34 zur Weiterbildung in Berlin, später Professor für Pharmakologie an der Universität Kiev (1845-1859), vgl. Pfrepper 2012, 53.
[18] Johannes Peter Müller (1801-1858), vgl. Anm. 4 im Reisebericht Filomafitskij S. 3.
[19] Quästur ist die Finanzabteilung deutscher Universitäten, erhalten bis ins 20. Jahrhundert.

[20] Friedrich Schlemm (1795-1859), Mediziner, 1823 Prosektor, 1829 a. o. und 1833 o. Professor für Anatomie an der Universität Berlin.
[21] Joseph Gottfried Adolf Wachter (1782-1854), Mediziner, 1818-1819 und 1823-1830 Prosektor an der Universität Dorpat.
[22] François Chopart (1743-1795), Chirurg, nach ihm ist die Chopart-Linie am Fußskelett benannt, entlang der eine Amputation möglich ist.
[23] Friedrichsd'or (franz. = Goldener Friedrich), preußische Goldmünze seit 1731 (6 g Feingold) mit dem Kopf des Königs auf der Vorderseite und einem Adler auf Waffen auf der Rückseite; seit 1832 mit einem Wert von 5 Talern gerechnet.
[24] August Carl Bock (1782-1833), Mediziner, 1814-1833 Prosektor und a.o. Professor an der Medizinischen Fakultät der Universität Leipzig.
[25] Bock, August Carl: Der Prosector oder Unterricht zur praktischen und technischen Zergliederungskunst. Leipzig 1829.
[26] Friedrich Gustav Jakob Henle (1809-1885), Mediziner, 1832-1840 Assistent und Prosektor am Anatomischen Institut Berlin, o. Professor für Anatomie an den Universitäten Zürich (1840-1844), Heidelberg (1844-1852) und Göttingen (1852-1885).
[27] Theodor Schwann (1810-1882), Mediziner, 1834-1839 Assistent am Anatomischen Institut Berlin, 1839-1848 Professor für Anatomie an der Universität Löwen, 1848-1880 Professor für Physiologie und Vergleichende Anatomie an der Universität Lüttich.
[28] Müller, Joh[annes]: Entdeckung der bei der Erection des männlichen Gliedes wirksamen Arterien bei dem Menschen und den Thieren. Archiv für Anatomie, Physiologie und wissenschaftliche Medicin 1835, 202-213.
[29] Anastomose (griech., lat. = Eröffnung), in der Medizin natürliche Verbindung zwischen Blut- oder Lymphgefäßen oder zwischen Nerven, operativ hergestellte künstliche Verbindung zwischen Hohlorganen.
[30] Friedrich Arnold (1803-1890), Mediziner, 1828 Prosektor und o. Professor für Anatomie an den Universitäten Heidelberg (a.o. 1832-1834 und 1852-1873), Zürich (1834-1840), Freiburg (1840-1845), Tübingen (1845-1852).
[31] Arnold, Friedrich: Über den Ohrknoten. Eine anatomisch-physiologische Abhandlung. Heidelberg 1828, 54 S.; Das Ganglion oticum (auriculare s. Arnoldi) ist dicht unter dem Foramen ovale an die mediale Seite des dritten Trigeminusastes angeheftet und zwischen letzterem und der Tuba Eustachii gelegen, vgl. Broesike, Gustav: Lehrbuch der normalen Anatomie des menschlichen Körpers. Berlin 1889, 45.
[32] Schlemm, Fridericus: Observationes neurologicae quas, ut locum in facultate medica universitatis ... Berolina 1834, 22 S. (Ueber die Sacral- und Steissbeinnerven, und ueber die in letztern entdeckten Knoten).
[33] Bidder, Friedrich Heinrich: Neurologische Beobachtungen. Dorpat 1836, 58 S.
[34] Johann Evangelist Purkinje (1787-1869), Mediziner, o. Professor für Physiologie an den Universitäten Breslau (1823-1850) und Prag (1850-1867).
[35] Schwann, Theodor: Mikroskopische Untersuchungen ueber die Übereinstimmung in der Struktur und dem Wachsthum der Thiere und Pflanzen. Berlin 1839 (Ostwalds Klassiker der exakten Wissenschaften 176).

[36] Carl Eduard von Liphart (1808-1891), Mediziner, Naturwissenschaftler, Kunsthistoriker und -sammler, er ging ab 1834 mit seinem Jugendfreund und Maler Woldemar Friedrich Krüger (1808-1894) nach Italien, wo er an der Meeresbiologischen Station von Neapel forschen wollte, sich aber stattdessen völlig für die Kunst entschied.
[37] Der Musculus stapedius gehört zusammen mit dem Musculus tensor tympani zu den beiden Binnenmuskeln des Mittelohrs.
[38] Johann Eduard Erdmann (1805-1892), Philosoph, 1833-1836 Privatdozent an der Philosophischen Fakultät der Universität Berlin, seit 1839 o. Professor für Philosophie an der Universität Halle.
[39] Geboren in Wolmar (Livland).
[40] Lehrbuch von Weber, vgl. Anm. 14.
[41] Ernst Alexander Lauth (1803-1837): Noveau Manuel de l'Anatomiste. Strasbourg 1829, erst 1835 erschien eine deutsche Ausgabe.
[42] Das Königstädtische Theater am Alexanderplatz war ein privates Volkstheater nach dem Vorbild der Pariser Boulevard- und Wiener Vorstadttheater.
[43] Carl Möser (1774-1851), Violinist, Kapellmeister.
[44] Peter Andreas Constantin (Constant) Baron Ungern-Sternberg (1815-1872), studierte in Berlin, später besaß er verschiedene Industrieunternehmungen in Südrussland und mehrere Güter in Estland.
[45] Dagö (Taginsel) ist der deutsche Name für die zweitgrößte Insel Estlands in der nördlichen Ostsee, heute Hiiumaa.
[46] Friedrich Miescher (1811-1887), Mediziner, promovierte 1836 bei Müller, 1837-1844 Professor für Physiologie und Allgemeine Pathologie an der Universität Basel, 1844-1850 Professor für Pathologie an der Universität Bern, 1850-1871 Professor für Pathologische Anatomie an der Universität Basel.
[47] Wilhelm Rose (1792-1867), Apotheker, er übernahm die Apotheke zum Weißen Schwan in Berlin, Spandauer Straße, von seinem Vater Valentin Rose d. J. (1767-1807). Der baltische Mediziner und Biochemiker Carl Schmidt (1822-1894) absolvierte bei ihm eine Apothekerlehre (1838-1841), in der gleichen Zeit (1836-1840) wie Theodor Fontane (1819-1898).
[48] Karl Ludwig Kummerau (1751-1808), Apotheker, seit 1787 Besitzer der ehemals Wittenburgschen Apotheke und Hofapotheker in Mitau.
[49] Heinrich Rose (1795-1864), Chemiker, Apotheker, 1823 a.o. und 1835 o. Professor für Chemie an der Universität Berlin.
[50] Gustav Rose (1798-1873), Mineraloge, Forschungsreisender, er begleitete 1829 Alexander von Humboldt (1769-1859) gemeinsam mit Ehrenberg auf der Reise nach Russland, 1826 a.o. und 1839 o. Professor für Mineralogie an der Universität Berlin.
[51] Christian Gottfried Ehrenberg (1795-1876), vgl. Anm. 14 im Reisebericht Filomafitskij S. 3.
[52] Johann Christian Poggendorff (1796-1877), Naturwissenschaftler, Physiker, 1823 Mitarbeiter an der Preußischen Akademie der Wissenschaften Berlin, blieb Privatgelehrter und lehnte spätere Rufe an Universitäten ab.
[53] Carl Gustav Carus (1789-1869), Gynäkologe, Anatom, Naturphilosoph, Maler, 1815 Mitbegründer und o. Professor für Geburtshilfe an der Königlich Chirurgisch-Medici-

nischen Akademie in Dresden, seit 1827 Leibarzt der sächsischen Könige, 1862 Präsident der Deutschen Akademie der Naturforscher und Ärzte Leopoldina.

[54] Burkhard Wilhelm Seiler (1779-1843), Anatom, Chirurg, 1815 Mitbegründer und 1816 Direktor und o. Professor für Therapie, Physiologie und gerichtliche Arzneikunde an der Königlich Chirurgisch-Medicinischen Akademie in Dresden.

[55] August Friedrich Günther (1806-1871), Mediziner, seit 1836 Chirurg im sächsischen Militär, Prosektor und seit 1844 Professor für Anatomie und Physiologie an der Königlich Chirurgisch-Medicinischen Akademie in Dresden.

[56] Ernst Heinrich (vgl. Anm. 15) und Eduard Friedrich Weber (1806-1871), Mediziner, 1830-1836 Praktischer Arzt, 1836-1871 Prosektor, 1838-1847 Privatdozent und 1847-1871 a.o. Professor für Anatomie an der Universität Leipzig.

[57] Sommersemester 1835.

[58] Nervus hypoglossus (griech. hypo = unter, glossa = Zunge) ist der 12. Hirnnerv und für die motorische Innervation der Zunge zuständig.

[59] Nervus lingualis (lat. = Zungennerv), ist ein Ast des Unterkiefernervs, der ein Ast des 5. Hirnnervs und für die sensible Innervation der Schleimhaut der vorderen zwei Zungendrittel zuständig ist.

[60] Fassetten- oder Komplexauge ist ein häufig bei Gliederfüßern (z. B. Insekten, Krebstiere, Spinnentiere) vorkommender Augentyp, der sich aus mehreren Einzelaugen, manchmal über 1.000 Einzelaugen zusammensetzt und damit räumliches Sehen ermöglicht.

[61] Bidder bezieht sich auf den soeben 1834 erschienenen ersten Band des *Handbuchs der Physiologie des Menschen* von Johannes Müller.

[62] Müller, Johannes: Ueber den feineren Bau und die Formen der krankhaften Geschwülste. In zwei Lieferungen. Berlin 1838.

[63] Johann Reinhold von Klot (1812-1869), 1830-1833 Student an der Universität Dorpat, später Gutsbesitzer und Kirchspielrichter in Livland.

[64] Karl Bogislaus Reichert (1811-1883), Mediziner, 1836 Dr. med. und danach Prosektor bei Müller, 1843-1853 o. Professor für Anatomie an der Universität Dorpat, 1853-1858 o. Professor für Physiologie an der Universität Breslau, 1858-1883 o. Professor für Anatomie an der Universität Berlin, vgl. auch Schmuck 2009, 224-229.

[65] De embryonum arcubus sic dictis branchialibus. Berlin 1836.

[66] Konrad Johann Martin von Langenbeck (1776-1851), Mediziner, 1814-1851 o. Professor für Anatomie und Chirurgie an der Universität Göttingen.

[67] Johann Friedrich Blumenbach (1752-1840), Anatom, Zoologe, Anthropologe, 1776 a.o. und 1778 o. Professor der Medizin an der Universität Göttingen.

[68] Blumenbachii, Joh. Frid.: Decades Collectionis Suae Craniorum. Gottingae 1820.

[69] Christian Heinrich Bünger (1782-1842), Mediziner, 1812-1815 a.o. und 1815-1842 o. Professor für Anatomie an der Universität Marburg. Nach seinem Tod wurden sein Herz und Schädel der Sammlung beigefügt.

[70] August Franz Joseph Karl Mayer (1787-1865), Mediziner, 1819-1855 o. Professor für Anatomie an der Universität Bonn.

[71] Moritz Ignaz Weber (1795-1875), Mediziner, 1825 a.o. und 1830 o. Professor für Anatomie an der Universität Bonn.

[72] Friedrich Tiedemann (1781-1861), Mediziner, 1805-1816 o. Professor für Anatomie und Zoologie an der Universität Landshut, 1816-1849 o. Professor für Anatomie, Zoologie und Physiologie an der Universität Heidelberg.
[73] Kunigunde Fohmann, geb. Tiedemann, war in zweiter Ehe mit Bischoff verheiratet.
[74] Theodor Ludwig Wilhelm von Bischoff (1807-1882), Mediziner, 1836-1843 o. Professor für Physiologie an der Universität Heidelberg, 1843-1854 o. Professor für Anatomie an der Universität Gießen, 1854-1878 o. Professor für Anatomie an der Universität München.
[75] 1822 gibt er seine berühmten Arterientafeln heraus. Tiedemanni, Friderici: Tabulae arteriarum corporis humani. Heidelbergae 1822.
[76] Martin Münz (1785-1848), Mediziner, 1821-1829 o. Professor für Anatomie und Physiologie an der Universität Landshut, 1829-1848 o. Professor für Anatomie an der Universität Würzburg.
[77] Johann Lukas Schönlein (1793-1864), Mediziner, 1824-1832 o. Professor für Therapie und Klinik an der Universität Würzburg, 1833-1839 o. Professor für Therapie und Klinik an der Universität Zürich, 1839-1859 o. Professor für Therapie und Klinik an der Universität Berlin, 1840-1858 Leibarzt des Königs Friedrich Wilhelm IV. (1795-1861).
[78] Wegen Beteiligung an den politischen Unruhen 1830, die die Neuordnung der Staaten in Frage stellten, die 15 Jahre zuvor auf dem Wiener Kongress von den europäischen Mächten ausgehandelt worden war, wurde Schönlein 1830 seines akademischen Amtes enthoben und sollte Kreis-Medizinalrat in Passau werden. Er nahm seine Entlassung an und flüchtete wegen drohender Verhaftung nach Zürich.
[79] Johann Gottfried Eisenmann (1795-1867), Mediziner, Politiker, bis 1832 praktischer Arzt in Würzburg unter Polizeiaufsicht nach einer 13-monatigen Untersuchungshaft in München, 1832-1836 erneut Untersuchungshaft in München, 1836 wegen Hochverrats verurteilt (Haft in Oberhaus bei Passau und Rosenberg bei Kronach), 1847 begnadigt, 1848 vollständig rehabilitiert und entschädigt.
[80] Wintersemester 1835/36.
[81] Alfred Wilhelm von Volkmann (1801-1877), Mediziner, 1834-1837 o. Professor für Zootomie an der Universität Leipzig, 1837-1842 o. Professor für Physiologie, Pathologie und Semiotik an der Universität Dorpat, 1843-1876 o. Professor für Physiologie an der Universität Halle/Saale, ab 1864 auch Professor für Anatomie.

Ivan Timofeevič Glebov (1806-1884)[1]

Reisebericht von verschiedenen Universitäten Westeuropas 1837-1840[2]

Infolge eines Antrags der Moskauer Abteilung der Mediko-chirurgischen Akademie[3] hat der Minister für Innere Angelegenheiten[4] GLEBOV am 22. Dezember 1831 von seinen Pflichten eines Arztes in Simbirsk, wo er während der Choleraepedemie tätig war, entbunden und an die Akademie versetzt. Hier wurde GLEBOV als Adjunkt für Anatomie und Physiologie und Assistent des Bibliothekars am 25. Februar 1832 bestätigt.

Bereits am 27. Mai 1833 kam GLEBOV als Adjunkt zu Professor DJAD'KOVSKIJ[5] an den Lehrstuhl für Allgemeine und Spezielle Therapie und Klinik. Am 10. Dezember 1834 legte er das Examen zum Dr. med. ab und wurde am 23. März 1835 als Adjunktprofessor für Allgemeine und Spezielle Therapie und Klinik bestätigt. Am 27. August 1836 wurde er erneut versetzt und zwar an den Lehrstuhl für Zootomie, Zoophysiologie, Zoopathologie, Viehwirtschaft und Zoochirurgie.

Im Juli 1837 wurde GLEBOV auf Allerhöchsten Befehl für zwei Jahre zur Weiterbildung in den ärztlichen Wissenschaften nach Deutschland geschickt, speziell in Theorie und Klinik innerer Krankheiten, später kam ein drittes Jahr für einen Aufenthalt in Frankreich und England hinzu. Bei Ankunft in Deutschland verbrachte er das erste Halbjahr in Halle, wo er die Therapievorlesungen des bedeutenden Klinikers KRUKENBERG[6] hörte und in dessen Klinik sowie in der Chirurgischen Klinik von BLASIUS[7] arbeitete. Bei den ersten Besuchen in der Klinik bemerkte GLEBOV erstaunt, dass die Bestimmung der Art der Erkrankung und ihre Behandlung nicht auf den dynamischen Begriffen der Lehre von BROWN[8] begründet war, nicht auf den einseitigen, obwohl analytisch-physiologischen Begriffen der Lehre von BROUSSAIS[9] und auch nicht auf grober Empirie, sondern hauptsächlich auf den damals herrschenden experimentell-physiologischen Vorstellungen, d. h. auf direkten Untersuchungen der Veränderungen der Gewebe des Menschen, seines Blutes und seiner Ausscheidungen, die von der Krankheit herrühren, also Untersuchungen, die mit bloßem Auge oder mit dem Mikroskop, mit dem Skalpell oder mit Hilfe chemischer Reagenzien nach den Lehren der Experimentellen Physiologie und der Pathologischen Anatomie durchgeführt wurden. Ebenfalls neu war für ihn das Erkennen einer Krankheit durch Auskultation[10] und Perkussion,[11] über diese Methoden hatte GLEBOV früher nichts gehört.

Dann wandte er sich mit Elan dem Studium der bekannten Sammlung der Pathologischen Anatomie von MECKEL[12] zu, die sich in Halle befand, der berühmtesten Sammlung in Preußen, die der Staat zugunsten der Universität Halle für 80 Taler erworben hatte. Dort fand er auch ein Kabinett für Vergleichende Anatomie, einer Wissenschaft, die GLEBOV bisher aus dem Unterricht an der Akademie unbekannt war. Mit besonderer Neugier begann er mit dem Studium unter der Leitung von G. MÜNTER,[13] der 14 Jahre[14] Prosektor bei MECKEL gewesen war, sowie nach den Anweisungen des Professors der Anatomie D'ALTON.[15] Umso mehr beschäftigte er sich mit dieser Sammlung, weil die pathologische Sammlung von MECKEL viele Missbildungen oder Gebrechen primärer Bildung enthielt, aber keine pathologische Veränderungen des Körpers, die bei der Geburt, durch Krankheiten oder spezielle Untersuchungen entstehen, ein Gebiet, dem er während seiner Reise besondere Aufmerksamkeit schenken wollte.[16] Gleichzeitig besuchte er privat einen vollständigen Kurs über Auskultation und Perkussion beim Leiter der Therapeutischen Klinik und machte unter dessen Leitung die ersten Versuche mit dem Stethoskop[17] und dem Plessimeter[18] bei der Diagnose von Krankheiten an dem gleichen Patienten.

GLEBOV hatte noch in der Heimat einen Plan gemacht, wie er die Medizin an den deutschen Universitäten bei den besten Professoren kennenlernen wollte. Nach dem Besuch von Halle hatte GLEBOV Berlin vorgesehen. Auf dem Weg nach Berlin besuchte er Leipzig. Er lernte hier den Kliniker CLARUS[19] kennen und den bedeutenden Anatom WEBER,[20] bei dem er neben vielen anderen Dingen ein Präparat der Venen des gesamten menschlichen Körpers sah. [...]

Nach der Ankunft in Berlin ging er sehr schnell zur Verwirklichung seiner Pläne über. Im Sommersemester besuchte er viele Kliniken, die Klinik für Innere Krankheiten von WOLFF,[21] für Kinderkrankheiten von BAREZ,[22] für Augenkrankheiten von JÜNGKEN,[23] für Gynäkologie und Geburtshilfe von KLUGE,[24] die Abteilung für Geisteskrankheiten, die Syphilisabteilung, die ohne Quecksilber nach der Methode von FRICKE[25] behandelt und die Abteilung für Hautkrankheiten, die Chirurgische Klinik von RUST,[26] dessen Methode der klinischen Lehre, GLEBOVs Meinung nach, die beste von allen Kliniken in Deutschland, Frankreich und England ist, besonders die Abteilung Geschwüre, die Frauenklinik von BUSCH,[27] die Poliklinik und die Vorlesungen über Nervenkrankheiten von ROMBERG.[28] GLEBOV besuchte zur gleichen Zeit die Vorlesungen in Physiologie und die spezielle Vorlesung in Pathologischer und Vergleichender Anatomie bei J. MÜLLER,[29] der damals zum ersten Mal seine mikroskopischen Untersuchungen vom Bau der Tumoren darlegte und an Präparaten zeigte. Sie erschien bald darauf im Druck[30] und ist jetzt allen Medizinern bekannt.

Übrigens hörte er auch die glänzenden Chemievorlesungen von MITSCHERLICH,[31] er besuchte das anatomische Kabinett von J. MÜLLER und in seiner Freizeit das zoologische, besonders das ornithologische Kabinett der Universität. Er lernte den Professor der Botanik MEYEN[32] kennen, bei dem er in seinem Hause und unter seiner Leitung zum ersten Mal die Saftbildung in Pflanzen gesehen hat. Hier lernte GLEBOV auch zum ersten Mal die Untersuchungsmethoden zum Bau der Pflanzen kennen, zusammen mit der Bedienungsanleitung für das Mikroskop, bisher für ihn ein unbekanntes Gerät.

Weil am Ende des Sommersemesters die klinische und theoretische Ausbildung in ganz Deutschland bis zum 1. November unterbrochen war, beschloss GLEBOV, diese Zeit für ein Studium anderer Art zu benutzen. Er fuhr in Begleitung des Chemikers ZININ[33] in den Süden Europas bis ans Mittelmeer, auch um die Flora und Fauna der Alpen zu sehen. Insbesondere war er angeregt worden durch die Vorlesungen von MÜLLER über Vergleichende Anatomie und die Sammlung von MECKEL, er war neugierig, die Anatomie der Meerestiere in der Praxis zu studieren. Der beste Platz dazu war für alle Naturforscher Europas das Mittelmeer. Anfang September 1838 machte er sich auf den Weg, unterwegs lernte er in Dresden den bedeutenden CARUS[34] kennen. Er durchwanderte Böhmen, in Prag besichtigte er Krankenhäuser, in München lernte er WALTHER[35] kennen, über Tirol kam er nach Italien. In Verona nahe der Festung am Berg fand er einige große Echsen (lacerta).[36] Es gelang ihm, einige zu fangen, obwohl es wegen ihres feinen Gehörs und ihrer Schnelligkeit sehr schwierig war. In Venedig sahen GLEBOV und ZININ zum ersten Mal lebende Meerestiere, sie waren fasziniert von der Möglichkeit, die Geheimnisse ihrer Organisation zu studieren, wozu GLEBOV durch MÜLLER in Berlin und beim Studium der MECKELschen Sammlung in Halle angeregt worden war.

Die Brücke über den großen Kanal (Canal grande)[37] war für ihn der wichtigste Platz in Venedig, weil sich auf der Brücke und in seiner Nähe am Ufer der Markt befand, auf dem Meerestiere zu sehen waren, für die er aus Berlin nach Venedig gekommen war. Hier studierte er zum ersten Mal lebende Meerestiere in der Natur zusammen mit ZININ, seinem unzertrennlichen Begleiter und erwarb dabei für sich die ersten praktischen Kenntnisse in Vergleichender Anatomie. Bei Studien zum Bau der Tiere, besonders der kleinen und niederen, empfand er deutlich das Fehlen eines Mikroskops. Von Venedig über Bolzano[38] fuhren sie in die Schweiz und über Straßburg, Heidelberg, Frankfurt am Main und Weimar zurück nach Berlin, wo sie zum Beginn des Wintersemesters eintrafen, das am 1. November begann.

GLEBOV belegte in erster Linie jene Vorlesungen, die er in den beiden vorangegangenen Semestern nicht hören konnte. Es waren Anatomie des Nervensystems bei MÜLLER, Anatomie anderer Systeme des menschlichen Körpers bei HENLE[39] und SCHLEMM[40] und am wichtigsten für ihn belegte er einen privaten Kurs bei SCHWANN,[41] der eine Entdeckung gemacht hatte, die die Grundlagen der Physiologie des organischen Lebens veränderte, dass der Grundbaustein des lebenden organischen Stoffes die Zelle ist.[42] Bei SCHWANN studierte er zum ersten Mal gründlich und ausführlich die Art des Umgangs mit dem Mikroskop und die Vorbereitung tierischer Gewebe für die Untersuchung mit dem Mikroskop. Zu der Zeit stand schon für GLEBOV ein großes leistungsfähiges Mikroskop bereit, das eine spezielle Bestellung für ihn bei dem Optiker SCHIEK[43] war, die er sofort nach seiner Übersiedlung von Halle nach Berlin getätigt hatte. Das Mikroskop von SCHIEK hat GLEBOV lange benutzt, er hat es gegenüber den Mikroskopen von CHEVALIER,[44] FRAUNHOFER[45] oder OBERHÄUSER[46] bevorzugt. Eine Ausnahme bildeten die Mikroskope von PLÖSSL[47] wegen der Größe des Feldes, des Abstands vom Objektiv zum Tisch, auf dem der zu untersuchende Gegenstand liegt und der bemerkenswerten Klarheit bei großer Vergrößerung. Ein solches Mikroskop kostete damals 250 Taler, er hatte ein solches benutzt, als er unter Leitung von SCHWANN gearbeitet hat. In dieser Zeit besuchte er auch einen Kurs über mikroskopische Untersuchungen bei EHRENBERG,[48] der nur Vorlesungen hielt, wenn sehr Interessierte kamen. Bei ihm, bei MÜLLER und SCHWANN wurde GLEBOV auch in die Wohnung eingeladen, wo die Genannten mit Freude alles zeigten und über alles redeten, was man von ihnen erfahren wollte.

Außerdem besuchte GLEBOV häufig die Kliniken der Charité, die Chirurgische Klinik von DIEFFENBACH,[49] der als Nachfolger von RUST berufen wurde,[50] aber als akademischer Lehrer RUST nicht das Wasser reichen konnte, nicht zu reden von dessen Ruhm. Immer wieder hospitierte GLEBOV in der Kinderklinik von BAREZ, in der chirurgischen Klinik von GRAEFE,[51] der syphilitischen Frauenabteilung und der Frauenklinik von BUSCH.

Am Ende des Semesters reiste er sofort über Wien nach Zürich, wo sich damals SCHÖNLEIN[52] aufhielt. In Wien lernte er den Professor für Anatomie BERRES[53] kennen und studierte bei ihm zu Hause dessen berühmte mikroskopische Injektion. Er wurde auch mit dem Physiologen CZERMAK[54] bekannt, mit dem Professor für Pathologische Anatomie ROKITANSKY[55] und dessen Assistent KOLETSCHKA.[56] Bei CZERMAK hörte er einige Vorlesungen und KOLETSCHKA gab ihm einen Überblick über die Präparate in der Sammlung von ROKITANSKY, außerdem zeigte er insbesondere die Veränderungen an Leichen infolge von Krankheiten, die von ihm zweimal am Tag obduziert wurden. GLEBOV traf auch den Professor der Augenklinik JÄGER,[57] den Therapeuten HILDENBRAND[58] und Professor KLEIN[59] von der Frauenklinik, in der GLEBOV die meiste Zeit seines Aufenthalts in Wien zubrachte. Die Bereitwilligkeit des gutmütigen KLEIN, sein ganzes Wissen dem wissensdurstigen GLEBOV zu vermitteln, ist diesem stets in dankbarer Erinnerung geblieben.

Aus Wien fuhr GLEBOV über Salzburg, wo er die berühmte Saline[60] besuchte, in der er sich zwei Stunden unter der Erde aufhielt, nach Zürich, um hier das gesamte Sommersemester bei SCHÖNLEIN zu verbringen. GLEBOV besuchte den ganzen Sommer über die Klinik SCHÖNLEINs und dessen Vorlesungen, war auch bei ihm zu Hause eingeladen. Hier lernte er auch OKEN[61] kennen, mit dem er lange Gespräche führte. Die dienstlichen Studien schloss eine Reise durch die Schweiz ab. Aus Genf fuhr er nach Lyon und besuchte das dortige Krankenhaus. In Marseille zog ihn erneut das Studium der Meerestiere in seinen Bann, besonders das der Aktinien.[62]

In Nizza hielt er sich fast zwei Monate auf, hier stellte er die bemerkenswerte Sammlung zusammen, die den Anfang für das Kabinett zur Vergleichenden Anatomie der Kaiserlichen Moskauer Universität 1844 bildete. Sie enthält ungefähr 500 Exemplare verschiedener Knorpel- und Knochenfische. Die Sammlung hatte GLEBOV auf eigene Kosten zusammengestellt, der Transport nach Marseille und die Kosten für den Versand nach Russland bezahlte er ebenfalls selbst. Zur besseren Erhaltung der Sammlung während des Transports wurde jedes Objekt in einen separaten Sack aus Leinen eingenäht, jedes Objekt bekam eine Nummer, entsprechend der Nummer im Katalog, der auch eine Angabe über den Fundort enthielt, sowie die Klasse und Ordnung, die im lebenden Zustand bestimmt wurden. Die gesamte Sammlung wurde in Eisenkisten verpackt, die mit Alkohol gefüllt wurden, hermetisch mit Blei versiegelt, wegen der großen Gefährlichkeit zur Sicherheit extra in Holzkisten gestellt.

Im Herbst, d. h. Ende Oktober 1849, abgeschickt mit einem fremden Schiff, adressiert an die Mediko-chirurgische Akademie in Moskau, trat die Sammlung die Reise nach Moskau an. 1850 kam die Sammlung in Moskau an. Von einer solchen sorgfältigen Verpackung und Versiegelung hing die erstaunliche Unversehrtheit der Meerestiere ab, die man heute noch mit Vergnügen präsentieren kann. Bei der Sammlung der Tiere erhielt er gute Ratschläge von RISSO,[63] einem bekannten Naturforscher, mit dem er mehrmals zum Fischfang aufs Meer hinausfuhr, um die Fische frisch aus dem Meer zu kaufen. Bei diesen Ausflügen aufs Meer fing GLEBOV mit eigenen Händen Medusen, die sich heute im Kabinett für Vergleichende Anatomie der Moskauer Universität befinden und damals mit ihrem Phosphorlicht[64] sein Zimmer in der Wohnung so hell erleuchteten, dass man einen Menschen im Abstand von einem Saschen[65] und mehr erkennen konnte. Damals kaufte er auch elektrische Fische, Rochen, bei denen die Elektrizität so stark ist, dass es unmöglich ist, sie loszulassen, wenn man sie mit den Händen berührt. Der Schmerz durch den Schlag ist so ähnlich wie dem einer Elektrisiermaschine. Die Rochen und ihr elektrisches Organ wurden von GLEBOV gleich am Ort des Fanges präpariert, man kann die Präparate im Kabinett für Vergleichende Anatomie der Moskauer Universität sehen.

In Nizza traf er den bekannten Physiologen VALENTIN[66] sowie Rudolph WAGNER,[67] den berühmten Kenner der Vergleichenden Anatomie, die mit einem ganzen Gefolge von Doktoren fast jeden Sommer ans Mittelmeer reisen zum Sammeln von Meerestieren und ihrer Untersuchung vor Ort. Den Rat beider Wissenschaftler nutzte GLEBOV beim Sammeln von Tieren und bei ihrer anatomischen Bestimmung. Einige Male unternahmen sie gemeinsame Exkursionen mit WAGNER, VALENTIN und RISSO sowie einigen Doktoren in die Berge und auf das Meer. Das war eine angenehme und äußerst erfolgreiche Zeit seiner Reise.

Von Nizza begab er sich nach Genua, wo er Krankenhäuser besichtigte und Korallen fing. In Rom studierte er, unterstützt von der Leitung russischer Künstler, diese historische Stadt mit ihren vielen Denkmälern und historischen Kostbarkeiten. In Neapel besuchte er erneut Krankenhäuser, die Universität und das Naturkundemuseum. Hier am Meer begann er wiederum mit dem Studium der Meerestiere, fand neue, die er in Alkohol konservierte und nach Russland schickte. Er besuchte das Museum der Bourbonen[68] mit Pompeji und Herculaneum, war am Vesuv und in der Nacht näherte er sich dem Krater. Von Neapel fuhr er mit dem Schiff nach Genua und von dort aus nach Mailand, danach zum dritten Mal durch die Schweiz nach Paris. Hier besuchte GLEBOV fast alle Spezialkliniken und lernte zahlreiche prominente Pariser Ärzte kennen. [...] Nach jeder klinischen Visite war er bei den anschließenden Vorträgen oder Vorlesungen anwesend. Außerdem belegte er eine Reihe von privaten Kursen zur Diagnostik, z. B. einen Kurs über die Diagnostik von Herzerkrankungen durch Auskultation und Perkussion oder über Schwangerschaftsdiagnostik. [...] Neben diesen praktischen Studien von 6 bis 10 Uhr täglich besuchte er von 11 bis 17 Uhr eine Reihe von Vorlesungen, u. a. Chemie bei DUMAS[69] an der Sorbonne,

Zoologie bei SAINT-HILAIRE,[70] Vergleichende Physiologie bei FLOURENS[71] und MAGENDIE.[72]

Aus Paris fuhr GLEBOV nach London, besuchte dort Krankenhäuser und pathologisch-anatomische Kabinette, vor allem mehrfach die anatomische und pathologische Sammlung von HUNTER.[73]

Nach drei Jahren, am 1. Juli 1840, war GLEBOV wieder in Moskau.

Anmerkungen

[1] Fischer 2012, 97-101; Pfrepper 2009, passim.
[2] Anonym 1855, 212-220.
[3] Die Moskauer Mediko-chirurgische Akademie wurde 1804 geschlossen und seit 1808 als Abteilung der St. Petersburger MCA weitergeführt, erlangte 1837 erneut Selbstständigkeit, wurde aber 1844 endgültig als Akademie aufgelöst. Der Großteil des Lehrkörpers wurde in die Moskauer Universität eingegliedert.
[4] Arsenij Andreevič Zakrevskij (1786-1865), Innenminister Russlands von 1828 bis 1831.
[5] Iustin Evdokimovič Djad'kovskij (1784-1841), Mediziner, Internist, Pathologe.
[6] Peter Krukenberg (1788-1865), Mediziner, Internist, Pathologe, 1816-1822 a.o. und 1822-1855 o. Professor für Therapie und Klinik an der Universität Halle.
[7] Ernst Carl Friedrich Blasius (1802-1875), Mediziner, 1830-1834 a.o. und 1834-1867 o. Professor für Chirurgie an der Universität Halle.
[8] John Brown (1735-1788), Mediziner, nach ihm ist der Brownianismus, das medizinische Körper- und Krankheitskonzept benannt, das um 1800 in ganz Europa aufgrund seiner Einfachheit sehr verbreitet war. Nur ein Zustand mittlerer Erregung sei gesund, weshalb man jede Krankheit entweder durch Stimulierung oder Sedierung therapieren könne.
[9] François Broussais (1772-1838), Mediziner, seit 1820 Professor für Medizin am Militärhospital Val de Grâce, seit 1830 Professor für Allgemeine Pathologie an der Universität Paris.
[10] Mit Auskultation (lat. auscultare = eifrig zuhören, horchen) wird das Abhören des Körpers, vorwiegend mit dem Stethoskop, bezeichnet und ist ein Bestandteil der körperlichen medizinischen Untersuchung.
[11] Mit Perkussion wird das Abklopfen der Körperoberfläche zu diagnostischen Zwecken bezeichnet und ist ein Bestandteil der körperlichen medizinischen Untersuchung. Das unter der Körperoberfläche befindliche Gewebe wird in Schwingungen versetzt, die resultierende Schallqualität gibt Auskunft über dessen Zustand.
[12] Johann Friedrich Meckel. d. J. (1781-1833), Mediziner, Anatom, Physiologe, Zoologe, 1808-1833 o. Professor für Anatomie an der Universität Halle/Saale, vgl. auch Schultka/Göbbel 2005.
[13] Gustav Wilhelm Münter (1804-1870), seit 1822 Prosektor bei Meckel d. J., danach bei dessen Nachfolgern Eduard d'Alton und Alfred Wilhelm von Volkmann, vgl. Kapitza 2004.

[14] Es waren nur elf Jahre, vgl. Kapitza 2004, 4.
[15] Johann Samuel Eduard d'Alton (1803-1854), Mediziner, Nachfolger von Meckel d. J., 1834-1854 o. Professor für Anatomie der Universität Halle, vgl. Zwiener 2004.
[16] Fußnote im Original: Als Zeichen der Freundschaft und zur Erinnerung erhielt Glebov von Münter als Geschenk ein gebrauchtes Skalpell und eine abgenutzte Lanzette, mit der Meckel gearbeitet hat, die er bis heute aufbewahrt, sowie eine Liste aller Präparate, die sich in der pathologischen und vergleichend-anatomischen Sammlung Meckels befinden.
[17] Stethoskop (griech.) ist ein Diagnosewerkzeug zur Beurteilung von Schallphänomenen, es wird bei der Auskultation verwendet.
[18] Plessimeter oder Pleximeter besteht aus einem dünnen, spatelförmigen Plättchen, welches fest auf den zu untersuchenden Körperabschnitt gedrückt wird und mit einem Perkussionshammer beklopft wird. Der Vorteil besteht darin, dass die Finger des Untersuchers geschont werden und der somit erzeugte Klopfschall bedeutend lauter ist als bei der direkten Perkussion. Früher wurden als Material Silber und Elfenbein eingesetzt, heute verwendet man Kunststoff oder Chirurgenstahl.
[19] Johann Christian August Clarus (1774-1854), Mediziner, Anatom, Chirurg, Kliniker, 1809-1812 a.o. und 1812-1848 o. Professor für Therapie und Klinik an der Universität Leipzig.
[20] Ernst Heinrich Weber (1795-1878), vgl. Anm. 15 im Reisebericht Bidder S. 18.
[21] Eduard Wolff (1794-1878), Mediziner, 1832-1857 a.o. Professor für Medizinische Klinik für Wundärzte an der Charité Berlin.
[22] Stephan Friedrich Barez (1790-1856), Mediziner, Pädiater, 1831-1847 Direktor der Klinik für Kinderkrankheiten an der Charité Berlin, 1838-1847 a.o. Professor für Kinderkrankheiten an der Universität Berlin.
[23] Johann Christian Jüngken (1793-1875), Mediziner, 1825-1840 a.o. und 1840-1868 o. Professor für Chirurgie und Augenheilkunde an der Charité Berlin.
[24] Carl Alexander Ferdinand Kluge (1782-1844), Mediziner, 1821-1825 a.o. und 1825-1844 o. Professor für Haut- und Geschlechtskrankheiten an der Charité Berlin.
[25] Johann Carl Georg Fricke (1790-1875), Mediziner, Chirurg. Seine Arbeit *Versuche, die Syphilis ohne Mercur zu behandeln* veröffentlichte er 1826 im *Journal der Chirurgie und Augenheilkunde*.
[26] Johann Nepomuk Rust (1775-1840), vgl. Anm. 8 im Reisebericht Filomafitskij S. 3.
[27] Dietrich Wilhelm Heinrich Busch (1788-1858), Mediziner, Gynäkologe, 1815-1820 a.o. und 1820-1829 o. Professor für Geburtshilfe und Gynäkologie an der Universität Marburg, 1829-1858 o. Professor für Geburtshilfe und Gynäkologie an der Universität Berlin.
[28] Moritz Heinrich Romberg (1795-1873), Mediziner, Neuropathologe, Internist, 1838-1845 a.o. und 1845-1873 o. Professor für Spezielle Pathologie und Therapie an der Universität Berlin. Sein *Lehrbuch der Nervenkrankheiten,* Berlin 1840-1846, das zum ersten Mal die bekannten physiologischen Tatsachen der Nervenpathologie zu Krankheitsgruppen mit entsprechenden Therapien zusammenfasste, wurde in der 3. Auflage (1853-1855) ins Russische übersetzt: Rukovodstvo k izučeniju nervnych boleznej. Bd. 1. Kiev 1860, übersetzt von Heinrich und Friedrich Popper sowie Josef Talko.

[29] Johannes Peter Müller (1801-1858), vgl. Anm. 4 im Reisebericht Filomafitskij S. 3.
[30] Vgl. Anm. 62 im Reisebericht Bidder S. 21.
[31] Eilhard Mitscherlich (1794-1863), vgl. Anm. 6 im Reisebericht Filomafitskij S. 3.
[32] Franz Julius Ferdinand Meyen (1804-1840), Mediziner, Botaniker, 1834-1840 a.o. Professor der Zoologie und Naturgeschichte an der Universität Berlin.
[33] Nikolaj Nikolaevič Zinin (1812-1880), Chemiker, 1841-1848 o. Professor für Chemie an der Universität Kazan', 1848-1864 o. Professor für Chemie an der Kaiserlichen Medi-ko-chirurgischen Akademie in St. Petersburg.
[34] Carl Gustav Carus (1789-1869), vgl. Anm. 53 im Reisebericht Bidder S. 20.
[35] Philipp Franz von Walther (1782-1849), Mediziner, 1804-1818 Professor für Physiologie und Chirurgie an der Universität Landshut, 1819-1830 o. Professor für Chirurgie und Augenheilkunde an der Universität Bonn, 1830-1836 o. Professor für Chirurgie und Augenheilkunde an der Universität München, 1836 legte er die Leitung der Chirurgischen und Augenklinik nieder, hielt aber Vorlesungen bis zu seinem Lebensende.
[36] Die Gattung Lacerta (Halsbandeidechsen) bildet die formenreichste Gruppe der echten Eidechsen, sie kommt in Europa, Nordwestafrika und Vorderasien vor.
[37] Der Canal grande ist die knapp 4 km lange, zwischen 30 und 70 m breite und bis zu 5 m tiefe Hauptwasserstraße in der Lagunenstadt Venedig.
[38] Landeshauptstadt von Südtirol (Bozen).
[39] Friedrich Gustav Jakob Henle (1809-1865), vgl. Anm. 26 im Reisebericht Bidder S. 19.
[40] Friedrich Schlemm (1795-1859), vgl. Anm. 20 im Reisebericht Bidder S. 19.
[41] Theodor Schwann (1810-1882), vgl. Anm. 27 im Reisebericht Bidder S. 19.
[42] Vgl. dazu Anm. 35 im Reisebericht Bidder S. 19.
[43] Friedrich Wilhelm Schieck (1790-1870), Optiker, Instrumentenbauer, arbeitete zunächst in der Werkstätte von Carl Philipp Heinrich Pistor (1778-1847) in Berlin, dessen Teilhaber er 1824 wurde. 1837 trennten sich die beiden Partner und Schieck eröffnete eine eigene Werkstätte in der Dorotheenstraße 31g.
[44] Charles Louis Chevalier (1804-1859), Optiker, Ingenieur, stellte 1840 ein horizontales Mikroskop vor, das auch die Beobachtung der Proben von unten erlaubt. Es handelt sich hierbei um das erste inverse Mikroskop, was außerdem noch über eine Beheizung der Probe verfügte.
[45] Joseph von Fraunhofer (1787-1826), Optiker, Physiker, 1811 fertigte er sein erstes kleines Trommelmikroskop und 1816 seine ersten achromatischen Linsen. Er ist der Namensgeber der Fraunhofer-Gesellschaft zur Förderung der angewandten Forschung e. V., mit 20.000 Mitarbeitern die größte Forschungseinrichtung in Europa.
[46] Georg Oberhäuser (1798-1868), Präzisionsmechaniker, führte 1848 am Mikroskop das Hufeisenstativ ein, das die folgenden 100 Jahre den Mikroskopbau prägte und standardisierte die Tubuslänge auf 160 mm, wie sie noch heute in mit endlicher Optik ausgestatteten Mikroskopen üblich ist.
[47] Simon Plössl (1794-1868), Optiker, die Mikroskopobjektive aus der Plösslschen Werkstätte in Wien zeichneten sich durch gute chromatische und sphärische Korrektur aus, er wird als Vorreiter bei der Entwicklung hochkorrigierter Optik bezeichnet.
[48] Christian Gottfried Ehrenberg (1795-1876), vgl. Anm. 14 im Reisebericht Filomafistkij S. 3.

[49] Johann Friedrich Dieffenbach (1792-1847), Mediziner, 1832-1840 a.o. und 1840-1847 o. Professor für Chirurgie an der Universität Berlin.
[50] Dieffenbach trat die Nachfolge von Graefe in der Universitätsklinik Ziegelstraße an, operierte aber auch an der Charité.
[51] Carl Ferdinand von Graefe (1787-1840), Mediziner, 1810-1840 o. Professor für Chirurgie an der Universität Berlin.
[52] Johann Lukas Schönlein (1793-1864), vgl. Anm. 77 im Reisebericht Bidder S. 22.
[53] Joseph Berres (Edler von Perez) (1796-1844), Mediziner, 1817-1830 o. Professor für Anatomie an der Universität Lemberg, 1830-1844 o. Professor für Anatomie an der Universität Wien.
[54] Josef Julius Czermak (1799-1851), Mediziner, 1825-1827 a.o. und 1827-1848 o. Professor für Physiologie an der Universität Wien.
[55] Carl von Rokitansky (1804-1878), Mediziner, 1834-1844 a.o. und 1844-1875 o. Professor für Pathologische Anatomie an der Universität Wien.
[56] Jakob Kolletschka (1803-1847), Mediziner, 1830-1840 Assistent von Rokitansky, 1843-1847 o. Professor für Staatsarzneikunde und Gerichtsmedizin an der Universität Wien.
[57] Eduard Jäger (von Jaxtthal) (1818-1884), Mediziner, 1857-1883 a.o. und 1883-1884 o. Professor für Augenheilkunde an der Universität Wien.
[58] Franz Xaver von Hildenbrand (1789-1849), Mediziner, 1830-1841 o. Professor für Medizinische Klinik an der Universität Wien.
[59] Johann Klein (1788-1856), Mediziner, 1822-1856 o. Professor für Geburtshilfe und Gynäkologie an der Universität Wien.
[60] Salzbergwerk im Dürrnberg bei Hallein.
[61] Lorenz Oken (1779-1851), Naturforscher, Naturphilosoph, Mediziner, seit 1833 o. Professor für Naturgeschichte an der neugegründeten Universität Zürich, bis 1835 deren erster Rektor.
[62] Seeanemonen (Actiniaria), auch Seerosen, Seenelken oder Aktinien genannt, sind eine arten- und gattungsreiche Ordnung innerhalb der Blumentiere, die ausschließlich im Meer vorkommen.
[63] Joseph Antoine Risso (1777-1845), Naturforscher, Zoologe, Botaniker in Nizza.
[64] In der Biologie wird die Fähigkeit von Lebewesen, selbst oder mit Hilfe von Symbionten Licht zu erzeugen, als Biolumineszenz bezeichnet.
[65] Saschen ist ein altes russisches Längenmaß und beträgt 2,134 m. 1835 wurde in Russland das metrische System eingeführt.
[66] Gabriel Gustav Valentin (1810-1883), Mediziner, 1836-1881 o. Professor für Physiologie an der Universität Bern.
[67] Rudolph Wagner (1805-1864), Mediziner, Naturforscher, 1833-1840 o. Professor für Zoologie und Vergleichende Anatomie an der Universität Erlangen, 1840-1864 o. Professor für Physiologie mit Vergleichender Anatomie und Zoologie an der Universität Göttingen.
[68] Archäologisches Nationalmuseum Neapel, es wurde 1787 als Nachfolge der Privatsammlungen des Neapeler Königshauses der Bourbonen gegründet und beherbergt Funde aus den beiden Großgrabungen in Herculaneum und Pompeji, die beim Ausbruch des Vesuvs am 24. August 79 untergegangen sind.

[69] Jean-Baptiste-André Dumas (1800-1884), Chemiker, Professor auf verschiedenen Lehrstühlen, an der École Polytechnique (1835-1840), an der École de Médicine (1841) und an der Sorbonne (1841-1868) und bekleidete hohe öffentliche Ämter, darunter das des Handels- und Landwirtschaftsministers (1850/51) und des Münzmeisters von Frankreich.
[70] Étienne Geoffroy Saint-Hilaire (1772-1844), Zoologe, Lehrstuhl für Zoologie am Muséum national d'histoire naturelle in Paris.
[71] Marie-Jean-Pierre Flourens (1794-1867), Mediziner, 1832 Professor für Vergleichende Anatomie und Physiologie sowie 1855 Professor für Naturgeschichte am Collège de France in Paris.
[72] François Magendie (1783-1855), Mediziner, 1831 Professor für Medizin und 1836 Professor für Physiologie und Allgemeine Pathologie am Collège de France in Paris.
[73] John Hunter (1728-1793), Mediziner, 1768-1793 Chirurg am St. Georges Hospital in London. Als einer der besten Präparatoren seiner Zeit baute Hunter eine aus mehr als 13.600 Objekten bestehende Sammlung von menschlichen und tierischen Präparaten auf.

Karl Eduard (Ėduard Ėrnestovič) Miram (1811-1887)[1]

Reiseberícht von verschiedenen Universitäten Westeuropas 1840-1842[2]

Im Jahr 1840 wurde die Mediko-chirurgische Akademie (MCA)[3] aus der Verwaltung des Ministeriums für Innere Angelegenheiten ausgegliedert und in die Verwaltung durch das Ministerium für Volksaufklärung überführt. Der Minister für Volksaufklärung UVAROV[4] inspizierte die Akademie persönlich und besuchte Vorlesungen der Professoren, u. a. besuchte er auch Vorlesungen von MIRAM über Vergleichende Anatomie und Zoologie. Im Anschluss an die Vorlesungen kam es zu einem persönlichen Gespräch, in dem der Minister seine Zufriedenheit zum Ausdruck brachte und MIRAM mitteilte, dass er zukünftig mit seiner Förderung rechnen könne. Natürlich war ihm das Lob des Ministers angenehm, um so mehr, weil er jetzt mit der Möglichkeit rechnen durfte, ins Ausland zu fahren, und dort die bedeutendsten Gelehrten jener Zeit kennen zu lernen. Bald darauf wurde MIRAM ins Ausland delegiert. Im Sommer 1840, als schon auf höchsten Befehl beschlossen war, die MCA Vil'na und alle Sammlungen und Kabinette an die neugegründete Medizinische Fakultät der Universität Kiev zu überführen, kam zur letzten Revision der Akademie der Wirkliche Staatsrat SPASSKIJ[5] nach Vil'na. Er stand als ehemaliger Professor der St. Petersburger MCA im Dienst des Ministers für Volksaufklärung. Bei der Revision besuchte er auch die Vorlesungen von MIRAM und bei dieser Gelegenheit unterbreitete er ihm im Namen des Ministers, dass die Absicht bestehe, ihn zur Weiterbildung in den medizinischen Wissenschaften ins Ausland zu delegieren, um ihn danach an die Universität Sv. Vladimir in Kiev zu berufen. Diesen Vorschlag nahm MIRAM dankbar an.

Schon am 7. Dezember 1840 erhielt MIRAM einem schriftlichen Befehl des Ministers für Volksaufklärung auf den Namen des Leiters des weißrussischen Unterrichtsbezirks sowie einen Kaiserlichen Befehl über seine Entsendung ins Ausland zur Weiterbildung in den medizinischen Wissenschaften Physiologie, Pathologie, Zoologie und Vergleichende Anatomie für 1½ Jahre. Am 22. Dezember verließ MIRAM Vil'na und reiste nach Königsberg, wo er in drei Tagen die gesamte zoologische und anatomische Sammlung in Begleitung seines verehrten Lehrers Professor RATHKE[6] besuchte und sich mit den Professoren BURDACH,[7] BUROW[8] und GRUBE[9] bekannt machte, mit denen er sehr viele Gespräche führte. In Berlin kam er am 11. Januar 1841 an, er machte die notwendigen Besuche, um die Professoren LICHTENSTEIN,[10] MÜLLER[11] u. a. kennen zu lernen. MIRAM begann sofort mit dem Besuch der Vorlesungen in Physiologie, Pathologie, Zoologie und Vergleichender Anatomie. Er beschäftigte sich auch mit den zoologischen und zootomischen Kabinetten, weil er von den Leitern dieser Kabinette die Erlaubnis erhielt, zu jeder Zeit freien Zugang zu haben. Private wissenschaftliche Gespräche mit den oben genannten Professoren, bei denen MIRAM auch zu Gast war, wirkten sich förderlich auf sein Wissen aus. Hier in Berlin blieb er bis zum Ende des Sommersemesters und am 1./13. Juli setzte er seine Reise fort. Die erste Stadt, die MIRAM jetzt interessierte, war Halle, in der er sich drei Tage aufhielt, um mit den Professoren D'ALTON,[12] BURMEISTER[13] und BUHLE[14] Bekanntschaft zu schließen. Er besuchte auch die zoologischen und anatomischen Kabinette, vor allen Dingen die anatomische Sammlung[15] des bekannten Anatomen MECKEL.[16] Dann fuhr er weiter nach Jena, lernte dort Professor HUSCHKE[17] kennen, über Weimar und Eisenach erreichte er Göttingen. Unterwegs nutzte er die Gelegenheit, Sehenswürdigkeiten z. B. in Weimar zu sehen und bekannte Gelehrte zu treffen. In Göttingen, im Kreis von BERTHOLD,[18] Rudolph WAGNER,[19] HERBST[20] und LANGENBECK,[21] verbrachte MIRAM fünf Tage, besuchte alle ihn interessierenden Sammlungen und unterhielt sich mit einigen Berühmtheiten. Von Göttingen fuhr er mit kurzem Halt in den Universitätsstädten Marburg und Gießen nach Frankfurt am Main, wo er im Verlauf einer Woche in Begleitung des gelehrten Reisenden RÜPPELL[22] das reich ausgestattete zoologische Museum[23] von SENCKENBERG[24] besichtigte. Von hier aus fuhr er noch für zwei Tage nach Darmstadt, um die bekannte paläontologische Sammlung,[25] die der Gelehrte KAUP[26] zusammengetragen hatte, zu sehen. Am 27. Juli/8. August 1841 verließ MIRAM Frankfurt, stattete Wiesbaden einen kurzen Besuch von einigen Stunden ab und fuhr auf dem Rhein nach Bonn. Hier machte er sich während seines kurzen Aufenthalts mit den Professoren GOLDFUSS,[27] MAYER[28] und WEBER[29] bekannt, besuchte im Poppelsdorfer Schloss die zoologische Sammlung[30] und das Kabinett für Vergleichende Anatomie. Aus Bonn kommend reiste MIRAM über Köln und Rotterdam nach Amsterdam, wo er den bekannten Gelehrten VROLJK[31] kennenlernte, der ihn mit seinen neuesten Arbeiten zur Vergleichenden Anatomie bekannt machte. Er besichtigte einen ziemlich interessanten Zoologischen Garten.[32] Danach fuhr MIRAM nach Leiden, um dort unter Leitung des bekannten SCHLEGEL[33] den großen Reichtum des zoologischen Kabinetts und des Kabinetts für Vergleichende Anatomie zu studieren. Er blieb fünf Tage in Leiden, fuhr am 13./25. August 1841 nach London, wo er einen Monat arbeitete. In dieser Zeit lernte MIRAM den bekannten Zoologen und Anatomen OWEN[34] und seinen Konservator CLIFT,[35] die Professoren COOPER,[36] PETTIGREW[37] u. a. kennen. Dank einer Genehmigung hatte MIRAM jederzeit Zutritt zum Britischen Museum[38] mit seinem Reichtum an anatomischen und zoologischen Exponaten sowie zum Surgical College[39] und den Kliniken und Hospitälern. Er durfte außerdem an den Sitzungen einiger Gesellschaften der Naturforscher und Ärzte teilnehmen. Es ist verständlich, dass die Zeit in London für MIRAM fast unbemerkt verging und der Aufenthalt in dieser Stadt der Gelehrten ihm persönlich großen Nutzen brachte, d. h. er bereicherte sein Wissen in den von ihm gewählten Wissenschaften. Aus London kehrte er wieder auf das Festland zurück und fuhr nach Paris. Hier lebte er sechs Monate, in dieser Zeit schaffte er es, viel Nützliches für sich zu tun. Erstens lernte MIRAM viele von den Pariser Gelehrten kennen und einen großen Teil derer, die im Botanischen Garten, im Collège de France,[40] in der Sorbonne[41] sowie in Kliniken und Hospitälern arbeiteten. Zweitens erhielt er die Erlaubnis, frei in den reichen Sammlungen des Jardin des Plantes[42] zu arbeiten. Dann hörte er Vorlesungen der Professoren DUMÉRIL,[43] MILNE EDWARDS,[44] VALENCIENNES[45] und BLAINVILLE[46] zu unterschiedlichen Gebieten der Zoologie und der Vergleichenden Anatomie, die in den Hörsälen des Jardin des Plantes stattfanden. Physiologie las MAGENDIE[47] im College de France, Pathologie und Pathologische Anatomie CHOMEL[48] und ANDRAL[49] am Hôtel Dieu.[50] MIRAM besuchte relativ häufig die Krankenhäuser Hôtel Dieu, Hôtel Pitié,[51] bevorzugte die Kinderkrankenhäuser Hôpital NECKER[52] und Hôpital des Enfants.[53] Außerdem belegte er in der École de Médecine eine Privatvorlesung für Experimentelle Physiologie des Nervensystems bei Professor LONGET[54] und einen Privatkurs über Auskultation[55] bei Dr. FAUVEL,[56] dem Assistenten von Professor CHOMEL. Die zoologische Sammlung im Jardin des Plantes sah MIRAM unter der Leitung von ROUSSEAU,[57] dem Assistenten von BLAINVILLE. Beim detaillierten Studium der Präparate zur Vergleichenden Anatomie nutzte MIRAM die Erklärungen von LAURILLARD,[58] der schon Assistent von CUVIER[59] war. Auf Einladung einiger Akademiemitglieder nahm MIRAM an allen Sitzungen der Pariser Akademie der Wissenschaften teil, die für ihn besonders wegen der naturwissenschaftlichen Themen interessant waren. Bei solch vielseitiger Tätigkeit vergingen fast unbemerkt sechs Monate. Aus Paris fuhr MIRAM in die Schweiz, unterwegs in Straßburg besichtigte er das anatomische Kabinett der Universität, dessen größter Teil durch Professor LAUTH[60] zusammengetragen wurde. Am 18. März 1842 kam er in Basel an. In zwei Tagen lernte er den Professor für Physiologie und Vergleichende Anatomie MIESCHER[61] kennen, mit ihm machte MIRAM einen Rundgang durch die Universität und die ihn interessierenden Sammlungen. Dann fuhr MIRAM weiter nach Bern, wo er in Begleitung des Physiologen VALENTIN[62] die Universität und deren

Kabinette kennenlernte, wobei VALENTIN feststellte, dass wichtige und interessante Kenntnisse bei seinem „lernenden Gast" vorhanden seien. Von Bern fuhr MIRAM nach Thun und Interlaken, um sich eine bemerkenswerte Einrichtung zur Behandlung und Erziehung von geistig behinderten Kindern[63] anzusehen, die von Dr. GUGGENBÜHL[64] in der Nähe auf dem Abendberg errichtet worden ist. Wieder zurück in Bern fuhr er am anderen Tag nach Zürich, besichtigte dort die Universität und hatte eine angenehme Zeit im Gespräch mit den Professoren für Anatomie HENLE[65] und für Naturgeschichte OKEN.[66] Am 11. April reiste MIRAM über München nach Wien, wo er bis zum 29. April 1842 blieb.

Der Aufenthalt in dieser großen Stadt mit vielen verschiedenen wissenschaftlichen Einrichtungen brachte ihm viel Nutzen. Er hatte hier die Möglichkeit, mit Wissenschaftlern wie PARTSCH,[67] ROKITANSKY[68] u. a. Bekanntschaft zu schließen und von ihnen einige Kenntnisse in den Naturwissenschaften und der Medizin zu übernehmen, sich in zoologischen Kabinetten zu beschäftigen, das Anatomische Theater, das Laboratorium von Professor ROKITANSKY sowie auch das Allgemeine Krankenhaus[69] zu besuchen. Von Wien begab sich MIRAM über Prag nach Dresden, wo er im Kreise solcher bekannter Wissenschaftler wie CARUS,[70] SEILER,[71] REICHENBACH[72] u. a. verkehrte, die Chirurgisch-medizinische Akademie[73] und die Tierärztliche Hochschule[74] besuchte und überhaupt sehr viele Sehenswürdigkeiten anschauen konnte. Am 9. Mai kam er in Leipzig an, schloss Bekanntschaft mit dem bekannten Naturforscher und Reisenden TILESIUS,[75] der unter Kapitän KRUSENSTERN[76] an einer ruhmreichen Weltumseglung teilgenommen hatte, sowie mit dem Naturforscher PÖPPIG,[77] mit den bekannten Anatomen E. H. und E. F. WEBER[78] sowie mit dem gelehrten Professor BOCK.[79] Er besuchte Kabinette der Leipziger Universität und im Kreise bekannter Wissenschaftler erfuhr er viele interessante wissenschaftliche Neuigkeiten. Vier Tage nach seiner Ankunft in Leipzig verließ er die Stadt wieder in Richtung Halle, wo er zu Beginn seiner Reise schon Station gemacht hatte. Hier traf er sich erneut mit den ihm bekannten Professoren, bis spät in die Nacht unterhielt er sich mit Professor D'ALTON. Am nächsten Tag reiste er nach Berlin und zwei Wochen später, in den ersten Junitagen, kehrte er nochmals nach Königsberg zurück, wo er einige Tage im Kreis seiner alten Bekannten verbrachte. MIRAM erzählte ihnen von seinen wissenschaftlichen Erkenntnissen, die er auf seinen Reisen durch ganz Europa erworben hat. Am 15. Juni 1842 kam er im heimatlichen Mitau an. Nachdem er pflichtgemäß den Bericht über seine Reise durch Westeuropa für die Mediko-chirurgische Akademie geschrieben hatte, kehrte er am 6. Juli 1842 nach Vil'na zurück.

Bald nach der Rückkehr nach Vil'na verteidigte er am 31. Juli seine Dissertation[80] zum Dr. med. öffentlich. Schon am 30. Juli kam vom Minister für Volksaufklärung[81] die Berufung auf die Stelle eines Adjunkten für Physiologie des gesunden und kranken Menschen an die Medizinische Fakultät der Kaiserlichen Universität Kiev. Am 10. September 1842 wurde MIRAM als a.o. Professor für Physiologie durch den Minister bestätigt.

Anmerkungen

1 Fischer 2012, 166-171; Pfrepper 2009, 67, 68, 93.

2 Miram 1884, 432-437, die Biografie und der Reisebericht sind von Miram selbst zusammengestellt worden.

3 Es handelt sich um die Mediko-chirurgische Akademie in Vil'na, heute Vilnius, die Hauptstadt Litauens.

4 Graf Sergej Semenovič Uvarov (1786-1856), Archäologe, Ehrenmitglied (1811) und Präsident der Kaiserlichen Akademie der Wissenschaften St. Petersburg (1818-1855), Minister für Volksaufklärung (1833-1849).

5 Ivan Timofeevič Spasskij (1795-1859/61), Mediziner, 1822-1827 Adjunkt-Professor und 1827-1833 o. Professor für Mineralogie und Zoologie, 1833-1838 o. Professor für Pharmakologie mit Rezeptierkunde an der Mediko-chirurgischen Akademie St. Petersburg.

6 Martin Heinrich Rathke (1793-1860), vgl. Anm. 11 im Reisebericht Filomafitskij S. 3.

7 Ernst Burdach (1801-1876), vgl. Anm. 5 im Reisebericht Bidder S. 18.

8 Carl August Burow (1809-1874), Mediziner, 1839-1844 Privatdozent und 1844-1859 a.o. Professor für Chirurgie und Augenheilkunde an der Universität Königsberg.

9 Adolf Eduard Grube (1812-1880), Zoologe, 1837-1843 Privatdozent und 1843-1844 a.o. Professor für Zoologie an der Universität Königsberg, 1844-1857 o. Professor für Zoologie an der Universität Dorpat, seit 1857 o. Professor für Zoologie an der Universität Breslau.

10 Martin Hinrich Carl Lichtenstein (1780-1857), Mediziner, Zoologe, Forschungsreisender, 1813 Direktor des Zoologischen Museums in Berlin, 1841/44-1857 Direktor des Berliner Zoologischen Gartens.

11 Johannes Peter Müller (1801-1858), vgl. Anm. 4 im Reisebericht Filomafitskij S. 3.

12 Johann Samuel Eduard d'Alton (1803-1854), vgl. Anm. 15 im Reisebericht Glebov S. 30.

13 Hermann Burmeister (1807-1892), Botaniker, Zoologe, Geograph, Naturwissenschaftler, 1837-1842 a.o. und 1842-1861 o. Professor für Zoologie an der Universität Halle mit Unterbrechungen durch Forschungsreisen, Mitglied sehr vieler Akademien und Gesellschaften, u. a. seit 1855 korrespondierendes Mitglied der Akademie der Wissenschaften St. Petersburg.

14 Christian Adam Adolf Buhle (1773-nach 1841), Naturwissenschaftler, Zoologe, Inspektor des zoologischen Kabinetts der Universität Halle, Vorsteher einer Lehr- und Erziehungsanstalt in Halle.

[15] Vgl. Schultka/Göbbel 2005.
[16] Johann Friedrich Meckel. d. J. (1781-1833), vgl. Anm. 12 im Reisbericht Glebov S. 29.
[17] Emil Huschke (1797-1858), 1828-1858 o. Professor für Anatomie und Physiologie an der Universität Jena, Rektor der Universität im WS 1842/43.
[18] Arnold Adolf Berthold (1803-1861), Mediziner, Zoologe, 1835-1838 a.o. und 1836 o. Professor der Physiologie, Anatomie und Naturgeschichte an der Universität Göttingen.
[19] Friedrich Johannes Heinrich Rudolph Wagner (1805-1864), vgl. Anm. 67 im Reisebericht Glebov S. 32.
[20] Ernst Friedrich Gustav Herbst (1803-1893), Mediziner, Bibliothekar, 1825-1842 Privatdozent und 1842-1893 a.o. Professor der Medizin an der Universität Göttingen.
[21] Konrad Johann Martin Langenbeck (1776-1851), vgl. Anm. 66 im Reisebericht Bidder S. 21.
[22] Eduard Rüppel (1794-1884), Naturforscher, Reisender, 1841 wurde er zweiter Direktor der Senckenbergschen Naturforschenden Gesellschaft, die 1817 von 32 Frankfurter Bürgern, u. a. auf Anregung von Goethe, gegründet wurde. Seine auf den Reisen zusammengetragenen Sammlungen schenkte er dem Senckenbergschen Museum Frankfurt/Main.
[23] Senckenberg Naturmuseum Frankfurt/Main, bereits 1821 wurde als Vorläufer des späteren Museumsbaus (1904-1907) ein „Öffentliches Naturalienkabinett" gegründet.
[24] Johann Christian Senckenberg (1707-1772), Mediziner, Naturforscher, Botaniker, nach persönlichen Schicksalsschlägen gründete er 1763 die Dr. Senckenbergsche Stiftung zur Verbesserung des Frankfurter Medizinalwesens, der Krankenversorgung und der Ausbildung der Ärzte.
[25] Die Sammlung war seit dem 17. Jahrhundert von den Landgrafen von Hessen-Darmstadt kontinuierlich aufgebaut worden und konnte durch Ankäufe und Schenkungen bedeutend erweitert werden. 1820 übergab Ludwig I. von Hessen-Darmstadt (1753-1830) seine Kunst- und Naturaliensammlung in das Eigentum des Staates, seit 1828 arbeitete Kaup im Naturalienkabinett.
[26] Johann Jakob Kaup (1803-1873), Paläontologe, Zoologe, 1828-1837 Präparatorgehilfe und 1837-1858 Inspektor am großherzoglichen Naturalienkabinett, 1858 Professor der Zoologie und Direktor des Naturalienkabinetts Darmstadt.
[27] Georg August Goldfuß (1782-1848), Zoologe, Paläontologe, 1811-1818 Privatdozent für Zoologie an der Universität Erlangen, 1818-1848 o. Professor für Zoologie, Paläontologie und Mineralogie an der Universität Bonn, bis 1848 erster Direktor des Naturhistorischen Museums im Poppelsdorfer Schloss.
[28] August Franz Joseph Karl Mayer (1787-1865), vgl. Anm. 70 im Reisebericht Bidder S. 21.
[29] Moritz Ignaz Weber (1795-1875), vgl. Anm. 71 im Reisebericht Bidder S. 21.
[30] Die zoologische Sammlung der Universität Bonn war im Poppelsdorfer Schloss untergebracht, seit den 1930er Jahren nicht mehr öffentlich zugänglich und im Zweiten Weltkrieg durch Bombentreffer zerstört.
[31] Gerardus Vrolik (1775-1859), Mediziner, Professor für Anatomie und Botanik an der Universität Amsterdam.
[32] Der Zoologische Garten „Natura Artis Magistra" Amsterdam wurde 1838 gegründet.

[33] Hermann Schlegel (1804-1884), Naturforscher, Ornithologe, zunächst angestellt am Naturhistorischen Museum in Wien, kam er dann an das Naturhistorische Museum in Leiden, seit 1858 sein Direktor.
[34] Sir Richard Owen (1804-1892), Zoologe, Paläontologe, Anatom, 1827-1856 Kurator der Hunter-Sammlung (vgl. Anm. 73 im Reisebericht Glebov S. 33), Leiter der naturkundlichen Abteilung des Britischen Museums und später bis 1883 erster Direktor des Natural History Museum London.
[35] William Clift (1775-1849), Naturforscher, seine Tochte Caroline Amelia Clift war seit 1835 mit Owen verheiratet.
[36] Bransby Blake Cooper (1792-1853), Mediziner, Chirurg am Guy's Hospital in London, Neffe des bedeutendsten englischen Chirurgen zu Beginn des 19. Jahrhunderts Sir Astley Cooper (1768-1841).
[37] Thomas Joseph Pettigrew (1791-1865), Mediziner, Chirurg am Guy's Hospital in London, Schüler von Sir Astley Cooper, Spezialist für ägyptische Mumien.
[38] Das British Museum ist eines der größten und bedeutendsten kulturgeschichtlichen Museen der Welt und wurde 1759 eröffnet.
[39] Im Royal College of Surgeons befindet sich heute das Hunter-Museum.
[40] Das Collège de France ist eine Institution für Forschung und Lehre in Paris, die häufig ihren Namen wechselte und seit 1870 diese Bezeichnung trägt.
[41] Die Sorbonne ist ein Gebäude im Pariser Quartier Latin, Synonym für die alte (bis 1793) und neue (1896-1971) Pariser Universität.
[42] Der Jardin des Plantes ist ein Botanischer Garten in Paris, er wurde bereits 1626 angelegt und 1635 der Öffentlichkeit zugänglich gemacht.
[43] André Marie Constant Duméril (1774-1860), Mediziner, Zoologe, 1812-1818 o. Professor für Anatomie und Physiologie und 1818 o. Professor für Pathologie an der École de médecine in Paris, 1825 Leiter des Muséum national d'histoire naturelle in Paris.
[44] Henri Milne Edwards (1800-1885), Zoologe, Naturforscher, 1841 Professor für Entomologie am Muséum national d'histoire naturelle und 1843 Professor für Entomologie und Vergleichende Physiologie an der Faculté des Sciences der Sorbonne Paris.
[45] Achille Valenciennes (1794-1865), Zoologe, Professor für Zoologie am Muséum national d'histoire naturelle in Paris. Bereits 1840 nahm ihn die Akademie der Wissenschaften St. Petersburg als korrespondierendes Mitglied auf, vier Jahre vor der Académie des sciences in Paris.
[46] Henri Marie Ducrotay de Blainville (1777-1850), Zoologe, Mediziner, 1812 Professor für Anatomie und Zoologie an der Faculté des Sciences der Sorbonne Paris, 1830 Professor für Zoologie und 1832-1850 Professor für Vergleichende Anatomie am Muséum national d'histoire naturelle in Paris.
[47] François Magendie (1783-1855), vgl. Anm. 72 im Reisebericht Glebov S. 33.
[48] Auguste François Chomel (1788-1858), Mediziner, 1827 Professor für Klinische Medizin an der Faculté de Médecine der Universität Paris.
[49] Gabriel Andral (1797-1876), Mediziner, 1827 Professor für Hygiene, 1830 Professor für Pathologie und 1839-1866 Professor für Allgemeine Pathologie und Therapie an der Universität und am Hôpital Hôtel-Dieu Paris.

[50] Hôtel-Dieu de Paris war das älteste Hospital in Paris, es wurde im 7. Jahrhundert als Pilgerherberge gegründet und lag in der Nähe der Kathedrale Notre Dame. 1865 wurde es durch einen Neubau, dem heutigen Hôpital Hôtel-Dieu ersetzt.
[51] Das Hôpital de la Salpêtrière war im 19. Jahrhundert die bekannteste psychiatrische Anstalt Europas. 1964 wurde das Hôpital de la Salpêtrière mit dem Hôpital Pitié zum Hôpital de la Pitié-Salpêtrière, einem Universitätskrankenhaus, zusammengeführt.
[52] Das Krankenhaus wurde 1784 von Suzanne Necker, geb. Curchod (1737-1794) gegründet.
[53] Das Hôpital des Enfants Malades wurde 1801 in Paris gegründet, heute sind beide Kinderkrankenhäuser innerhalb der Universitätsmedizin vereinigt.
[54] François Achille Longet (1811-1871), Mediziner, Schüler von Magendie, 1853 Lehrstuhl für Physiologie an der Faculté de Médecine der Universität Paris.
[55] Zur Auskultation vgl. Anm. 10 im Reisebericht Glebov S. 29.
[56] Antoine Fauvel (1813-1884), Mediziner, Assistent von Chomel.
[57] Louis François Emmanuel Rousseau (1788-1868), Mediziner, Naturforscher, Mitarbeiter am Muséum national d'histoire naturelle in Paris.
[58] Charles Léopold Laurillard (1783-1853), Naturforscher.
[59] Georges Cuvier (1769-1832), Naturforscher, 1795 Professor an der Ecole normale und 1800 Professor für Naturgeschichte am Collège de France, später auch am Muséum national d'histoire naturelle in Paris.
[60] Thomas Lauth ((1758-1826), Mediziner, 1784-1785 Prosektor und a.o. Professor, seit 1785 o. Professor für Anatomie und Chirurgie an der Universität Straßburg.
[61] Friedrich Miescher (1811-1887), vgl. Anm. 46 im Reisebericht Bidder S. 20.
[62] Gabriel Gustav Valentin (1810-1883), vgl. Anm. 66 im Reisebericht Glebov S. 32.
[63] Die „Heilanstalt für Kretinen und blödsinnige Kinder“ wurde 1841 von Guggenbühl auf dem Abendberg bei Interlaken in der Schweiz für an Kretinismus (unbehandelte angeborene Schilddrüsenunterfunktion) erkrankte Kinder gegründet.
[64] Johann Jakob Guggenbühl (1816-1863), Mediziner, bekannt geworden durch die Behandlung von an Kretinismus erkrankten Kindern.
[65] Friedrich Gustav Jakob Henle (1809-1885), vgl. Anm. 26 im Reisebericht Bidder S. 19.
[66] Lorenz Oken (1779-1851), vgl. Anm. 61 im Reisebericht Glebov S. 32.
[67] Paul Maria Partsch (1791-1856), Mineraloge, Geologe, unbezahlter Mitarbeiter am k. k. Mineralienkabinett in Wien, Privatlehrer, erst 1854 zum Kustos und Vorstand des k.k. Mineralien-Kabinetts ernannt.
[68] Carl von Rokitansky (1804-1878), vgl. Anm. 55 im Reisebericht Glebov S. 32.
[69] Das Allgemeine Krankenhaus in Wien wurde 1784 gegründet und wurde später mit seinen Kliniken zum wichtigsten Forschungszentrum Wiens. Hier wirkten zahlreiche Mediziner, die den Weltruf der Zweiten Wiener Medizinischen Schule im 19. Jahrhundert begründeten, vgl. Lesky 1965.
[70] Carl Gustav Carus (1789-1869), vgl. Anm. 53 im Reisebericht Bidder S. 20.
[71] Burkhard Wilhelm Seiler (1779-1843), vgl. Anm. 54 im Reisebericht Bidder S. 21.
[72] Heinrich Gottlieb Ludwig Reichenbach (1793-1879), Mediziner, Zoologe, Botaniker, bis 1862 Professor der Naturgeschichte an der Chirurgisch-medizinischen Akademie, Direktor des Königlichen Naturhistorischen Museums und des Botanischen Gartens in

Dresden, 1869 Präsident der Deutschen Akademie der Naturforscher und Ärzte Leopoldina als Nachfolger von Carus nach dessen Tod.

[73] Die Königlich Chirurgisch-medizinische Akademie Dresden bestand von 1815 bis 1864, heute Medizinische Akademie Carl Gustav Carus Dresden, bereits seit 1748 war das Collegium medico-chirurgicum medizinische Ausbildungsstätte in Dresden.

[74] Die Tierarzneischulen, Vorläufer der Tierärztlichen Hochschule Dresden, gehen bis auf das Jahr 1774 zurück, die Hochschule wurde 1889 gegründet und 1923 als Veterinärmedizinische Fakultät der Universität Leipzig angegliedert.

[75] Wilhelm Gottlieb Tilesius (1769-1857), Mediziner, Zeichner, Forschungsreisender, 1801 Privatdozent an der Universität Leipzig, 1803 nahm er einen Ruf nach St. Petersburg an und nahm 1803-1806 als Naturforscher und Zeichner an der russischen Expedition unter Krusenstern teil, vgl. auch Kästner/Hahn 1999.

[76] Adam Johann von Krusenstern (1770-1846), Admiral der russischen Flotte, er leitete 1803-1806 die erste russische Weltumseglung.

[77] Eduard Friedrich Pöppig (1798-1868), Mediziner, Botaniker, Forschungsreisender, 1834-1846 a.o. und 1846-1868 o. Professor für Zoologie an der Medizinischen Fakultät der Universität Leipzig.

[78] Ernst Heinrich Weber (1795-1878) und Eduard Friedrich Weber (1806-1871), vgl. Anm. 15, S. 18 und Anm. 56, S. 21 im Reisebericht Bidder.

[79] August Carl Bock (1782-1833), vgl. Anm. 24 im Reisebericht Bidder S. 19.

[80] De ossibus nasi (Von den Nasenknochen).

[81] Vgl. Anm. 4.

Aleksej Ivanovič Chodnev (1818-1883)[1]
Reisebericht aus Berlin 1842[2]

Im ersten Jahr meines Aufenthalts im Ausland wurde mir aufgetragen, in Berlin zu bleiben. Ich hatte die Absicht und den Auftrag, meine Kenntnisse der Anorganischen Chemie zu verbessern, weil Anorganische Chemie die Wissenschaft ist, die der Organischen Chemie vorausgeht. Vor allem Professor Heinrich ROSE,[3] der hier die Anorganische Chemie vertritt und auf diesem Gebiet langjährige Erfahrung und Kenntnisse besitzt, bot mir günstige Möglichkeit, meine Absicht zu verwirklichen. Ich bemühte mich im vergangenen Semester sowohl bei der Auswahl der Professoren für die Vorlesung allgemein, bei der theoretischen Beschäftigung und bei den Praktika eine gute Wahl zu treffen.

Meine theoretischen Studien bestanden aus zwei Teilen, erstens in den Vorlesungen der Professoren und zweitens im Lesen der besten Werke über Anorganische Chemie. Bei den Praktika kann man auch zwei Punkte nennen, erstens versuchte ich, im Praktikum eine größere Gewandtheit und Routine in der chemischen Analytik zu erlangen, zweitens las ich die Artikel der Zeitschrift *Journal für praktische Chemie*.[4]

Ich hörte Vorlesungen der Professoren Heinrich ROSE, MARCHAND[5] und RAMMELSBERG.[6] ROSE las Anorganische Chemie, MARCHAND Analytische Chemie, vor allem Anorganische Analytik, und RAMMELSBERG Stöchiometrie[7] und Allgemeine Theoretische Chemie.[8]

Vollkommene Beherrschung des Stoffes, Breite und Klarheit des Wissens sowie das Bemühen, den Zuhörern das Wissen mit sachlichen und kritischen Anmerkungen zu vermitteln – Heinrich ROSE hat einen großen Teil dieser Eigenschaften, die einen guten Professor auszeichnen. Die Begeisterung, mit der er vorträgt, lässt einen kleinen Mangel bei seinen Vorlesungen vergessen, der manchmal von seinem nicht freien Vortrag ausgeht. Seine Vorlesungen dienten mir als ein beeindruckendes Beispiel für gute Lehrveranstaltungen, andererseits gaben sie mir mehr Klarheit in meinem Wissen und darüber hinaus boten sie mir viel Neues, das mir beim Studium des von mir so geliebten Gegenstandes entgangen war.

Was die Vorlesungen von MARCHAND betrifft, bin ich der Meinung, dass Vorlesungen in Analytischer Chemie als Vortrag vom Katheder nur wenig Nutzen bringen und nicht ihr Ziel erreichen, das darin bestehen sollte, dem Hörer Kenntnisse in Analytischer Chemie zu vermitteln, ein Wissen, das man nur im Laboratorium erwerben kann. Ungeachtet dessen waren die Vorlesungen für mich von Nutzen, weil sie manchmal parallel mit meinen praktischen Arbeiten liefen, manchmal auch altes Wissen rekapitulierten und dann einer willkommenen Wiederholung dienten. Letztlich hörte ich auch Sachen, mit denen ich mich zukünftig beschäftigen werde. Außerdem wurde der Gegenstand sehr interessant durch MARCHANDS klaren und flüssigen Vortrag.

Der Unterricht in Allgemeiner Theoretischer Chemie und Stöchiometrie stellt den ersten Teil einer einzelnen Wissenschaft dar, die in Russland noch nicht existiert und hier in Berlin seit etwa zwei Jahren in den Lehrplan aufgenommen wurde, besonders durch das Bemühen des jungen, aber schon besonders in Anorganischer Chemie erfahrenen Chemiker RAMMELSBERG. Veröffentlichungen auf diesem Gebiet existieren schon seit längerer Zeit. Der von ihm dargestellte Stoff, möglichst systematisch, mit der notwendigen Klarheit, geht bisher noch in die Handbücher der Chemie ein und konnte von der allgemeinen Chemie nicht getrennt werden. [...] Deshalb ist das Fach Allgemeine Theoretische Chemie als selbstständige Wissenschaft nur für den von Nutzen, der schon den Kurs der Chemie absolviert hat, da sie ihr Material aus dem entnimmt und auch voraussetzt.

Bei meinen Hausarbeiten im vergangenen Semester war ich bemüht, mich mit der deutschen Literatur auf dem Gebiet der Chemie bekannt zu machen. Die Hauptwerke, die ich mir vornahm, waren das *Lehrbuch der Chemie*[9] von BERZELIUS,[10] das sehr breit angelegt ist. Es konnte nicht als Lehrbuch dienen, war mir aber äußerst nützlich zum Nachschlagen und für vergleichende Studien. Das Werk wird noch als Autorität bei Zitaten von Wissenschaftlern geschätzt, besonders in der Anorganischen Chemie. Die *Chemie*[11] von MITSCHERLICH[12] lässt als Lehrbuch nichts zu wünschen übrig, wobei vor allem der zweite Teil hervorgehoben werden kann, besonders die Beschreibung der metallischen Körper. Abgesehen von einigen überflüssigen Einzelheiten der Allgemeinen Chemie, die sich mit der technischen Herstellung beschäftigen, leistete mir das Buch, das ich bei den Vorlesungen von Professor ROSE ständig benutzte, gute Dienste. Die letzte, noch unvollständige Ausgabe der *Chemie*[13] von GMELIN[14] und der erste Teil[15] der soeben erschienenen *Chemie* von GRAHAM,[16] übersetzt ins Deutsche von Professor OTTO:[17] Das erste Werk, obwohl es sich nicht durch eine kritische Behandlung des Stoffes auszeichnet, enthält aber dafür alles, was irgendwo über den Gegenstand geschrieben worden ist mit Nennung des Autors und der Quellenangabe, aus diesem Grund ist dieses Buch bei wissenschaftlichen Untersuchungen unverzichtbar und hilft, langes Suchen und oft auch ergebnisloses Recherchieren zu vermeiden. Mit der *Chemie* von GRAHAM bin ich noch wenig vertraut, aber ich erhoffe mir ein gutes Material für die Vorlesung im kommenden Semester. Den Vorlesungen von RAMMELSBERG folgte ich mit dem von ihm herausgegebenen *Lehrbuch der Stöchiometrie und der allgemeinen theoretischen Chemie*,[18] von dem ich das Gleiche sagen kann, was ich über seine Vorlesungen gesagt habe. Für das Praktikum benutzte ich die *Analytische Chemie*[19] von ROSE – ein Werk, wie bekannt, das klassisch ist in seiner Art; auch die letzte Ausgabe der Einführung in die *Qualitative chemische Analyse*[20] von FRESENIUS[21] ist ein sehr bequemes Buch, gibt eine kurze Übersicht der qualitativen Analyse. Außerdem habe ich systematisch einige Zeitschriften gelesen, insbesondere die letzten Jahrgänge aus der Bibliothek von MARCHAND, um nach Möglichkeit der aktuellen Wissenschaft zu folgen, z. B. in den Zeitschriften von POGGENDORFF,[22] LIEBIG[23] und ERDMANN.[24] Zum Vergleich der chemischen Terminologie zwischen deutschen und russischen Fachbegriffen hatte ich immer das *Chemielehrbuch*[25] von HESS[26] zur Hand. Dabei konnte ich mich überzeugen, dass die Terminologie von unserem verehrten Akademiemitglied der deutschen keinesfalls nachsteht und sogar in vielen Fällen bequemer und allgemeiner ist.

Bei meiner Ankunft in Berlin wollte ich im Laboratorium von Heinrich ROSE arbeiten. Obwohl er mir im vergangenen Semester keinen Platz geben konnte, versprach er mir einen Platz im kommenden Semester. Daraufhin wandte ich mich an MARCHAND und arbeitete in seinem Laboratorium. Ungeachtet dessen, dass die Grundregeln, besonders der qualitativen Analyse, mir zum Teil bekannt waren, weil ich mich in St. Petersburg unter der Leitung eines erfahrenen Professors schon damit beschäftigt hatte, war die Beschäftigung hier nützlich, um eine größere Sicherheit im Wissen und Routine im praktischen Arbeiten zu erhalten. Ich begann das Praktikum mit qualitativer Analyse, auf das ich allerdings nicht viel Zeit verwandte, und zur quantitativen Analyse überging, umso mehr, weil letztere immer der ersteren vorangehen sollte. Meine analytischen Arbeiten bestanden zum großen Teil im Aufschluss einiger gewöhnlicher Minerale und dienten einzig und allein der Übung und keinem wissenschaftlichem Ziel.

Übrigens beendete ich auch meine thermochemischen Untersuchungen, deren Hauptteil ich in St. Petersburg unter Leitung von Akademiemitglied HESS durchgeführt hatte, und veröffentlichte sie im *Journal für praktische Chemie* in zwei Teilen.[27] In diesem Journal brachte ich auch einen anderen Artikel unter: *Ueber die Einwirkung des Kali's auf das Kupferoxyd, das Kupferoxydul, das Eisenoxyd und das Silber*.[28] Ich gebe hier kurz den Inhalt dieser Arbeiten an. Die thermochemischen Untersuchungen bestehen in der Bestimmung der Menge Absorptionswärme bei Auflösung wasserhaltiger oder wasserfreier Salze in Wasser und der Menge Wärme bei Auflösung von wasserfreien Salzen, die durch Trocknen oder Erhitzen (Glühen) gewonnen werden. Dabei wurden von mir Salze ausgewählt, die sich gut in Wasser lösen, sowohl in wasserhaltigem als auch wasserfreiem Zustand, um einen großen Wärmeverlust infolge der langsamen Auflösung des Salzes zu vermeiden. Die Versuche wurden mit folgenden Salzen durchgeführt: Natriumchlorid, Ammoniumchlorid, Kaliumchlorid, Kaliumsulfat, Natriumcarbonat, Natriumsulfat, Zinksulfat, Magnesiumsulfat, Bariumchlorid und Natriumhydrogenphosphat. Bei Vergleich der Lösungswärme, die von den Salzen aufgenommen wurde, beim Übergang aus dem festen in den flüssigen Zustand, ist es schwierig, die Abhängigkeit von anderen wissenschaftlichen Größen, wie der Dichte, der Wärmekapazität, dem Molekulargewicht der Salze herzustellen. Die Meinung GRAHAMS, der sich in letzter Zeit mit dem gleichen Gegenstand beschäftigt hat, dass die gleiche Menge Lösungswärme bei der Auflösung des Salzes auf die gleiche Menge Atome hinweist, die sich im Salz befinden, ist wahrscheinlich falsch, obwohl das sehr verlockend einfach aussieht; aus meinen Versuchen kann man ein solches Gesetz nicht ableiten, z. B. nehmen Natriumcarbonat, Natriumsulfat, Natriumphosphat und Kaliumchlorid die gleiche Wärmemenge auf, dabei ist die Anzahl der Atome in diesen Salzen äußerst unterschiedlich. Übrigens sind die Ergebnisse von GRAHAM noch nicht in deutschen Zeitschriften publiziert worden, außer einer kurzen Notiz im *Pharmaceutischen Centralblatt.*[29] Bei Auflösung der Salze Natriumcarbonat, Natriumsulfat, Bariumchlorid, Natriumphosphat, Zinksulfat und Magnesiumsulfat in ihrem wasserfreien Zustand fand ich, 1) dass die Menge der abgegebenen Wärme proportional ist der Zahl der Atome Kristallwasser, wenn dieses Wasser mit gleicher Stärke gebunden ist, d. h. das Gleiche, wenn die Temperatur, bei dem das Salz in den wasserfreien Zustand übergeht, gleich ist, 2) dass je größer die Bindungsstärke des Wassers ist, die Menge der abgegebenen Wärme um so größer ist, 3) dass die Menge, in Übereinstimmung mit HESS, in einem einfachen Verhältnis zur Wärmemenge steht, die von den Atomen, die mit unterschiedlicher Stärke gebunden sind, abgegeben wird, d. h. sie stehen miteinander in einfachen Verhältnissen. Bei meinen analytischen Arbeiten fand ich zufällig, dass Kupferoxyd sich in Kali auflöst, das war mir vollständig neu, weil in allen Lehrbüchern der Chemie das Gegenteil steht. Nachdem ich verschiedene Werke studiert hatte, die diesen Gegenstand betreffen, fand ich, dass dieser Befund in der Literatur bekannt ist, dass er von dem deutschen Chemiker ROLOFF[30] zu Beginn des Jahrhunderts beschrieben wurde, aber bisher von den Chemikern nicht beachtet worden ist, obwohl er klar und positiv beschrieben ist.[31]

Ich beschäftigte mich erneut mit diesem Gegenstand, bestimmte das Verhältnis der Menge des gelösten Kupferoxyds zur Menge Kali, die Wirkung des Reagenz auf die alkalische Lösung und ihre anderen Eigenschaften. Ich konnte zeigen, dass Kupfer(I)oxyd und Eisenoxyd auch nicht stabil sind gegenüber der Einwirkung von Kali, obwohl nicht in dem Maße wie Kupferoxyd. Außerdem überzeugte ich mich positiv, dass Kali, entgegen der herrschenden Meinung, auf Silber einwirkt und dass sogar beim Schmelzen von Kali im Silbertiegel bei kurzer Einwirkungszeit, nach Abkühlen der Schmelze und Lösen in Wasser, ein schwarzes Pulver zurückbleibt, bestehend aus metallischem Silber und zum Teil aus Silberoxyd.

In der letzten Zeit beschäftigte ich mich mit mittlerem phosphorsaurem Baryt (Ba) und fand, dass dieses Salz, das man bisher als wasserfrei angenommen hatte, ein Molekül Wasser enthält, das durch Glühen entfernt werden kann und dass, entgegen der Meinung von BERZELIUS, man das gleiche Salz auch erhält, wenn man zu einer Lösung von Bariumchlorid eine Lösung von phosphorsaurem Natrium hinzufügt, oder umgekehrt. BERZELIUS gibt in seinem Lehrbuch an, dass man im ersten Fall das basische Salz erhält und im zweiten Fall das mittlere; man erhält aber in beiden Fällen das mittlere. Dieses Salz hat unter dem Mikroskop eine Kristallform und, was bemerkenswert ist, die Kristalle stellen eine neue Form von Dimorphismus[32] dar, ähnlich dem kohlensauren Kalk. Das ist genau so, wie nach Beobachtungen von Gustav ROSE[33] die Form der Kristalle von kohlensaurem Kalk (Feldspat, Aragonit) von der Temperatur abhängt, bei der man das Salz erhält, genau so hängen auch die dimorphen Modifikationen von phosphorsaurem Baryt von den gleichen Bedingungen ab. Wenn man das Salz aus einer heißen Lösung von phosphorsaurem Natrium mit einer heißen Lösung von Bariumchlorid fällt, so erhält man Kristalle aus sechsseitigen Tafeln; wenn man kalte Lösungen vermischt, so haben die Kristalle eine Form von rechteckigen Tafeln. Ich habe eine Analyse gemacht, die Zusammensetzung ist gleich.

Im Abschluss halte ich es für meine Pflicht, Herrn MARCHAND Dank zu sagen für dessen Aufmerksamkeit bei meinen Untersuchungen, dessen ständige Bereitschaft, mir behilflich zu sein mit seiner Bibliothek, das war mir im Verlauf des Semesters äußerst nützlich und hilfreich. Wenn die Gewogenheit von Herrn MARCHAND nicht gewesen wäre, hätte ich keine Möglichkeit gehabt, wichtige Zeitschriften und die notwendigen Instrumente und Geräte zu benutzen, das hätte mich in eine schwierige Lage gebracht, meine analytischen Arbeiten durchzuführen, und hätte mir nicht ermöglicht, die neuesten Entdeckungen der Chemie kennenzulernen.

Anmerkungen

[1] Pfrepper 2011, passim, 124-125.
[2] ŽMNP 1843.
[3] Heinrich Rose (1795-1864), vgl. Anm. 49 im Reisebericht Bidder S. 20.
[4] Die Zeitschrift wurde 1828 als *Journal für technische und ökonomische Chemie* von Otto Linné Erdmann (1804-1869) gegründet und erschien 1834 erstmals unter diesem Namen.
[5] Richard Felix Marchand (1813-1850), Chemiker, 1840-1843 Privatdozent für Chemie an der Universität Berlin, 1843-1850 o. Professor für Chemie an der Universität Halle/Saale, Mitherausgeber des *Journals für praktische Chemie.*
[6] Carl Friedrich Rammelsberg (1813-1899), Pharmazeut, 1840-1846 Privatdozent und seit 1846 o. Professor für Chemie und Mineralogie an der Universität Berlin.
[7] Stöchiometrie ist ein mathematisches Hilfsmittel in der Chemie. Mit ihrer Hilfe werden bei einer chemischen Reaktion die Stoffmengen und ihre Verhältnisse berechnet.
[8] In der Theoretischen Chemie werden mit nichtexperimentellen, meist mathematischen Methoden chemische Phänomene erklärt oder vorhergesagt.
[9] Berzelius, Jöns Jakob: Lehrbuch der Chemie. 10 Bde. 3./4. Aufl. Dresden, Leipzig 1833-1841, aus der schwedischen Handschrift übersetzt von seinem Schüler Friedrich Wöhler (1800-1882).
[10] Jöns Jakob Berzelius (1779-1848), Mediziner, Chemiker, seit 1815 Professor für Medizin und Pharmazie am Karolinska Institut Stockholm.
[11] Mitscherlich, Eilhard: Lehrbuch der Chemie. 2 Bde. Berlin 1833-1840.
[12] Eilhard Mitscherlich (1794-1863), vgl. Anm. 6 im Reisebericht Filomafitskij S. 3.
[13] Gmelin, Leopold: Handbuch der Chemie. Bd. 1. 4. Aufl. Heidelberg 1843.
[14] Leopold Gmelin (1788-1853), Mediziner, Chemiker, 1814-1817 a.o. und 1817-1851 o. Professor für Medizin und Chemie an der Universität Heidelberg.
[15] Otto, Friedrich Julius: Lehrbuch der Chemie, zum Theil auf Grundlage von Thomas Grahams Elements of chemistry. 3. Bd. Lfg. 1-2. Braunschweig 1843.
[16] Thomas Graham (1805-1869), Chemiker, seit 1830 Professor der Chemie am Andersons College in Glasgow, seit 1837 Professor der Chemie am Universitäts-College in London. Sein Lehrbuch *Elements of chemistry* (1841) blieb viele Jahrzehnte das beste Chemielehrbuch in englischer Sprache.
[17] Friedrich Julius Otto (1809-1870), Chemiker, seit 1835 Professor der Technischen Chemie und Pharmazie am Collegium Carolinum in Braunschweig.
[18] Berlin 1842, 386 S.
[19] Rose, Heinrich: Analytische Chemie. 2 Bde. Berlin 1827.
[20] Fresenius, Karl Remigius: Anleitung zur qualitativen chemischen Analyse. Bonn 1841.
[21] Remigius Fresenius (1818-1897), Chemiker, 1845 Professor für Chemie, Physik und Technologie am Landwirtschaftlichen Institut Geisberg bei Wiesbaden, 1848 eröffnete er sein Privatlaboratorium, das später zur Fachakademie ausgebaut wurde.
[22] Johann Christian Poggendorff (1796-1876), vgl. Anm. 52 im Reisebericht Bidder S. 20, gab von 1824-1876 die *Annalen der Physik und Chemie* (Poggendorffs Annalen) heraus.

[23] Justus von Liebig (1803-1873), Chemiker, 1824 a. o. und 1825-1852 o. Professor für Chemie und Pharmazie an der Universität Gießen, 1852-1873 o. Professor für Chemie an der Universität München, begründete 1832 mit Emanuel Merck (1794-1855) die *Annalen der Chemie*, die von 1840-1872 *Annalen der Chemie und Pharmacie* hießen.
[24] Otto Linné Erdmann (1804-1869), Mediziner, Chemiker, 1827-1830 a.o. und 1830-1869 o. Professor für Technische Chemie an der Universität Leipzig, gab das *Journal für praktische Chemie* heraus, vgl. Anm. 4.
[25] Gess, German Ivanovič: Osnovanija čistoj chimii (Die Grundlagen der reinen Chemie). 5. Aufl. St. Peterburg 1840.
[26] Hermann Heinrich Hess [German Ivanovič Gess] (1802-1850), Mediziner, Chemiker, 1828 Adjunkt, 1830 a.o. und 1834 o. Mitglied für Angewandte Chemie der Kaiserlichen Akademie der Wissenschaften zu St. Petersburg, am Technologischen und am Berginstitut in St. Petersburg hielt er Vorlesungen als Professor für Chemie und Technologie, 1847 nahm er die russische Staatsbürgerschaft an.
[27] Chodnew, Alexei: Thermochemische Untersuchungen. Journal für praktische Chemie 28 (1843), 116-124, 321-327.
[28] Chodnew, Alexei: Journal für praktische Chemie 28 (1843), 217-222.
[29] Ueber die ausgebildete Theorie der Davy'schen Theorie der Salze, nach Graham und Otto. Pharmaceutisches Central-Blatt 23 (1840), 353-358.
[30] Johann Christoph Heinrich Roloff (1783-1825), Mediziner, Apotheker, Regierungsmedizinalrat zu Magdeburg.
[31] Roloff, C.: Einige Bemerkungen über die Scheidung des Zinks und Kupfers. Neues allgemeines Journal der Chemie 6 (1806), 439-444.
[32] Dimorphismus ist die Doppelgestaltigkeit ein und derselben Erscheinungsform, die von Mitscherlich zuerst beobachtete Eigenschaft gewisser Substanzen, in zwei nicht aufeinander zurückführbaren Kristallformen auftreten zu können.
[33] Gustav Rose (1798-1873), vgl. Anm. 50 im Reisebericht Bidder S. 20.

Nikolaj Ėrastovič Ljaskovskij[1]
Reisebericht aus Berlin 1844[2]

An den Rat der Kaiserlichen Universität Moskau

Ich habe die Ehre, dem Rat der Universität zu berichten, dass ich mich im Verlauf des vergangenen Sommersemesters in Berlin mit den pharmazeutischen Wissenschaften beschäftigt habe, wobei ich meine Aufmerksamkeit auf die Lehrbücher gerichtet habe, die in Berlin in dieser Zeit zu den verschiedenen Wissenschaften vorgestellt worden sind, die das Ziel meiner Reise darstellen. Ich schenkte den folgenden Gegenständen besondere Aufmerksamkeit: 1) Allgemeine Chemie. Dazu hörte ich den Kurs Experimentelle Chemie bei MITSCHERLICH I.,[3] mit seiner Genehmigung hatte ich Zugang zu seinem Laboratorium für die Besichtigung der technischen Einrichtung und für die Beobachtung der Herstellung einer großen Anzahl von Präparaten, die pharmazeutische Bedeutung haben. 2) Analytische Chemie. Ich hörte die lehrreichen Vorlesungen von Heinrich ROSE[4] über qualitative Analyse und kaufte die notwendigen Geräte und Reagenzien für die qualitative Analyse. In meiner Wohnung führte ich dann qualitativ-chemisch-analytische Arbeiten durch und bemühte mich dabei, die Methoden von Heinrich ROSE zu erlernen, auch Aufschlüsse von Stoffen, die er seinen Hörern zur Analyse gab. Zur Übung in quantitativer Analyse arbeitete ich täglich im Laboratorium von HEINTZ,[5] einem der Lieblingsschüler von ROSE, bei dem vorwiegend Pharmazeuten ausgebildet wurden. Die Umstände, so scheint es mir, sind meinen Zielen in vieler Beziehung günstig. 3) Pharmazeutische Chemie. Ich nehme an praktischen Übungen teil, soweit es mir meine materiellen Mittel erlauben. Ich hörte die Vorlesungen in Organischer Chemie mit Anwendung in der Pharmazie bei Heinrich ROSE, Anorganische Pharmazie liest er im Wintersemester.

Darüber hinaus nutze ich freie Stunden und folge so viel als möglich der Pharmakognosie und Toxikologie, die im vergangenen Semester in Berlin nicht auf dem Lehrplan standen. Ich besuchte die Vorlesungen in Materia medica von MITSCHERLICH II.,[6] der außerhalb der Vorlesungen die wichtigsten Dinge seiner Wissenschaft anbietet, indem er einerseits chemisch-pharmakognostische Untersuchungen von Arzneimitteln und andererseits Versuche über den Einfluss von stark wirkenden Mitteln auf Tiere durchführt.

Nachdem ich hier einen kurzen Abriss meiner Tätigkeiten dargestellt habe, und andererseits auf die örtlichen Bedingungen eingegangen bin, erlaube ich mir hinzuzufügen, dass ich meine Aufmerksamkeit auf alle Gegenstände gerichtet habe, die in meiner Instruktion genannt worden sind; aber gleichzeitig möchte ich darauf hinweisen, dass ich speziellere Untersuchungen einiger Gebiete an anderen Orten während meines Auslandsaufenthaltes studieren sollte, z. B. Toxikologie in Paris; diese stellen für diesen konkreten Gegenstand einen geeigneteren Ort dar als Berlin.

Gießen, den 15./3. Oktober 1844
Arzt Nikolaj Ljaskovskij

Anmerkungen

[1] Pfrepper 2011, passim.
[2] CIAM, f. 418, op. 13, d. 197, ll. 1, 2.
[3] Gemeint ist Eilhard Mitscherlich (1794-1863), vgl. Anm. 6 im Reisebericht Filomafitskij S. 3.
[4] Heinrich Rose (1795-1864), vgl. Anm. 49 im Reisebericht Bidder S. 20.
[5] Wilhelm Heinrich Heintz (1817-1880), Apotheker, Chemiker, Promotion und Habilitation für Chemie 1846 an der Universität Berlin, 1851-1855 a. o. und seit 1855 o. Professor für Chemie an der Universität Halle/Saale.
[6] Gemeint ist Carl Gustav Mitscherlich (1805-1871), Bruder von Eilhard Mitscherlich, Mediziner, 1842-1844 a.o. und seit 1844 o. Professor für Pharmakologie an der Universität Berlin.

Ivan Michajlovič Sečenov (1829-1905)[1]
Studien im Ausland von 1856-1860[2]

Ich erhielt vom „Opekunskij sovet"[3] Geld und übergab es dem lieben und guten Vladimir Jakovlevič VIZAR zur Aufbewahrung. Er schickte es mir in Raten ins Ausland. Ich lebte von diesem Geld 3½ Jahre, vom Herbst 1856 bis Februar 1860 und ich erinnere mich noch, dass ich im Kontor des Moskauer Bankiers KOVLI Reiseschecks im Wert von 1.500 Rubel erhielt. In Berlin zahlte man mir für diese Reiseschecks 1.575 Taler. So war damals der Wechselkurs des russischen Rubels und das unmittelbar nach dem Krimkrieg.[4]

Ich fuhr aus Moskau nach St. Petersburg am dritten Tag der Krönung[5] des Zaren ALEKSANDR II.[6] mit einem Reisepass zur medizinischen Behandlung gegen Zahlung von 50 Rubel im halben Jahr. Damals waren die Reisegesetze der Zeit von Zar NIKOLAJ I.[7] noch nicht geändert worden. Aus St. Petersburg gingen damals zwei staatliche Passagierdampfer nach Stettin und auf einem von ihnen reiste ich ab. [...]

In Berlin begannen die Vorlesungen noch nicht, deshalb nutzte ich die freie Zeit, fuhr nach Dresden, wanderte durch die Sächsische Schweiz, fuhr weiter mit dem Zug über Prag nach Wien. Ist es nötig zu sagen, dass ich begeistert war von der Dresdner Gemäldegalerie, von den Bergen der Sächsischen Schweiz, dass ich im Wiener Prater spazieren ging und im Stephansdom war. [...]

Als ich nach Berlin zurückkehrte, traf ich S. P. BOTKIN,[8] der bald mein engster Freund wurde. Er war ein halbes Jahr vor mir aus Russland abgereist, jetzt wechselte er nach Berlin. Er war VIRCHOW[9] nachgereist,[10] der soeben aus Würzburg in die preußische Hauptstadt berufen worden war, um hier in das für ihn gebaute neue Institut für Pathologische Anatomie einzuziehen. [...]

In Berlin blieb ich ein ganzes Jahr bis zum Herbst 1857. Fast die gesamte Zeit verbrachte ich in zwei Laboratorien und mit dem Besuch von Vorlesungen, u. a. besuchte ich die Vorlesungen von MAGNUS[11] über Physik, von Heinrich ROSE[12] über Analytische Chemie, Johannes MÜLLER[13] über Vergleichende Anatomie der Wirbeltiere, DU BOIS-REYMOND[14] über Physiologie und von HOPPE-SEYLER[15] über Histologie. Gegen Ende des Sommersemesters 1857 begann ich jedoch, in jeder freien Minute Material und Literatur für meine geplante Dissertation zu sammeln.

Ich bin ins Ausland mit dem festen Vorsatz gefahren, mich mit Physiologie zu beschäftigen, deshalb zog es mich bei meiner Ankunft in Berlin am meisten zu den physiologischen Vorlesungen und ins physiologische Laboratorium. Aber in dieser Beziehung wurde ich etwas enttäuscht. Der berühmte Johannes MÜLLER war immer noch offizieller Leiter des Lehrstuhls für Physiologie, aber er hatte schon lange aufgehört, sich mit ihr wissenschaftlich zu beschäftigen, Vorlesungen zur Physiologie hielt er nur im Sommersemester, drei Monate dauerte der ganze Kurs und Schüler, die sich mit physiologischen Themen beschäftigen, nahm er nicht an. Neben ihm stand sein berühmtester Schüler DU BOIS-REYMOND, aber er war damals nur außerordentlicher Professor.

Obwohl seine Vorlesungen für Studenten obligatorisch waren, wurden sie von ihnen nicht besucht. Aus diesem Grund las er, was er wollte, nach eigenem Gutdünken, im Wintersemester 1856 las er im Wesentlichen einen Kurs über Elektrophysiologie mit sehr großen Exkursionen in die Innervation des Herzens, der Därme und der Atembewegungen. Schüler hatte er nicht und konnte er nicht haben, denn sein Laboratorium bestand nur aus einem einzigen Raum, in dem er selbst arbeitete und wohin niemand Zutritt hatte. Nichtsdestoweniger gelang es mir mit Hilfe des Dorpater Kollegen Dr. KUPFFER,[16] der gemeinsam mit mir die Vorlesungen MÜLLERs besuchte und sich für die galvanischen Erscheinungen an Muskeln und Nerven sehr interessierte, eine auf dem Korridor stehende Apparatur, ein SAUERWALD-Galvanometer[17] für physiologische Zwecke, zu benutzen, um Versuche mit Muskeln und Nerven von Fröschen zu machen und auf Wunsch von MÜLLER die unlängst publizierten Versuche von PFLÜGER[18] zu den spinalen Reflexen[19] zu wiederholen. Alles das erforderte so wenig Zeit, dass der Hauptort meiner Berliner Studien das gerade erst gegründete Laboratorium für Medizinische Chemie im Institut von VIRCHOW wurde mit seinem jungen Leiter HOPPE-SEYLER, einem liebenswürdigen, gutmütigen und nachsichtigen Lehrer, der keinerlei Unterschied zwischen einem deutschen und einem russischen Schüler machte. Der Übergang vom kalten Korridor in das warme, neu gebaute Laboratorium von HOPPE-SEYLER war für mich ein freudiges Ereignis, aber auch den Vorlesungen von DU BOIS-REYMOND und der Beschäftigung auf dem Korridor habe ich viel zu verdanken, weil sie mich mit einem Gebiet bekannt gemacht haben, über das bei uns in Russland kein Gedanke war. Sie gaben mir eine Methode in die Hände, mich frei zu einer umfangreichen Klasse von Erscheinungen zu bewegen, die später allgemeine Physiologie der Nerven und Muskeln genannt wurde. Die Studien bei HOPPE-SEYLER bestanden hauptsächlich in der Untersuchung der Zusammensetzung von tierischen Flüssigkeiten. Sie waren so systematisch organisiert, dass das Studium leicht und schnell voranging. Uns Russen, die wirkliche Anfänger waren, gab er keine spezielleren Themen, aber hörte sich genau unsere Pläne an, die uns in den Kopf kamen, half mit Ratschlägen, wie man die Sache verwirklichen kann, wenn das Thema gut durchdacht war und sich bequem verwirklichen ließ. So hat er vollkommen meinem Plan zugestimmt, sich in seinem Laboratorium mit der Alkoholvergiftung zu beschäftigen. Die Versuchsreihe enthielt die Untersuchung der Atemluft auf Alkohol, die Messung der Menge des ausgeatmeten Kohlendioxids durch ein betrunkenes Tier, der Einfluss der Alkoholvergiftung auf die Temperatur des Körpers in den Arterien, Venen und im Mastdarm sowie die Trunkenheit durch ausgeatmete Dämpfe von Alkohol.

Jetzt noch einige Worte über die Professoren, die ich in Berlin gehört habe, und ihre Vorlesungen, einige Worte deshalb, weil ich die Professoren nur aus der Ferne sah, im Hörsaal am Katheder; die Vorlesungen, die ich hörte, waren elementar.

MAGNUS galt als ausgezeichneter Redner und äußerst geschickter Experimentator. Später erzählte mir HELMHOLTZ[20] in Heidelberg, wie MAGNUS seine Vorlesungsversuche vorbereitete. Nach den Worten von HELMHOLTZ bemühte sich MAGNUS immer, seinem Versuch eine solche Form zu geben, damit mit Hilfe der Spannung eines Fadens oder eines Schlages oder auch durch eine einfache Handbewegung das entsprechende Gerät in Gang gesetzt oder die gewünschte Erscheinung hervorgerufen wurde. Es besteht kein Zweifel, dass in der wesentlich später entstandenen Berliner „Urania"[21] die einfachen physikalischen Geräte, die durch die Hände der Besucher in Gang gesetzt werden konnten, z. B. durch einfaches Ziehen an einem Faden, von MAGNUS-Schülern konzipiert worden sind. Ich nahm an einem normalen Kurs der Experimentalphysik für Mediziner und Pharmazeuten teil, der im Wintersemester gelesen wurde. Der Vorlesungszyklus war entsprechend elementar, 6½ Monate dauerte der volle Kurs, sehr umfangreich mit Experimenten ausgestattet, die mit solcher Geschwindigkeit gezeigt wurden, damit sie den Fluss der Vorlesung nicht störten, z. B. verwandelte sich die Kohlensäure nach etwa 15 Minuten in einen Haufen lockeren Schnees, der in die Zuhörer im Hörsaal geworfen wurde.

Heinrich ROSE war, wie bekannt, ein bedeutender Spezialist für Analytische Chemie und las diese äußerst nützliche, aber ihrem Wesen nach langweilige Materie mit größter Leidenschaft. Es war schmerzhaft ansehen zu müssen, mit welcher Rücksichtslosigkeit sich die deutschen Studenten während der Vorlesungen des armen alten Herrn, der stark unter Hämorrhoiden[22] litt, aufführten. Er war sehr groß, las stehend und von Zeit zu Zeit musste er sich wegen seiner Krankheit setzen, was jedes Mal ein Kichern unter den Zuhörern hervorrief. […]

Aus dem natürlichen Wunsch, eine solche Berühmtheit wie Johannes MÜLLER zu hören, schrieb ich mich im Sommersemester 1857 in seine Vorlesung ein. Ich muss gestehen, aus Moskau hatte ich noch den Glauben mitgebracht, dass jeder berühmte Professor auch ein glänzender Redner sein müsse, und ich erwartete in diesem Hörsaal eine angenehme Ansprache. Aber stattdessen hörte ich eine rein dienstliche Rede, es wurden Zeichnungen gezeigt und Präparate in Alkohol. Das war übrigens das letzte Jahr im ruhmreichen Leben von Johannes MÜLLER und in seinen Vorlesungen machte er den Eindruck eines alten, kranken Mannes.[23] In allen seinen Bewegungen und seiner Sprache spürte man eine gewisse Nervosität. Er las leise, ohne die Stimme zu heben, nur die Augen hörten nicht auf mit jenem unbeschreiblichen Glanz zu leuchten, der mit seinem Namen eines großen Gelehrten historisch wurde. Das, was ich von den Vorlesungen von MÜLLER erwartet hatte, klang mit der Zeit in den Vorlesungen seines bedeutenden Schülers DU BOIS-REYMOND an. Ich sage „klang an", weil der Hörsaal nicht für schöne Reden zur Verfügung steht, und an seinen Vorlesungen in diesem Semester nur sieben Personen teilnahmen, unter denen zwei Russen waren, BOTKIN und ich. Auf jedem Fall waren seine Vorlesungen nach ihrem Inhalt und nach der Art des Vortrags anziehend. Der Stoff war für uns vollkommen neu, die Rede des Professors war fließend und frei, die deutsche Sprache klang bei ihm sehr schön. Besonders in Erinnerung geblieben ist mir seine Vorlesung über die Geschwindigkeit der Ausbreitung der Erregung über die Nerven. In diesem Augenblick war er begeistert und erzählte leidenschaftlich die ganze Geschichte dieser Entdeckung – die Zweifel von Johannes MÜLLER von der Möglichkeit, einen so schnellen Vorgang messend zu verfolgen, seine eigenen Gedanken, wie sich experimentell dieser Frage nähern und schließlich die Lösung der Aufgabe durch seinen Freund HELMHOLTZ, den großen Schüler von MÜLLER. Als er den Myograph[24] von HELMHOLTZ beschrieb, nannte er die Unterbrechung und Wiederherstellung des Metallkontaktes in Form eines dünnen Quecksilberfadens, der geniale Punkt des gesamten Verfahrens. Ein anderes Mal, ich erinnere mich nicht, was der Anlass war, brachte er die Rede auf die Vorlesung über menschliche Rassen und sprach uns, seine russischen Hörer, mit der Bemerkung an, dass die langköpfige Rasse[25] alle möglichen Talente besitzt, während die kurzköpfige Rasse im besten Fall nur Nachahmer oder Imitatoren sind. Wenn er dabei die Russen allgemein im Sinne hatte, so ist ihre Beurteilung für einen Deutschen noch eine Gnade, weil wir in dieser Zeit nicht nur einmal fühlen mussten, dass die Deutschen auf uns blickten als seien wir Barbaren. Als ich auf dem Korridor gearbeitet habe, hat DU BOIS-REYMOND mit mir keinerlei Gespräch geführt, weil am gleichen Tisch der deutsche KUPFFER saß; aber nach zwei Jahren, als ich aus dem Laboratorium von HELMHOLTZ kam, auf der Rückfahrt nach Russland über Berlin fuhr und DU BOIS-REYMOND besuchte, wurde ich von ihm schon sehr freundschaftlich begrüßt und nach abermals zwei Jahren, bei meiner Rückkehr aus Paris, sogar sehr liebenswürdig.

Im Verlauf des Jahres kamen noch zwei Absolventen der Moskauer Universität in Berlin an und es bildete sich ein kleiner Kollegenkreis. Zu ihnen gehörte der Chirurg BEKKERS,[26] der unter Leitung von PIROGOV[27] im Sevastopol'-Feldzug[28] gearbeitet hat, und JUNGE,[29] der mit mir im gleichen Studienjahr gewesen ist. BEKKERS wollte sich in Berlin in der Chirurgie weiterbilden, JUNGE in der Ophthalmologie. Später nach der Rückkehr nach Russland waren wir vier Professoren an der Mediko-chirurgischen Akademie in St. Petersburg. Ich war mit BOTKIN von früh an bis 6 Uhr abends beschäftigt mit einer Stunde Mittagspause im Restaurant Töpfer. Am Abend traf sich unsere Vierergruppe sehr oft, im Berlin der damaligen Zeit gab es genug Gelegenheit für junge Leute zum Fröhlichsein. Die Seele unserer kleinen Truppe und Vorsänger war der lebenslustige BOTKIN. Er und BEKKERS waren große Verehrer der deutschen Musik, ich liebte italienische Musiker. [...]

Im Winter 1856 lernte ich den großen russischen Maler Aleksandr Andreevič IVANOV[30] kennen, der für einige Tage nach Berlin kam, um GRAEFE[31] wegen seiner Augen zu konsultieren. Wahrscheinlich hatte ihm einer der älteren Brüder[32] von BOTKIN geraten nach Berlin zu fahren, denn IVANOV kam mit einem Empfehlungsschreiben zu GRAEFE und auf diese Weise in unseren Kreis. Er war nur einige Tage in Berlin, im nächsten Jahr traf ich mit ihm in Rom zusammen. Ich werde darüber an anderer Stelle berichten. Im August 1857 am Ende des Sommersemesters erfüllte ich mir einen Traum, indem ich eine Reise nach Italien unternahm.[33]

Als ich im letzten Studienjahr in der Universität Moskau war, erfuhr ich von der Existenz eines Lehrbuchs der Physiologie[34] von FUNKE.[35] In Berlin hörte ich dann, dass HOPPE-SEYLER sein Kollege war, entweder in der Universität oder im Laboratorium von LEHMANN,[36] dem damaligen Vertreter der Physiologischen Chemie. Dieser Umstand war der Grund, dass ich das Wintersemester 1857 in Leipzig verbrachte. Die Stadt habe ich als einen trostlosen Ort bezeichnet, in der Zeit, wenn keine Messe ist, war Leipzig wirklich so. Die Reise nach Italien war für meinen Geldbeutel gar nicht gut, so dass es notwendig war, ein spartanisches Leben zu führen, obendrein ohne meine Kameraden in völliger Einsamkeit. Die billigen Leipziger Mittagessen sind mir in Erinnerung geblieben, für fünf Silbergroschen (15 Kopeken) konnte man einen Teller Suppe, eine halbe Portion Fleisch mit Gemüse und als Dessert „Hausbrod“ (unser Roggenbrot) à discrétion[37] oder gesalzenen Quark mit Kümmel ebenfalls à discrétion bekommen.

Ich erinnere mich an meine gutmütige Zimmerwirtin, wie sie auf meine Bitte hin den morgendlichen Kaffee mit sehr viel Zichorie[38] durch Tee von einem seltsamen Geruch ersetzte und auf meine Frage, woher der Geruch des Tees käme, antwortete, sie mische Nelken zu, damit der Tee besser rieche.

FUNKE war außerordentlicher Professor, Leiter des Lehrstuhls war noch der berühmte Ernst Heinrich WEBER,[39] aber die Physiologievorlesungen hatte er aus Altersgründen bereits abgegeben. Sein Laboratorium bestand aus zwei Räumen und war verhältnismäßig schlecht ausgerüstet. Ich wandte mich dahin mit einem fertigen Thema, ich wollte den Einfluss von Alkohol auf den Stickstoffaustausch im Körper untersuchen, speziell auf die Muskeln und das Nervensystem. Beim ersten der Probleme musste ich Selbstversuche machen, d. h. bei konstantem Nahrungsregime die 24-Stunden-Ausscheidung von Harnstoff und Harnsäure messen, in damaliger Zeit wurde der Austausch so bestimmt, unter Normalbedingungen und bei Einnahme von Alkohol. Ich ernährte mich zwei Wochen lang auf folgende Weise, morgens und abends zu Hause jeweils konstante Mengen Tee mit Zwieback, zu Mittag aß ich in einer Studentenkneipe in der Nähe, die den ganzen Tag leer war, nur am Abend ließ man Studenten einer bestimmten Korporation herein. Der Wirt gab mir zu Mittag täglich ein Beefsteak aus ¾ magerem Rindfleisch von konstantem Gewicht, eine Portion Kartoffeln und Weißbrot.

Zum zweiten Problem, dem Einfluss von Alkohol auf das Nervensystem, musste ich eine große Zahl von Vorversuchen mit Fröschen machen, d. h. zur Elastizität der Muskeln, zu ihrer Reizbarkeit und der Bewegungsnerven, zu den elektrischen Eigenschaften von beiden, zum Abbinden der Gefäße usw. Von dieser Seite war die Beschäftigung sehr nützlich, umso mehr, da ich die Versuche aus eigener Kraft realisieren konnte. In dieser Zeit, dank der von DU BOIS-REYMOND erarbeiteten Untersuchungsmethoden und seit der unlängst von Claude BERNARD[40] und KOELLIKER[41] durchgeführten Versuche über die Wirkung von Curare auf die Nerven und Muskeln,[42] waren die Versuche zum Einfluss verschiedener Gifte auf das Muskel- und Nervensystem in Mode. Ich wiederholte zur Untersuchung des Einflusses von Alkohol an Fröschen fremde Experimente über den Einfluss verschiedener anderer Gifte auf Nerven und Muskeln. Übrigens wiederholte ich auch die Versuche von Claude BERNARD über die Wirkung von Kaliumrhodanat[43] und fand einen Fehler. Die Sache war die, dass im Pariser Laboratorium damals verschiedene Arten elektrischer Reizung der Nerven und Muskeln wie in Deutschland noch nicht verfügbar waren und

BERNARD noch ein pince électrique[44] mit Kupfer- und Zinkenden für ihre Reizung benutzte. Auf diese Weise wurde die Beschreibung der eigenen Versuche in deutscher Sprache meine erste, schlichte wissenschaftliche Veröffentlichung,[45] die würdig war, gedruckt zu werden. [...]

Zu Weihnachten fuhr ich nach Berlin zu meinen lieben Freunden und sehr fröhlich begrüßte ich mit ihnen das Jahr 1858. [...] Aus Berlin nach Leipzig zurückkehren wollte ich nicht, so dass ich beschloss, das Semester in Leipzig abzubrechen. Außerdem erhielt ich von meinen Kollegen die Information, dass im Laboratorium von HOPPE-SEYLER ein Platz frei wurde und dass er bereit sei, mich aufzunehmen. Also kehrte ich Ende Februar in sein Laboratorium zurück. Ich hatte die Absicht, die Thematik des Einflusses von Alkohol auf die Leber in meine Dissertation einzubauen, deshalb wollte ich eine gewisse Routine in der quantitativen Analyse von Gallenflüssigkeit und ihrer Bestandteile erwerben und begann, mich mit dieser Frage zu beschäftigen. Wahrscheinlich beschäftigte ich mich in dieser Zeit mit der Gewinnung von Glykogen aus der Leber. BOTKIN war nicht in Berlin, er war für eine gewisse Zeit nach Moskau gereist und hatte dort die ersten Anfälle einer Gallenkolik. [...]

Ich weiß es nicht mehr, ob irgendein guter Mensch oder ich selbst mit meinem eigenen Verstand auf den Gedanken kam, zu LUDWIG[46] nach Wien zu fahren. Im Frühjahr 1858 war ich schon bei diesem unvergleichlichen Lehrer, dessen vivisektorische Kunst[47] man damals rühmte, ebenso wie seine wichtigen Arbeiten[48] zum Blutkreislauf und zur Sekretion; später wurde er zu einem internationalen Lehrer der Physiologie beinahe für alle Teile der Welt. Um eine solche Position einzunehmen, reicht allein Talent nicht aus, z. B. kann man die Schüler, die im Labor von HELMHOLTZ gearbeitet haben, solange er Physiologe war, oder von DU BOIS-REYMOND quasi bis auf den letzten nennen. Außer Talent und reichen Kenntnissen sind noch die bekannten charakterlichen Tugenden eines Lehrers notwendig und solche Methoden der Lehre, die den Aufenthalt im Laboratorium für den Schüler nicht nur zu einer nützlichen, sondern zu einer angenehmen Sache machen. Immer freundlich, dem Leben zugewandt und fröhlich sowohl in den Minuten der Ruhe als auch bei der Arbeit, nahm LUDWIG Anteil an allem, was auf seine Anordnung hin geschah, und arbeitete gewöhnlich nicht für sich, sondern gemeinsam mit den Schülern, übernahm mit seinen Händen die schwierigsten Teile der Aufgabe und nur selten schrieb er seinen Namen neben den des Schülers bei Veröffentlichungen. Jedoch als LUDWIG in Wien wohnte, Professor war in der kleinen Mediko-chirurgischen Schule (Josephinum),[49] konnten sich diese Eigenschaften nicht in die Breite entwickeln. Das Laboratorium bestand aus drei Räumen, einer winzigen Bibliothek, die gleichzeitig LUDWIGs Arbeitszimmer war, einem Hörsaal für 50 Personen und der sogenannten Werkstatt, in der der allen LUDWIG-Schülern bekannte Labordiener SALVENMOSER, die rechte Hand LUDWIGs, arbeitete. Dem ist noch hinzuzufügen, dass das Josephinum eine geschlossene Einrichtung war, das Laboratorium war nach dem Statut nicht für praktische Beschäftigungen von Schülern vorgesehen und der Professor erhielt kein Honorar von den Studenten. Aus diesen Gründen arbeiteten während des ganzen Jahres meines Aufenthaltes im Laboratorium nur zwei Leute, anfangs Wilhelm MÜLLER[50] und ich, dann ich und Max HERMANN,[51] beide Mitstreiter waren äußerst angenehme Leute und bezahlten kein Geld für das Recht, dort zu arbeiten.

Zu LUDWIG kam ich ohne Empfehlungsschreiben und war der erste Moskauer, den er sah, später unterschied er drei Typen von Russen, Petersburger, Moskauer und Kleinrussen. Er unterhielt sich mit mir über den von mir geäußerten Wunsch, den Einfluss von Alkohol auf den Blutkreislauf und die Aufnahme von Sauerstoff durch das Blut zu untersuchen. Außerdem machte er mit mir eine Art Examen über Physiologie und schien zufrieden zu sein mit meinen Antworten, denn er ließ mich im Laboratorium arbeiten. Einen Platz erhielt ich in der Werkstatt, wo LUDWIGs Wiener Schüler[52] arbeiteten, aber SALVENMOSER wurde aufgetragen, mir bei den Versuchen zur Hand zu gehen.

In der ersten Zeit trödelte ich mit der Aufnahme von Sauerstoff durch das Blut und den kymographischen Kurven eines normalen und betrunkenen Tieres herum. Aus diesem Grund und meiner damaligen Unerfahrenheit ging das gesamte Sommersemester vorüber. LUDWIG nahm nicht am Schicksal meiner Versuche teil, er fragte nur von Zeit zu Zeit, ob alles bei mir zufriedenstellend laufe, natürlich wusste er das von SALVENMOSER schon. LUDWIG interessierte sich natürlich für meine Versuche, es kann sein, dass er sich eine Meinung über den Moskauer bilden wollte. Die einzige Aufmerksamkeit, die er meiner Person schenkte, passierte folgendermaßen. An jenem Morgen, als er nicht mit MÜLLER arbeitete, setzte er seine Versuche über die Innervation der Speicheldrüsen fort und lud mich ein, ihm bei diesen Versuchen zu assistieren. Sie bestanden in der graphischen Abbildung der Akte der Speichelabsonderung auf der Oberfläche einer sich drehenden Trommel in Form einer fallenden Kurve. Mit diesem Ziel wurde ein kleines Gefäß, in das der Speichel der Submandibulardrüse[53] floss, mit einer schreibenden Nadel versehen. […] Diese Versuche waren für mich nicht nur interessant und lehrreich, sondern auch unterhaltend, weil der Professor, damals noch in seinem Wesen ein junger Mann von 40 Jahren, es liebte, bei der Arbeit zu schwatzen. Er erzählte lustige Anekdoten aus dem Universitätsleben über kauzige Professoren, befragte mich über das Leben in Russland, kannte den Namen ULYBYŠEV[54] als den besten Kritiker der Musik BEETHOVENS[55] in Russland, interessierte sich für LERMONTOV,[56] den er wahrscheinlich von deutschen Übersetzungen kannte, und einmal wollte er sogar hören, wie die Verse von LERMONTOV im russischen Original klingen. Ich deklamierte ihm daraufhin *Dary Tereka*[57] mit sinngemäßer Übersetzung.

Als MÜLLER abreiste, blieb ich mit ihm allein, das brachte uns noch näher, indem er mich einlud, ihm zu assistieren und dabei zu sein, wenn er seine Vorlesungsexperimente vorbereitete. LUDWIG erlaubte mir, an seinen Vorlesungen für die Studenten teilzunehmen, aber ein Recht darauf hatte ich nicht. Man kann sagen, dass es eine sehr glückliche Zeit für mich war.

Russische Kameraden hatte ich in diesem Semester nicht, aber ich brauchte auf Gesellschaft nicht zu verzichten. Im Laboratorium war für Gespräche MÜLLER da, später Professor für Pathologische Anatomie an der Universität Jena, ein Bayer, Student der Erlanger Universität, verliebt in seine Heimat und ihr Bier, er war mit allem zufrieden und beschwerte sich nur über das teure Wiener Leben. Einmal äußerte ich mein Erstaunen über diesen Punkt und erzählte ihm von den niedrigen Preisen für ein Mittagessen in Leipzig. Darauf sagte er nicht ohne Prahlerei, das sollen Preise sein, in Erlangen konnten wir Studenten viel billiger zu Mittag essen und waren nach einem Teller Suppe mit Klößchen satt. Da es das Gericht auch in Russland gibt, war mir unverständlich, wie ein Student davon satt sein konnte. Ich verstand das Rätsel erst dann, als MÜLLER mir mit beiden Händen demonstrierte wie groß das „Erlanger Klößchen" in Wirklichkeit war.

Mit MÜLLER war ich zwei Monate im Laboratorium zusammen, später trafen wir uns nicht mehr. Aber mit dem anderen Kameraden der Wiener Zeit verbrachte ich ein ganzes Jahr, schloss mit ihm Freundschaft, war Gast in seinem Laboratorium, als wir beide schon Professoren waren, er in Graz und ich in St. Petersburg. Ich bewahre zu ihm ein Gefühl der Freundschaft bis heute, danke Gott, dass einer meiner Jugendfreunde noch lebt, denn alle meine Freunde, von denen ich hier berichte, und alle meine teuren deutschen Lehrer sind schon lange nicht mehr.

Mein Jugendfreund, von dem die Rede ist, war ROLLETT,[58] Assistent von BRÜCKE,[59] dem Professor für Physiologie an der Wiener Universität. Er beschäftigte sich damals mit der Auflösung von Blutkörperchen durch elektrische Entladungen im Blut[60] und kam ins Laboratorium von LUDWIG, um ihm die erhaltenen Ergebnisse zu zeigen. Hier habe ich ihn kennengelernt, aber dann gingen wir täglich gemeinsam Mittagessen in das gleiche billige Restaurant in der Alsterstraße. Vollkommen seinen Forschungen hingegeben, unterhielt er sich mit mir vorwiegend über wissenschaftliche Dinge, überhaupt nicht belehrend berichtete er viel Interessantes von dem, was sich im Laboratorium von BRÜCKE tat, teilweise auch über Physiologische Chemie und Histologie. ROLLETT sprach langsam, als ob er sich jedes Wort genau überlege, bevor er es ausspricht, und diese Wohlüberlegtheit zeichnete alle seine Handlungen aus. Er war ein Feind jeglicher Unwahrheit, gleichzeitig aufrichtig und wahrhaftig bis zur Naivität; er korrigierte ernsthaft während unserer Unterhaltung meine Fehler der deutschen Sprache und zuweilen auch der Physiologie. Ruhig und fast phlegmatisch vom Aussehen, begeisterte er sich, wenn er irgendein hervorragendes Ereignis in der Wissenschaft oder des Lebens kommentierte, scharf ging er mit den Klerikern um, bezeichnete sie als Feinde jeglichen Fortschritts und als Feinde Österreichs. Zum weiblichen Geschlecht verhielt er sich gleichgültig, die Wienerinnen liebte er nicht, nannte ihren Hang nach Luxus leichtsinnig. Er gehörte im Allgemeinen zur Kategorie Menschen mit heißen Herzen und ruhigem Äußeren. Es reichte aus, einmal in sein Gesicht zu schauen, um zu wissen, das ist ein guter Mensch.

In den Herbstferien 1858 blieb ich in Wien, um an der Dissertation zu arbeiten, weil das Sammeln des eigenen Versuchsmaterials abgeschlossen war und ich hier die Möglichkeit hatte, die schon vorher gesammelte Literatur zu ergänzen. Meine einzige Ablenkung waren Spaziergänge in der näheren Umgebung, die STRAUSS-Konzerte[61] im Volksgarten und einige Reisen mit dem Dampfschiff auf der Donau nach Linz und zurück. Dieser Teil der Donau erwies sich als weniger schön als das Ufer unserer Wolga im Gebiet Kostroma.[62]

Im Herbst kamen BEKKERS und BOTKIN für das gesamte Wintersemester nach Wien, der Letztere als Bräutigam von einer Reise nach Moskau. Seine Hochzeit sollte in Wien am Ende des Wintersemesters im Frühjahr des nächsten Jahres stattfinden. Zur Hochzeit soll die Braut[63] mit ihrer Mutter nach Wien kommen. [...]

Als das Semester anfing, baten mich BOTKIN und BEKKERS, die mit anderen russischen Medizinern[64] gesprochen hatten, bei LUDWIG anzufragen, ob er bereit sei, in seinem Laboratorium eine Reihe von Vorlesungen über den Blutkreislauf und die Innervation der Blutgefäße zu halten. Ich kam dem Wunsche nach, fragte an und LUDWIG erklärte sich bereit, wenn eine Summe von 300 Gulden für alle Teilnehmer zusammenkomme. Die Summe wurde natürlich aufgebracht, ich war einer der Hörer dieser Vorlesungen. LUDWIG gehörte zur Zahl der Professoren, die es liebten, Vorlesungen zu halten und während der Vorlesung genoss er gleichsam das Gelesene. In vivisektorischer Beziehung waren die Vorlesungen luxuriös ausgestattet und hatten natürlich großen Erfolg. Nach Abschluss der Vorlesungsreihe veranstaltete das dankbare Publikum zu Ehren des Professors ein Mittagessen und LUDWIG nahm die Einladung an. Hier gab sich LUDWIG sehr kameradschaftlich, war lustig und gesprächig, ein wenig trank er auch und nach dem Essen spielte er mit mir Billard. LUDWIG lernte auch meine Freunde kennen, später auch die reizende Frau BOTKINs, er war dem Paar sehr gewogen. Wie gut unser Verhältnis zu LUDWIG war, zeigt folgender kleiner Vorfall. BEKKERS besuchte mich manchmal im Laboratorium, um mit mir über irgendeine abendliche Veranstaltung zu reden. Einmal kam er zu einer Zeit, als LUDWIG versuchte, eine verhältnismäßig dicke Kanüle in einem dünnen Lymphgefäß zu platzieren. Als er BEKKERS sah und wusste, dass er Chirurg war, begrüßte er ihn mit den Worten: „Sie kommen gerade zur rechten Zeit, bitte Herr PIROGOV,[65] setzen Sie sich auf meinen Platz und bringen Sie dieses Stück für mich in das Lymphgefäß. Ich fürchte, dass ich es nicht kann.“ BEKKERS setzte sich und zum Glück gelang es. Von LUDWIGs Seite war das natürlich ein Scherz gegenüber einem jungen Mann, der ihm gefiel.

In diesem Winter nahmen meine Versuche im Laboratorium eine günstige Wendung. Die Versuche zur Beimischung von Alkoholdampf, um das Blut von Gasen zu befreien mit dem Ziel, seinen Einfluss auf die Absorption von Sauerstoff durch das Blut zu studieren, gaben im vergangenen Semester unbefriedigende Ergebnisse. Deshalb begann ich zu denken, dass es möglicherweise besser wäre, anders vorzugehen, d. h. aus dem Blut des normalen und betrunkenen Tieres die enthaltenen Gase abzutrennen und diese Werte miteinander zu vergleichen. [...]

LUDWIG kannte natürlich meine Vorversuche, sie dienten dann als Modell für die von ihm bestellte Blutpumpe,[66] die er mir zur Verfügung stellte und die von mir in meiner Arbeit über die Gase des arteriellen Blutes eines normalen und erstickten Tieres beschrieben wurde. Mit dieser Methode wurde die Lehre von den Gasen des Blutes auf eine feste Grundlage gestellt.[67] Diese Versuche und die langen Mühen mit dem Absorptiometer von L. MEYER[68] waren der Grund, dass ich einen bedeutenden Teil meines Lebens den Fragen der Blutgase und der Absorption von Gasen durch Flüssigkeiten gewidmet habe.

In diesem Winter war ich schon gut bekannt mit der Familie LUDWIG, die aus der Ehefrau,[69] einer bescheidenen schweigsamen Dame, und einer 15-jährigen Tochter[70] bestand. Einmal war ich sogar eingeladen zu einer Abendgesellschaft im Frack, wo man um einen großen Tisch saß, die älteren Damen auf dem Sofa und die Tochter von LUDWIG reichte den Gästen Tee. Unter den Gästen war auch der Wiener Astronom LITTROW[71] mit einer erwachsenen Tochter, die mich über die Verhältnisse in Russland ausfragte. Seit dieser Zeit bis zu seinem Tode bestanden freundschaftliche Beziehungen meines lieben Lehrers zu mir und bei kleinsten Veränderungen in meinem Leben schrieb er mir einen warmen, teilnahmsvollen Brief. [...]

Nach Heidelberg fuhr ich mit dem Plan, die Vorlesungen von HELMHOLTZ und BUNSEN[72] zu hören und in beiden Laboratorien zu arbeiten. Als ich erfuhr, dass BUNSEN sich nicht mit organischer Chemie beschäftigte, äußerte ich den Wunsch, mich bei ihm mit Titration[73] und Gasanalyse[74] zu beschäftigen. Als er erfuhr, dass ich Mediziner bin, schlug er mir vor, mein Praktikum in Alkalimetrie[75] und in Analyse von Gemischen von atmosphärischer Luft und Kohlendioxid zu absolvieren. Ich hatte von der Güte und Unkompliziertheit BUNSENs gehört, deshalb wurde ich nicht verlegen bei unserem Gespräch. Aber zu HELMHOLTZ, damals schon ein großer Physiologe in den Augen der Welt, ging ich mit einigem Zittern und hatte deshalb das ganze Programm des Gesprächs im Kopf. Ich kam zu ihm mit den folgenden vier Punkten, die ich vorbereitet hatte. 1) Studium des Einflusses auf das Herz bei gleichzeitiger Erregung beider Vagi, einer zentrifugal, der andere zentripetal. 2) Studium der verschiedenen Geschwindigkeit der Kontraktion verschiedener Muskeln beim Frosch mit unmittelbarer Beteiligung von HELMHOLTZ, wobei ich als Beispiel den großen Unterschied in den Bewegungen der vorderen und hinteren Gliedmaßen bei den Fröschen anführte. 3) Beschäftigung nach seinen Anweisungen mit irgendeinem Problem aus der physiologischen Optik und 4) Erlaubnis, einige Versuche zur Gewinnung von Gasen aus Milch mit der unlängst von LUDWIG konstruierten Blutpumpe durchzuführen, die mir bei meiner Ankunft in Heidelberg bereitgestellt wurde und jetzt schon auf eigene Rechnung bei einem Leipziger Mechaniker bestellt ist.

Zum ersten Punkt erhielt ich keinerlei Antwort, wahrscheinlich, weil im HELMHOLTZschen Labor keinerlei Vivisektionen außer an Fröschen gemacht wurden. Dem zweiten Punkt stimmte HELMHOLTZ zu, er sagte, dass gegenwärtig mit diesem Instrument schon gearbeitet werde, erklärte sich bereit, ein konkretes Thema zu geben und erlaubte auch, die Versuche mit Milch durchzuführen.

Was konnte ich diesem Menschen wirklich antworten? Wegen geringer Bildung konnte ich ihm nicht näher kommen, weil ich ihn sozusagen nur von weitem sah und niemals ruhig blieb in seiner Gegenwart, was ihm selbst peinlich war.

Von seiner ruhigen Figur mit den nachdenklichen Augen ging irgendein Frieden aus. Wie seltsam es auch klingen mag, aber ich sage die Wahrheit. HELMHOLTZ machte auf mich den Eindruck, ähnlich dem, den ich empfand, als ich die „Sixtinische Madonna“[76] in Dresden das erste Mal erblickte. Umso mehr, als der Ausdruck seiner Augen wirklich den Augen dieser Madonna ähnlich war. Wahrscheinlich macht er den gleichen Eindruck bei näherer Bekanntschaft. Viel später, als HELMHOLTZ schon in Berlin war, hörte ich gerüchteweise, dass er häufig von WILHELM I.[77] eingeladen werde, als ob er es liebe, sich mit ihm zu unterhalten.

Auf der Durchreise über Leipzig befragte ich LUDWIG zu diesem Thema, wie es möglich sei, dass sich ein Militär wie WILHELM I. für einen Menschen wie HELMHOLTZ interessiert. Auf diese Frage antwortete LUDWIG mit einer besonders sanften Stimme „es ist doch ein Genuss, ein so ruhiges Denken zu hören wie das seinige ist.“[78] In Deutschland genieße HELMHOLTZ den Status eines nationalen Denkmals.

HELMHOLTZ machte sich keine Mühe mit den obligatorischen Vorlesungen für die Medizinstudenten, an denen ich teilnahm. Sie waren elementar und ohne jegliche Mathematik. Einmal hatte ich Gelegenheit an einer Abendsitzung des Heidelberger Naturhistorisch-Medizinischen Vereins[79] teilzunehmen, auf der HELMHOLTZ einen Vortrag über die Analyse von Lauten mit einem Resonator[80] hielt. Hier trug er sogar mit guter Laune vor, wählte unter den Anwesenden den fast tauben BUNSEN als Proband aus, der gutmütig lächelte, als HELMHOLTZ ihm den Resonator ins Ohr fixierte.

In dem sehr kleinen Laboratorium, mit einem abgetrennten Raum für den Professor, arbeiteten vier Personen, zwei Ophthalmologen, JUNGE, mein Kamerad, und KNAPP,[81] sowie ein Deutscher, an dessen Name ich mich nicht erinnere und meine Wenigkeit. WUNDT,[82] der Assistent von HELMHOLTZ, saß über seinen Büchern in der Ecke und sprach das ganze Jahr über kein Wort. HELMHOLTZ sahen wir nur flüchtig, täglich ging er in sein Laboratorium, wandte sich an jeden von uns, fragte, ob alles gut laufe, gab Hinweise, wenn man darum bat.

Ich begann meine Arbeit mit einem Thema von HELMHOLTZ. Doch bevor ich meine Arbeit begann, fragte er mich, ob ich Englisch könne und als ich bejahte, gab er mir einen Traktat über Fluoreszenz[83] von STOKES[84] zu lesen.

Das Thema bestand in der Bestimmung des Verhaltens der durchsichtigen Augenmedien für ultraviolettes Licht. Früher hatte HELMHOLTZ selbst die Fluoreszenz der Netzhaut in diesen Strahlen festgestellt. Quarzlinsen und Prismen waren im Laboratorium vorhanden, aber ein Silberspiegel für den Heliostat,[85] nach der LIEBIGschen Methode[86] hergestellt, stand nicht mehr zur Verfügung. HELMHOLTZ, der wusste, dass ich im Laboratorium von BUNSEN arbeitete, sagte mir, dass ich den Silberspiegel dort herstellen könne. Es kann auch sein, dass er BUNSEN selbst gefragt hat, denn als ich BUNSEN daraufhin ansprach, holte er eine Glasplatte, reinigte und versilberte sie, schließlich polierte er sie mit einem Samtkissen. Schweineaugen erhielt ich von der Schlächterei. Als das Licht endlich vom Heliostat kommend durch das Arbeitszimmer und das kleine Fensterchen in der Wand des Hörsaals fiel, wurde von den ersten Versuchen an eine starke blaue Fluoreszenz der Augenlinse beobachtet. Als ich HELMHOLTZ diese Erscheinung zeigte, stellte er anstatt des Schweineauges mein Auge in den Weg des Lichts und fand, dass auch meine Linse fluoresziert.[87] Sehr erfreut war ich über einen Brief von LUDWIG, dem ich wahrscheinlich geschrieben hatte, dass ich mich in Heidelberg nicht so frei und angenehm fühle wie bei ihm in Wien. Hier einige Auszüge aus diesem Brief:

> Helmholtz hat an Brücke geschrieben, dass Sie eine beträchtliche Fluoreszenz der Linse entdeckt haben [...] und dann ist der Umgang mit H. doch höchst lehrreich, im nächsten Winter werden sich vielleicht die Berührungspunkte zwischen ihm und Ihnen mehren; schon jetzt schreibt er mir, dass Sie ihm gut gefallen.

Dieser Brief war vom 29. Juli 1859, d. h. während der Beschäftigung an dieser Arbeit verging das Sommersemester. Als diese geschrieben und HELMHOLTZ vorgelegt war, fand er in ihr meine folgende Überlegung: Spielt nicht die blaue Fluoreszenz der Augenlinse eine Rolle beim Sehen der blauen Luft durch uns? Auf diese Überlegung hin stellte HELMHOLTZ fest, wenn das so wäre, so könnten wir den ultravioletten Teil des Spektrums[88] mit seinen FRAUNHOFERschen Linien[89] nicht klar sehen, weil die Fluoreszenz gestreutes Licht ergäbe. Meine Überlegung wurde so aus dem Verkehr gezogen.

BUNSENs Vorlesungen waren hervorragend und er hatte die Angewohnheit, an den beschriebenen stark riechenden Stoffen zu riechen, so schädlich oder widerlich sie auch waren. Man erzählt sich in Heidelberg, dass er einmal bis zur Ohnmacht an irgendeinem Stoff gerochen hat. Für seine Schwäche zu Sprengstoffen hat er schon vor langer Zeit mit einem Auge bezahlt und in seinen Vorlesungen lässt er es bei jeder sich bietenden Gelegenheit krachen, so auch jetzt. Bewaffnet mit einem langen Stock, der am Ende rechtwinklig gebogen und mit einer Feder versehen ist, eine Brille aufgesetzt, brachte BUNSEN in Bleitiegeln Jodstickstoff und Chlorstickstoff zur Explosion,[90] aber dann zeigte er stolz auf den durch die Explosion durchschlagenen Boden des Tiegels die letzten Tropfen von Chlorstickstoff. An Vergesslichkeit leidend, erschien er manchmal zu den Vorlesungen mit nach vorn gedrehten Ohrmuscheln, wie er es wahrscheinlich in der Schulzeit häufig gemacht hatte. [...]

BUNSEN war allgemein beliebt, man nannte ihn nicht anders als Papa BUNSEN, obwohl er noch nicht alt war.[91] Als ich nach Heidelberg kam, fand ich eine große russische Gruppe vor, die Moskauer Familie T. P. PASSEK[92] (eine Mutter mit drei Söhnen), der bei ERLENMEYER[93] arbeitende SAVIČ[94] und Dmitrij Ivanovič MENDELEEV,[95] später im Winter kam A. P. BORODIN.[96] MENDELEEV wurde schließlich der Chef unseres Kreises, trotz seiner jungen Jahre. Er war jünger als ich und ein schon fertiger Chemiker, wir waren noch Schüler. In Heidelberg in einem Zimmer seiner Wohnung ließ er auf eigene Kosten Gas legen, kaufte chemische Glasgeräte und ein Kathetometer,[97] begann sich mit Kapillarerscheinungen zu beschäftigen und besuchte keinerlei Laboratorium. PASSEK lud oft Dmitrij Ivanovič und mich zum Tee ein, oft gab es auch Piroggen[98] oder russischen Šči.[99] […]

Ich erinnere mich z. B., dass in der Wohnung MENDELEEVs laut das soeben erschienene Buch von GONČAROV[100] *Obriv*[101] vorgelesen wurde, das das Publikum gierig verschlang, und dass es uns, aus Hunger nach solchen Büchern, als der Gipfel der Vollkommenheit erschien. Ich erinnere mich auch, dass BORODIN in seiner Wohnung ein Klavier hatte und uns manchmal zu einem Musikabend einlud. Er verheimlichte sorgfältig, dass er ein ernsthafter Musiker war, weil er niemals große Stücke spielte, nur auf Wunsch der Zuhörer irgendwelche Lieder oder Arien aus beliebten italienischen Opern. So erfuhr ich, dass er den *Barbier von Sevilla*[102] sehr liebte. Er erfreute mich mit den großen Arien dieser Oper, überhaupt erstaunte er uns, dass er alles auswendig ohne Noten spielen konnte, was wir uns wünschten. […]

In Heidelberg lernte ich auch Boris Nikolaevič ČIČERIN[103] kennen, er gehörte zu den Bekannten von MENDELEEV und traf sich gelegentlich mit JUNGE und mir. Er hatte auch in Moskau studiert und war damals schon Adjunkt. […]

In den Herbstferien 1859 fuhren MENDELEEV und ich zu zweit in die Schweiz. Wir wollten alles machen, was echte Liebhaber der Schweiz zu machen pflegen, d. h. die Rigi[104] besteigen, in Hotels übernachten, sich ins Alpenglühen verlieben, auf dem Vierwaldstättersee spazieren fahren bis Fluell[105] und das gesamte Oberland durchwandern. Dieses Programm wurde genauso ausgeführt wie geplant, in Interlaken blieben wir sogar zwei Tage, sehnsüchtig wartend, dass die Schönheit der Jungfrau[106] aus dem sie umgebenden Nebel aufsteigt. Aber wo wir danach waren, erinnere ich mich nicht.

Am Anfang des Wintersemesters war die von mir bestellte LUDWIGsche Pumpe fertig und ich begann mich mit den Gasen der Milch zu beschäftigen. Um arbeiten zu können, musste ich von einem Heidelberger Drogisten die notwendige Menge Quecksilber ausleihen, die Kaution entsprach dem Wert des Quecksilbers. Ein anderes Problem war die tägliche Milch, die ich organisieren musste. HELMHOLTZ sah natürlich meine Versuche mit Milch und der LUDWIGschen Pumpe, weil sie in seinem Laboratorium durchgeführt wurden. Nach sechs Jahren wurden im Lehrbuch von WUNDT[107] zum ersten Mal die von HELMHOLTZ konstruierte, unvergleichlich bequeme Form der Pumpe,[108] die auch heute noch in Pumpen mit TORRICELLI-Vakuum[109] vorhanden ist, beschrieben. Davon nichts wissend, beschrieb ich 1865 eine sehr einfache Form der Pumpe, bei der das TORRICELLI-Vakuum durch eine einfache Luftpumpe gebildet wird. Die Geschichte dieser drei Formen kann man in *Scheidlens* [sic] *physiologischer Methodik* (3. Lieferung 1877)[110] nachlesen.

Das einzige Ereignis in diesem Winter, das das gewöhnliche, stille Leben in Heidelberg störte, war das Fest zum 100. Geburtstag von SCHILLER.[111] Unsere russische Gruppe nahm das Mittagessen im Restaurant des Hotels „Badischer Hof" ein und saß an einem Ende einer langen Tafel, am anderen Ende saßen die Studenten. Am Tag des Jubiläums saß inmitten der Studenten der grauhaarige MITTERMAIER,[112] ein Professor der Juristischen Fakultät, der eine Rede hielt, in der er erinnerte, dass er in seiner frühen Jugend das Glück hatte, den großen Mann SCHILLER zu sehen. Dann beschrieb er dessen Bildung, Humanität, die Weite seiner Ansichten und beendete seine Rede mit SCHILLERs Blick auf die Frauen, beschrieb einige Frauentypen in seinem Schaffen. Am Abend waren wir im Theater, es wurde Schillers Drama *Wallensteins Lager*[113] gespielt.

Mit den Versuchen über die Milch beendete ich meine Tätigkeit im Laboratorium. Meine Finanzen gingen dem Ende entgegen, deshalb hätte ich eigentlich sofort nach Russland zurückkehren müssen. Aber eine kleine Erbschaft von 500 Rubel, die ich im Dezember erhielt, half mir. Mit einem solchen Reichtum in der Tasche begab ich mich in Begleitung von MENDELEEV und BORODIN nach Paris.[114]

Bald nach meiner Rückkehr aus Paris musste ich mich auf die Rückreise vorbereiten. In die Heimat wollte ich nicht, weil ich mich in den 3½ Jahren an das Leben in Freiheit gewöhnt hatte, ohne Verpflichtungen und mit einer Beschäftigung, die interessant war. Außerdem gab es keinen Grund, das damalige Deutschland nicht zu lieben, mit seinen in der Mehrzahl einfachen, gutmütigen und herzlichen Bewohnern. Jetzt nach vielen Jahren erscheint es mir auch in Form einer erfüllten Welt, die Stille der Landschaft, in einer Zeit, wenn der Flieder, die Apfelbäume und die Kirschen blühen, weiße Flecken auf dem grünen Grund der Felder und die Alleen mit verschnittenen Pappeln. Wie dem auch sei, fahren musste ich, wenn ich nur so viel Geld in der Tasche hätte, wie nötig ist für einen Halt in Berlin und eine Fahrt von Berlin nach St. Petersburg.

HELMHOLTZ verabschiedete sich von mir freundlich, gab mir drei Sonderdrucke seiner Arbeit, die später ein Kapitel seines berühmten Buches über die Lautempfindungen[115] bildete, mit der Bitte, sie in Berlin MAGNUS, DOVE[116] und DU BOIS-REYMOND zu übergeben, was ich natürlich tat. Dieses Mal begegnete mir DU BOIS-REYMOND sehr freundlich, wünschte mir weiterhin Erfolg und bemerkte, dass ich schon an allen Orten war, wo es sich lohne.

Anmerkungen

[1] Fischer 2012, 252-258; Pfrepper 2009, passim, 234-240.
[2] Sečenov 1952, 111-161.
[3] Eine im Jahre 1763 gegründete staatliche Kreditbehörde, von 1772 bis 1873 existierten zwei unabhängige Einrichtungen, je eine in Moskau und St. Petersburg.
[4] 1853-1856 standen sich Russland und das Osmanische Reich, Frankreich und Großbritannien gegenüber. Der erste der modernen Stellungskriege war besonders verlustreich, wobei die meisten Opfer vor allem an Seuchen und Krankheiten infolge unsachgemäßer Wundbehandlung starben.
[5] Die Krönung von Zar Aleksandr II. fand am 26. August 1856 statt, während er die Thronfolge schon am 19. Februar 1855 angetreten hatte.
[6] Aleksandr. II. (1818-1881), Zar von Russland 1855-1881.
[7] Nikolaj I. (1796-1855), Zar von Russland 1825-1881.
[8] Sergej Petrovič Botkin (1832-1889), Mediziner, Leibarzt, 1860-1861 Adjunkt-Professor und 1861-1889 o. Professor für Therapie und Medizinische Klinik an der Medikochirurgischen/Militärmedizinischen Akademie St. Petersburg, vgl. Fischer 2010, 44-49.
[9] Rudolf Virchow (1821-1902), Mediziner, Politiker, 1849-1856 o. Professor für Pathologische Anatomie an der Universität Würzburg, 1856-1902 o. Professor für Pathologische Anatomie an der Universität Berlin.
[10] Vgl. Briefe von S. P. Botkin an seinen Bruder Michail Petrovič in Pfrepper/Pfrepper 2008, 1066.
[11] Heinrich Gustav Magnus (1802-1870), Physiker, Chemiker, 1834-1845 a.o. und 1845-1869 o. Professor für Physik und Technologie an der Universität Berlin.
[12] Heinrich Rose (1795-1864), vgl. Anm. 49 im Reisebericht Bidder S. 20.
[13] Johannes Müller (1801-1858), vgl. Anm. 4 im Reisebericht Filomafitskij S. 3.
[14] Emil Du Bois-Reymond (1818-1896), Mediziner, 1855-1858 a.o. und 1858-1896 o. Professor für Physiologie an der Universität Berlin.
[15] Felix Hoppe-Seyler (1825-1895), Namenszusatz Seyler seit 1864, Mediziner, Chemiker, 1856 Assistent und 1860-1861 a.o. Professor am Pathologischen Institut der Universität Berlin, 1861-1872 o. Professor für Physiologische Chemie an der Universität Tübingen, 1872-1895 o. Professor für Physiologische Chemie an der Universität Straßburg.

[16] Karl Wilhelm von Kupffer (1829-1902), Mediziner, 1858-1865 Prosektor und a.o. Professor für Anatomie an der Universität Dorpat, 1867-1876 o. Professor für Anatomie an der Universität Kiel, 1876-1880 o. Professor für Anatomie an der Universität Königsberg, 1880-1901 o. Professor für Anatomie an der Universität München.
[17] Elektromechanisches Strommessgerät, hergestellt von dem Mechaniker Sauerwald in Berlin. Du Bois-Reymond beschreibt in seinem zweibändigen Werk *Untersuchungen über thierische Electricität* (Berlin 1848-1884), das in mehreren Lieferungen erschien, die von ihm konstruierten physikalischen Instrumente wie Multiplikatoren (Galvanometer), Schlitteninduktoren und andere Messgeräte, die zum Teil auch in Mitarbeit mit befreundeten Physikern und Handwerkern, wie Helmholtz und dem Mechaniker Sauerwald hergestellt wurden.
[18] Eduard Pflüger (1829-1910), Mediziner, 1853-1858 Assistent von Du Bois-Reymond an der Universität Berlin, 1859-1910 o. Professor für Physiologie an der Universität Bonn.
[19] Pflüger, Eduard F. W.: Untersuchungen über die Physiologie des Elektrotonus. Berlin 1858, 15 S.
[20] Hermann von Helmholtz (1821-1894), Mediziner, Physiker, 1848-1849 o. Professor für Physiologie an der Universität Berlin, 1849-1851 a.o. und 1851-1855 o. Professor für Physiologie an der Universität Königsberg, 1858-1871 o. Professor für Physiologie an der Universität Heidelberg, seit 1870 o. Professor für Physik an der Universität Berlin.
[21] Die Berliner Gesellschaft Urania wurde 1888 mit dem Ziel gegründet, wissenschaftliche Erkenntnisse auch einem Laienpublikum zugänglich zu machen.
[22] Hämorrhoidalleiden, hervorgerufen durch meist vergrößerte und tiefer getretene Hämorrhoiden (arteriovenöses Gefäßpolster am Darmausgang).
[23] In den letzten Lebensjahren wurde Müller immer wieder von Depressionen befallen. Am Morgen des 28. April 1858 wurde er in seiner Berliner Wohnung tot aufgefunden, seine Todesursache blieb unbekannt.
[24] Myograph ist ein Gerät zur Messung der durch eine Kraft hervorgerufenen Muskelkontraktion. Helmholtz kombinierte Teile aus Eduard Webers Untersuchungen der Muskelbewegung mit dem Rotationsapparat und Carl Ludwigs Kymographen (Gerät zur graphischen Aufzeichnung des Blutdrucks) und konstruierte einen Prototypen.
[25] Eine wachsende Gruppe von Wissenschaftlern verband Eugenik und Rasse und sah die langköpfige, blonde „nordische Rasse" als „eugenisch vorteilhaft" an und betrachtete die „Rassenmischung" als Quelle biologischer Entartung.
[26] Ljudvig Andreevič Bekkers [Ludwig Beckers (1832-1862)], Mediziner, 1857-1860 Weiterbildung im Ausland, 1860 Adjunkt-Professor für Chirurgie und 1861-1862 Leiter der Chirurgischen Klinik der Mediko-chirurgischen Akademie St. Petersburg, Selbstmord durch Cyankali.
[27] Nikolaj Ivanovič Pirogov (1810-1881), Mediziner, 1828-1836 Medizinstudium am Professoreninstitut in Dorpat, 1836-1840 Professor für Chirurgie an der Universität Dorpat, 1841-1856 Professor für Chirurgie an der Mediko-chirurgischen Akademie (MCA) St. Petersburg, 1854-1855 Chirurg im Krimkrieg in Sevastopol', 1856 schied Pirogov aus der MCA aus, wurde Kurator des Odessaer (1856-1858) und des Kiever Unterrichtsbezirks (1858-1861). Seit Juli 1862 war er als Beauftragter des russischen Ministeriums für Volksaufklärung in Heidelberg verantwortlich für die Betreuung der

jungen russischen Wissenschaftler in Deutschland. 1866 gab Pirogov sein Amt als Auslandsvertreter aus Protest auf, als nach dem Attentat auf Aleksandr II. am 4. April 1866 der Minister für Volksaufklärung Golovnin entlassen wurde, in dessen Amtszeit (Dezember 1861 bis April 1866) das liberale Universitätsstatut von 1863 verabschiedet wurde. 1870-1871 Chirurg im Deutsch-Französischen und 1877-1878 im Russisch-Türkischen Krieg, vgl. Pfrepper 2009, 91.

[28] 1854-1855 führte er im Kriegsgebiet ca. 400 Operationen durch.

[29] Eduard Andreevič Junge (1832-1898), Mediziner, 1856-1859 Weiterbildung im Ausland, 1860-1882 Professor für Augenheilkunde an der Mediko-chirurgischen Akademie St. Petersburg.

[30] Aleksandr Andreevič Ivanov (1806-1858), Historien- und Landschaftsmaler.

[31] Albrecht von Graefe (1828-1870), Mediziner, 1852-1857 Privatdozent, 1857-1866 a.o. und 1866-1870 o. Professor für Augenheilkunde an der Universität Berlin.

[32] Dmitrij Petrovič Botkin (1828-1889), Unternehmer und Kunstsammler.

[33] S. 122-134: Sečenov fuhr zunächst nach Würzburg, um seinen Reisegefährten Botkin zu treffen, die Route führte über München, Innsbruck, über den Brenner nach Verona, Mailand, Venedig, Florenz, Rom, Triest und Anfang November zurück nach Leipzig.

[34] Funke, Otto: Lehrbuch der Physiologie des Menschen für Ärzte und Studirende (von August Friedrich Günther, fortges. von Otto Funke). Lehrbuch der speciellen Physiologie. Bde. 2.2 und 2.3. Leipzig 1853, 291 S. und 286 S. Dieses Buch wurde 1858 und 1872/73 in Russische übersetzt, vgl. Pfrepper 2009, 123, 126.

[35] Otto Funke (1828-1879), Mediziner, 1852-1853 Privatdozent und 1853-1860 a.o. Professor für Medizin an der Universität Leipzig, 1860-1879 o. Professor für Physiologie an der Universität Freiburg.

[36] Karl Gotthelf Lehmann (1812-1863), Mediziner, seit 1843 a.o. Professor für Medizin, 1847 Nominalprofessor und 1854 persönliche o. Professur für Physiologische und Pathologische Chemie an der Medizinischen Fakultät der Universität Leipzig, 1856-1863 Professor für Allgemeine Chemie an der Universität Jena. Autor des *Lehrbuchs der physiologischen Chemie* in drei Theilen. Leipzig 1842-1853, vgl. Becker/Hofmann 1996, 12-14.

[37] Nach Belieben (franz.).

[38] Malzkaffee aus verschiedenen Getreidesorten und Zichorienwurzel, der kein Koffein enthält.

[39] Ernst Heinrich Weber (1795-1878), vgl. Anm. 15 im Reisebericht Bidder S. 18.

[40] Claude Bernard (1813-1878), Mediziner, 1854 Professor für Physiologie an der Sorbonne und seit 1855 am Collège de France in Paris.

[41] Albert von Koelliker (1817-1905), Mediziner, 1842-1844 Privatdozent und 1844-1847 a.o. Professor für Anatomie und Physiologie an der Universität Zürich, 1848-1897 o. Professor für Anatomie an der Universität Würzburg.

[42] Kölliker, Albert: Physiologische Untersuchungen über die Wirkung einiger Gifte. Archiv für pathologische Anatomie und Physiologie und für klinische Medicin 10 (1856), 235-296.

[43] Kaliumrhodanat = Kaliumsulfocyanat ist ein Salz, das farblose, lange Nadeln bildet, die giftig wirken. In der Veröffentlichung bei Sečenov wird es als Schwefelcyankalium S_2CyK bezeichnet.

[44] franz.: elektrische Klemmvorrichtung, Elektrogreifer.
[45] Dr. Setschenow aus Moskau: Einiges über die Vergiftung mit Schwefelcyankalium. Archiv für pathologische Anatomie und Physiologie und für klinische Medicin 14 (1858), 356-370, S. 370: „Schließlich muss ich meinen herzlichen Dank Herrn Professor Funke in Leipzig aussprechen, durch dessen Güte ich im Stande war, diese Arbeit auszuführen."
[46] Carl Ludwig (1816-1895), Mediziner, 1846-1849 a.o. Professor für Vergleichende Anatomie an der Universität Marburg, 1849-1855 o. Professor für Anatomie und Physiologie an der Universität Zürich, 1855-1865 o. Professor für Physiologie und Zoologie an der Militärärztlichen Akademie Josephinum Wien, 1865-1895 o. Professor für Physiologie an der Universität Leipzig.
[47] Eine Vivisektion (lat. vivus = lebendig, sectio = Zerschneiden) ist ein operativer Eingriff am lebenden Tier zu Forschungszwecken.
[48] Bibliographie von Ludwigs Veröffentlichungen vgl. Beneke 2005.
[49] Das Josephinum wurde 1784 von Kaiser Joseph II. (1741-1790) als „K.K. medizinisch-chirurgische Josephs-Academie" zur Ausbildung von Ärzten und Wundärzten für die Armee gegründet und am 7. November 1785 eröffnet.
[50] Wilhelm Müller (1832-1909), Mediziner, 1864-1909 o. Professor für Pathologischen Anatomie an der Universität Jena, er arbeitete bei Ludwig in Wien 1857 und 1858.
[51] Max Hermann (†1866), aus Deutsch Crone (Westpreußen), er arbeitete 1858 und 1861 bei Ludwig in Wien.
[52] Das war z. B. 1858 Josef Stefan (1835-1893), 1863 bis 1893 o. Professor für Höhere Mathematik und Physik an der Universität Wien, vgl. Anonym 1874.
[53] Glandula submandibularis (lat.) = Unterkieferspeicheldrüse.
[54] Aleksandr Dmitrievič Ulybyšev (1794-1858), Musikkritiker.
[55] Ludwig van Beethoven (1770-1827), Komponist.
[56] Michail Jur'evič Lermontov (1814-1841), Dichter, Vertreter der romantischen Literatur in Russland.
[57] Die Gaben des Terek.
[58] Alexander Rollett (1834-1903), Mediziner, 1863-1903 o. Professor für Physiologie an der Universität Graz.
[59] Ernst Wilhelm von Brücke (1819-1892), Mediziner, 1848-1849 a.o. Professor für Physiologie und Allgemeine Pathologie an der Universität Königsberg, 1849-1890 o. Professor für Physiologie an der Universität Wien.
[60] Rollett, Alexander: Über die successiven Veränderungen, welche elektrische Schläge an den rothen Blutkörperchen hervorbringen. Sitzungsberichte der Mathemathisch-naturwissenschaftlichen Classe der kaiserlichen Akademie der Wissenschaften 50 (1864) 2, 178-202.
[61] Johann Strauss (Sohn) (1825-1899), Kapellmeister und Komponist.
[62] Kostroma ist eine russische Stadt, ca. 300 km nordöstlich von Moskau am Zusammenfluss von Wolga und Kostroma gelegen.
[63] Anastasija Aleksandrovna Krylova (†1873), vgl. Fischer 2010, 44.
[64] Pavel Petrovič Ėjnbrodt (1835-1865), Aleksandr Aleksandrovič Šeffer (1831-1897) und Ivan Petrovič Ščelkov (1833-1909) waren zu dieser Zeit bei Ludwig in Wien, vgl. Pfrepper 2009, 180, 245 sowie Pfrepper 2011, 214.

[65] Ludwig hatte scherzhaft auf den „großen“ russischen Chirurgen Pirogov angespielt.
[66] Abbildung der Gaspumpe von Ludwig in: Cyon, Elie de: Atlas zur Methodik der Physiologischen Experimente und Vivisectionen. Giessen, St. Petersburg 1876, 31.
[67] Die Details zu den Versuchen von Sečenov, die auch die Grundlage seiner Dissertation (Materialy dlja buduščej fiziologii alkogol'nogo op'janenija, Mediko-chirurgische Akademie St. Petersburg 1860) bildeten, siehe in Setschenow, J.: Beiträge zur Pneumatologie des Blutes. Sitzungsberichte der Mathematisch-naturwissenschaftliche Classe der kaiserlichen Akademie der Wissenschaften Wien 36 (1859), 293-319 = Zeitschrift für rationelle Medicin 10, 3. R. (1861), 101-127. XV. Sitzung vom 9. Juni 1859, S. 217: „Herr Prof. Dr. Ludwig berichtet über eine von Herrn J. Setschenow aus Moskau im physiologischen Institut der k. k. Josephsakademie ausgeführten Arbeit über das Verhalten des Blutes zu Gasen und überreicht die betreffende Abhandlung.“
[68] Lothar Meyer (1830-1895), Mediziner, Chemiker, 1859-1866 Privatdozent und Leiter des chemischen Laboratoriums des Physiologischen Instituts der Universität Breslau, 1866 Dozent und 1867 o. Professor für Chemie an der Forstakademie Neustadt-Eberswalde, 1868-1876 o. Professor für Chemie am Polytechnikum Karlsruhe, 1876-1895 o. Professor für Chemie an der Universität Tübingen.
[69] Christiane Sophie Ludwig, geb. Endemann (1827-1897).
[70] Hier irrt Sečenov, Anna Christina Henriette Ludwig (1851-1934) war im Winter 1859 erst acht Jahre alt.
[71] Karl Ludwig von Littrow (1811-1877), Astronom, 1836 Adjunkt und 1842 Direktor der Universitätssternwarte und o. Professor für Astronomie an der Universität Wien.
[72] Robert Wilhelm Bunsen (1811-1899), Chemiker, 1835-1836 Lehrstuhlvertretung für Chemie an der Universität Göttingen, 1836-1839 o. Professor für Chemie am Polytechnikum Kassel, 1839-1850 o. Professor für Chemie an der Universität Marburg, 1850-1852 o. Professor für Chemie an der Universität Breslau, 1852-1889 o. Professor für Chemie an der Universität Heidelberg.
[73] Titration (Volumetrie) ist ein chemisches Verfahren zur quantitativen Analyse.
[74] Gasanalyse ist ein Teilgebiet der Analytischen Chemie, bei der mit chemischen und physikalischen Methoden die qualitative und quantitative Zusammensetzung von Gasen und ihren Gemischen untersucht wird.
[75] Die Alkalimetrie ist ein maßanalytisches Verfahren zur Bestimmung von Säuremengen (Neutralisationstitration). Die Bestimmung erfolgt durch Zugabe genau eingestellter Laugen.
[76] Das Gemälde wurde 1512/13 von Raffael (1483-1520) geschaffen und befindet sich in der Gemäldegalerie Alte Meister in den Staatlichen Kunstsammlungen Dresden (seit 1754).
[77] Wilhelm I. (1797-1888), aus dem Hause Hohenzollern, seit 1861 König von Preußen, seit 1871 erster deutscher Kaiser.
[78] Deutscher Satz in der russischen Autobiographie.
[79] Der Naturhistorisch-Medizinische Verein zu Heidelberg wurde 1856 gegründet, seine Vorläuferin war die Gesellschaft für Naturwissenschaft und Heilkunde zu Heidelberg (1818-1847), vgl. Häberle 1913.
[80] Helmholtz-Resonator ist ein akustischer Resonator, d. h. ein sehr schwingfähiges System, dessen Komponenten auf eine bestimmte Frequenz (Eigenfrequenz) abgestimmt sind.

[81] Hermann Knapp (1832-1911), Mediziner, 1859-1865 Privatdozent, Assistent von Helmholtz, und 1865-1868 a.o. Professor für Augenheilkunde an der Universität Heidelberg, wanderte nach den USA aus.
[82] Wilhelm Wundt (1832-1920), Mediziner, Psychologe, Philosoph, 1857-1864 Privatdozent (Assistent von Helmholtz) und 1864-1874 a.o. Professor für Physiologie an der Universität Heidelberg, 1874-1875 o. Professor für Induktive Philosophie an der Universität Zürich, 1875-1917 o. Professor für Philosophie an der Universität Leipzig.
[83] Fluoreszenz ist die kurzzeitige spontane Aussendung von Licht. Der Name ist von dem fluoreszierenden Mineral Flussspat (Calciumfluorid) abgeleitet.
[84] George Gabriel Stokes (1819-1903), Mathematiker, Physiker. Die folgende Arbeit behandelt die Fluoreszenz, deren Natur er als Erster erkannte: Stokes, George Gabriel: On the Change of Refrangibility of Light. Philosophical Transactions of the Royal Society of London 142 (1852), 463-562.
[85] Heliostat ist ein Apparat mit einem Spiegel, der unabhängig von der Änderung der Sonnenposition am Himmel immer auf den gleichen, ortsfesten Punkt reflektiert.
[86] Liebig, Justus: Ueber Versilberung und Vergoldung von Glas. Annalen der Chemie und Pharmacie 98 (1856), 132-139 = Polytechnisches Journal 140 (1856), 199-204.
[87] Setschenow, J.: Ueber die Fluorescenz der durchsichtigen Augenmedien beim Menschen und einigen anderen Säugethieren. Archiv für Ophthalmologie 5 II (1859), 205-210.
[88] Spektrum bezeichnete ursprünglich die sichtbaren Spektralfarben, z. B. im Regenbogen. Eine Spektralfarbe ist der Farbeindruck, der im sichtbaren Teil des Lichtspektrums entsteht und ist die Gesamtheit aller Linien bestimmter Frequenz. Ultraviolettes Licht hat eine kleinere Wellenlänge als sichtbares Licht, von 450-400 nm.
[89] Joseph von Fraunhofer (1787-1826), Optiker, Physiker. Fraunhofer-Linien sind Absorptionslinien im Spektrum der Sonne, sie wurden 1814 von Fraunhofer unabhängig von William Hyde Wollaston (1802) neu entdeckt und systematisch untersucht.
[90] Bunsen, Robert: Gasometrische Methoden. Braunschweig 1857, S. 255-258 zur Explosivität der Gase.
[91] Bunsen war 1859 48 Jahre alt.
[92] Tat'jana Petrovna Passek (1810-1889), Schriftstellerin.
[93] Emil Erlenmeyer (1825-1909), Chemiker, 1857-1863 Privatdozent und 1863-1868 a.o. Professor für Chemie an der Universität Heidelberg, 1868-1883 o. Professor für Chemie an der Polytechnischen Schule München, heute Technische Universität.
[94] Valerian Savič († 1862), Chemiker, Freund von Mendeleev und Borodin, war zur Weiterbildung im WS 1858/59 und im SS 1859 in Heidelberg. Savič verließ Heidelberg vor Mendeleev, ging nach Paris und arbeitete bei Charles Adolphe Wurtz (1817-1884) über das Acetylen, vgl. Butlerow 1865; Nolte 1993, 106; Birkenmaier 1996, 116.
[95] Dmitrij Ivanovič Mendeleev (1834-1907), Chemiker, Entdecker des Periodensystems der Elemente, vgl. Anm. 28 im Reisebericht Tichonovič S. 165.
[96] Aleksandr Porfir'evič Borodin (1833-1887), Chemiker, Komponist, 1864-1887 Professor für Chemie an der Mediko-chirurgischen/Militärmedizinischen Akademie St. Petersburg.
[97] Ein Kathetometer ist eine optische Apparatur zur Beobachtung und Vermessung kleiner Positionsänderungen eines Gegenstandes, indem die Lage eines Punktes in zwei Raumrichtungen mittels eines Fernrohrs bestimmt wird.

[98] Piroggen sind gefüllte Teigtaschen aus Hefe-, Blätter- oder Nudelteig und besonders in der osteuropäischen Küche sehr verbreitet.
[99] Schtschi, in Osteuropa sehr verbreitete Kohlsuppe.
[100] Ivan Aleksandrovič Gončarov (1812-1891), Schriftsteller.
[101] Die Schlucht. Dieser Roman erschien erst 1869, Sečenov meint sicher den Roman *Oblomov*, der 1859 erschien.
[102] Oper von Gioachino Rossini (1792-1868), Komponist.
[103] Boris Nikolaevič Čičerin (1828-1904), Jurist, Historiker, Philosoph.
[104] Die Rigi ist ein Bergmassiv zwischen dem Vierwaldstättersee, dem Zuger See und dem Lauerzersee in der Zentralschweiz. Höchster Berg ist die Rigi-Kulm mit 1.797m.
[105] Flüelen ist eine Gemeinde des Kantons Uri in der Schweiz.
[106] Die Jungfrau-Region liegt im Herzen des Berner Oberlandes und erstreckt sich von Interlaken bis zu den Gipfeln des Jungfraumassivs mit den Gipfeln Eiger (3.970m), Mönch (4.107m) und Jungfrau (4.158m).
[107] Wundt, Wilhelm: Lehrbuch der Physiologie des Menschen. Mit 137 in den Text gedruckten Holzschnitten. Erlangen 1865, auf S. 258 ist die Gaspumpe von Helmholtz in vereinfachter Form abgebildet.
[108] Gaspumpe nach Helmholtz siehe Gscheidlen 1876 in Anm. 110.
[109] Evangelista Torricelli (1608-1647), Physiker, Mathematiker, ihm gelang es erstmals, ein Vakuum für längere Zeit aufrecht zu erhalten. Vakuum heißt der Zustand eines Gases, wenn in einem Behälter der Druck des Gases und damit die Teilchenzahldichte niedriger ist als außerhalb oder wenn der Druck des Gases niedriger ist als 300 mbar, d. h. kleiner als der niedrigste auf der Erdoberfläche vorkommende Atmosphärendruck.
[110] Gscheidlen, Richard: Physiologische Methodik. Ein Handbuch der praktischen Physiologie. Braunschweig 1876, auf S. 429 ist die Gaspumpe von Helmholtz beschrieben und abgebildet.
[111] Friedrich Schiller (1759-1805), Dichter, Philosoph, Historiker.
[112] Carl Mittermaier (1787-1867), Jurist, Politiker.
[113] *Wallensteins Lager* ist der erste Teil der *Wallenstein*-Triologie und wurde 1798 in Weimar uraufgeführt.
[114] In Paris traf Sečenov Bekkers, der hier studierte, und Botkin, dem hier Zwillinge geboren wurden, Sergej Sergeevič (*13./25.12.1859), das zweite Kind ist nicht bekannt.
[115] Helmholtz, Hermann von: Die Lehre von den Tonempfindungen als physiologische Grundlage für die Theorie der Musik. Braunschweig 1863.
[116] Heinrich Wilhelm Dove (1803-1879), Physiker, Meteorologe, 1826-1828 Privatdozent und 1828-1829 a.o. Professor für Physik an der Universität Königsberg, seit 1829 in Berlin am Friedrich-Wilhelms-Gymnasium, an der Artillerieschule und am Königlichen Gewerbeinstitut, 1845-1879 o. Professor für Physik an der Universität Berlin, seit 1849 Direktor des Meteorologischen Instituts.

Pavel Petrovič Ėjnbrodt (1835-1865)[1]

Instruktion 1858[2]

1) Im Ausland soll sich der Kandidat hauptsächlich mit Physiologie und Vergleichender Anatomie sowie mit der Entwicklungsgeschichte von Tieren und der Vergleichenden Histologie beschäftigen.
2) Da die genannten Wissenschaften in sehr enger Beziehung mit der Anatomie des menschlichen Körpers, der Zoologie, der Physik und der Chemie stehen, so ist es seine Aufgabe, sich nach Möglichkeit auch in diesen Wissenschaften zu vervollkommnen.
3) Er soll ein Semester in Berlin zum Besuch des Kurses über Physiologie und Vergleichende Anatomie bei Professor MÜLLER verbringen.[3] Hier soll er nach Möglichkeit auch die physiologischen Vorlesungen bei SCHULTZ[4] und DU BOIS-REYMOND,[5] die Praktika in den mikroskopischen Untersuchungsmethoden unter der Leitung von EHRENBERG,[6] VIRCHOW[7] und REMAK,[8] Vorlesungen in Zoologie der Professoren der Universität und in Vergleichender Anatomie von Haustieren der Professoren der Veterinärschule besuchen. Beim Besuch der Vorlesungen der oben genannten Professoren soll er auch die notwendige Aufmerksamkeit auf die Kabinette für Vergleichende Anatomie, Anatomie der Haustiere und der Zoologie richten. Wenn es seine Zeit erlaubt, soll er neben den Vorlesungen der genannten Professoren auch die Vorlesungen in Chemie und Physik der Professoren DOVE,[9] MAGNUS,[10] MITSCHERLICH[11] und ROSE[12] hören.
4) Um sich mit der Histologie des menschlichen Körpers und der Vergleichenden Anatomie unter der Leitung von KOELLIKER[13] und LEYDIG[14] zu beschäftigen, muss er auch Würzburg besuchen.
5) In Wien wird er in erster Linie die anatomischen Vorlesungen von HYRTL,[15] die physiologischen von BRÜCKE[16] und die chemischen von REDTENBACHER[17] und HELLER[18] besuchen.
6) In Paris soll er ungefähr ein Jahr lang bleiben, weil dort eine ungewöhnliche Fülle der Gegenstände vorhanden ist, die er studieren soll. Hier wird er sich mit Physiologie unter der Leitung von BERNARD,[19] mit Vergleichender Anatomie und Physiologie bei FLOURENS[20] und anderen Professoren beschäftigen, den Botanischen Garten besuchen, in der Fakulté des Sciences und im Collège de France Entwicklungsgeschichte unter der Leitung von COSTE,[21] Physik und Chemie unter der Leitung von DUMAS[22] u. a. hören. Der Kandidat wird die reiche Sammlung anatomischer und zoologischer Präparate im Botanischen Garten (Jardin des plantes) und die École

de médicine usw. besuchen. BERNARD wird ihn in der Herstellung physiologischer Präparate unterrichten.
7) Außer den Vorlesungen der genannten Professoren hat er freie Hand je nach Wahl auch andere zu hören, nach Möglichkeit wird er allerdings seine Aufmerksamkeit auf Pathologie, Therapie und die anderen medizinischen Wissenschaften richten.
8) Außer den genannten Städten kann er auch andere Städte in Deutschland, Frankreich und England besuchen, um Kabinette und Physiologische Institute zu sehen oder um Vertreter der Anatomie und Physiologie wie WAGNER,[23] PURKINJE,[24] VALENTIN,[25] BISCHOFF,[26] HENLE,[27] ECKER[28] kennenzulernen.
9) Er ist verpflichtet, jedes halbe Jahr einen kurzen Bericht über seine Tätigkeit im Ausland zu schicken.
10) Nach seiner Rückkehr nach Russland wird er einen ausführlichen Bericht über seine Reise vorlegen.

Der Dekan Nikolaj ANKE,[29] sowie weitere Unterschriften folgender Professoren der Medizinischen Fakultät der Universität Moskau: A. O. ARMFEL'D,[30] I. V. VARVINSKIJ,[31] A. I. POL',[32] A. I. OVER,[33] N. S. TOPOROV,[34] A. I. POLUNIN,[35] V. I. KOCH,[36] I. T. GLEBOV,[37] I. P. MATJUŠENKOV.[38]

Studien an der Universität Breslau sowie Reisen nach Triest, Prag und Wien 1858[39]

In Übereinstimmung mit der mir von der Fakultät gegebenen Direktive habe ich die Ehre, der Medizinischen Fakultät einen kurzen Bericht über meine Tätigkeit im vergangenen halben Jahr vorzulegen.

Das vergangene Sommersemester habe ich in Breslau verbracht, um mich unter Leitung von Professor REICHERT[40] gründlich mit dem gegenwärtigen Zustand der Mikroskopischen Anatomie und der Entwicklungsgeschichte bekannt zu machen. Meine Lehrveranstaltungen in Breslau waren die Folgenden:
1) Allgemeine Spezielle Physiologie bei Professor REICHERT.
2) Spezielle Entwicklungsgeschichte bei Professor REICHERT.
3) Mikroskopische Anatomie bei Professor REICHERT.
Dieser Kurs hatte mehr praktische Richtung, der Professor stellte während der Vorlesung mikroskopische Präparate her und erläuterte den Zuhörern ihre Herstellung.

4) Täglich beschäftigten wir uns mit selbstständigen mikroskopischen Untersuchungen zur Histologie des menschlichen Körpers und der Vergleichenden Histologie unter unmittelbarer Beobachtung und Leitung durch Professor REICHERT.
5) Ich beschäftigte mich mit Analytischer Chemie vorwiegend organischer Proben im chemischen Labor des Physiologischen Instituts.
6) Unter der Leitung von Professor GRUBE[41] beschäftigte ich mich mit praktischen zootomischen Arbeiten, besonders an wirbellosen Tieren.
7) Außerdem besuchte ich die theoretischen und experimentellen Vorlesungen von Professor COHN[42] über mikroskopische Untersuchung von Pflanzen und Tieren.
8) Täglich besuchte ich die klinische Vorlesung von Professor FRERICHS,[43] außerdem richtete ich meine Aufmerksamkeit auf das Physiologische Institut, das Anatomische Museum, das Kabinett für Vergleichende Anatomie und das Zoologische Museum in Breslau.

Die Herbstferien benutzte ich zu einer Reise nach Triest, um mich näher mit der Anatomie der Meerestiere durch eigene Beobachtung bekanntzumachen. Dort beschäftigte ich mich mit Vergleichender Anatomie und Vergleichender Histologie vor allem von wirbellosen Meerestieren unter der Leitung von Professor SCHULTZE[44] aus Halle, Prosektor LIEBERKÜHN[45] aus Berlin, der gleichzeitig an einem bedeutenden Museum angestellt ist, das es in dieser Stadt gibt.[46]

Auf dem Weg nach Triest besuchte ich Prag und Wien, machte mich mit Professor PURKINJE in Prag und den Professoren HYRTL, BRÜCKE und LUDWIG[47] in Wien bekannt. Umfassend lernte ich in beiden Städten die Physiologischen Institute, die Anatomischen Museen und die Kabinette der Vergleichenden Anatomie kennen.

Berlin, den 13./25. Oktober 1858

Studien an der Universität Berlin 1858/59[48]

Entsprechend dem schriftlichen Befehl, der mir bei meiner Abreise erteilt wurde, habe ich die Ehre, der Medizinischen Fakultät einen kurzen Bericht über meine Tätigkeit im Ausland während des letzten halben Jahres zu geben. Meine Tätigkeit in Berlin, wo ich das Wintersemester verbrachte, umfasste folgende Dinge:
1) Im Berliner Physiologischen Institut absolvierte ich ein Praktikum in Experimenteller Physiologie unter der Leitung von Professor DU BOIS-REYMOND. Meine besondere Aufmerksamkeit richtete ich auf die tierische

Elektrizität und auf die Elektrophysiologie allgemein. Außerdem habe ich Untersuchungen über den Einfluss des Nervus vagus auf die Bewegung des Herzens bei Vögeln durchgeführt. Die Ergebnisse dieser Experimente habe ich zu einem Artikel zusammengefasst, der im Archiv von REICHERT und DU BOIS-REYMOND erscheinen wird.[49]
2) Ich besuchte die Experimentalvorlesung zur Elektrophysiologie von Professor PFLÜGER.[50]
3) Im Berliner Pathologischen Institut belegte ich einen praktischen Kurs in Pathologischer Histologie unter Leitung von Professor VIRCHOW.
4) Bei Professor EHRENBERG beschäftigte ich mich mit der Vergleichenden Physiologie niederer, hauptsächlich mikroskopischer Tiere.
5) Unter der Leitung von Professor REMAK absolvierte ich ein Praktikum in Histologie des Nervensystems und besuchte seine Vorlesung über Embryologie und Histologie des Nerven- und Muskelsystems.
6) Im Berliner Anatomischen Museum beschäftigte ich mich praktisch mit Vergleichender Anatomie.
7) Im Laboratorium von Privatdozent Dr. SONNENSCHEIN[51] absolvierte ich ein chemisches Praktikum.
8) An der Berliner Universität hörte ich auch die Vorlesungen von Professor MAGNUS in Experimentalphysik und die Vorlesung von Privatdozent FRANZ[52] über Elektrizität.

Bei der Übersiedlung von Berlin nach Wien besuchte ich auch die Universitäten in Halle und Leipzig, in den genannten Städten besichtigte ich ausführlich die Physiologischen Institute und die Kabinette für Vergleichende Anatomie und lernte dabei die Professoren VOLKMANN,[53] E. H. WEBER[54] und FUNKE[55] kennen.

Wien, den 24. April/6. Mai 1859

Anmerkungen

[1] Fischer 2012, 77-78; Pfrepper 2009, passim, 180.
[2] CIAM, f. 418, op. 364, d. 97, ll. 5, 5ob.
[3] Johannes Müller (1801-1858), vgl. Anm. 4 im Reisebericht Filomafitskij S. 3.
[4] Carl Heinrich Schultz-Schultzenstein (1798-1871), vgl. Anm. 9 im Reisebericht Filomafitskij S. 3.
[5] Emil Du Bois-Reymond (1818-1896), vgl. Anm. 14 im Reisebericht Sečenov S. 68.
[6] Christian Gottfried Ehrenberg (1795-1876), vgl. Anm. 14 im Reisebericht Filomafitskij S. 3.
[7] Rudolf Virchow (1821-1902), vgl. Anm. 9 im Reisebericht Sečenov S. 68.

[8] Robert Remak (1815-1865), Mediziner, 1843-1847 Assistent an der Klinik bei Johann Lukas Schoenlein, 1847-1859 Privatdozent und 1859-1865 a.o. Professor für Anatomie an der Universität Berlin.
[9] Heinrich Wilhelm Dove (1803-1879), vgl. Anm. 116 im Reisebericht Sečenov S. 74.
[10] Heinrich Gustav Magnus (1802-1870), vgl. Anm. 11 im Reisebericht Sečenov S. 68.
[11] Eilhard Mitscherlich (1794-1863), vgl. Anm. 6 im Reisebericht Filomafitskij S. 3.
[12] Heinrich Rose (1795-1864), vgl. Anm. 49 im Reisebericht Bidder S. 20.
[13] Albert von Koelliker (1817-1905), vgl. Anm. 41 im Reisebericht Sečenov S. 70.
[14] Franz von Leydig (1821-1908), Zoologe, 1847 Assistent bei Koelliker, 1848 Prosektor, 1849-1855 Privatdozent und 1855-1857 a.o. Professor für Zoologie an der Universität Würzburg, 1857-1875 o. Professor für Zoologie und Vergleichende Anatomie an der Universität Tübingen, 1875-1887 o. Professor für Zoologie und Vergleichende Anatomie an der Universität Bonn.
[15] Joseph Hyrtl (1811-1894), Mediziner, 1833-1837 Prosektor und 1837-1845 o. Professor für Anatomie an der Universität Prag, 1845-1874 o. Professor für Anatomie an der Universität Wien.
[16] Ernst Wilhelm von Brücke (1819-1892), vgl. Anm. 59 im Reisebericht Sečenov S. 71.
[17] Josef Redtenbacher (1810-1870), Chemiker, 1849-1870 o. Professor für Allgemeine und Pharmazeutische Chemie an der Universität Wien.
[18] Johann Florian Heller (1813-1871), Mediziner, Chemiker, seit 1844 Leiter des pathologisch-chemischen Laboratoriums am Wiener Allgemeinen Krankenhaus, 1847-1871 Privatdozent für Physiologische Chemie an der Universität Wien.
[19] Claude Bernard (1813-1878), vgl. Anm. 40 im Reisebericht Sečenov S. 70.
[20] Marie-Jean-Pierre Flourens (1794-1867), vgl. Anm. 71 im Reisebericht Glebov S. 33.
[21] Jean Victor Coste (1807-1873), Mediziner, Embryologe, seit 1836 Professor für Anatomie an der École pratique de Paris, seit 1844 Professor für Embryologie am Collège de France in Paris.
[22] Jean-Baptiste-André Dumas (1800-1884), vgl. Anm. 69 im Reisebericht Glebov S. 33.
[23] Rudolph Wagner (1805-1864), vgl. Anm. 67 im Reisebericht Glebov S. 32.
[24] Johann Evangelist Purkinje (1787-1869), vgl. Anm. 34 im Reisebericht Bidder S. 19.
[25] Gabriel Gustav Valentin (1810-1883), vgl. Anm. 66 im Reisebericht Glebov S. 32.
[26] Theodor Ludwig Wilhelm von Bischoff (1807-1882), vgl. Anm. 74 im Reisebericht Bidder S. 22.
[27] Friedrich Gustav Jakob Henle (1809-1885), vgl. Anm. 26 im Reisebericht Bidder S. 19.
[28] Alexander Ecker (1816-1887), Mediziner, 1840 Prosektor und 1841-1844 Privatdozent an der Universität Heidelberg, 1844-1850 o. Professor für Anatomie an der Universität Basel, 1850-1883 o. Professor für Anatomie an der Universität Freiburg.
[29] In den Anmerkungen 29-38 geben die Klammern nach der Fachrichtung den Zeitraum der Professur an der Medizinischen Fakultät der Universität Moskau an. Nikolaj Bogdanovič Anke (1803-1872), Pharmakologie (1845-1863).
[30] Aleksandr Osipovič Armfel'd (1806-1868), Gerichtsmedizin (1837-1868).
[31] Iosif Vasil'evič Varvinskij (1811-1878), Innere Medizin (1846-1878).
[32] Andrej Ivanovič Pol' (1794-1864), Chirurgie (1846-1859).
[33] Aleksandr Ivanovič Over (1804-1864), Innere Medizin (1842-1864).
[34] Nikolaj Siličč Toporov (1803-1888/89), Pathologie, Psychiatrie (1849-1860).

[35] Aleksej Ivanovič Polunin (1820-1888), Pathologische Anatomie (1849-1879).
[36] Vladimir Ivanovič Koch (1817-1884), Gynäkologie und Geburtshilfe (1853-1874).
[37] Ivan Timofeevič Glebov (1806-1884), Anatomie und Physiologie (1849-1857).
[38] Ivan Petrovič Matjušenkov (1813-1879), Chirurgie (1854-1869).
[39] CIAM, f. 418, op. 364, d. 97, ll. 6, 6ob., 7.
[40] Karl Bogislaus Reichert (1811-1883), vgl. Anm. 64 im Reisebericht Bidder S. 21.
[41] Adolf Eduard Grube (1812-1880), vgl. Anm. 9 im Reisebericht Miram S. 38.
[42] Ferdinand Julius Cohn (1828-1898), Botaniker, Mikrobiologe, 1851 Privatdozent, 1859-1872 a.o. und 1872-1898 o. Professor für Botanik an der Universität Breslau.
[43] Friedrich Theodor von Frerichs (1819-1885), Mediziner, 1846-1850 Privatdozent für Physiologie an der Universität Göttingen, und 1850-1851 o. Professor für Medizinische Poliklinik an der Universität Kiel, 1852-1859 o. Professor für Medizinische Klinik an der Universität Breslau, 1859-1885 o. Professor für Medizinische Klinik an der Universität Berlin.
[44] Max Johann Sigismund Schultze (1825-1874), Mediziner, 1850 Privatdozent und Prosektor am Anatomischen Institut der Universität Greifswald, 1854-1859 a.o. Professor für Anatomie an der Universität Halle/Saale, 1859-1874 o. Professor für Anatomie an der Universität Bonn.
[45] Nathanael Lieberkühn (1821-1887), Mediziner, seit 1857 Prosektor, 1858-1862 Privatdozent und 1862-1867 a.o. Professor für Anatomie an der Universität Berlin, 1867-1887 o. Professor für Anatomie an der Universität Marburg.
[46] Der Anatom Johann Gottlieb Walter (1734-1818) gründete 1803 ein anatomisches Museum mit 3.300 Objekten, das die Grundlage des Anatomisch-zootomischen Museums der Berliner Universität bildete. Bis auf wenige Präparate wurde die Sammlung im Zweiten Weltkrieg zerstört.
[47] Carl Ludwig (1816-1895), vgl. Anm. 46 im Reisebericht Sečenov S. 71.
[48] CIAM, f. 418, op. 364, d. 97, ll. 9, 9ob.
[49] Einbrodt: Ueber den Einfluss der Nervi vagi auf die Herzbewegung bei Vögeln. Archiv für Anatomie, Physiologie und wissenschaftliche Medicin 1859, 439-459.
[50] Eduard Pflüger (1829-1910), vgl. Anm. 18 im Reisebericht Sečenov S. 69.
[51] Franz Leopold Sonnenschein (1819-1879), Chemiker, 1852 Privatdozent und später a.o. Professor für Chemie an der Universität Berlin.
[52] Rudolph Franz (1826-1902), Physiker, 1850-1892 Physiklehrer am Gymnasium zum grauen Kloster Berlin, seit 1857 Privatdozent an der Universität Berlin.
[53] Alfred Wilhelm von Volkmann (1801-1877), vgl. Anm. 81 im Reisebericht Bidder S. 22.
[54] Ernst Heinrich Weber (1795-1878), vgl. Anm. 15 im Reisebericht Bidder S. 18.
[55] Otto Funke (1828-1879), vgl. Anm. 35 im Reisebericht Sečenov S. 70.

Ivan Petrovič Ščelkov (1833-1909)[1]
Reisebericht 1858-1861[2]

Im Jahre 1858 trat ŠČELKOV seine Reise ins Ausland auf Kosten der Krone zur Vorbereitung auf eine Professur in Physiologie oder Pathologischer Anatomie an. Schon bald (1859) wurde auf Bitten von ŠČELKOV selbst der Rahmen seiner Tätigkeit im Ausland auf Grund der Vielfalt der Physiologie und der Pathologischen Anatomie auf Physiologie beschränkt. ŠČELKOV fuhr zunächst nach Wien, hier hörte er im Wintersemester 1858/59 die Vorlesungen an der Wiener Universität von BRÜCKE[3] in Physiologie und von ROKITANSKY[4] in Pathologischer Anatomie. Außerdem belegte er einen Kurs in Mikroskopischer Anatomie unter Leitung von BRÜCKE sowie ein Praktikum in Pathologischer Anatomie bei einem Assistenten von ROKITANSKY. Die Beschäftigung mit der Mikroskopie in Wien war für ŠČELKOV sehr wichtig, da es nach seinen Worten in Char'kov zu dieser Zeit niemand gab, der über solche praktischen Kenntnisse der Mikroskopie verfügte und ihn mit der Technik der mikroskopischen Untersuchungen hätte vertraut machen können. Außerdem veranlassten ihn die Vorlesungen von Professor BRÜCKE, sich verstärkt mit Physik zu beschäftigen, die für die Physiologie von großer Wichtigkeit ist.

Nach Abschluss des Wintersemesters fuhr ŠČELKOV nach Prag, wo er den Sommer verbrachte. Hier beschäftigte er sich mit der Mikroskopie unter Anleitung durch D. F. LAMBL,[5] Privatdozent an der Universität Prag und Assistent der Kinderklinik. Das folgende Wintersemester und einen Teil des Sommersemesters verbrachte ŠČELKOV in Berlin, hörte hier Vorlesungen von VIRCHOW[6] über Allgemeine Pathologie und beschäftigte sich mit der Physiologischen Chemie unter Leitung von HOPPE-SEYLER[7] im chemischen Laboratorium des Instituts für Pathologische Anatomie. Ein Praktikum über Anorganische Analytik absolvierte ŠČELKOV im privaten chemischen Laboratorium von Dr. SONNENSCHEIN.[8] Studien zur Physiologie bestanden im Besuch der Vorlesungen von DU BOIS-REYMOND[9] sowie der praktischen Übungen in seinem Laboratorium zur Elektrophysiologie der Nerven und Muskeln. In Berlin führte ŠČELKOV experimentelle Untersuchungen im Pathologisch-anatomischen Institut unter Leitung von VIRCHOW und HOPPE-SEYLER durch, deren Ergebnisse im *Archiv für pathologische Anatomie und Physiologie und für klinische Medicin* veröffentlicht wurden.[10] Von Berlin reiste ŠČELKOV nach Paris, hielt sich dort nur etwa einen Monat auf, fuhr dann im Herbst erneut nach Wien, um im Laboratorium von LUDWIG[11] im Josephinum an einer experimentellen Untersuchung zu arbeiten. Er wurde von LUDWIG gut aufgenommen, denn er hatte eine hohe Meinung von russischen Medizinern, da bei ihm schon SEČENOV,[12] ŠEFFER[13] und ĖJNBRODT[14] gearbeitet und gute Ergebnisse erzielt hatten. Im Laboratorium von LUDWIG arbeitete er mehr als ein halbes Jahr, das Ergebnis seiner Arbeit ist ein umfangreicher Aufsatz über den Gasaustausch in verschiedenen Organen, der in der *Sitzungsberichten der Wiener Akademie*[15] veröffentlicht wurde. Im Herbst 1861 kehrte ŠČELKOV nach Char'kov zurück.

Anmerkungen

[1] Fischer 2012, 281-283; Pfrepper 2009, passim, 245-247.
[2] Skvorcov/Bagalej 1905/06, 36-37.
[3] Ernst Wilhelm von Brücke (1819-1892), vgl. Anm. 59 im Reisebericht Sečenov S. 71.
[4] Carl von Rokitansky (1804-1878), vgl. Anm. 55 im Reisebericht Glebov S. 32.
[5] Wilhelm Dušan (Dušan Fedorovič) Lambl (1824-1895), Mediziner, 1854-1860 Privatdozent für Anatomie an der Universität und Arzt im Kinderhospital in Prag, 1860-1871 Professor für Anatomie an der Universität Char'kov, 1871-1882 Professor der Therapeutischen Klinik der Universität Warschau.
[6] Rudolf Virchow (1821-1902), vgl. Anm. 9 im Reisebericht Sečenov S. 68.
[7] Felix Hoppe-Seyler (1825-1895), vgl. Anm. 15 im Reisebericht Sečenov S. 68.
[8] Franz Leopold Sonnenschein (1819-1879), vgl. Anm. 51 im Reisebericht Ejnbrodt S. 80.
[9] Emil Du Bois-Reymond (1818-1896), vgl. Anm. 14 im Reisebericht Sečenov S. 68.
[10] Sczelkow: Zur Histologie der quergestreiften Muskeln. Archiv für pathologische Anatomie und Physiologie und für klinische Medicin 19 (1860), 215-220.
Sczelkow: Ueber die Zersetzung eines Gemenges von saurem phosphorsaurem und saurem milchsaurem Natron durch Alkohol. Archiv für pathologische Anatomie und Physiologie und für klinische Medicin 20 (1861), 209-210.
[11] Carl Ludwig (1816-1895), vgl. Anm. 46 im Reisebericht Sečenov S. 71.
[12] Ivan Michajlovič Sečenov (1829-1905), Mediziner, 1860-1870 Professor für Physiologie an der Mediko-chirurgischen Akademie St. Petersburg, 1871-1876 Professor für Physiologie an der Novorossijskij Universität Odessa, 1876-1888 Professor für Physiologie an der Universität St. Petersburg, 1889-1891 Privatdozent und 1891-1901 Professor für Physiologie an der Universität Moskau, vgl. Fischer 2012, S. 252-258; Pfrepper 2009, 234-240.
[13] Aleksandr Aleksandrovič Šeffer (1831-1897), Mediziner, 1861-1863 Professor für Allgemeine Therapie und Pharmakologie an der Universität Kiev, 1863-1887 Professor für Medizinische Chemie und Physik an der Universität Kiev, vgl. Pfrepper 2012, 206-207; Pfrepper 2011, 214.
[14] Pavel Petrovič Ėjnbrodt (1835-1865), Mediziner, 1860-1864 a.o. und 1864-1865 o. Professor für Physiologie an der Universität Moskau, vgl. Fischer 2012, 77-78; Pfrepper 2009, 180.
[15] Sczelkow: Zur Lehre vom Gasumtausch in verschiedenen Organen. Sitzungsberichte der Mathematisch-naturwissenschaftlichen Classe der kaiserlichen Akademie der Wissenschaften Wien 45, Abt. II (1862), 171-226.

Filipp Vasil'evič Ovsjannikov (1827-1906)[1]
Bericht über eine Reise ins Ausland in den Jahren 1860-1861[2]

Das Hauptziel der Reise bestand darin, an verschiedenen ausländischen Universitäten physiologische Lehrinhalte anzuschauen, ausländische Gelehrte kennenzulernen, mit ihnen Gespräche über die Gegenstände zu führen, über die in unserer Wissenschaft noch nicht überall eine positive Meinung herrscht, mikroskopische Präparate anzusehen, im Speziellen solche, die möglicherweise Einfluss auf die Klärung strittiger Fragen der Histologie haben.

Die erste Universitätsstadt, die ich besuchte, war Rostock. Die Universität hier ist sehr klein, etwa 100 Studenten, von denen 25 Medizin studieren. Ungeachtet der kleinen Zahl der Studenten besitzt die Universität zwei europäische Berühmtheiten. Wer kennt nicht die Arbeiten von STANNIUS[3] und BERGMANN?[4] Die Bekanntschaft mit STANNIUS war für mich besonders nützlich. Er opferte mir einige Tage, zeigte mir das Kabinett für Physiologie und Vergleichende Anatomie, ich war erstaunt über deren Reichtum. Fast alle Präparate wurden von STANNIUS selbst angefertigt. Bei ihrer Betrachtung kam eine Reihe von Arbeiten von STANNIUS in meinen Sinn, die entscheidenden Einfluss auf die Entwicklung der Physiologie und Vergleichenden Anatomie hatten. STANNIUS lenkte meine Aufmerksamkeit ständig auf solche Gegenstände und Präparate, die bei neuen Untersuchungen von Nutzen sein könnten, dabei nannte er nicht selten die Resultate seiner noch nicht gedruckten oder noch nicht abgeschlossenen Untersuchungen und schlug vor, sie weiterzuführen. Einen solchen selbstlosen Wunsch, der Wissenschaft zu dienen, trifft man außerordentlich selten. Deshalb bleibt mir die Zeit, die ich im Gespräch mit STANNIUS verbracht habe, immer im Gedächtnis. Bei Professor BERGMANN sah ich einige ausgezeichnete mikroskopische Präparate aus dem zentralen Nervensystem, besonders lehrreich waren Präparate zu den Nerven des Auges.

In Berlin traf ich Professor REICHERT,[5] ihm bin ich für eine Einführung in die Histologie verbunden. Nicht viel Zeit ist vergangen seit damals, als er Dorpat verlassen hat, aber er hat sich sehr verändert. In seinem Vortrag war bei weitem nicht mehr jene Frische und Lebendigkeit, die uns als Studenten so verzauberte und selbst die trockenen Dinge interessant machte. REICHERT änderte sich auch in seinem Blick auf die Menschen und die Wissenschaft. Im Kabinett bei REICHERT führte ich einige Untersuchungen durch, wie z. B. über die Nervenendigungen in den Hörorganen von Vögeln. Bei REICHERT hörte ich Entwicklungsgeschichte, bei VIRCHOW[6] Pathologie und bei DU BOIS-REYMOND[7] Physiologie. Ausgezeichnete Präparate, ein rationaler Blick auf die Entwicklung der Gewebe und Organe, eine Sicht auf den Gegenstand, der aus dem täglichen Umgang mit ihm herrührt, machen die Vorlesungen von REICHERT besonders interessant. Das Pathologische Institut von VIRCHOW gehört zweifellos hinsichtlich der Bequemlichkeit zum Arbeiten und der Vielzahl der Präparate zu den besten Einrichtungen dieser Art. Im Besonderen ist es wünschenswert, dass ein pathologisches Kabinett über ein chemisches Laboratorium verfügt, wie das von VIRCHOW gebaute Pathologische Institut.

Die Vorlesungen von DU BOIS-REYMOND machten auf mich nicht den erwarteten Eindruck, sie waren viel zu einseitig. Überhaupt nicht verstand ich sein Ringen um die Gesetze der elektrischen Nervenströme, auch scheint mir, dass DU BOIS-REYMOND sich zu lange bei ihnen zum Nachteil für die anderen Teile der Physiologie aufgehalten hat. Infolge dessen waren seine Vorlesungen arm an Experimenten, auch auf den Gebieten der Physiologie, die für den praktischen Arzt wichtiger sind als die Physik der Nerventätigkeit.

Die restliche freie Zeit nutzte ich für praktische Tätigkeit mit dem Augenspiegel[8] in der Klinik von GRAEFE,[9] bei LIEBREICH[10] und zum Studium der Auskultation[11] und Perkussion.[12] Auch besuchte ich die Kliniken von TRAUBE[13] und FRERICHS,[14] beide Berliner Berühmtheiten der Inneren Medizin.

REMAK,[15] der sich Bekanntheit als Histologe und Galvanotherapeut erwarb, lud mich einige Male in seine Privatklinik ein, damit ich mich mit eigenen Augen vom Nutzen der Galvanotherapie überzeugen konnte.

Nach Ende der Vorlesungen in Berlin reiste ich wegen der eigenen Gesundheit, das Kazaner Fieber machte mir ständig Beschwerden, an die Nordsee. Ich verbrachte einige Wochen auf der Insel Föhr, die in dänischem Besitz ist, badete im Meer und beschäftigte mich mit der Anatomie der Meerestiere. Im September nahm ich am „Kongress der Ärzte und Naturforscher“ in Königsberg[16] teil, worüber ich einen Bericht an die Gesellschaft russischer Ärzte in St. Petersburg geschickt habe.

In Leipzig lernte ich den bekannten Physiologen Eduard WEBER[17] und seinen Bruder[18] kennen, auch den Professor für Pathologie BOCK.[19] WEBER zeigte mir viele interessante anatomische Präparate, Injektionen[20] lymphatischer Gefäße einiger Organe, auch Injektionen venöser Blutgefäße, wie z. B. einer schwangeren Gebärmutter, der Leber usw.

Ich fuhr nach Halle, um VOLKMANN[21] kennenzulernen, den ehemaligen Professor der Dorpater Universität, der durch seine wissenschaftlichen Arbeiten bekannt geworden ist. Über sein physiologisches Kabinett hatte ich viel Gutes gehört. Zu meinem Unglück war VOLKMANN abwesend. Sein Kabinett wurde mir vom Anatomieprofessor WELCKER[22] gezeigt. Es war bei weitem nicht so gut, wie ich mir vorgestellt hatte. Nur einige Geräte aus der Optik, der Physik der Nerven und des Blutkreislaufes verdienten meine Aufmerksamkeit. VOLKMANN plant ein neues physiologisches Kabinett einzurichten und hat dafür eine beträchtliche Summe zur Verfügung.

Das Anatomische Theater in Halle ist in einem sehr guten Zustand, reich an anatomischen Präparaten, hat es eine gute Schädelsammlung. Die mikroskopischen Präparate[23] von WELCKER sind in ganz Deutschland berühmt. Insbesondere gefielen mir Präparate zur Entwicklungsgeschichte des Kükens und anderer Tiere, an ihnen ist es möglich, die Entwicklung des Embryos von den ersten Tagen seines Lebens bis zur Bildung aller Organe zu verfolgen, die zum Leben notwendig sind. Die feinen querverlaufenden Schnitte[24] des Embryos wurden mit Glyzerin behandelt, mit einem Glas abgedeckt und mit Asphalt verklebt.

In Göttingen lernte ich Rudolph WAGNER,[25] HENLE,[26] MEISSNER[27] und KRAUSE[28] kennen. Die Göttinger Universität gehört seit langem zu den besten deutschen Universitäten. Das Anatomische Theater steht am besten Platz, sichtbar und nicht versteckt vor den Augen der Vorübergehenden, wie das gewöhnlich ist – ein großartiger Bau. Eine gewaltige Zahl an Präparaten, sowohl trockene als auch in Alkohol aus allen Teilen der Anatomie, weist deutlich auf die Tätigkeit hin, die in diesem Gebäude herrscht bzw. herrschte. Die osteologischen[29] Präparate sind auch gut. Für Physiologie existieren zwei Gebäude und auch die Lehre ist geteilt und auf zwei Personen ausgerichtet, auf die Professoren WAGNER und MEISSNER. Das physiologische Kabinett von MEISSNER wurde erst unlängst gebaut, ist mit fast allen neuen Geräten der bekanntesten Instrumentenbauer ausgestattet, besonders erwähnenswert sind die Geräte zur Messung der elektrischen Ströme in den Nerven. Im Kabinett gibt es auch ein besonderes Laboratorium für physiologisch-chemische Arbeiten, einen Platz für Tiere mit einem großen Aquarium, besonderen Ställen für Kaninchen und Kleintiere. Im Keller befinden sich die Hunde, die für spezielle Experimente gebraucht werden, jeder von ihnen liegt an der Kette und hat eine Hundehütte. Das Kabinett hat zwei Bedienstete, einer erhält 150 Taler, der andere 100 Taler pro Jahr, beide erhalten Wohnung, Heizung und Kerzen frei. Der Unterhalt der beiden Kabinette kostet ungefähr 1.500 Taler pro Jahr.

MEISSNER beschäftigt sich zurzeit mit der Untersuchung des Einflusses von Ozon auf die Ausatmungsgase von Tieren. Die andere Abteilung des physiologischen Kabinetts steht unter der Leitung von WAGNER und ist weniger reich an neuen Instrumenten. Sie besitzt eine ausgezeichnete Sammlung von Schädeln und Gehirnen der verschiedenen Völker und einzelner Persönlichkeiten, die bekannt sind für ihre geistigen Fähigkeiten. Die letztere Sammlung, die erst unlängst angelegt wurde, kann als Schlüssel zur Bestimmung der physiologischen Funktionen verschiedener Teile des Gehirns dienen. Das ist nur dort möglich, wo es viele geniale Persönlichkeiten gibt und wo anatomische Leichenöffnungen nicht solche Schrecken im Volk auslösen wie bei uns. Die Untersuchungen von WAGNER waren Gegenstand eines Artikels mit sehr guten Zeichnungen in den *Nachrichten der Göttinger Universität*[30] im vergangenen Jahr. Das Resultat der Untersuchungen besteht darin, dass wir in der gegenwärtigen Zeit nicht über genügend Daten verfügen anzunehmen, dass die geistigen Kräfte Hand in Hand gehen mit dem Volumen des Großhirns, d. h. mit seinem Gewicht und dem Reichtum seiner Windungen (gyri).[31]

Das physiologische Kabinett in Göttingen gehört zweifellos nach dem Reichtum an Instrumenten, Material für wissenschaftliches Arbeiten, dem Reichtum der Mittel und nach den Räumen zu den besten physiologischen Kabinetten Europas.

Ich wende mich nun der persönlichen Bekanntschaft mit WAGNER zu und bekenne, dass ich nicht ohne beklemmende Gefühle die Treppe zu seinem Arbeitszimmer hochgestiegen bin, in Gedanken einen Menschen zeichnend, der in der Wissenschaft so hoch steht und den ich seit langer Zeit kennenlernen wollte. Sein Name stand vor einigen Jahren als heller Stern am Horizont der physiologischen Wissenschaften. Aber die Zeit, Krankheit und die Jahre nahmen das Ihre und der Name WAGNER erschien seltener.

Er begegnete mir sehr liebenswürdig, sprach über meine letzten Arbeiten, zeigte seine laufenden Arbeiten, zeigte die Gehirne von HAUFF[32] und anderer berühmter Gelehrter, Zeichnungen, mikroskopische Präparate usw. Er machte mich mit HENLE, MEISSNER, und anderen Berühmtheiten bekannt; er zeigte mir sein Kabinett und die Sammlung bis zur kleinsten Einzelheit. Am gleichen Abend war ich bei ihm zum Tee eingeladen, HENLE, MEISSNER, KRAUSE u. a. waren auch eingeladen, die Unterhaltung war lebhaft. WAGNER, der sich unlängst von einer schweren Krankheit erholt hatte, war trotzdem die Seele der Gesellschaft. Er schien um zehn Jahre verjüngt zu sein, seine lebhafte Rede ergoss sich wie ein Fluss in die Runde, ein Thema wechselte das andere ab und mir gelang auf diese Weise die Meinungen der Gesprächspartner zu vielen ungelösten Problemen unserer Wissenschaft zu erfahren. In der Rede HENLEs zeigte sich jene Klarheit zusammen mit jener scharfen, bösen Kritik, wie wir es aus seinen Rezensionen moderner Untersuchungen gewöhnt waren. Nach den Worten WAGNERS waren an diesem Abend in unserer kleinen Gesellschaft fast alle Vertreter der neuesten Untersuchungen des Nervensystems anwesend, sowohl des zentralen als auch des peripheren.

In Gießen lernte ich LEUCKART[33] und ECKHARD[34] kennen. Die zoologische Sammlung, die mir LEUCKART zeigte, war viel reicher, als ich vermutet hatte an solch einer kleinen Universität; besonders reich war sie an Formen niederer Organismen. Diese Sammlung wurde von LEUCKART selbst während seiner privaten Forschungsreisen[35] zusammengetragen.

Die Kollektion mikroskopischer Präparate, die ich bei LEUCKART sah, war die Einzige ihrer Art. Sie ist bei weitem nicht so reich wie die Sammlung von KOELLIKER[36] in Würzburg, aber sie enthält einige sehr seltene Stücke. Außergewöhnlich gut sind Präparate zur Entwicklungsgeschichte, z. B. die Haut verschiedener Eier von Insekten und Fischen mit Öffnungen für den Zugang der Samenfäden; Injektionen verschiedener Drüsen usw.

LEUCKART richtete in Gießen eine Tauschbörse für mikroskopische Präparate ein. Diesem Umstand ist es zu verdanken, dass von allen Seiten Europas die besten mikroskopischen Präparate zusammenkamen, häufig solche, die für keinerlei Geld zu haben sind. Mich interessierten vor allem Schnitte des Rückenmarks,[37] die von verschiedenen Gelehrten hergestellt wurden, vor allem von REISSNER.[38] Das Anschauen dieser Präparate unter dem Mikroskop ist für mich nützlicher als das Lesen einer Reihe von gedruckten Aufsätzen über die neuesten Untersuchungen dieses Organs. Schon vom ersten Blick an wurde mir klar, dass ich etwas Neues finden kann, als ich mich für das, was ich sah, begeisterte. LEUCKART, der bemerkt hatte, dass diese Präparate mich interessierten, schenkte mir jene von ihnen, auf die ich meine Aufmerksamkeit am meisten gerichtet hatte.

ECKHARD gehört zu den besten Physiologen unserer Zeit. Sein Kabinett zeichnet sich nicht durch einen Reichtum an Instrumenten aus, aber in ihm wurden vor kurzer Zeit einige äußerst bemerkenswerte Arbeiten durchgeführt. In meiner Gegenwart beschäftigte er sich mit der Untersuchung der Produkte der Speicheldrüse.[39] Er schenkte mir eine ganze Reihe von Dissertationen, die unter seiner Leitung angefertigt und verteidigt worden sind.

In Heidelberg traf ich zu meinem Bedauern HELMHOLTZ[40] nicht an. Jedoch eine Visitenkarte, die mir von seinem Assistenten[41] geschickt wurde, gab mir die Möglichkeit, sein Kabinett ausführlich zu besichtigen. Dort sah ich viele neue Instrumente, die für die Untersuchungen der akustischen Gesetze und der Funktion des Auges entwickelt worden waren.

Das Anatomische Theater und die pathologische Sammlung befinden sich in der Obhut von Professor ARNOLD.[42] Beide Sammlungen sind reich an Präparaten, unter ihnen eine bemerkenswerte Kollektion von Missbildungen und Embryonen. Außer Embryonen in Alkohol hat ARNOLD noch zahlreiche getrocknete, auf Objektträgern befindliche Embryonen zur mikroskopischen Untersuchung. Es versteht sich von selbst, dass Letztere sich im ersten Stadium der Entwicklung befinden. In anderen Kabinetten in Deutschland konnte ich solche Art der Aufbewahrung von Embryonen nicht sehen. Ungeachtet dessen, dass der Zustand der Präparate gut war, scheint mir, dass etwa die Aufbewahrung in irgendeiner Flüssigkeit praktischer ist als die obige Methode.

Ich habe noch nie wie bei ihm solche Injektionen der Haargefäße verschiedener Körperteile und das ausgezeichnete Zusammenfügen des sympathischen Nervs in der Kopfhöhle gesehen. In meiner Gegenwart beschäftigte er sich mit der Untersuchung der Nervenendigungen in den MEISSNERschen Körperchen.[43] Die Nerven enden dort nicht in Schlingen, wie man zuerst vermutete. Es wurde klar, dass sie in eine Vielzahl ungewöhnlich feiner Fädchen auseinanderfallen. ARNOLD, ein Mensch im vorgerücktem Alter und alter Schule, glaubt nicht an zahlreiche neue Entdeckungen, ist aber trotzdem zum Nutzen der Wissenschaft tätig.

Von Heidelberg aus begab ich mich nach Bonn, um die Bekanntschaft von PFLÜGER[44] und SCHULTZE[45] zu machen. Sie bereiteten mir einen sehr freundschaftlichen Empfang und alles, was ich sehen wollte, zeigten sie mir. Beide waren noch nicht lange in Bonn und deshalb waren sie mit dem Einrichten ihrer Kabinette beschäftigt, SCHULTZE mit dem für Anatomie, PFLÜGER mit dem für Physiologie. Neue Geräte sah ich in beiden Kabinetten nicht. Bei PFLÜGER sah ich zum ersten Mal eine besondere Rasse sehr großer Kaninchen, fast wie Feldhasen. Er bezahlte sehr viel Geld für sie und züchtete sie für Versuchszwecke. Bei SCHULTZE sah ich einige interessante Präparate, z. B. die Nervenenden in der Haut von Neunaugen.[46] Jetzt sind die Versuche abgeschlossen und die Ergebnisse erschienen im Archiv von DU BOIS-REYMOND und REICHERT.[47]

Bemerkenswert ist der Umstand, dass die Körperchen, in denen die Nerven enden, von KOELLIKER als muköse Hautdrüsen[48] anerkannt wurden.

In Paris kam ich im Oktober an und blieb ungefähr sechs Monate. Am meisten nahmen mich der Besuch der Vorlesungen von BERNARD[49] und seine privaten Praktika in Anspruch. Er liest im Collège de France insgesamt zweimal in der Woche, begleitet von Experimenten. Das Collège de France ist eine sehr nützliche Einrichtung mit exzellenter Thematik. Hier sind die Professoren nicht verpflichtet, über eine bestimmte Wissenschaft in einer bekannten Zeit zu lesen. Jeder liest das, womit er sich hauptsächlich beschäftigt. Dabei hat der Professor die Absicht, auf die Schwachstellen einer Wissenschaft einzugehen und ungelöste Probleme gezielt anzusprechen, damit die Vorlesungen Ausgangspunkt für neue Untersuchungen sind. BERNARD liest ruhig und einfach. Die Einfachheit gibt seinen Vorlesungen eine angenehme Seite, ungeachtet dessen, dass BERNARD in Paris der beste Physiologe ist und dass an seinen Vorlesungen mehr Ausländer als Franzosen teilnehmen. Hier trifft man alle Nationen: Holländer, Engländer, Deutsche, Amerikaner, Italiener, Schweden, Spanier usw. Die größte Zahl der Ausländer sind Russen und Engländer.

Das Auditorium von BERNARD kann man baulich als das Schönste bezeichnen, das ich bisher gesehen habe. Es ist groß und geräumig, die Bänke sind wie in einem Amphitheater ziemlich steil übereinander angeordnet, es gibt keine Tische. Die Beleuchtung kommt von oben und von der Seite. BERNARD hat vergangenen Winter über Blut gelesen, in diesen Vorlesungen war viel Bekanntes, zum Teil aus Arbeiten von BERNARD oder aus anderen Quellen. Die Vorlesung kann man nach ihrem Inhalt als physiologische Sektionen bezeichnen, weniger als pathologische, weil mehr die Rede über den Normalzustand des Blutes war. Die Idee, die BERNARD vertrat, bestand darin, dass Blut, obwohl es auch Vermittler zwischen der äußeren Welt und den Organen unseres eigenen Körpers ist, sich trotzdem in vollkommener Abhängigkeit von den physiologischen, mechanischen und chemischen Bedingungen befindet. Die Veränderungen des Blutes und seiner Tätigkeit steuern die Nerven. Sie können die Geschwindigkeit des Blutkreislaufs erhöhen, die Farbe und Temperatur des Blutes ändern, sogar auf die Geschwindigkeit der Gerinnung des Bluts Einfluss nehmen, das aus irgendeinem Blutgefäß austritt. Alles oben Gesagte wurde begleitet von Experimenten an Tieren, übrigens auch an Pferden. In seinem Kabinett forschte BERNARD darüber, welche Spinalnervenwurzeln Einfluss auf die Bluttemperatur haben, d. h. auf die Erweiterung oder Verengung der Gefäße in den hinteren Extremitäten. Nicht nur einmal habe ich die Kaltblütigkeit bewundert, mit der BERNARD Operationen durchführte, z. B. beschäftigte er sich fünf Stunden hintereinander mit der Öffnung irgendeines Teils der Wirbelsäule, um mit galvanischem Strom eine von den Spinalwurzeln zu reizen. Am Ende des Versuchs ist das Tier so erschöpft, dass es den Kopf nicht halten kann, die Empfindlichkeit ist fast vollkommen verschwunden. Diese Experimente waren in meiner Gegenwart noch nicht beendet, obwohl er sich einige Monate hintereinander damit beschäftigt hatte. Der Weg, den BERNARD ging, d. h. die systematische Prüfung einer Spinalwurzel nach der anderen führte ihn zum gewünschten Resultat und ich nehme an, dass die Untersuchungen jetzt abgeschlossen sind. Bei den Versuchen BERNARDs gelang es mir, einige von den früheren Versuchen zu sehen, z. B. die Durchtrennung des 7. Paares, die Versuche über die Submandibulardrüse[50] usw.

Im Kabinett von BERNARD fand ich fast keinerlei neue Instrumente. Er ist weniger gut ausgestattet als zweitrangige deutsche Laboratorien. Das Fehlen von Instrumenten in einigen Gebieten der Physiologie ist damit zu erklären, dass BERNARD zahlreiche Gebiete der Physiologie, z. B. Atmung und Sinnesorgane niemals liest. BERNARD hat einige Assistenten, unter denen sich einer besonders durch Kenntnisse der Chemie ausgezeichnet hat.

Große Tiere werden im Keller und in der Vorratskammer gehalten, Kleintiere in Kisten im Kabinett.

Im Jardin des plantes besuchte ich die Vorlesungen von SERRES[51] über Entwicklungsgeschichte. Der gelesene Stoff wird durch Präparate und Zeichnungen erklärt. Die Zeichnungen haben Großformat, sie sind auf Holz oder Leinwand gezeichnet, aufgezogen auf Rahmen und mit schwarzer Farbe beschriftet. Der gesamte Hörsaal ist mit ihnen vollgestellt. Die Vorlesungen von SERRES sind nicht übel, aber in ihnen zeigt sich eine gewisse Schwülstigkeit, das Bestreben zu glänzen und der Wunsch, Beifall zu erhalten. Deshalb merkt man am Anfang und am Ende jeder Vorlesung das Suchen nach Worten und irgendeinen prächtigen Satz.

In der École de médecine liest LESUEUR[52] Physiologie, seine Vorlesungen sind arm an Stoff, er zeigt auch keine Experimente. Die Vorlesungen sind in einem Maße populärwissenschaftlich und haben eher das Niveau der mittleren Klassen eines Gymnasiums als einer Universität. Sein Stil ist jedoch sehr gut, glatt und flüssig. Ich besuchte noch Vorlesungen von FLOURENS,[53] MILNE EDWARDS,[54] SAINT-HILAIRE[55] sowie viele Krankenhäuser, Kabinette, die Société de Biologie usw.

Die Vorlesungen von COSTE[56] konnte ich nicht hören, in den sechs Monaten kündigte er sieben Mal den Beginn seiner Vorlesungen an und niemals begannen sie, er gab als Grund an, dass er Aufträge des Ministeriums zu erledigen habe. Nützlich war für mich die Bekanntschaft mit ROBIN,[57] der zu Recht als der beste Pathologe und Histologe in Paris bezeichnet wird. Er zeigte mir unter dem Mikroskop seine neuesten Untersuchungen zur Entwicklungsgeschichte niederer Lebewesen und die Zeichnungen zu diesen Untersuchungen. Außerdem schenkte mir ROBIN 30 seiner gedruckten Arbeiten, zum großen Teil histologische Arbeiten.

Ziemlich häufig besuchte ich Sitzungen der Akademie der Wissenschaften. FLOURENS, der ständige Sekretär der Akademie, stellt mich dem Präsidenten und auch anderen Akademiemitgliedern vor. Von ihm erhielt ich einen besonderen Sessel neben dem Tisch des Präsidenten zugewiesen, den ich während der Zeit meines Aufenthalts in Paris nutzen durfte. Es gibt acht solcher Sessel, die eigentlich für ausländische Akademiemitglieder oder korrespondierende Mitglieder der Pariser Akademie vorgesehen sind. Indem ich auf diese Weise in der Nähe von FLOURENS und dem Präsidenten saß, konnte ich leichter den Vorträgen, die in der Akademie zu aktuellen wissenschaftlichen Themen gehalten wurden, folgen.

In meiner vorlesungsfreien Zeit beschäftigte ich mich mit der Untersuchung des Nervensystems von Meereskrebsen. Dieser Gegenstand wurde häufig untersucht, aber war zu dieser Zeit nicht gelöst. Im März beendete ich die Untersuchungen und hielt darüber einen Vortrag in einer Sitzung der Akademie der Wissenschaften. Bald darauf wurde er in den *Comptes rendus* der Akademie gedruckt.[58]

Zum Abschluss sage ich einige Worte über den Verein deutscher Ärzte in Paris.[59] Diese Gesellschaft existiert seit 1844 und besteht zum großen Teil aus deutschen Ärzten, die sich in Paris angesiedelt haben. Jeden Montag findet eine Sitzung statt, an der außer den wirklichen Mitgliedern auch Gäste teilnehmen dürfen. Dort trifft man Franzosen, Russen und Engländer, die Gesellschaft verfügt über eine sehr ordentliche Bibliothek. Auf den Sitzungen werden Vorträge zu medizinischen Themen oder zur Histologie gehalten, man stellt verschiedene interessante Fälle aus der Chirurgie oder Therapie vor, die sich in der letzten Woche in den Pariser Krankenhäusern ereignet haben. In dieser Beziehung war es besonders interessant, diese Sitzungen zu besuchen. Im November wurde ich Mitglied der Gesellschaft, im Dezember wurde ich zum Vizepräsident gewählt und blieb bis zu meiner Abreise in dieser Position. Die Tätigkeit des Vizepräsidenten besteht übrigens darin, neue Bücher, die der Gesellschaft zugeschickt werden, durchzusehen und den Mitgliedern vorzustellen sowie die Überreichung der Diplome für korrespondierende Mitglieder der Gesellschaft zu organisieren.

Von Paris fuhr ich nach Freiburg im Breisgau, wo ich ECKER[60] und FUNKE[61] kennenlernte, Professoren, die sich mit ihren Arbeiten einen ehrenvollen Platz in der Physiologie erworben haben. ECKER zeigte mir das Anatomische Theater und das Kabinett für Vergleichende Anatomie, Letzteres verdiente im Besonderen meine Aufmerksamkeit. Der bekannte SIEBOLD,[62] der hier einige Jahre Professor war, hat es wesentlich erweitert. Viel hat auch ECKER zur Vergrößerung beider Kabinette beigetragen. Im Anatomischen Theater sah ich eine gute Sammlung von Schädeln verschiedener Völker und eine ausgezeichnete Kollektion menschlicher Embryonen aller möglichen Perioden. Auch Wachspräparate verdienten meine Aufmerksamkeit, die in vergrößerter Form Embryonen sowohl höherer als auch niederer Tiere darstellten. Solche Präparate sind äußerst bequem für die Vorlesung, sie sollten zur Ausrüstung aller physiologischen Kabinette gehören. Das Lesen der Entwicklungsgeschichte (Embryologie) allein mit Zeichnungen ist sehr mühevoll. Das physiologische Kabinett erhielt durch die Berufung von FUNKE ein neues Gesicht, wurde an Instrumenten reicher, insbesondere für die Untersuchung elektrischer Nervenströme.

Ich habe bei FUNKE ein großes AMICI-Mikroskop[63] gesehen, über das ich schon so viel gehört habe und von dem ein großer Ruhm ausgeht. Zum Glück hatte ich damals ein neues HARTNACK-Mikroskop[64] in Paris gekauft, in dem die Systeme neun und zehn nach dem Vorbild von AMICI gebaut waren, d. h. die Immersion.[65] Ich war sehr glücklich, beide Mikroskope vergleichen zu können, insbesondere umso mehr, weil ich bisher keine Gelegenheit hatte, mein HARTNACK-Mikroskop mit anderen Mikroskopen vergleichen zu können, bei allen war die maximale Vergrößerung schlechter als beim HARTNACK. Wenn man beide Mikroskope vergleicht, so muss ich zugeben, dass der optische Teil bei AMICI ausgezeichnet ist, ein besseres Mikroskop habe ich bisher nicht gesehen. Was das HARTNACK-Mikroskop betrifft, so steht es dem von AMICI überhaupt nicht nach.

FUNKE zeigte mir einige interessante Präparate und eine Methode, wie man mit einem Mikroskop mikroskopische Präparate fotografieren kann. Die von mir bei ihm gesehenen Fotografien waren klar und deutlich sowie für mikroskopische Bilder geeignet. Einige Tage vor meiner Abreise haben mich FUNKE und ECKER zu einer Sitzung der Freiburger wissenschaftlichen Gesellschaft eingeladen, wo ich einige andere Professoren der Universität kennenlernte.

In Würzburg besuchte ich KOELLIKER und MÜLLER.[66] KOELLIKER nahm mich sehr freundschaftlich auf, schlug mir vor, seine mikroskopischen Präparate anzuschauen, deren Zahl sehr groß ist. Die Präparate, die er für interessant hielt, zeigte er mir selbst. Für das Studium der Präparate benötigte ich eine Woche. Unter ihnen fand ich einige, die ich bisher von Zeichnungen kannte. Die Vorlesungen von KOELLIKER zeichneten sich durch klare und deutliche Darlegung des Gegenstandes aus. Bei MÜLLER sah ich einige Präparate der Augenhaut.[67]

In Würzburg wurde ich auch eingeladen, an der Sitzung der Würzburger Gelehrtengesellschaft teilzunehmen, die Sitzungen finden wöchentlich statt.

In München besuchte ich Professor BISCHOFF,[68] der mir das Anatomische Theater zeigte und das physiologische Kabinett, in Letzterem fand ich viele gut gemachte Präparate zur Entwicklungsgeschichte (Embryologie) aus Wachs. Das bekannte Gerät,[69] unlängst konstruiert zur Untersuchung der Atemluft, das einige Tausend Taler kostete, untersuchte ich ziemlich genau, aber eine endgültige Meinung darüber kann ich gegenwärtig nicht geben. Von den mikroskopischen Präparaten waren die Injektionen in die Zentren des Nervensystems gut.

In Wien existieren zwei physiologische Kabinette, eines davon, für Mediziner im zivilen Bereich, steht unter der Leitung von BRÜCKE,[70] das andere für Militärmediziner wird von LUDWIG[71] geleitet.

Über die aktuellen Forschungen in BRÜCKEs Kabinett kann ich mir kein Urteil erlauben, weil bei ihm normalerweise nur im Winter gearbeitet wird, aber ich war im Sommer in Wien. Die Vorlesungen, die ich bei ihm gehört habe, waren durch den Reichtum an Material bemerkenswert. Hier galt keine Redekunst, sondern nur wissenschaftliche Wahrhaftigkeit, jede Behauptung wurde einer strengen kritischen Prüfung unterzogen. Unter den Präparaten zeigte mir BRÜCKE Rückenmarkschnitte vom Hecht, die von MAUTHNER[72] hergestellt worden sind. Er äußerte sich sehr lobend über sie. Aber meiner Meinung nach sind diese Präparate wirklich schön und gut gemacht, aber für die Lösung wissenschaftlicher Fragen eignen sie sich nicht. Sie sind viel zu dünn und durchscheinend, so dass auf einem Schnitt nur wenige Nervenzellen sichtbar sind. Aus diesem Grund kann man die Nervenfäden nicht verfolgen, die aus den Zellen herauskommen.

Das physiologische Kabinett von LUDWIG halte ich für das beste Kabinett in Europa, nach dem Aufbau, dem Reichtum an Instrumenten und der Bequemlichkeit beim Arbeiten. Außer den physiologischen Instrumenten findet man dort Werkbänke mit allem Zubehör wie sie Schlosser und Dreher gebrauchen. Dies gibt dem Experimentierenden die Möglichkeit, sich selbst die notwendigen Apparaturen für die Versuche herzustellen. Es ist bekannt, dass eine solche Notwendigkeit bei der Vielfalt unserer Experimente häufig vorkommt. Die Untersuchungen, die bei LUDWIG im Kabinett durchgeführt worden sind, gehören zu den besten physiologischen Arbeiten, weil LUDWIG ausgezeichnete Kenntnisse in Physik und Chemie besitzt, der beiden wesentlichen Wissenschaften für eine erfolgreiche Forschung in der Experimentellen Physiologie. Von den Geräten, die ich bei LUDWIG gesehen habe, erachte ich es als notwendig, bei uns ein Gerät zur Untersuchung der Blutgase[73] einzuführen. Bei LUDWIG habe ich Untersuchungen über den Einfluss konstanter galvanischer Ströme auf einige Teile des Rückenmarks durchgeführt. Die Ergebnisse dieser Untersuchungen werden zu gegebener Zeit mitgeteilt werden.

Professor HYRTL[74] zeigte mir das Anatomische Theater, wie es scheint, das Reichste im deutschsprachigen Raum, aber auch hinsichtlich der Vielzahl der mikroskopischen Präparate, die Letzteren sind berühmt in ganz

Europa. Die Injektionen der Gefäße darstellenden Präparate sind besser als die englischen, die ich bei KOELLIKER gesehen habe. HYRTL hat zu Hause eine kleine, aber vorzügliche eigene Sammlung von seltenen Fischen. Er hat damit begonnen, sie mit Zeichnungen zu beschreiben, aber die Kosten für die Zeichnungen sind sehr hoch, so dass er gezwungen war, von der Fortsetzung der Edition Abstand zu nehmen.

In Wien wurde ich von Professor BRÜCKE eingeladen, an der festlichen Jahressitzung der Akademie der Wissenschaften teilzunehmen. In Prag besuchte ich PURKINJE,[75] mit dem ich bei LUDWIG und BRÜCKE in Wien Bekanntschaft geschlossen habe.

Von den Geräten, die ich im Ausland für das physiologische Kabinett erworben habe, nenne ich folgende: ein fotografisches Mikroskop, zwei große Mikroskope (alle drei sind von HARTNACK, Paris), ein Sphygmograph (Pulsschreiber) nach MAREY,[76] einen Multiplikator mit 20.000 Umdrehungen und einige Geräte für die Untersuchung elektrischer Ströme in Nerven und Muskeln, Geräte von SAUERWALD[77] in Berlin, Hämodynamometer,[78] Hämometer,[79] empfindliche Thermometer für die Messung der Temperatur des Blutes.

Anmerkungen

[1] Fischer 2012, 208-212; Pfrepper 2009, passim, 198-203.
[2] Ovsjannikov 1862, 11-22.
[3] Hermann Friedrich Stannius (1808-1883), Mediziner, 1837-1862 o. Professor für Vergleichende Anatomie, Physiologie und Entwicklungsgeschichte an der Universität Rostock.
[4] Karl Georg Lucas Christian Bergmann (1814-1865), Mediziner, 1852-1865 o. Professor für Anatomie an der Universität Rostock.
[5] Karl Bogislaus Reichert (1811-1883), vgl. Anm. 64 im Reisebericht Bidder S. 21.
[6] Rudolf Virchow (1821-1902), vgl. Anm. 9 im Reisebericht Sečenov S. 68.
[7] Emil Du Bois-Reymond (1818-1896), vgl. Anm. 14 im Reisebericht Sečenov S. 68.
[8] Der Augenspiegel (Ophthalmoskop) wurde 1850 von Helmholtz entwickelt, mit dem der Augenhintergrund beleuchtet und das gestreute Licht mit dem Auge des Betrachters aufgefangen werden kann. Damit lag eine einfache Untersuchungsmethode vor, mit der der Augenhintergrund in ausreichender Vergrößerung direkt beobachtet werden kann.
[9] Albrecht von Graefe (1828-1870), vgl. Anm. 31 im Reisebericht Sečenov S. 70.
[10] Richard Liebreich (1830-1917), Mediziner, Ophthalmologe, 1854-1862 Assistenzarzt an der Augenklinik von A. von Graefe an der Universität Berlin, ab 1862 praktizierte er in Paris und London als Augenarzt.
[11] Auskultation, vgl. Anm. 10 im Reisebericht Glebov S. 29.
[12] Perkussion, vgl. Anm. 11 im Reisebericht Glebov S. 29.

[13] Ludwig Traube (1818-1876), Mediziner, 1849-1857 Arzt an der Charité, 1857-1862 a.o. und seit 1862 o. Professor am Friedrich-Wilhelms-Institut in Berlin, 1872-1876 o. Professor für Medizinische Klinik an der Universität Berlin. Zwischen 1867 und 1874 wurden seine Bücher ins Russische übersetzt: Traube, L.: Simptomy boleznej organov dychanija i krovoobraščenija (Die Symptome der Krankheiten des Respirations- und Circulationsapparats). Moskva 1867, übersetzt von Studenten der Moskauer Universität unter der Leitung von M. P. Čerinov; ders.: Polnoe sobranie kliničeskich lekcii (Vollständige Sammlung der Klinischen Vorlesungen). 2 Bde. Moskva 1874, übersetzt von M. P. Višnevskij.
[14] Friedrich Theodor von Frerichs (1819-1885), vgl. Anm. 43 im Reisebericht Ėjnbrodt S. 80.
[15] Robert Remak (1815-1865), vgl. Anm. 8 im Reisebericht Ėjnbrodt S. 79.
[16] Die 35. Versammlung Deutscher Naturforscher und Aerzte fand vom 16.-20. September 1860 in Königsberg statt.
[17] Eduard Friedrich Weber (1806-1871), vgl. Anm. 56 im Reisebericht Bidder S. 21.
[18] Ernst Heinrich Weber (1795-1878), vgl. Anm. 15 im Reisebericht Bidder S. 18.
[19] August Carl Bock (1782-1833), vgl. Anm. 24 im Reisebericht Bidder S. 19.
[20] Unter Injektionspräparaten versteht man die dreidimensionale Darstellung anatomischer Hohlraumsysteme mittels einer Injektion von aushärtenden Massen oder Farbstoffen.
[21] Alfred Wilhelm von Volkmann (1801-1877), vgl. Anm. 81 im Reisebericht Bidder S. 22.
[22] Hermann Welcker (1822-1897), Mediziner, 1859 Prosektor und a.o. sowie 1866 o. Professor für Anatomie am der Universität Halle, seit 1876 Nachfolger von Volkmann als Direktor des Anatomischen Instituts.
[23] Vgl. dazu Heller 2007.
[24] Die mikroskopischen Schnitte wurden mit dem Mikrotom angefertigt, das 1856 von Adolf Friedrich Oschatz (1812-1857) für die Pflanzenhistologie entwickelt und von Welcker für tierische Gewebe angepasst wurde.
[25] Rudolph Wagner (1805-1864), vgl. Anm. 67 im Reisebericht Glebov S. 32.
[26] Friedrich Gustav Jakob Henle (1809-1885), vgl. Anm. 26 im Reisebericht Bidder S. 19.
[27] Georg Meissner (1829-1905), Mediziner, 1855-1857 o. Professor für Anatomie an der Universität Basel, 1857-1860 o. Professor für Physiologie an der Universität Freiburg, 1860-1901 o. Professor für Physiologie an der Universität Göttingen.
[28] Wilhelm Krause (1833-1910), Mediziner, 1860-1876 a.o. Professor für Pathologische Anatomie an der Universität Göttingen, seit 1892 Laboratoriumsvorstand am Anatomischen Institut der Universität Berlin.
[29] Osteologie, vgl. Anm. 13 im Reisebericht Bidder S. 18.
[30] Wagner, Rudolph: Kritische und experimentelle Untersuchungen über die Functionen des Gehirns. Nachrichten von der Georg Augusts Universität und der Königlichen Gesellschaft der Wissenschaften zu Göttingen 6 (1859), 67-81
[31] Der Gyrus, Mz. Gyri (lat.) stellt eine aus der Hirnmasse hervortretende Gehirnwindung dar. Die einzelnen Gyri sind durch Fissurae (Furchen) und Sulci (Gräben) getrennt, dadurch wird das Prinzip der Oberflächenvergrößerung verwirklicht.
[32] Wilhelm Hauff (1802-1827), Schriftsteller der deutschen Romantik, Märchendichter.

[33] Rudolf Leuckart (1822-1898), Mediziner, Zoologe, 1847-1850 Privatdozent an der Universität Göttingen, 1850-1855 a.o. und 1855-1869 o. Professor für Zoologie an der Universität Gießen, 1869-1898 o. Professor für Zoologie und Zootomie an der Universität Leipzig.
[34] Conrad Eckhard (1822-1905), Mediziner, 1860-1905 o. Professor für Anatomie und Physiologie an der Universität Gießen.
[35] Seine Studien führte Leuckart vor allem an der Nordsee durch.
[36] Albert von Koelliker (1817-1905), vgl. Anm. 41 im Reisebericht Sečenov S. 70.
[37] Reissner hat sich besonders mit der Untersuchung von Rückenmark und Gehirn beschäftigt, vgl. Reissner, E[rnst]: Beiträge zur Kenntnis vom Bau des Rückenmarkes von Petromyzon fluviatilis L. Archiv für Anatomie, Physiologie und wissenschaftliche Medicin 1860, 545-588; ders.: Der Bau des centralen Nervensystemes der ungeschwänzten Batrachier. Mit einem Atlas von zwölf Tafeln. Zu Carl Ernst von Baer's academischer Jubelfeier, hg. von dem Conseil der Kaiserlichen Universität zu Dorpat 1864.
[38] Ernst Reissner (1824-1878), Mediziner, 1851-1855 Prosektor an der Universität Dorpat, 1855-1875 o. Professor für Anatomie an der Universität Dorpat.
[39] Zweithe Abhandlung. Ueber die Eigenschaft des Secretes der menschlichen glandulla submaxillaris. In: C[onrad] Eckhard: Beiträge zur Anatomie und Physiologie. Dritter Band. Giessen 1863, 39-50.
[40] Hermann von Helmholtz (1821-1894), vgl. Anm. 20 im Reisebericht Sečenov S. 69.
[41] Von 1857 bis 1864 war Privatdozent Wilhelm Wundt Assistent von Helmholtz, vgl. Anm. 82 im Reisebericht Sečenov S. 73.
[42] Friedrich Arnold (1803-1890), vgl. Anm. 30 im Reisebericht Bidder S. 19.
[43] Die Meissnerschen Körperchen (Druckrezeptoren, z. B. in der Fingerbeere) wurden zuerst von Wagner und Meissner beschrieben, vgl. Wagner, Rudolf; Meissner Georg: Ueber das Vorhandensein bisher unbekannter eigenthümlicher Tastkörperchen (Corpuscula tactus) in den Gefühlswärzchen der menschlichen Haut. Göttingische gelehrte Anzeigen 1852, 2, 17-31.
[44] Eduard Pflüger (1829-1910), vgl. Anm. 18 im Reisebericht Sečenov S. 69.
[45] Max Johann Sigismund Schultze (1825-1874), vgl. Anm. 44 im Reisebericht Ėjnbrodt S. 80.
[46] Neunaugen (Petromyzontidae) sind kiementragende fischähnliche, stammesgeschichtlich sehr basale Vertreter der Wirbeltiere (Vertebrata). Seit 500 Millionen Jahren hat sich dieses lebende Fossil kaum verändert. Es hat einen aalartigen langgestreckten Körper, der mit einem flossenartigen Rücken- und Schwanzsaum besetzt ist.
[47] Archiv für Anatomie, Physiologie und wissenschaftliche Medicin, hgg. von Karl Bogislaus Reichert, Johannes Müller und Emil Du Bois-Reymond von 1834 bis 1876, seit 1877 Archiv für Anatomie und Physiologie, unterteilt in Anatomische und Physiologische Abteilung.
Schultze, Max: Die kolbenförmigen Gebilde in der Haut von Petromyzon und ihr Verhalten im polarisirten Licht. Archiv für Anatomie, Physiologie und wissenschaftliche Medicin 1861, 228-247 und 281-303.
[48] Als Drüse (lat. glandula) wird in der Anatomie ein Organ bezeichnet, das eine besondere Substanz bildet und diese als Sekret nach außen oder als Hormon direkt in die

Blutbahn absondert. Muköse Drüsen produzieren zähflüssiges, schleimiges Sekret, seröse Drüsen produzieren ein dünnflüssiges, enzymhaltiges Sekret.
[49] Claude Bernard (1813-1878), vgl. Anm. 40 im Reisebericht Sečenov S. 70.
[50] Zur Submandibulardrüse vgl. Anm. 53 im Reisebericht Sečenov S. 71.
[51] Antoine Étienne Renaud Augustin Serres (1786-1868), Mediziner, seit 1822 Chefarzt am Hôpital de la Pitié in Paris, seit 1839 Professor für Anatomie und Naturgeschichte am Jardin des plantes Paris.
[52] Octave Lesueur (1802-1870), Mediziner, Assistent und seit 1837 Leiter des chemischen Laboratoriums der École de médecine Paris, gab Privatkurse in Chemie, Toxikologie und Gerichtsmedizin.
[53] Marie-Jean-Pierre Flourens (1794-1867), vgl. Anm. 71 im Reisebericht Glebov S. 33.
[54] Henri Milne Edwards (1800-1885), vgl. Anm. 44 im Reisebericht Miram S. 40.
[55] Étienne Geoffroy Saint-Hilaire (1772-1844), vgl. Anm. 70 im Reisebericht Glebov S. 33.
[56] Jean Victor Coste (1807-1873), vgl. Anm. 21 im Reisebericht Ejnbrodt S. 79.
[57] Charles Philippe Robin (1821-1885), Mediziner, Biologe, seit 1859 Professor für Naturgeschichte an der Universität Paris.
[58] Ofsiannikof, Ph[ilipp]: Über die feinere Structur des Kopfganglions bei den Krebsen, besonders beim Palinurus locusta. Mémoires de l'Académie Impériale des Sciences de St.-Pétersbourg, VII. Série, VI (1863) 10, 1-10.
[59] Vgl. Zieger 2001, 29-30; Anonym 1854.
[60] Alexander Ecker (1816-1887), vgl. Anm. 28 im Reisebericht Ėjnbrodt S. 79.
[61] Otto Funke (1828-1879), vgl. Anm. 35 im Reisebericht Sečenov S. 70.
[62] Karl Theodor Ernst von Siebold (1804-1885), Mediziner, Zoologe, 1840-1845 o. Professor für Zoologie, Vergleichende Anatomie und Veterinärwissenschaft an der Universität Erlangen, 1845-1850 o. Professor für Zoologie und Physiologie an der Universität Freiburg, 1850-1853 o. Professor für Physiologie an der Universität Breslau, seit 1853 o. Professor für Vergleichende Anatomie und Zoologie an der Universität München.
[63] Giovanni Battista Amici (1786-1863), Astronom, Optiker, Physiker, baute ein horizontales Mikroskop mit einem neuartigen Reflexionstubus, dessen Herzstück keine Linse, sondern ein Hohlspiegel ist.
[64] Edmund Hartnack (1826-1891), Optiker, arbeitete 1847-1870 in Paris, 1868 Ehrendoktor der Medizinischen Fakultät der Universität Bonn, 1882 Professorentitel von der preußischen Regierung.
[65] Immersion (lat. immersio = Eintauchen, Einbetten) ist ein mikroskopisches Verfahren, bei dem zwischen das Objektiv und das Präparat eine Immersionsflüssigkeit, z. B. Immersionsöl, Wasser oder Glycerin, eingebracht wird.
[66] Heinrich Müller (1820-1864), Mediziner, 1847-1852 Privatdozent, 1852-1858 a.o. und 1858-1860 o. Professor für Vergleichende Anatomie an der Universität Würzburg.
[67] Müller leistete entscheidende Beiträge zur Kenntnis der Anatomie des menschlichen Auges und der Sehnerven. Unter anderem entdeckte er die sogenannten Müllerzellen in der Netzhaut des Auges.
[68] Theodor Ludwig Wilhelm von Bischoff (1807-1882), vgl. Anm. 74 im Reisebericht Bidder S. 22.

[69] Es handelt sich wahrscheinlich um einen Respirationsapparat, der um 1860 von Max von Pettenkofer (1818-1901) und Carl von Voit (1831-1908) zur Untersuchung von Stoffwechselbilanzen gebaut wurde.
[70] Ernst Wilhelm von Brücke (1819-1892), vgl. Anm. 59 im Reisebericht Sečenov S. 71.
[71] Carl Ludwig (1816-1895), vgl. Anm. 46 im Reisebericht Sečenov S. 71.
[72] Ludwig Mauthner (1840-1894), Mediziner, 1864-1869 Privatdozent an der Universität Wien, 1869-1877 o. Professor für Augenheilkunde an der Universität Innsbruck, seit 1877 wieder an der Universität Wien. Noch als Student beschäftigte er sich mit neurologischen Studien, vgl. Mauthner: Untersuchungen über den Bau des Rückenmarkes der Fische. Sitzungsberichte der Mathematisch-naturwissenschaftlichen Classe der kaiserlichen Akademie der Wissenschaften Wien 34 (1859), 31-36.
[73] Zur Blutgaspumpe von Ludwig vgl. Anm. 66 im Reisebericht Sečenov S. 72.
[74] Joseph Hyrtl (1811-1894), vgl. Anm. 15 im Reisebericht Ėjnbrodt S. 79.
[75] Johann Evangelist Purkinje (1787-1869), vgl. Anm. 34 im Reisebericht Bidder S. 19.
[76] Etienne Jules Marey (1830-1904), Mediziner, Physiologe, seit 1867 Assistenzprofessor am Collège de France, nach einem Aufenthalt 1860 bei Ludwig in Wien entwickelte er einen Sphygmographen (altgriech. Pulsschreiber) zur dauerhaften Aufzeichnung der Pulsfrequenz, außerdem konnte mit ihm erstmalig der Blutdruck unblutig gemessen werden.
[77] Zu Sauerwald-Geräten vgl. Anm. 17 im Reisebericht Sečenov S. 69.
[78] Hämodynamometer (griech. Blutkraftmesser) ist ein Instrument zum Messen der Intensität des Blutstromes.
[79] Hämometer (griech.) ist ein Instrument zur Bestimmung des Hämoglobingehaltes des Blutes.

Nikolaj Osipovič Kovalevskij (1840-1891)[1]
Instruktion 1862[2]

Dem Doktoranden KOVALEVSKIJ, der für die Besetzung des Lehrstuhls für Physiologie und Allgemeine Pathologie vorgesehen ist, schlägt die Fakultät vor, seine Studien im Ausland wie folgt zu planen: Das erste Jahr in Wien zu verbringen, bei LUDWIG[3] den Kurs über Experimentelle Physiologie zu belegen sowie in seinem Labor experimentell zu arbeiten. Soweit es die Beschäftigung bei LUDWIG erlaubt, die Vorlesungen über Physiologie und Mikroskopische Anatomie bei BRÜCKE[4] zu besuchen. Das zweite Jahr des Auslandsaufenthalts dem Besuch der physiologischen Kurse sowie der Besichtigung der Laboratorien und Institute in Heidelberg bei HELMHOLTZ,[5] in Göttingen bei Rudolph WAGNER[6] und MEISSNER,[7] in Berlin bei DU BOIS-REYMOND[8] und in Paris bei Claude BERNARD[9] zu widmen. Außerdem hält die Fakultät es für äußerst nützlich, einen Kurs für Mikroskopie und Vergleichende Histologie bei KOELLIKER[10] in Würzburg zu besuchen sowie bei ihm auch den Kurs über Entwicklungsgeschichte zu belegen oder bei REICHERT[11] in Berlin, in Abhängigkeit davon, wer von beiden in dem Jahr einen solchen Kurs anbietet. In Berlin kann man sich auch mit großem Nutzen bei KÜHNE[12] mit Physiologischer Chemie beschäftigen. Wenn die Medizinische Fakultät Herrn KOVALEVSKIJ einen solchen Plan für den Auslandsaufenthalt vorschlägt, bedeutet das keineswegs, dass er dem unbedingt folgen muss, da der Lehrkörper der Universitäten sich in jedem Jahr ändern kann. Die Fakultät schlägt ihm deshalb vor, sich in solchen Fällen und bei den kleinsten Schwierigkeiten an Geheimrat Nikolaj Ivanovič PIROGOV[13] zu wenden und dessen Anweisungen zu folgen, insbesondere hinsichtlich von Ort und Personen, bei denen man mit großem Nutzen studieren kann.

Professor F. Ovsjannikov
Dekan der Medizinischen Fakultät der Universität Kazan'

Vorstellungen des Doktoranden Kovalevskij über seinen Auslandsaufenthalt[14]

Nach vorhergehender Beratung mit Professor F. V. OVSJANNIKOV habe ich vor, meine Studien im Ausland auf folgende Weise zu betreiben.

Das erste Jahr beabsichtige ich dem Studium der Physiologie bei Professor LUDWIG in Wien zu widmen. Der Besuch seiner Vorlesungen und des Praktikums wird mir die Möglichkeit geben, den vollständigen Kurs zur Physiologie des berühmten Professors zu hören. Außerdem halte ich es für notwendig, in seinem Laboratorium und unter seiner Anleitung an einem speziellen Problem zu arbeiten, um auf diese Weise die Feinheiten einer der modernen physiologischen Fragestellungen kennen zu lernen und zu verstehen. Die freie Zeit neben der Beschäftigung bei LUDWIG versuche ich für die physiologischen Vorlesungen BRÜCKEs zu verwenden, der mir auch als Mikroskopiker nützlich sein kann. Als Ergänzung zu dem physiko-chemischen Kurs bei LUDWIG sehe ich vor, im zweiten Jahr die physiologischen Institute von HELMHOLTZ in Heidelberg sowie von WAGNER und MEISSNER in Göttingen zu besuchen. Bei HELMHOLTZ werde ich mit besonderer Aufmerksamkeit die Physiologische Optik studieren, in Göttingen ist mir besonders wichtig, die reich ausgestatteten physiologischen Laboratorien zu besichtigen, das alte und das neue. Der Besuch der Vorlesungen und des Laboratoriums von Claude BERNARD in Paris soll mir die Möglichkeit geben, die Vivisektionsmethoden des Pariser Professors kennen zu lernen, der durch die glänzenden Resultate seiner Experimente allgemein bekannt geworden ist. Außer den Studien rein physiologischer Natur will ich den praktischen Kurs der Mikroskopischen Anatomie bei KOELLIKER in Würzburg und die Entwicklungsgeschichte bei REICHERT in Berlin absolvieren. In Berlin kann ich auch das Laboratorium von KÜHNE besuchen, um mich mit der Physiologischen Chemie näher vertraut zu machen. Das sind die wichtigsten Punkte der bevorstehenden Reise. Die Details werden von den Bedingungen abhängen, die ich dort vorfinde.

Um ohne Zeitverlust Nutzen aus den Ergebnissen der modernen physiologischen Wissenschaft ziehen zu können, nenne ich die Details nicht vorher, weil sie sich wegen nicht vorhersehbarer Umstände ändern können und mich nur in Verlegenheit bringen würden. Sobald ich im Ausland bin und die mich interessierenden Gegenstände studiere sowie die Ratschläge der Professoren nutzen kann, werde ich imstande sein, meine Zeit entsprechend den Erfordernissen einzuteilen.

Doktorand N. Kovalevskij

Gelesen und genehmigt: Dekan der Medizinischen Fakultät F. Ovsjannikov

1. Reisebericht aus Wien 1862[15]

Wien bietet für denjenigen, der sich mit Physiologie und Mikroskopie beschäftigt, viele Möglichkeiten zu arbeiten. Die physiologischen Laboratorien von LUDWIG und BRÜCKE sind verdientermaßen so bekannt, dass es mir vollkommen überflüssig erscheint zu erklären, warum ich, der ich an physiologischen Kenntnissen interessiert bin, gerade Wien als meinen ersten Aufenthaltsort im Ausland gewählt habe. Meine erste Aufgabe nach meiner Ankunft hier war es, mich mit den Vertretern der hiesigen physiologischen Schule bekannt zu machen und meine Praktika so zu planen, dass ich in der Lage bin, einige Vorlesungen zu besuchen. LUDWIG und BRÜCKE versicherten mir ihre Bereitschaft, mich bei meinen praktischen Arbeiten mit Wort und Tat zu unterstützen, außerdem habe ich die Möglichkeit, alle Forschungsmittel ihrer Laboratorien zu nutzen. Da ich es für notwendig erachte, die Physiologie- und Physikvorlesungen in der Universität zu besuchen sowie einen privaten Kurs zur Entwicklungsgeschichte zu belegen, habe ich dafür eine gewisse Arbeitszeit im Laboratorium geopfert.

Nachdem ich allgemein zu meinen Studien in Wien informiert habe, komme ich nun zur Darstellung des Gegenstandes, dem ich vorwiegend meine Zeit gewidmet habe. Eine der interessantesten Fragen der Physiologie, die in Wahrheit alt ist und eine lange Geschichte hat, aber gegenwärtig durch die Arbeiten einiger bekannter Mikroskopiker und Physiologen von neuem aufgeworfen worden ist, ist die Frage über das lymphatische System, die jetzt als das Verhältnis der Lymphbahnen zu dem Drüsen- und Bindegewebe gestellt wird und meinerseits den Wunsch hervorrief, mich damit näher zu beschäftigen. Die anatomischen Arbeiten von BILLROTH,[16] vor allem aber die von HIS,[17] FREY[18] und RECKLINGHAUSEN[19] einerseits und die physiologischen Arbeiten von TOMSA[20] im Laboratorium von LUDWIG andererseits, setzten diese Frage erneut auf die Tagesordnung. Außerdem wurde die Lehre vom adenoiden Charakter der Lymphknoten erarbeitet und deren vollständige Analogie in anderen Organen gefunden, von denen man schon früher annahm, dass sie eine gewisse Beziehung zum lymphatischen System haben und auch in der Darmschleimhaut vorhanden sind. Die physiologischen Versuche zum Einfluss des Blutdruckes auf den Lymphfluss erklären in immer stärkerem Maße die Einzelheiten der mechanischen Arbeit des Herzens im Organismus. Es ist sehr natürlich, dass das Studium des lymphatischen Systems mit den neuen Methoden der Mikroskopie und Physiologie bessere Resultate verspricht, als das bisher möglich war. Bevor ich auf diese Punkte eingehe, auf die ich erstmalig besondere Aufmerksamkeit gerichtet habe, muss ich einige Worte zum gegenwärtigen Zustand der histologischen und physiologischen Kenntnisse bezüglich der Lymphknoten und der Anfänge der lymphatischen Gefäße sagen. Der Erfolg der mikroskopischen Untersuchungen der lymphatischen Organe war in der letzten Zeit vor allem durch die Einführung besonderer Methoden der Herstellung mikroskopischer Präparate bedingt. Die Entfernung der Lymphkügelchen aus dem Organ oder seiner Stroma[21] mit dem Pinsel aus den „verfestigten" Schnitten gab die Möglichkeit, sie genauer zu untersuchen. Mit Hilfe dieser Methode wurden Präparate von Organen untersucht, in die die Masse nicht nur einzeln seitens der Blut- oder Lymphgefäße, sondern auch gemeinsam eingespritzt wurde. Solche Untersuchungen verdrängten mehr und mehr die noch unlängst geltende Meinung, dass Lymphknoten Knäuel bilden von auf verschiedene Weise verschlungenen Lymphgefäßen, die hier sogar ihre Wände behalten. Demgegenüber beweisen sie, dass hier auch ein „Drüsenstoff" und Lymphbahnen existieren, die beim „Eingang und Ausgang" vollkommen verschieden sind. Die Frage ist, was sind Drüsenstoff und Lymphbahnen und in welchem Verhältnis stehen sie zueinander. Sowie die Diskussion in Einzelheiten geht, gibt es bei den verschiedenen Forschern unterschiedliche Interpretationen der Fakten.[22] [...]

Mit diesem zusammenfassenden Bericht beende ich den mich interessierenden Gegenstand. Die Punkte, die nicht gelöst werden konnten oder eine ergänzende Untersuchung erfordern, haben meine volle Aufmerksamkeit beim Studium dieses Gebietes der Wissenschaft.

Was die Vorlesungen betrifft, die ich besucht habe, so erachte ich es für notwendig, hier nur auf den Charakter der Lehre Aufmerksamkeit zu verwenden. Der Universitätskurs der Physiologie von BRÜCKE ist außerordentlich modern in der Darlegung und interessant durch die z. T. selbstständigen Ansichten des Professors, er demonstriert mikroskopische und chemische Versuche.

Die mechanisch-physikalischen Versuche und Vivisektionen gehören nicht zum Programm dieser Vorlesung, zumindest in dem Teil von ihm, den ich gehört habe, d. h. Blutkreislauf und Verdauung.

Die Mechanik des Blutkreislaufs, die nur durch eine Reihe von Versuchen mit dem bekannten hydraulischen Apparat und Messungen des Druckes und der Geschwindigkeit vollkommen verständlich wird, wird durch den Professor erklärt, zu meinem Bedauern leider nur durch Zeichnungen an der Tafel. Dieser Nachteil in der Lehre hängt davon ab, scheint mir, dass die nicht reichen Mittel des Laboratoriums vorzugsweise in die Unterstützung jener speziellen Arbeiten gehen, durch die der Professor einige Gebiete der physiologischen Wissenschaft bereichert hat und noch bereichert. Übrigens sind der Besuch im Laboratorium und der private Kurs in Experimenteller Physiologie von LUDWIG eine Möglichkeit, die Lücken im Kurs von BRÜCKE zu ergänzen. Bei der Darlegung jedes Gebietes der Physiologie macht BRÜCKE die Hörer ausführlich mit der Vergleichenden Morphologie und Histologie bekannt, für Demonstrationen steht ihm eine reiche Kollektion von Präparaten zur Verfügung, die von ihm selbst bzw. seinen Schülern hergestellt worden sind. Für Demonstrationen dieser Präparate ebenso wie auch für physiologisch-chemische Versuche ist keine besondere Zeit vorgesehen, sie werden sowohl im Verlauf oder am Ende der Vorlesungen gemacht, deshalb können sich nur jene Studenten mit der Methodologie bekannt machen, die im Laboratorium arbeiten. Diese methodologischen Lehrstunden von BRÜCKE im Laboratorium sind außerordentlich nützlich und interessant. Besonders nützlich sind sie durch den Skeptizismus und die schonungslose Kritik des erfahrenen Gelehrten, die in den beobachtenden und experimentellen Wissenschaften für den Menschen so wichtig sind, der sich auf dieses Gebiet der Forschung begibt. Außer Professor BRÜCKE arbeitet im Laboratorium auch sein Assistent ROLLETT,[23] dessen wissenschaftliche Arbeiten schon die allgemeine Aufmerksamkeit auf sich gezogen haben.

Der Kurs in Entwicklungsgeschichte von STRICKER[24] hat rein demonstrativen Charakter. Die Untersuchung der ersten Rudimente von Organen mit Hilfe der Methoden der modernen Histologie ist sein Inhalt. Die Mehrzahl der Präparate, die histologische Bedeutung haben, dienen den besten Lehr- und Handbüchern dazu, um nicht nur die Entwicklung der Organe zu verfolgen, sondern auch die verschiedenen Entwicklungsstufen dieser Organe. Die Arbeiten von STRICKER selbst beschäftigen sich in erster Linie mit der Geschichte der Entwicklung des Frosches. Besonders interessant sind seine Präparate, die sich mit den Organen des Sehens, des Riechens und des Hörens beschäftigen.

Außer den Kursen zur Physiologie und Entwicklungsgeschichte, besuchte ich noch die Vorlesungen in Medizinischer Physik von Dr. MACH.[25] Sie zeichnen sich durch eine strenge Auswahl der Gegenstände aus, die Beziehung zur Physiologie haben, und durch eine außergewöhnlich klare und moderne Darlegung. Leider entzieht das Physikalische Institut in Wien, aus welchen Gründen auch immer, dem jungen Dozenten die Möglichkeit, seine Wissenschaft experimentell darzulegen und hält ihn in den Grenzen der Theorie. Das unlängst von MACH herausgegebene *Compendium der Physik für Mediziner* (Wien 1863),[26] ein außerordentlich gutes Lehrbuch, weist auf jene Punkte hin, auf die er die Aufmerksamkeit in seinen Vorlesungen lenkt. Seine Vorlesungen werden zum großen Teil von Personen besucht, die schon ihre Universitätsstudien abgeschlossen haben und sich nicht nur für die medizinische Praxis interessieren. Studenten sind nicht anwesend, weil sie sich alle auf die klinischen Fächer konzentrieren, für die Wien so viel Anziehungskraft hat.

2. Reisebericht aus Wien Wintersemester 1862/63[27]

Im vorigen Bericht habe ich auf die Gegenstände meiner Beschäftigungen in Wien hingewiesen. Bei den Arbeiten, die ich im Laboratorium von Professor BRÜCKE geplant habe, habe ich mir zuerst die wesentlichen Untersuchungen auf dem Gebiet der Mikroskopischen Anatomie und Physiologie der Lymphdrüsen in der Literatur angesehen, habe sie einer mehr oder weniger detaillierten Kritik sowohl ihrer tatsächlichen Ergebnisse als auch der Interpretationen ihrer Autoren unterzogen, weil meine eigenen Beobachtungen zu jener Zeit noch unzureichend waren. Als ich mit den Untersuchungen anfing, benutzte ich die Methode, die von vielen neueren Mikroskopikern empfohlen wird. Die Drüsen wurden in hochprozentigen Alkohol gewaschen und dienten der Herstellung von Schnitten. Diese Schnitte wurden mit einem kleinen Pinsel mit Wasser gewaschen, mit einer ammoniakalischen Lösung von Carmin angefärbt, in absoluten Alkohol zur Entfernung von Wasser überführt, schließlich mit Terpentin aufgehellt und mit Lack verklebt. Diese Methode musste bei der Untersuchung jener Drüsen einige Male geändert werden, in denen lymphatische Räume injiziert waren. Weil die Masse für die Injektionen aus löslichem Berliner Blau mit Fischleim bestand, auf die Wasser beim Waschen der Präparate und auf ihre Farbe schädlich wirkt, so wurde ein zweites Mal das Wasser mit absolutem Alkohol entfernt. Alle Teile des Präparates zogen sich stark zusammen und häufig nicht gleichmäßig, das machte die Präparate ungeeignet für die Untersuchung bei stärkerer Vergrößerung. [...]

Auf Vorschlag von BRÜCKE begann ich mit Versuchen zur Anfärbung der Präparate mit verschiedenen Tinkturen, mit denen die dünnen Schnitte durch einfaches Schütteln (Spülen) behandelt wurden. Bei Gebrauch dieser Anfärbetechnik für die Präparate verkürzte sich der Prozess ihrer Herstellung und man vermeidet so, dass ihre Klarheit und Schönheit Schaden nimmt.

Das optimale Verfahren läuft so, man taucht den dünnen Schnitt etwa ein bis fünf Minuten in die Tinktur, nimmt ihn dann heraus, reinigt ihn mit einem Pinsel, wäscht ihn mit absoluten Alkohol von der überflüssigen Farbe und hellt ihn mit gelbem Terpentin auf. Für die Untersuchungen setzte ich nichtinjizierte Proben vom kleinen Gekröse der Drüsen des Menschen, vom Stier, Hund, Kaninchen ein, außerdem kleines Gekröse von Drüsen mit injizierten Blutgefäßen von der Katze, dem Fuchs und der Halslymphdrüsen des Hundes, dessen lymphatischer Baum völlig durch vasa efferentia imbibiert[28] war. Dieses letztere Material verdanke ich Professor LUDWIG, der durch seine vorzügliche Injektionstechnik mir die eigentliche Untersuchung erleichtert hat, indem er mich mit der Technik ähnlicher Arbeiten bekannt gemacht hat, die viel Übung und Erfahrung erfordern.

Bevor ich meine Hauptergebnisse und die Daten zu meinen Präparaten beschreibe, muss ich sagen, dass ich in meiner Beschreibung unter Bindestoff jenen Teil des Bindegewebes verstehe, der Fasern und Platten bildet, folglich auch Interzellularsubstanz VIRCHOWS[29] ist und ein Teil seiner Zellen ist das Bindegewebe. [...][30]

Außer meiner Tätigkeit im Laboratorium von Professor BRÜCKE und dem Besuch seiner Vorlesungen belegte ich den Kurs über Experimentelle Physiologie bei Professor LUDWIG. Dieser Kurs findet auf Wunsch der nach Wien kommenden ausländischen Mediziner fast jedes Jahr statt. Die Teilnehmer waren zum größten Teil Russen,[31] außer ihnen nahmen einige Schweden und Holländer teil. Im Verlauf von 40 Stunden behandelte LUDWIG mit uns, begleitet von Experimenten, die Kapitel Blutkreislauf, Lymphbildung und Lymphtransport, Atmung im weitesten Sinn des Wortes sowie Nerven- und Muskelelektrizität. LUDWIG legte in seinem Kurs besondere Aufmerksamkeit auf die Experimente und machte uns mit den Details der Versuchstechnik bekannt, was man aus Büchern nicht lernen kann. Dieser Kurs mit einem solchen Reichtum an Experimenten ist gegenwärtig einmalig in Europa. Ausgehend von dem Standpunkt, dass die mechanische Arbeit des Herzens in erster Linie der Bewegung von Flüssigkeiten im Organismus dient, die für Untersuchungen zugänglich sind, studierte er diese Bewegung nicht nur in den Grenzen des Blutkreislaufs, sondern auch in den Geweben und Organen, indem er z. B. auf die Art der Bildung und Bewegung der Lymphe hinwies, auf die Art der Bildung und Absonderung von Harn, auf Analogien, die zwischen der Harnausscheidung und der Schweißabsonderung existieren.

Bei jedem Organ lenkt LUDWIG die Aufmerksamkeit auf die gegenseitigen Beziehungen von Anatomie und Physiologie des Blutkreislaufs zum lymphatischen System und dem, was den spezifischen Gegenstand des Organs darstellt. Diese vorwiegend quantitativen Wechselbeziehungen führt er auch für die Atmung durch. Dann geht er zu den Funktionen über, die man als Analogie zur Muskeltätigkeit ansehen kann, die mit Nerventätigkeit verbunden sind und einer Reihe von Analogien dieser Tätigkeit. Er behandelte zunächst die Tätigkeit der Speichelzellen und die Absonderung von Speichel unter Nerveneinfluss, weiter die Bewegung der Pigmentzellen usw. Diese Darlegung der Funktionen durch Analogien ist anschaulicher, wenn sie von Versuchen mit Apparaten ergänzt werden. Alles das, neben den Vivisektionen, führt erstaunlich gut und logisch dazu, dass die Zuhörer begreifen, wie man eine gestellte Frage in einer experimentellen Wissenschaft richtig löst.

Hier wird man nicht nur mit dem Reichtum kleiner Fakten der Wissenschaft bekannt gemacht, sondern auch mit ihren Mitteln und Methoden, denn das ist für uns, wie mir scheint, das Wesentliche unserer Studien im Ausland.

Alles, was aktuell und mehr oder weniger wichtig ist, die Aufgaben der Physiologie, die eine Lösung verlangen, alles das hat in LUDWIGs Kurs Platz gefunden. Wir sahen hier auch interessante neue Versuche, die gerade eben veröffentlicht worden sind, wie z. B. die Versuche von ROLLETT mit dem roten Blutfarbstoff,[32] die Versuche von ECKHARD[33] mit erectio penis des Hundes bei Reizung der Nervi erigentes,[34] Demonstration neuer anatomischer Arbeiten auf dem Gebiet des Lymphsystems, die von LUDWIG selbst[35] und seinen Schülern gemacht worden sind, TOMSA[36] für die Hoden und ZAVARYKIN[37] hinsichtlich der Nieren.

Mit dem physiologischen Praktikum habe ich mein erstes Semester in Wien beendet, aber das wird nicht das letzte sein. Nur um meine unzureichenden Kenntnisse, speziell im chemisch-analytischen Arbeiten, zu verbessern, habe ich Wien während der Sommermonate verlassen. Ich bin nach Marburg gefahren, um im Laboratorium von Professor KOLBE[38] zu arbeiten, das für diesen Zweck besonders geeignet ist, weil der Professor und sein Assistent die kleine Zahl der Studierenden betreuen, bis sie imstande sind, selbstständig zu arbeiten. Zum Wintersemester plane ich erneut in Wien zu sein, um meine physiologischen Studien fortzusetzen.

Marburg, 6. Juni 1863

3. Reisebericht aus Marburg, Heidelberg, München und Wien Sommersemester 1863[39]

Im vorhergehenden Bericht habe ich angegeben, dass ich mich im Sommer 1863 im Laboratorium von Professor KOLBE in Marburg mit analytisch-chemischen Arbeiten beschäftigen wollte. Ich halte es nicht für notwendig, mich über die Bedeutung dieser Arbeiten für den mit der Physiologie Beschäftigten hier auszubreiten, weil jeder, der mehr oder weniger mit dem

Charakter der experimentellen physiologischen Arbeiten bekannt ist, weiß, dass Physiologie ohne Erfahrungen in der Analytik unmöglich auskommt. Auf jedem Schritt begegnet einem die Notwendigkeit, Mittel und Methoden anzuwenden, die im chemischen Laboratorium erarbeitet worden sind. Ich berichte hier nur über den Charakter meiner Arbeiten in Marburg. Weil es besonders in der Analytischen Chemie wichtig ist, systematisch und stufenweise bei den Arbeiten vorzugehen, das spart Zeit und Aufwand, unterwarf auch ich mich diesem Grundsatz vollständig und beschäftigte mich nur mit dem Studium der Reaktionen auf einfache Körper, mit der qualitativen Analyse von Salzen und mit den Methoden der Trennung. Ich ging dann zur Gravimetrie[40] und Volumetrie[41] über.

Im Anschluss beschäftigte ich mich mit Gasanalyse,[42] mit Methoden, die vor einigen Jahren im Marburger Laboratorium durch Arbeiten von Professor BUNSEN[43] entstanden sind. BUNSEN, der mit Recht als der Begründer der gasanalytischen Methoden bezeichnet werden kann, arbeitete in jener Zeit mit seinem Assistenten, dem jetzigen Professor KOLBE zusammen. Deshalb ist es verständlich, dass ich in Sachen Gasanalyse in KOLBE einen außergewöhnlich erfahrenen Lehrer gefunden habe, was für mich sehr wichtig ist, weil ich häufig mit gasanalytischen Arbeiten zu tun habe. Bei den Gasanalysen wandte ich meine Aufmerksamkeit nicht nur auf die Methoden, sondern auch auf die Konstruktion der notwendigen Apparate, von denen der Erfolg der Analyse abhängig ist und die immer dem Ziel der Analyse gut angepasst sein müssen.

Nachdem ich mich mit den allgemeinen quantitativen Methoden der Gasanalyse bekannt gemacht habe, begann ich mich mit der Analyse der Darmgase zu beschäftigen, als ein Beispiel, bei dem man mit einigen speziellen Methoden in Berührung kommt. Ich untersuchte die erhaltenen Gase mit Hilfe des Apparates von RUGE[44] direkt aus dem Darm eines gesunden Menschen, der sich vorwiegend mit Fleischspeisen ernährt hatte. Ich fand, dass die Resultate dieser Analysen nicht mit den Resultaten von RUGE,[45] der die Anwesenheit von Sumpfgas[46] feststellte, übereinstimmten (RUGE[47] fand es ständig in den Darmgasen und die Menge C_2H_4[48] erreichte nach seiner Tabelle bei Fleischnahrung 26 bis 37%, bei Hülsenfrüchtenahrung 42 bis 55%, aber bei Milchernährung erniedrigte er sich bis auf 0,9%), da die Gase, die von mir untersucht wurden, überhaupt keine Kohlenwasserstoffe enthielten, sondern aus Kohlensäure, Wasserstoff und einer gewaltigen Menge Stickstoff bestanden sowie einer unbedeutenden Menge Schwefelwasserstoff. Die Menge der brennbaren Gase war so unbedeutend, dass die Verbrennung im Eudiometer[49] mit Knallgas[50] erfolgen musste. Da die Zahl meiner Analysen zu gering war, um RUGE zu widerlegen, kann ich, gestützt auf diese Ergebnisse, nur vorschlagen, dass Fragen über die Konstanz der Anwesenheit von C_2H_4 in Darmgasen und über die Bedingungen der Bildung von Kohlenwasserstoff im Organismus spezielle Untersuchungen erfordern.

Die Ferien nach dem Sommersemester widmete ich mikroskopischen Arbeiten mit niederen Lebewesen und hatte dabei ein vergleichend-histologisches Ziel. Ich interessierte mich vor allem für Muskelgewebe und Schleimhäute und fertigte Präparate von Muskeln einiger Arten von Limax[51] und Helix[52] an. [...]

Mit Beendigung des Sommersemesters in Marburg fuhr ich über Heidelberg, wo ich das Laboratorium von BUNSEN und ERLENMEYER[53] besuchte, nach München, wohin mich ein großartiger Apparat[54] von Professor PETTENKOFER[55] zog. Mit diesem Apparat kann man erstaunlich genaue Bestimmungen der Atmung der ganzen Oberfläche des Körpers eines Menschen oder Tieres machen. Die Konstruktion des Apparates ist sehr scharfsinnig. Hier wird das Prinzip der konstanten Erneuerung der Luft in einem bestimmten ziemlich großen Raum angewendet, in dem man den zu untersuchenden Organismus unterbringt. Dieser Austausch der Luft wird durch einen konstanten Strom der Luft mittels Aspirator[56] verwirklicht, den eine Dampfmaschine antreibt. Der Austausch der Luft, die die Atmungsprodukte aufnimmt, und die von den Aspiratoren herausgepumpt wird, durch frische Luft erfolgt kontinuierlich. Für die Gleichmäßigkeit des Luftstromes, der mit Aspiratoren herausgepumpt wird, befindet sich zwischen letzteren und der Dampfmaschine ein Regulator. Die Menge der durchgesetzten Luft durch die Kammer wird durch große Gasuhren bestimmt, wohin diese Luft aus einem Gefäß vollkommen feucht hineingeht, das mit Stücken von mit Wasser getränkten Bimssteinen gefüllt ist. Diese Anfeuchtung der Luft ist notwendig, damit letztere nicht Feuchtigkeit aus den Gasuhren mit sich reißt. Für die chemische Analyse werden kleine Proben aus der in die Kammer hineingehende Luft und aus der abführenden Röhre herausgepumpt. Dann werden die erhaltenen Resultate untereinander verglichen. Diese Proben werden mit kleinen Aspiratoren herausgepumpt, die mit Dampfmaschinen betrieben werden. [...] Die Fehler des Apparates werden durch eine Probe mit brennender Stearinkerze eingeschätzt und erwiesen sich als unbedeutend. Der ganze Apparat nimmt zwei Zimmer ein. Für die Besichtigung des Apparates bin ich der Liebenswürdigkeit des Münchner Professors der Physiologie VOIT[57] sehr verbunden, der ihn mir mit allen seinen Einzelheiten zeigte.

Ein solcher Apparat wie in München wurde auch in Göttingen in der Landwirtschaftlichen Schule[58] errichtet, er hat eine Kammer für die Aufnahme eines Tieres. Der Bau solcher Apparate gibt die Hoffnung, dass wir bald genaue Untersuchungen über die Atmung der gesamten Oberfläche eines tierischen Organismus haben werden. Wünschenswert wäre es, dass die Frage über die Atmung in allen Komponenten erarbeitet werden wird, deren Summe schon mit den gegenwärtigen Methoden ziemlich richtig zu bestimmen ist.

Aus München fuhr ich nach Wien, wo ich bei Professor LUDWIG einen freundlichen Empfang fand und einen Arbeitsplatz in seinem Laboratorium erhielt. Ich wählte hier als Gegenstand meiner Untersuchungen einige Fragen aus, die einzelne Komponenten der Atmung betreffen.[59]

Anmerkungen

[1] Fischer 2012, 138-141; Pfrepper 2009, passim, 181-184.
[2] RGIA, f. 733, op. 5, d. 238, ll. 24, 25.
[3] Carl Ludwig (1816-1895), vgl. Anm. 46 im Reisebericht Sečenov S. 71.
[4] Ernst Wilhelm von Brücke (1819-1892), vgl. Anm. 59 im Reisebericht Sečenov S. 71.
[5] Hermann von Helmholtz (1821-1894), vgl. Anm. 20 im Reisebericht Sečenov S. 69.
[6] Rudolph Wagner (1805-1864), vgl. Anm. 67 im Reisebericht Glebov S. 32.
[7] Georg Meissner (1829-1905), vgl. Anm. 27 im Reisebericht Ovsjannikov S. 97.
[8] Emil Du Bois-Reymond (1818-1896), vgl. Anm. 14 im Reisebericht Sečenov S. 68.
[9] Claude Bernard (1813-1878), vgl. Anm. 40 im Reisebericht Sečenov S. 70.
[10] Albert von Koelliker (1817-1905), vgl. Anm. 41 im Reisebericht Sečenov S. 70.
[11] Karl Bogislaus Reichert (1811-1883), vgl. Anm. 64 im Reisebericht Bidder S. 21.
[12] Wilhelm Kühne (1837-1900), Mediziner, 1857-1858 Assistent am Physiologischen Institut der Universität Berlin, 1859-1861 Studienaufenthalte in Paris, London und Wien, 1861-1868 Assistent für Physiologische Chemie am Pathologischen Institut der Universität Berlin, 1868-1871 o. Professor für Physiologie an der Universität Amsterdam, 1871-1900 o. Professor für Physiologie an der Universität Heidelberg.
[13] Nikolaj Ivanovič Pirogov (1810-1881), vgl. Anm. 27 im Reisebericht Sečenov S. 69/70.
[14] RGIA St. Petersburg, f. 733, op. 5, d. 238, ll. 2, 2ob.
[15] ŽMNP 1863g.
[16] Theodor Billroth (1829-1894), Mediziner, 1860-1867 o. Professor für Chirurgie an der Universität Zürich, 1867-1894 o. Professor für Chirurgie an der Universität Wien. Kovalevskij bezieht sich auf Billroths Habilitation: Untersuchungen über die Entwicklung der Blutgefässe, nebst Beobachtungen aus der Königlichen chirurgischen Universitäts-Klinik zu Berlin. Berlin 1856.
[17] Wilhelm His (1831-1904), Mediziner, 1857-1872 o. Professor für Anatomie und Physiologie an der Universität Basel, 1872-1904 o. Professor für Anatomie an der Universität Leipzig.
[18] Heinrich Frey (1822-1890), Mediziner, 1846-1848 Assistent am Physiologischen Institut der Universität Göttingen, 1848-1851 a.o. und 1851-1890 o. Professor für Histologie und Vergleichende Anatomie an der Universität Zürich. Sein Lehrbuch wurde

ins Russische übersetzt: Gistologija i gistochimija čeloveka. Učenie o formennych i chimičeskich sostavnych častjach tela (Histologie und Histochemie des Menschen. Lehre von den Form- und Mischungs-Bestandtheilen des Körpers. Leipzig 1859). St. Peterburg 1865.

[19] Friedrich Daniel von Recklinghausen (1833-1910), Mediziner, 1854-1864 Assistent am Pathologischen Institut der Universität Berlin, o. Professor für Pathologische Anatomie an den Universitäten Königsberg (1864-1865), Würzburg (1865-1872) und Straßburg (1872-1906).

[20] Vladimir Bogumilovič Tomsa (1831-1895), Mediziner, 1854-1856 Prosektor am Lehrstuhl für Physiologische Anatomie und 1856-1859 Assistent am Lehrstuhl für Pathologische Anatomie der Universität Prag, 1859-1864 Assistent von Ludwig am Josephinum in Wien, 1865-1884 o. Professor für Physiologie an der Universität Kiev, 1884-1895 o. Professor für Physiologie an der Universität Prag. Seine bei Ludwig angefertigten Arbeiten zum Lymphsystem siehe Pfrepper 2009, 251-252.

[21] Stroma = Interstitium (lat. Zwischenraum) ist ein Zwischengewebe, das bestimmte Organe durchzieht und zumeist aus Bindegewebe besteht.

[22] Es folgt die ausführliche Beschreibung der Arbeit von Nikolaj Osipovič Kovalevskij: Zur Histologie der Lymphdrüsen. Sitzungsberichte der mathematisch-naturwissenschaftliche Classe der kaiserlichen Akademie der Wissenschaften Wien 49 Abt. II (1864), 455-459. S. 455: „Von Dr. N. Kowalewsky aus Kasan, vorgelegt in der Sitzung der Kaiserlichen Akademie der Wissenschaften Wien am 21. April 1864. [...] Da ich selbst einige Thatsachen, die sich auf jene Fragen beziehen, besitze, Thatsachen, welche ich während des Winters 1862/63 bei meinem Aufenthalte im Laboratorium von Prof. Brücke gesammelt habe, so will ich dieselben hier zusammenstellen und sie mit den Angaben anderer Beobachter vergleichen. Die Lymphwege habe ich an Drüsen untersucht, an denen theils die Blutgefässe, teils die Lymphwege injiziert waren. In Rücksicht auf Letztere waren mir namentlich ein paar Halsdrüsen von Hunden von Nutzen, die ich von Herrn Prof. Ludwig erhielt, der sie ganz besonders vollkommen mit einer mit löslichem Berliner Blau gefärbten Leimmasse angefüllt hatte."

[23] Alexander Rollett (1834-1903), vgl. Anm. 58 im Reisebericht Sečenov S. 71.

[24] Salomon Stricker (1834-1898), Mediziner, 1862-1868 Privatdozent für Entwicklungsgeschichte, 1868-1873 a. o. und 1873-1898 o. Professor für Allgemeine und Experimentelle Pathologie an der Universität Wien. Sein Handbuch der Lehre von den Geweben des Menschen und der Thiere. Leipzig 1871 wurde ins Russische übersetzt (Rukovodstvo k učeniju o tkanjach čeloveka i životnych. Bd. 1. St. Peterburg 1873, 711 S., übersetzt von A. N. Alekseev unter der Redaktion von F. N. Zavarykin).

[25] Ernst Mach (1838-1916), Physiker, Philosoph, 1861-1864 Privatdozent für Physik an der Universität Wien, danach bis 1867 Professor für Mathematik an der Universität Graz, 1867-1895 o. Professor für Physik an der Universität Prag, 1895-1901 o. Professor für Philosophie an der Universität Wien.

[26] Das Buch war im Juli 1862 druckfertig.

[27] ŽMNP 1863h.

[28] D. h., durch abführende Gefäße aus den Lymphknoten durchtränkt.

[29] Rudolf Virchow (1821-1902), vgl. Anm. 9 im Reisebericht Sečenov S. 68.

[30] Auf den Seiten 73 bis 76 des Reiseberichts beschreibt Kovalevskij seine Veröffentlichung. Kowalewsky, N.: Zur Histologie der Lymphdrüsen (Vorgelegt in der Sitzung am 21. April 1864). Sitzungsberichte der mathematisch-naturwissenschaftlichen Classe der kaiserlichen Akademie der Wissenschaften Wien 49 Abt. II (1864), 455-459 = Separatabdruck 1864, 1-5.
[31] Die russischen Schüler im Wiener Josephinum waren neben den in der Tabelle genannten Physiologen in Pfrepper 2009, 97: Karl Wilhelm von Kupffer (1829-1902), Vladimr Alekseevič Bec (1834-1894), Aleksandr Aleksandrovič Šeffer (1831-1897) und Fedor Nikolaevič Zavarykin (1835-1905). Vorlesungen bei Ludwig in Wien besuchte u. a. der Kliniker Sergej Petrovič Botkin (1832-1889).
[32] Rollett, Alexander: Versuche und Beobachtungen am Blute. Sitzungsberichte der mathematisch-naturwissenschaftliche Classe der kaiserlichen Akademie der Wissenschaften Wien 46 (1862), 65-98.
[33] Conrad Eckhard (1822-1905), vgl. Anm. 34 im Reisebericht Ovsjannikov S. 96.
[34] Eckhard, Conrad: Untersuchungen über die Erection des Penis beim Hunde. Beiträge zur Anatomie und Physiologie 3 (1863), 123-166.
[35] Ludwig, Carl: Ueber den Ursprung der Lymphe. Medizinische Jahrbücher. Zeitschrift der K.K. Gesellschaft der Ärzte zu Wien 6 (1863), 35-72.
[36] Vgl. Anm. 20.
[37] Zawarykin, Th.; Ludwig, C.: Ueber den Zusammenhang der verzweigten Kanäle Henle's mit den gewundenen Schläuchen der Nierenrinde. Zeitschrift für rationelle Medicin 20 (3.R.) (1863), 185-188; Ludwig, C.; Zawarykin, Th.: Die Lymphwurzeln in der Niere des Säugethiers. Eine vorläufige Mittheilung. Ebd., 189-191.
[38] Hermann Kolbe (1818-1884), Chemiker, 1842-1845 Assistent bei Robert Bunsen an der Universität Marburg, 1851-1865 o. Professor für Chemie an der Universität Marburg, 1865-1884 o. Professor für Chemie an der Universität Leipzig.
[39] ŽMNP 1863l.
[40] Gravimetrie ist ein quantitatives Analyseverfahren, bei dem die Messung von Stoffmengen auf der Bestimmung der Masse (Auswaage) beruht.
[41] Zur Volumetrie vgl. Anm. 73 im Reisebericht Sečenov S. 72.
[42] Zur Gasanalyse vgl. Anm. 74 im Reisebericht Sečenov S. 72.
[43] Robert Wilhelm Bunsen (1811-1899), vgl. Anm. 72 im Reisebericht Sečenov S. 72.
[44] Vgl. Anm. 47, S. 740-741 Beschreibung der Versuchsapparatur von Ruge.
[45] Vgl. Anm. 47, S. 739 schreibt Ruge, dass er die Untersuchungen infolge einer Aufforderung von Kolbe durchgeführt hat.
[46] Sumpfgas ist ein Gemisch meist brennbarer Gase, das bei der anaeroben Zersetzung kohlenwasserstoffreicher Stoffe unter Abwesenheit von Sauerstoff durch Bakterien entsteht, den größten Anteil bildet Methan (CH_4).
[47] Ruge, Emil: Ueber die Zusammensetzung der Darmgase. Sitzungsberichte der mathematisch-naturwissen-schaftliche Classe der kaiserlichen Akademie der Wissenschaften Wien 44 (1862), 739-762; ders.: G. C. Wittstein Vierteljahresschrift für practische Pharmacie 12 (1863), 409-411.
[48] Äthen ist ein gasförmiger ungesättigter Kohlenwasserstoff mit einer Doppelbindung.

[49] Eudiometer (griech. Luftgütemesser) ist eine einseitig verschlossene und mit einer Skala versehene Glasröhre. Sie dient der quantitativen Bestimmung von Gasvolumina, die während einer chemischen Reaktion entstehen.
[50] Knallgas ist eine explosionsfähige Mischung aus Wasserstoff und Sauerstoff, die Stärke der Explosion ist abhängig vom Volumenanteil des Wasserstoffs.
[51] Limax ist eine Nacktschneckengattung der Ordnung Lungenschnecken.
[52] Die Schnirkelschnecken (Helicidae) gehören auch zu den Lungenschnecken, z. B. Helix pomatia = Weinbergschnecke.
[53] Emil Erlenmeyer (1825-1909), vgl. Anm. 93 im Reisebericht Sečenov S. 93.
[54] Pettenkofer, Max: Ueber einen neuen Respirations-Apparat. Abhandlungen der Mathematisch-Physikalischen Classe der Königlich Bayerischen Akademie der Wissenschaften 9, Abt. II (1862), 229-276.
[55] Max von Pettenkofer (1818-1901), Mediziner, Chemiker, 1847-1865 a.o. Professor für Medizinische Chemie und 1865-1894 o. Professor für Hygiene an der Universität München.
[56] Aspirator (lat. aspirare = einhauchen) ist eine Vorrichtung zum Ansaugen oder Wegblasen von Gasen, z. B. Luft.
[57] Carl von Voit (1831-1908), Mediziner, 1860-1863 a.o. und 1863-1908 o. Professor für Physiologie an der Universität München.
[58] 1857 wurde Friedrich Stohmann (1832-1897) Mitarbeiter von Wilhelm Henneberg (1825-1890), der im Sommer 1857 das 1851 in Celle errichtete Laboratorium der „Königlich Hannoverschen Landwirthschafts-Gesellschaft“ nach Göttingen verlegte und in die neu gegründete Landwirtschaftliche Versuchsstation Weende eingliederte, vgl. http://dingler.culture.hu-berlin.de/article/pj168/mi168mi05_7 (21.01.2012).
[59] Kowalewsky, Nikolaus: Über die Maassbestimmung der Athmungsgase durch ein neues Verfahren. Arbeiten aus der Physiologischen Anstalt zu Leipzig 1 (1866), 27-39, S. 27: „[...] anders aber steht es mit dem Sauerstoff. Professor Ludwig zeigte mir das Modell eines kleinen Apparates [...]; ich übernahm auf seine Aufforderung gern einige Versuche mit demselben [...].“ = Berichte über die Verhandlungen der Königlich Sächsischen Gesellschaft der Wissenschaften zu Leipzig, Mathematisch-Physische Classe 18 (1866), 111-123.

Venjamin-Genrich Michajlovič Stadion (1831-nach 1889)[1]
Reisebericht aus Berlin November 1862[2]

Ich erhielt am 20. August den Auslandsreisepass, verlor keine Zeit und begab mich ins Ausland. Vorher musste ich allerdings die äußerst schwierige Frage lösen, wohin ich mich wenden, d. h. mit welcher Universität ich meine wissenschaftliche Reise beginnen sollte. Ich nutzte den Rat und die Erfahrung von früher ins Ausland gereisten Professoren, beachtete auch den Gegenstand, d. h. das von mir gewählte medizinische Fach und kam zu dem Ergebnis, schwankte keine Minute, dass Berlin der Ausgangspunkt meiner wissenschaftlichen Studienreise werden sollte. Die Klinische Medizin, zu deren Studium ich ins Ausland fuhr, fußt gegenwärtig fast ausschließlich auf der Pathologischen Anatomie; und wenn noch viele andere Wissenschaften den Kliniker unterstützen und leiten sollten bei seiner Aufgabe, die Krankheit des Menschen zu erkennen und zu heilen, so muss dennoch die Pathologische Anatomie der Grundstein seiner Wissenschaft sein.

Aber wo sie am besten und erfolgreichsten studieren, wenn nicht dort, wo der glänzendste Vertreter lebt und arbeitet, jener große Wissenschaftler, der der Pathologischen Anatomie eine völlig neue Richtung gegeben und sie mit vielen wichtigen Entdeckungen bereichert hat – Professor VIRCHOW[3] in Berlin – jeder, der sich näher mit der Pathologischen Anatomie beschäftigen will, drängt in seine Auditorien und Operationssäle. Hier sind fast alle Völker Europas vertreten; man trifft Schweden, Dänen, Holländer, Engländer, Franzosen, Italiener und nicht wenige unserer Landsleute. Hierher strebte vor allem auch ich, zu meinem Leidwesen kam ich in der Ferienzeit in Berlin an, als alle Hörsäle geschlossen waren, auch die Professoren waren zum größten Teil nicht in Berlin. Ich bemühte mich trotzdem, aus der Situation in Berlin das Beste zu machen. Weil die Charité, dieser Mittelpunkt der Universitätskliniken, in der bis zu 2.000 Patienten Aufnahme finden, das ganze Jahr über Kranke aufnimmt und behandelt, so konnte ich nicht zweifeln, dass ich hier Beschäftigung finde. Ich schloss Bekanntschaft mit Dr. von RECKLINGHAUSEN,[4] dem Assistenten von VIRCHOW, und er lud mich ein, bei den Sektionen zugegen zu sein, täglich um 11 Uhr, sogar in der Ferienzeit. Bei den vielen Kranken in der Charité, wo meistens Schwerkranke eingeliefert werden, vergeht selten ein Tag, an dem nicht zwei bis drei Todesfälle auftreten. Weil jeder, der in der Charité stirbt, obduziert wird, liegt ein umfangreiches Material vor, auch in der Ferienzeit. Die Obduktion führt immer Dr. RECKLINGHAUSEN durch, ein begabter und arbeitsamer Schüler VIRCHOWS, nach der Methode seines großen Lehrers.

Erstaunlich ist dabei die nie ermüdende Ausdauer von Dr. RECKLINGHAUSEN, der manchmal drei oder vier Obduktionen ohne Pause durchführt, was, wie jeder, der etwas von der Sache versteht, eine große Arbeit ist, die die Kraft eines einzelnen Menschen übersteigt. Dabei führt RECKLINGHAUSEN die Obduktionen äußerst sorgfältig aus, vor allem unterzieht er den Körper einer sorgfältigen Untersuchung; nichts entgeht seiner Beobachtung, seinem scharfsinnigen Tastsinn und seinem erfahrenen Auge; sein anatomisches Skalpell untersucht alle Organe, alle Teile, in denen er irgendeine Veränderung vermutet, sein Messer oder besser gesagt, das Messer VIRCHOWS, ist nicht nur unermüdlich, sondern auch unerbittlich.

Ich sah, wie die Obduktionen an vier Universitäten unseres Vaterlandes durchgeführt werden, aber ich sah nirgends ähnliches wie in Berlin. Hierher gehören auch die Obduktionen des Kiever Professors, des arbeitsamen MAZONN,[5] aber sie halten einem Vergleich überhaupt nicht stand. Man muss übrigens anerkennen, dass auch das Ausland, besonders die nichtdeutschen Länder, in denen die Lehren und Methoden VIRCHOWS noch nicht vorgedrungen sind, sich bei weitem nicht überall in einer ähnlichen Lage befinden. Als bester Beweis kann die große Zahl ausländischer Ärzte dienen, die im Sektionssaal von VIRCHOW zusammenkommen und die sich nicht in fremde Länder begeben würden, um das zu suchen, was ihnen zu Hause auch gegeben werden könnte. In Berlin wurde mir zum ersten Mal klar, welche Bedeutung eine zeitgemäß durchgeführte Obduktion für den praktischen Arzt überhaupt und für den Kliniker im Besonderen hat. Man kann mutig sagen, dass der, der nicht imstande ist, eine Sektion an einem beliebigen toten Körper nach VIRCHOW durchzuführen, gegenwärtig den Titel eines klinischen Lehrers nicht führen kann. In einem solchen Fall fehlt ihm die Kontrolle, eine Vermutung am Bett eines Kranken zu äußern. [...] Jeder tote Körper ist nichts anderes als eine Erzählung über eine Reihe verschiedener Veränderungen, die in verschiedenen Lebensphasen stattgefunden haben, mehr oder weniger eine längere Zeit im Inneren des menschlichen Organismus; aber eine Erzählung in Hieroglyphen.[6] Nicht jeder kann ein VIRCHOW sein, nicht jedem ist es wie ihm gegeben, ein medizinischer CHAMPOLLION[7] zu sein und Schlüssel zum außergewöhnlich Rätselhaften zu entdecken, außergewöhnlich kluge Zeichen; aber jeder sollte lernen, diese vor anderen gefundenen Zeichen zu lesen und zu verstehen.

Ich besuchte die Sektionen von RECKLINGHAUSEN während der gesamten Ferienzeit, besuche sie bis zum gegenwärtigen Tag und werde den Besuch bis zum Tag meiner Abreise aus Berlin nicht aufgeben, verstehe völlig, wie viel sie Belehrendes und Nützliches in sich haben.

Zum anderen erbat ich die Genehmigung von Professor TRAUBE,[8] dem Leiter einer großen Abteilung der Therapeutischen Klinik der Charité, an seinen täglichen Visiten teilzunehmen. Obwohl Professor TRAUBE während der Ferienzeit keinerlei klinische Bemerkungen am Krankenbett macht und allgemein über die Patienten wenig oder nichts erzählt, wurde mir dadurch mehr oder weniger die Möglichkeit gegeben, viele interessante Fälle zu beobachten, die Art der Behandlung zu verfolgen, die Untersuchungsmethoden von Professor TRAUBE kennenzulernen, die Art und Weise, wie Krankenblätter geführt werden. Schließlich hatte ich die Möglichkeit, viele Kranke zu untersuchen, meine Diagnose mit den Krankenakten zu vergleichen. Auf diese Weise hatte ich dank der Freundlichkeit und Mitteilsamkeit von Professor TRAUBE in klinischer Beziehung viel Nutzen, wobei ich anfangs dachte, dass die Zeit verloren sei.

Am 18. Oktober (alter Stil)[9] begannen die Vorlesungen und die Klinik. Es ist nur natürlich, dass die Vorlesungen der Professoren VIRCHOW und TRAUBE für mich die wichtigsten waren, denen ich mich zuwandte.

Im laufenden Halbjahr gibt Professor VIRCHOW einen Demonstrationskurs in Pathologischer Anatomie, drei Tage in der Woche zu je zwei Stunden (Montag, Mittwoch und Sonnabend 8-10 Uhr), weiter liest er Allgemeine Pathologie zusammen mit Allgemeiner Pathologischer Anatomie vier Mal in der Woche zu je einer Stunde; schließlich liest er über Tumore einmal in der Woche zwei Stunden (Sonnabend 12-2 Uhr). Ich besuche alle diese Vorlesungen. Wichtiger als alles andere ist der Demonstrationskurs, wo er zweimal in der Woche Themen aus der Pathologischen Anatomie behandelt, aber nicht in systematischer Reihenfolge, sondern er richtet sich nach dem verfügbaren Material, das er den Obduktionen vom vergangenen Tag entnimmt, wobei er auch pathologische Organe und Teile zeigt. Einmal in der Woche, montags, macht er selbst Obduktionen, wobei er alle Arten zeigt und erklärt, alle technischen Belange, mit denen man den Körper öffnet, wie sollte man die verschiedenen Organe untersuchen, welche Schlussfolgerungen kann man ziehen usw. Hier zeigt er den ganzen Glanz des großen Meisters, den Umfang seines Wissens und den Reichtum der Gedanken des wirklich genialen Kopfes. Die Aufmerksamkeit wird niemals müde, seinem Skalpell zu folgen und seinen belehrenden Worten zu lauschen.

Von den klinischen Lehrern leitet Professor TRAUBE seine Klinik drei Mal in der Woche zu je zwei Stunden (Dienstag, Donnerstag und Freitag von 8-10 Uhr); an den restlichen Tagen zur gleichen Stunde übt er mit seinen Hörern die Behandlung der Kranken, wobei er, um großen Andrang zu vermeiden, die Menge der Studenten und Praktikanten in drei Gruppen aufteilte und jeder Gruppe einen besonderen Tag zuwies. Der Sonnabend blieb den ausländischen Ärzten vorbehalten und um Überschneidung mit der Vorlesung VIRCHOWs zu vermeiden, hat Professor TRAUBE seine Übungen von 10-12 Uhr abgehalten.

Als Lehrer hat Professor TRAUBE kaum Konkurrenten. Die Grundlage seiner Klinik ist rein anatomisch-physiologisch. TRAUBE ist in höchstem Maße objektiv, seine Diagnostik ist eine von Inspiration geleitete Diagnostik. Alles, was im vorliegenden Fall nicht auf rein anatomischen oder physiologischen Fakten zu begründen ist, wird bei seiner Diagnose ausgeblendet. Die wesentlichste Seite seiner Klinik besteht darin, dass er sich nicht über die Krankheit im Allgemeinen ausbreitet, sondern für ihn ist der vorliegende Fall entscheidend und er spricht auch nur über den Kranken, mit einem Wort, er ist streng individualistisch in seinen Darlegungen und das ist, wie jedem Arzt bekannt, die Hauptsache und nützlich für den Zuhörer und den Patienten. Zu diesen Eigenschaften Professor TRAUBEs muss man noch die vollständige Beherrschung der Technik der physischen Untersuchungsmethoden, eine große Erfahrung und eine ungewöhnliche Klarheit der Darlegungen hinzufügen, so dass äußerst schwierige Fälle offensichtlich in einem Maße vereinfacht und geklärt werden, wie er mit seinen Untersuchungen vorankommt; schließlich muss man noch die seltene Gewissenhaftigkeit erwähnen, die stellt diesen ausgezeichneten Kliniker höher als alle kleinlichen Vorwürfe von Eigenliebe und Eitelkeit. Es muss noch der Umstand erwähnt werden, dass Professor TRAUBE im Gegensatz zu VIRCHOW niemals die gegenwärtigen Zuhörer aus den Augen verliert, d. h. Praktikanten und Studenten der Medizin ungeachtet dessen, dass seine Klinik von Praktikanten besucht wird, die schon Ärzte sind. Er gestaltet seine Darlegungen so, dass sowohl Studenten als auch Ärzte ihm folgen können und von seinem Vortrag Nutzen haben, ein jeder findet sein goldenes Körnchen.

Oben habe ich gesagt, dass ich mich vor allem für die Klinik von TRAUBE interessiert habe. Aber eigentlich hätte ich auch die Klinik des großartigen FRERICHS[10] besuchen können. Zum Bedauern der Ärzte ist jedoch Professor FRERICHS von einer langwierigen Heiserkeit der Stimme betroffen, was ihm die Möglichkeit nimmt, laut zu sprechen. Das hat zur Folge, dass seine Klinik bis auf den heutigen Tag nicht für Besucher geöffnet ist. Wahrscheinlich öffnet sie nicht früher als zu Jahresbeginn; dann habe ich auch keine Möglichkeit an ihr teilzunehmen, denn Professor FRERICHS öffnet seine Klinik täglich von 11-12½ und in dieser Zeit finden in einer anderen Abteilung der Charité die Obduktionen statt. Weil ich nicht gleichzeitig an zwei Orten sein kann, heißt das, die Obduktionen der Klinik FRERICHS zu opfern oder umgekehrt. Es besteht kein Zweifel, dass ich mich für die Obduktionen entscheide, weil mir selten irgendwo wieder ein solches reichhaltiges Material zum Studium der Pathologischen Anatomie wie in Berlin begegnen wird.

Außer diesen hauptsächlichen Fächern ist meine Zeit noch durch private Kurse ausgefüllt, die die Assistenten der oben genannten Professoren durchführen. Dr. RECKLINGHAUSEN bietet einen Kurs über Normale Histologie an, an dem ich teilnehme. Systematisches Studium der Normalen Histologie soll der Vorgänger der Pathologischen Histologie sein, beide zusammen sind wichtig für einen klinischen Lehrer. Der Assistent von Professor TRAUBE, Dr. MUNK,[11] hält eine Vorlesung über Diagnostik, in der er über die Methoden und Ansichten Professor TRAUBEs spricht.

Morgens in den Stunden, die unbesetzt sind, beschäftige ich mich mit dem Mikroskop im Pathologischen Institut, wobei mir der Umstand zu Gute kommt, dass die Kliniken, der Sektionssaal, der Hörsaal VIRCHOWs und der Mikroskopiersaal in dem großen Gebäude der Charité untergebracht sind, so dass der Übergang von einem Professor zum anderen nicht mit großem Zeitverlust verbunden ist.

Für die bessere Anschaulichkeit meiner Beschäftigung habe ich nebenstehende Tabelle angefertigt, sie zeigt meinen Wochenplan. Auf diese Weise bin ich von 8 Uhr morgens bis 4 Uhr nachmittags beschäftigt. An den langen Winterabenden mache ich zum Teil Aufzeichnungen aus dem frischen Gedächtnis über bemerkenswerte Ereignisse des Tages, zum Teil auch aus den neuesten Lehrbüchern und Veröffentlichungen, was mir zur Abrundung und Ergänzung der einzelnen Gebiete notwendig erscheint.

Ich hatte anfangs vor, die Klinik für Hautkrankheiten bei Professor BÄRENSPRUNG[12] zu besuchen, dreimal in der Woche von 10-11 Uhr, aber ich habe befürchtet, dass meine Aufmerksamkeit bei zu vielen Gegenständen leidet und habe den Kurs abgesagt. Ein anderer Grund für den Verzicht war, dass ich die Vorlesung über Hautkrankheiten auch in Wien hören kann und wahrscheinlich besser bei dem bekannten Professor HEBRA,[13] der über wesentlich mehr Material verfügt. Auf diese Weise hebe ich mir das Studium der Hautkrankheiten für meinen Aufenthalt in Wien auf.

Alle diese Kliniken und Vorlesungen sind mit beträchtlichen Geldausgaben verbunden, weil von freiem kostenlosem Zugang zu den Instituten und Hörsälen hier keine Rede ist. Die Berliner Professoren rechnen sogar mit den ausländischen Hörern, von denen es übrigens eine Menge gibt. Männer der Wissenschaft haben den Brauch eingeführt, den Lohn für ihre Dienste in Form einer Goldmünze zu erhalten, d. h. Friedrichsd'or[14] in Abhängigkeit von der Zahl der Vorlesungen pro Woche, im Halbjahr je ein oder zwei Friedrichsd'or. Auf diese Weise sind mir im laufenden halben Jahr (letztes Semester) Kosten von 12 Friedrichsd'or oder mehr als 67 Taler entstanden.

Vor einem Monat hat das Semester begonnen, es geht bis Mitte März nach dem neuen Stil. Von Weihnachten bis Neujahr sind keine Vorlesungen, deshalb dauert mein Aufenthalt in Berlin wenigstens bis Mitte März nach dem neuen Stil. Zu Beginn der Frühlingsferien muss ich nach Heidelberg fahren, um Geheimrat PIROGOV[15] zu treffen und die Entscheidung zu fällen, ob es für mich besser ist, weiter in Berlin zu bleiben oder nach Wien oder Würzburg zu gehen. Das Sommersemester beginnt am 1. Mai und wegen großer Hitze endet es gewöhnlich früher, ungefähr Mitte Juli, so dass das Wintersemester fast fünf Monate dauert, während das Sommersemester ungefähr 2½ Monate lang ist. Diese Ungleichheit der beiden Semester veranlasst die Ärzte, zum Sommersemester in andere Universitäten zu reisen, wo die Verteilung der Semester bequemer ist und weniger Zeitverlust bedeutet.

Berlin, 16./28. November 1862

Sechstägiger Besuch des Dresdner Städtischen Krankenhauses 1862/63[16]

Am 23. Dezember nach dem neuen Stil wurden in Berlin die Vorlesungen und die klinischen Unterweisungen wegen der bevorstehenden Feiertage für zehn Tage unterbrochen. Ich wollte diese Tage nutzen, um mich einige Tage nach dem dreimonatigen Studium zu erholen und fuhr nach Dresden, das in fünf Stunden mit dem Zug zu erreichen ist. Bei meiner Ankunft in Dresden stellte ich mich dem Leibarzt des Sächsischen Königs,[17] Geheimrat Dr. WALTHER[18] vor, unter dessen Leitung sich das Städtische Krankenhaus in Dresden befindet. Der außerordentlich freundliche und liebenswürdige Dr. WALTHER war auf meinen Wunsch hin bereit, mich mit seinem Krankenhaus näher bekannt zu machen und lud mich dorthin ein, täglich von sieben bis neun Uhr am Morgen, d. h. in jenen Stunden, wo er dort Visite macht.

Ich habe sechs Tage hintereinander das Hospital besucht und habe heute die Ehre, über die Resultate dieser Besichtigungen zu berichten. Um Wiederholungen zu vermeiden, berichte ich erst über den ökonomischen und administrativen Aufbau des Krankenhauses, dann gehe ich zu der medizinischen und wissenschaftlichen Seite dieser Einrichtung über.

Das Gebäude des Krankenhauses besteht aus einem großen steinernen, teils zweistöckigen, teils dreistöckigen Haus, das Eigentum der Stadt ist und bis zu 400 Kranke beherbergen kann. Das Krankenhaus steht unter der Verwaltung des Magistrats, der aus seiner Mitte eine Kommission für die Führung des Krankenhauses bildet, die aus ihrer Mitte den Direktor wählt, der die Aufsicht über den ökonomischen Teil des Krankenhauses hat. Jeder Kranke zahlt zehn Groschen (30 Kopeken) am Tag, aber dieses Geld reicht nicht für alle Unkosten, die dem Krankenhaus entstehen. Die Stadt gibt anderthalb Groschen für jeden Kranken pro Tag dazu, so dass für jeden Kranken pro Tag 34½ Kopeken zur Verfügung stehen.

Um den Menschen der ärmeren Klassen den Eintritt in ein Krankenhaus zu erleichtern, zahlen die Mitglieder der verschiedenen Handwerksgenossenschaften, die Fabrik- und Industrieassoziationen monatlich einen Taler zu Gunsten des Krankenhauses und erwerben damit das Recht, im Krankheitsfall aufgenommen sowie kostenlos behandelt zu werden. Der Direktor hat noch einen Ökonomen unter sich, der im Krankenhaus wohnt und für den wirtschaftlichen Teil verantwortlich ist.

Die Kranken erhalten eine gute, frische und vollkommen ausreichende Kost. Es gibt drei Mahlzeiten, morgens gibt es Kaffee, zu Mittag kann man zwischen zwei oder drei Gerichten wählen, und noch Abendessen. Qualität und Quantität hängen natürlich von den Anweisungen des Arztes ab, wenn es angebracht ist, gibt es sogar Wein. Hinsichtlich der Arzneimittel gelten keinerlei Beschränkungen, alles, was der Arzt für notwendig hält, steht in ausreichender Menge zur Verfügung. Das Gleiche gilt für die Wäsche, die immer sauber sein soll. Das Krankenhaus hat auch eine Apotheke, in der allgemein übliche Arzneimittel vorhanden sind, die nicht verfügbaren Arzneien bezieht das Krankenhaus aus einer privaten Apotheke in der Stadt. [...]

Ich habe schon erwähnt, dass die Einrichtung bis zu 400 Kranke aufnehmen kann. Sie verteilen sich auf zwei große Abteilungen, eine therapeutische und eine chirurgische. Die erste von ihnen steht unter der Leitung von Leibarzt WALTHER, die chirurgische Abteilung leitet Professor ZEIS.[19] Interessiert vor allen Dingen an Innerer Medizin, widmete ich meine Aufmerksamkeit der Therapeutischen Abteilung und berichte hier über sie. Die Abteilung nimmt dreiviertel aller Patienten auf. Außer Dr. WALTHER hat die Therapeutische Abteilung noch zwei Assistenten oder Ordinatoren, einen für die männliche, den anderen für die weibliche Station, darüber hinaus gibt es am Krankenhaus noch einen Prosektor, der Sektionen durchführt und für alle anderen pathologisch-anatomischen Untersuchungen zuständig ist. Bei den großen Visiten der Kranken fällt die Genauigkeit auf, mit der die Diagnose charakterisiert wird. Dr. WALTHER macht mit besonderer Sorgfalt die Palpation,[20] insbesondere der Bauchorgane, infolge langer Übung erwarb er die Fähigkeit, mit einem Abtasten die Lage, nicht selten auch die Größe der Nieren zu bestimmen, aber selbstverständlich nur dort, wo diese Organe beweglich sind. Aber es ist nicht so lange her, dass man auf die Beweglichkeit der Nieren aufmerksam geworden ist, auch wird von vielen Ärzten die Meinung vertreten, dass das eine seltene Erscheinung ist. In Berlin in der Klinik von Professor TRAUBE sah ich einen ähnlichen Fall bei einem männlichen Patienten mittleren Alters, der an einer Brustfellentzündung erkrankt war. Im Dresdner Krankenhaus kamen gleichzeitig sechs Fälle von Wanderniere[21] vor. Dr. WALTHER sagte mir, dass ihm schon mehr als 100 Fälle ähnlicher Art vorgekommen sind. [...]

Ich hatte bemerkt, wie sorgfältig im Dresdner Krankenhaus die Diagnostik behandelt wurde und wie gern sich Dr. WALTHER mit medizinischen Neuerungen anfreundete und sie nutzte. Mir schien es deshalb seltsam, dass die Messung der Temperatur beim Kranken, die jetzt von vielen Kliniken angewendet wird, hier in Dresden nicht praktiziert wird. Ich wunderte mich umso mehr, da die Assistenten des Krankenhauses Absolventen der Leipziger Universität waren, d. h. Schüler von WUNDERLICH.[22] Professor WUNDERLICH, wie allgemein bekannt ist, gehört zu den heißesten Verfechtern der Thermometrie,[23] war Feuer und Flamme für diese Art der Untersuchung, was dazu führte, dass er sich sogar für ihren Urheber hielt und vollkommen aus dem Auge verlor, dass fünf Jahre vor ihm Professor TRAUBE in Berlin das Thermometer bei der Untersuchung seiner Kranken benutzte. Mir scheint es seltsam, dass gerade die Schüler WUNDERLICHs die Thermometrie so vernachlässigen. Ich wollte schon nach einer Visite danach fragen, als plötzlich der ehemalige Assistent und heutige Prosektor der Krankenhauses Dr. FIEDLER[24] mich zu sich einlud, um mir seine thermometrischen Beobachtungen von den Patienten zu zeigen. Im Zimmer des Doktors erschien vor meinen Augen ein dickes Heft mit ungefähr 100 graphischen Tabellen und aus ihnen gezeichnete Kurven, das waren die besten Beobachtungen aus einer bedeutenden Zahl von Kranken (bis 1.000), wobei die Temperatur morgens und abends gemessen wurde. Nach der Methode von WUNDERLICH wurden die Zahlen in Tabellenform und in graphischer Form dargestellt, wobei außer der Temperatur noch Atmung und Puls aufgezeichnet wurden. Als ich diese Tabellen aufmerksam durchsah, war ich beeindruckt von der ungewöhnlichen Anschaulichkeit, die ihnen eigen sind, weil es genügt, nur einen Blick auf die entsprechende Tabelle zu werfen und sofort erhält man ein Verständnis über den ganzen Verlauf der Krankheit. Einige typische Krankheiten wie Ausschlag, intermittierendes Fieber,[25] Typhus,[26] Lungenentzündung zeigen gewöhnlich eine

Ähnlichkeit der Kurven, so dass man nach ihrer Form vorhersagen kann, welche Krankheit die Patienten haben. Ich bat um die Erlaubnis, eine Kopie von einigen dieser graphischen Darstellungen zu machen. Ich kopierte zwei Fälle von gewöhnlichem Bauchtyphus, einen Fall von Hirnhautentzündung und einen Fall von Typhus bei einer Schwangeren, wo außer Temperatur und Puls der Mutter auch der Puls des Kindes gemessen wurde. Ich werde mich hier nicht über die Bedeutung und den Nutzen der Thermometrie äußern. Auf das hat schon vor zwölf Jahren Professor TRAUBE in seiner Broschüre *Ueber Krisen und kritische Tage*[27] hingewiesen. Aber es ist nicht lange her, da wurde diese Frage erneut in einem Aufsatz von WUNDERLICH dargestellt, der von ihm in seinem Archiv[28] 1860 veröffentlicht wurde. Die Resultate von Dr. FIEDLER bestätigen vollkommen die Beobachtungen von WUNDERLICH und stellen, wenn auch nicht viel Neues, so doch viel Belehrendes dar. Interessant ist seine Beobachtung, dass der Puls des Kindes im Mutterleib, dessen Mutter an Typhus erkrankt ist, näher mit dem Maxima und Minima der Temperatur der Mutter übereinstimmt, als mit den Schwankungen des Pulses der Mutter.

Die Bekanntschaft mit Dr. FIEDLER war für mich noch in anderer Beziehung nützlich. Er zeigte mir die hervorragende Kollektion von Trichinen[29] und anderen Parasiten, die sein Vorgänger im Amt, Dr. ZENKER,[30] in Dresden zurückgelassen hat. Er besetzt heute den Lehrstuhl für Pathologische Anatomie an der Universität Erlangen. Professor ZENKER genießt in Deutschland verdiente Achtung für seine gründlichen Arbeiten zur Pathologischen Anatomie, besonders über die Rolle von Parasiten. Seine Kollektion von Trichinen umfasst hunderte verschiedene Präparate, Trichinen der Muskeln, Trichinen aus dem Verdauungstrakt, Embryonen, erwachsene Exemplare, Weibchen und Männchen etc. Außerdem enthält die Sammlung noch andere Parasiten. [...]

Mit diesen Ausführungen beende ich meinen Bericht und füge nur hinzu, dass das Dresdner Städtische Krankenhaus in administrativer und wissenschaftlich-medizinischer Beziehung eine sehr gute, wenn nicht vorbildliche Adresse ist. Natürlich hält es in wissenschaftlicher Hinsicht keinen Vergleich mit der Berliner Charité stand, aber dabei sollte man nicht vergessen, dass das hier keine Klinik, sondern ein Krankenhaus ist und Dr. WALTHER ein Krankenhausarzt und kein klinischer Professor. Übrigens hält nicht jede Klinik dem Vergleich mit der Berliner Charité stand, wo solche Persönlichkeiten wie VIRCHOW, FRERICHS, TRAUBE, BÄRENSPRUNG usw. wirken. Und was die Patienten betrifft, deren Sache ist es nicht, als Material für die Bereicherung des Wissens von hunderten jungen Ärzten zu dienen. Ihnen ist vor allem Ruhe nötig, ein wohlwollendes Verhältnis vom behandelndem Arzt und es besteht kein Zweifel, dass niemand von ihnen sein Dresdner Krankenhaus gegen die berühmte Charité eintauschen würde.

Zum Abschluss bleibt mir nur noch Dr. WALTHER zu danken für seine seltene Liebenswürdigkeit und die Unterstützung seiner Assistenten, die mit großer Bereitschaft mich führten und mir alles zeigten.

Berlin, 12./24. Januar 1863

Reisebericht aus Berlin Februar 1863[31]

In dem Bericht, den ich die Ehre hatte, im November des vergangenen Jahres vorzulegen, habe ich die Gegenstände aufgelistet, denen ich vorzugsweise meine Zeit und Aufmerksamkeit im laufenden Semester widmen werde. Die Gegenstände sind vor allem Pathologische Anatomie und Medizinische Klinik, ersterer als Grundlage und Grundstein des zweiten Gegenstandes. Das Studium der Pathologischen Anatomie teilte ich in die theoretische und in die praktische Seite ein. Zur theoretischen rechne ich den Besuch der Vorlesungen von Professor VIRCHOW, insbesondere seine Vorlesungen über Allgemeine Pathologie und Anatomie sowie seinen Kurs über Tumore.

Gegenwärtig herrscht unter den Besuchern deutscher Universitäten eine äußerst starke Abneigung gegen Vorlesungen in den Naturwissenschaften und der Medizin vor, die nicht mit Experimenten oder Demonstrationen versehen sind. Das ist in vielen Fällen vollkommen begründet. Nicht selten sagt der Professor in seinen theoretischen Darlegungen nur das, was man gut oder noch besser in seinem Lehrbuch finden kann. Dann ist es nur natürlich, dass für die Hörer das Interesse am regelmäßigen Besuch ähnlicher Veranstaltungen des Professors schwindet. Nicht von solcher Art sind jedoch die theoretischen Darlegungen von Professor VIRCHOW. Ich kenne keinen akademischen Lehrer, der so wenig und so selten Allgemeinplätze von sich gibt wie er. Das kommt daher, dass er der Selbstständigste von allen neuesten Forschern ist. VIRCHOW stellt ein ganzes System dar, hat einen besonderen, nur ihm eigenen Blick auf die Dinge und stützt sich zum großen Teil auf seine eigenen Beobachtungen in allen Gebieten der von ihm gelehrten Wissenschaft. Dabei verschweigt er keineswegs die Verdienste anderer Wissenschaftler, schmälert sie auch nicht, sondern diskutiert sie von seinem Standpunkt und sieht sie durch sein feines kritisches Gitter, lässt goldene Körnchen der Wahrheit durch und trennt sie sofort von der Masse der Unwahrheiten. VIRCHOW ist die vollständigste Verkörperung ganzer Gebiete der medizinischen Wissenschaften. Er hat nicht nur selbstständig in allen Teilen der Pathologischen Anatomie gearbeitet, sondern seine Kenntnisse sind so groß, dass in dieser Wissenschaft kaum etwas veröffentlicht worden ist, dass ihm unbekannt geblieben ist. Am besten kann man sich davon in seinem Hörsaal überzeugen. Welches Thema er auch wählt, immer schickt er dem Gegenstand einen kurzen historischen Abriss voraus. Aber in dieser kurzen Skizze schätzt er in ungewöhnlicher Klarheit und seltener Meisterschaft die Gedanken seiner Vorgänger und Zeitgenossen ein und in wenigen Worten zeichnet er seinen Zuhörern ein Bild von strittigen wissenschaftlichen Fragen, das man in solcher Klarheit und systematischen Weise nirgends findet. [...]

Die Vereinigung von makroskopischer und mikroskopischer Anatomie bildet den Inhalt eines Kurses mit Demonstrationen von VIRCHOW. Alle irgendwie bemerkenswerten Präparate, die bei den Sektionen erhalten werden, unterliegen der Begutachtung des erfahrenen Auges von VIRCHOW, der sie seinen Hörern im Demonstrationskurs zeigt. Am Anfang erklärt er die Veränderungen, die man mit bloßem Auge sieht, dann bereiten VIRCHOWS Assistenten die mikroskopischen Objekte vor, wobei VIRCHOW selbst ausführlich die Entstehung, die Entwicklungsstadien und die Bedeutung dieser Veränderung erklärt. [...]

Von den Kliniken besuchte ich seit Beginn des Semesters bis jetzt nur die Klinik von Professor TRAUBE. Ich habe schon früher gesagt, wie viel diese Klinik Gutes und Lehrreiches bietet. Aber selbst wenn auch TRAUBE ein hervorragender klinischer Lehrer ist, so ist das Material, über das er verfügt, bei weitem nicht so groß, aber die Hauptsache ist, es ist nicht sehr vielfältig. Zum großen Teil besteht es aus Erkrankungen des Brustraumes und der Nieren, selten Nervenerkrankungen, fast niemals Erkrankungen der Leber, die wie alle bedeutenden Fälle in die Klinik von FRERICHS kommen. Leider hat dieser gelehrte Kliniker seine Klinik im Verlauf des gesamten letzten Semesters nicht geöffnet und wird sie kaum im nächsten Semester öffnen. Deshalb muss ich mich auf die Klinik von TRAUBE beschränken. Aber teilweise infolge des nicht sehr bedeutenden Materials, zum Teil auch wegen der mangelnden Vielfalt der Fälle musste sich Professor TRAUBE häufig wiederholen und hatte nicht die Möglichkeit, den Besuchern seiner Klinik die einzelnen Vertreter der verschiedenen Teile der Speziellen Pathologie zu zeigen. Mit dem Gefühl der Dankbarkeit erkenne ich den Nutzen an, den ich aus der Klinik von Professor TRAUBE gezogen habe, aber ich verschweige auch nicht, dass der weitere Besuch dieser Klinik im kommenden Semester für mich keinerlei Nutzen mehr bringt.

Deshalb denke ich, dass ich im nächsten halben Jahr die Berliner Fakultät mit einer anderen tauschen könnte, mit einer weniger bedeutenden, aber zugänglicheren Fakultät. Es besteht kein Zweifel, dass ich die Vorlesungen von VIRCHOW noch ein Semester mit Nutzen hören könnte, aber ihn kann man das ganze Leben mit Nutzen hören. Darüber hinaus darf ich nicht aus dem Auge verlieren, dass die Pathologische Anatomie bei aller ihrer Wichtigkeit für mich, nicht das eigentliche Ziel ist, sondern nur ein Mittel, das Ziel zu erreichen.

Sich in Berlin mit Histologie zu beschäftigen bringt für den Ausländer große Bequemlichkeit, aber der Ansturm von ausländischen Ärzten ist sehr groß. Professor VIRCHOW hat über die Maßen zu tun, um die Arbeiten der Ärzte selbst zu leiten, die sich mit dem Mikroskop beschäftigen, und überlässt das seinem Assistenten,[32] der wiederum, erdrückt von der großen Zahl der Teilnehmer, schaut nur auf seinen Histologiekurs.

Übrigens gibt es in Deutschland auch Fakultäten an Universitäten der zweiten Reihe, wo der Ansturm der Ausländer nicht so groß ist wie in Berlin, wo es jedoch auch Fachleute für Mikroskopie und Histologie gibt, die verdientermaßen auch im Ausland bekannt sind, die diesen Gegenstand als Professor lehren und sich über jeden Schüler freuen, der ihre Hilfe in Anspruch nehmen will. Ich nenne nur Würzburg in Bayern, wo Vorlesungen in Normaler Histologie von KOELLIKER[33] und MÜLLER,[34] aber Pathologische Histologie von FÖRSTER[35] gehalten werden. Das sind Namen, die jedem mehr oder weniger gebildeten Arzt bekannt sind. Außerdem hat die Würzburger Fakultät noch sehr bekannte Kliniker, den ehemaligen Assistenten von OPPOLZER,[36] Professor BAMBERGER,[37] der, urteilt man nach seinen Veröffentlichungen, den Besuchern seiner Klinik viel Lehrreiches und Nützliches gibt.

Ungeachtet des Nutzens, den ich vom Aufenthalt in Würzburg erwarte, besonders während des kürzeren Sommersemesters, hatte ich die Absicht nicht nur aus eigenen Erwägungen dorthin zu fahren, sondern auch aufgrund der vorherigen Zustimmung von Geheimrat PIROGOV. Mit diesem Ziel begab ich mich bald nach Beendigung der Vorlesungen nach Heidelberg und von dort aus, wenn meine Absicht unterstützt wird, übersiedele ich nach Würzburg.

Berlin, 15./27. Februar 1863

Reisebericht aus Würzburg Mai 1863[38]

[...] Am 4./16. März 1863 war das akademische Semester in Berlin zu Ende, die Vorlesungen hörten auf und die Kliniken wurden geschlossen. Zehn Tage danach fuhr ich nach Würzburg. Die Übersiedlung nach Würzburg erfolgte nicht nur aufgrund meiner eigenen Überlegungen, sondern auch, nachdem ich die Verteilung meiner Studien im bevorstehenden Sommersemester mit seiner Durchlaucht PIROGOV vollkommen abgestimmt hatte, der in den ersten Märztagen nach Berlin kam. Trotzdem fühle ich mich verpflichtet, dem Departement zu erklären, was mich veranlasst hat, an eine andere Universität zu wechseln, weil solche Wechsel immer mit dem Verlust von Zeit verbunden sind und nur zu rechtfertigen, wenn gewichtige Gründe vorliegen. Studien der Pathologischen Histologie setzen immer das Kennenlernen der Normalen Histologie voraus. Aber in unseren Universitäten, ausgenommen vielleicht die Universität in Dorpat, arbeitet man kaum mit dem Mikroskop.

Wirklich, wer von unseren Ärzten, die eine russische Universität absolviert haben, kann sich rühmen, oberflächliche Kenntnisse in der Histologie zu haben, höchstens Wissen aus Büchern, aber praktisches? Findet man viele bei uns? Bei uns ist das Mikroskop wenig in Gebrauch und die Zeit ist noch nicht da, dass dieses wichtige optische Gerät zum unbedingten Eigentum und zum unumstößlichen Bedarf des russischen Arztes gehört. [...]

Als ich in Würzburg noch in den ersten Tagen des Aprils (neuer Stil) ankam, fast einen Monat vor Beginn des Sommersemesters, erhielt ich von Professor FÖRSTER sofort die Erlaubnis, in seinem Laboratorium zu arbeiten. Er wies mir einen Platz an und ich begann. Auf diese Weise konnte ich den Ferienmonat April nutzen, er verfiel nicht umsonst und zu Beginn des Sommersemesters, am 1. Mai nach dem neuen Stil, war ich in Würzburg schon vollkommen sesshaft. Im jetzigen Semester hält Professor FÖRSTER: 1) Einen privaten Sektionskurs, zweimal wöchentlich, am Dienstag und Freitag von 11-13 Uhr. In diesem Kurs werden unter unmittelbarer Leitung von FÖRSTER Sektionen durchgeführt und die Protokolle diskutiert. Obwohl diese Sektionen nicht jene Klarheit, Detailsicherheit und Vollendung erreichen, die wir in Berlin von VIRCHOW kennen, waren sie sehr wichtig und nützlich, weil die Gewissenhaftigkeit und Mitteilsamkeit von FÖRSTER völlig für einige Unzulänglichkeiten entschädigt haben. Zur Ehre von Professor FÖRSTER ist zu sagen, dass er, obwohl sein Kurs nur zweimal in der Woche angekündigt war, fast täglich, wenn eine Leiche zur Verfügung stand, eine Sektion durchführte. Bei solchen Gelegenheiten arbeitete Professor FÖRSTER außer in den üblichen Vormittagstunden noch von 15-17 Uhr.

2) Einen Kurs in Pathologischer Histologie, zweimal in der Woche zu je zwei Stunden am Montag und am Donnerstag, jeweils von 11-13 Uhr. In diesen Kurs bringt man die veränderten Organe, die man bei der Sektion gefunden hat, und nach einer kurzen Erklärung durch den Professor betrachten die Kursteilnehmer selbstständig diese Veränderungen unter dem Mikroskop. Professor FÖRSTER erklärt jedes Mal vorher, wie mit dem nächsten Objekt umzugehen ist. Der Kurs ist sehr gut, vor allem insofern, dass er die Resultate ergänzt und kontrolliert, die bei der Öffnung der Leichen mit Hilfe eines unbewaffneten Auges erzielt worden sind. Das Material dieses Kurses ist auf diese Weise nicht fremd, sondern bekannt, und steht im Zusammenhang mit den Daten der vorhergehenden mikroskopischen Untersuchung. Außerdem machen die seltene Liebenswürdigkeit von Professor FÖRSTER, sein volles Mitgefühl und die gleiche Aufmerksamkeit zu allen Teilnehmern seinen histologischen Kurs nicht nur nützlich, sondern auch angenehm. Professor FÖRSTER liest auch öffentlich.

3) Geschichte der Medizin, zweimal in der Woche je eine Stunde. Obwohl mir dieser Gegenstand nicht fremd ist und in seinem Wesen eigentlich unpraktisch ist, besuche ich diese Vorlesungen von Professor FÖRSTER mit Vergnügen, der den Gegenstand unterhaltend, fließend und ohne eigene Kritik vorträgt.

Von den Vorlesungen, die im gegenwärtigen Semester Professor MÜLLER liest, nehme ich nur am Kurs über Normale Histologie teil, der zweimal in der Woche zu je zwei Stunden, am Mittwoch und am Freitag von 17-19 Uhr stattfindet. Die Art des Vortrags von Professor MÜLLER zeichnet sich durch große Klarheit, strenge Systematik und schrittweises Vorgehen aus. Außerdem sorgt er immer dafür, dass die Teilnehmer an seinem Kurs die besten und geeignetsten Objekte für die Untersuchung der verschiedenen Gewebearten zur Verfügung haben. Dabei beschränkt er sich nicht auf menschliches Gewebe, sondern er wählt die Objekte auch unter den verschiedenen Wirbeltierarten (Vertebraten) aus, allerdings nur die markantesten Gewebeproben. Im Allgemeinen ist der ehrliche Wunsch, seinen Hörern etwas Nützliches zu vermitteln, das charakteristische Element der Lehrtätigkeit von Professor MÜLLER. Leider ist die Zahl der Teilnehmer an dem Kurs zu groß, so dass der um Originalität bemühte Professor MÜLLER immer von einem Praktikanten zum nächsten gehen muss und deshalb dem Einzelnen nur zwei bis drei Minuten widmen kann.

Außer diesen Fächern steht auf meinem Plan die Therapeutische Klinik an erster Stelle, die hier in Würzburg unter der Leitung des bekannten Professors BAMBERGER steht, des ehemaligen Assistenten von Professor OPPOLZER in Wien. Professor BAMBERGER ist ein moderner Kliniker im wahrsten

Sinne des Wortes. Die Untersuchung der Kranken erfolgt äußerst sorgfältig, die Diagnostik weicht nicht um einen Schritt von den anatomischen und physiologischen Daten ab, wobei immer der konkrete Fall beachtet wird. Seine Behandlungsmethode ist einfach und ein vorsichtiger Empirismus ist nicht völlig ausgeschlossen. Er als erfahrener Kliniker hat eine gewisse Skepsis gegenüber pharmazeutischen Mitteln, infolgedessen spielt eine vernünftige Diätetik eine gewisse Rolle.

Die pharmazeutische Behandlung spielt in jedem Fall die zweite Rolle und in vielen Fällen dient sie mehr der Beruhigung des Gewissens als der Hoffnung auf den Erfolg. In der Diagnostik ist Professor BAMBERGER nicht so sicher wie z. B. Professor TRAUBE, aber dafür ist er vielseitig und kennt sich mit Krankheiten der Brust, des Bauches, der Nerven und der Muskeln gut aus. Gegenwärtig kann ich mir nicht erlauben, eine ausführliche Analyse der Therapeutischen Klinik in Würzburg zu geben, weil die Klinik nicht mehr als drei Wochen offen ist und für eine vollständige Einschätzung ist dieser Zeitraum nicht ausreichend. Bis jetzt kann ich mit Sicherheit nur sagen, dass ein Arzt hier auch Belehrung und ausreichendes Untersuchungsmaterial findet und das ist das Wesentlichste.

Außer der Klinik von Professor BAMBERGER besuche ich auch die Klinik von Professor SCANZONI.[39] Obwohl Frauenkrankheiten streng genommen nicht zur sogenannten Therapeutischen Klinik gehören und eine eigene Disziplin darstellen, hielt ich es für mich nützlich und vorteilhaft, die Klinik von Professor SCANZONI zu besuchen, schon aus dem Grund, dass sie von 8-9 Uhr morgens unmittelbar vor der Klinik von Professor BAMBERGER stattfindet, so dass sie nicht mit anderen Lehrveranstaltungen zusammenfällt und auch nicht meine anderen Beschäftigungen stört.

Die ganze freie Zeit, einen halben Tag bis 19 Uhr, beschäftige ich mich mit Mikroskopie im Laboratorium von Professor FÖRSTER. Diese Beschäftigung ist sehr günstig an den langen Sommerabenden, zum großen Teil bei klarem Wetter, so dass man am Mikroskop noch bis halb acht Uhr arbeiten kann. Die Hauptsache ist für mich dabei, dass ich mich im Verlauf des jetzigen Semesters soweit in Pathologischer Histologie qualifiziert habe, dass ich mich mit diesem Gegenstand im Ausland nicht mehr beschäftigen muss, weil ich im kommenden Semester, das ich vermutlich in Wien verbringen werde, und auch später, meine Aufmerksamkeit auf Gegenstände vollkommen anderer Art richten werde. Angesichts der Bequemlichkeit, mit der ich hier meine Studien zur Histologie erledigt habe, hoffe ich, dass ich bis zum Ende des Semesters mein Ziel erreicht haben werde.

Würzburg, 13./25. Mai 1863

Reisebericht aus Würzburg, Tübingen und Erlangen August 1863[40]

Mit Vergnügen beginne ich heute mit der Zusammenstellung meines Berichts. Das Sommersemester ist schon lange vorbei und ich kann heute eine Übersicht meiner Tätigkeit im vergangenen Semester geben. Ich behandle zuerst und vor allem die Therapeutische Klinik, für mich der Hauptgegenstand. Diese Klinik steht in Würzburg unter der Leitung von Professor BAMBERGER, sie wurde am 2. Mai (neuer Stil) geöffnet und blieb es drei Monate lang. Ich blieb nicht bis zum Ende des Semesters und am 26. Juli (neuer Stil) verließ ich Würzburg. Auf diese Weise blieb die Therapeutische Klinik in Würzburg in meiner Gegenwart 80 Tage geöffnet. Da Professor BAMBERGER fast täglich den Besuchern die neuen Patienten vorstellt, hätte ich Gelegenheit gehabt, 80 Fälle von Krankheit in der Therapeutischen Klinik kennenzulernen. Da jedoch an Sonn- und Feiertagen sowie an Tagen, an denen klinische Sektionen stattfinden, keine klinischen Vorlesungen durchgeführt werden, so erniedrigte sich die Zahl der klinischen Analysen für mich auf insgesamt 53, von denen 41 männliche und 12 weibliche Patienten waren. [...] Von diesen 53 Patienten starben zwölf in der Klinik. Sie wurden von dem Professor für Pathologische Anatomie in Gegenwart aller Praktikanten der Klinik einer gründlichen Autopsie unterworfen. Um eine Vorstellung zu haben, inwieweit die Diagnose dem tatsächlichen Zustand entsprach, nahmen wir die zwölf Fälle, die mit dem Tod des Patienten endeten, und verglichen die Diagnose mit den Ergebnissen der Autopsie, denn die Autopsie ist die einzig wahre Kontrolle des Klinikers; gesund werden nicht selten Menschen, deren Krankheit durch den Arzt unerkannt bleibt. Das Messer des Pathologen entscheidet endgültig, ob der Arzt mit seiner Diagnose Recht hatte oder nicht. Im Fall der zwölf Patienten bestätigte die Autopsie in elf Fällen die Diagnose von Professor BAMBERGER. [...] Ich kann meinen Bericht über die Klinik von Professor BAMBERGER nicht beenden, ohne die Ehrlichkeit, Gutmütigkeit, die großen Kenntnisse und den ungewöhnlich freundlichen Umgang mit seinen Hörern und Patienten dieses verdienten Lehrers und Arztes zu würdigen. Professor BAMBERGER wird gleichermaßen von seinen Schülern und Patienten geachtet, dem jede Art von Affektiertheit und Scharlatanerie fremd ist. Er gibt zu, wenn er einen Fehler gemacht hat, aber zum Glück macht er nur selten Fehler, wie die Ergebnisse der zwölf klinischen Sektionen beweisen.

Bei dem Lehrer für Pathologische Anatomie, Professor FÖRSTER, besuchte ich im Verlauf des Semesters a) den Sektionskurs, b) den Kurs Pathologische Histologie. Der Sektionskurs von Professor FÖRSTER, obwohl er viel Gutes bietet, lehrte mich nichts Neues. Nach den Sektionen von VIRCHOW und RECKLINGHAUSEN in Berlin verblassen die Sektionen von Professor FÖRSTER vollkommen, nicht diese vollkommene Methode, nicht diese bis in die Kleinigkeit gehende Analyse, nicht diese Genauigkeit in der Bewertung der Änderungen, nicht diese Klarheit in den Schlussfolgerungen, die uns im Sektionssaal von VIRCHOW begegnen. Mit einem Wort, niemals blitzt jener Strahl der Genialität auf, den wir fast bei jedem Schritt bei dem großen Berliner Forscher sehen. Mir persönlich waren die Sektionen von Professor FÖRSTER nur dadurch nützlich, dass sie mir Material für meine histologischen Studien lieferten.

Wesentlich mehr Nutzen brachte mir der Kurs in Pathologischer Histologie, der zweimal in der Woche zu je zwei Stunden stattfand. In diesem Kurs gab Professor FÖRSTER den Teilnehmern jenes Material zur mikroskopischen Untersuchung, dass er bei den Sektionen erhielt. Die Anzahl der Teilnehmer war größer als 35, aber weil Professor FÖRSTER sorgfältig jede Parteilichkeit vermied und sich bemühte, die zwei Stunden des Kurses gleichmäßig zwischen allen Teilnehmern zu teilen, so ergab sich, dass der Anteil jedes Einzelnen nicht mehr als drei Minuten betrug – eine Zeit, die bei weitem nicht ausreicht, dass ein Mensch, der noch wenig Zeit der Pathologischen Histologie gewidmet hat, sich in den drei oder vier rätselhaften Präparaten orientiert. Zum Glück erlaubte mir Professor FÖRSTER, in seinem Kabinett zu arbeiten, ich durfte mich sogar an ihn wenden, wenn ich eine Erklärung nötig hatte.

Diese Art der Schwierigkeiten tangierte mich nicht, weil ich genügend Zeit hatte, um außerhalb des Kurses alle Organe zu studieren, und bei Notwendigkeit die gewünschte Belehrung erhielt. Außerdem beschäftigte ich mich in der Gesellschaft anderer Ärzte sechs Stunden und mehr am Tag im Kabinett von Professor FÖRSTER, um die Technik der mikroskopischen Untersuchung zu erlernen, was vollkommen für jeden notwendig ist, der es wünscht, histologische Beobachtungen zu machen.

In Fortsetzung des vergangenen Semesters nahm ich auch am Kurs für Normale Histologie von Professor MÜLLER teil. Über den Inhalt dieses Kurses gibt es nichts zu sagen. Er besteht mehr oder weniger aus einer gedrängten Darlegung der gesamten Normalen Histologie. Ich sage nur, dass der Vorteil dieses Kurses darin besteht, dass Professor MÜLLER, bekannt durch sein umfangreiches Wissen in der Vergleichenden Histologie, seine Hörer mit ausgezeichneten Forschungsobjekten versorgt, die aus einer Reihe von Wirbeltieren entnommen wurden, besonders, wenn es sich um Teile handelt, etwa Gewebe oder Organe, die besser bei Tieren entnommen werden als bei Menschen. Aber darüber hinaus zeichnet sich die Darlegung von Professor MÜLLER durch ungewöhnliche Klarheit aus, so dass kaum jemand in Deutschland die Normale Histologie einfacher und anschaulicher darstellt als er. Schade ist nur, dass durch die große Teilnehmerzahl von ca. 40 Personen der Kurs weniger nutzbringend ist, als man es erwartet hatte. Auf der anderen Seite wehrt sich Professor MÜLLER beharrlich, die Normale Histologie außerhalb seines Kurses anzusetzen, so dass man mit dem zufrieden sein muss, was er darlegt oder man verzichtet auf diesen ausgezeichneten Gelehrten überhaupt.

In vier Monaten eine solche umfangreiche und vielfältige Wissenschaft wie die Pathologische Histologie zu studieren, ist auch bei angestrengter Arbeit unmöglich. Das versteht sich von selbst, eine andere Sache ist jedoch, das Mikroskop kennenzulernen und sich mit der Methode der histologischen Forschung vertraut zu machen. Von diesem Standpunkt aus gesehen habe ich in Würzburg erreicht, dass mir in der Zukunft die Mittel zum tieferen Eindringen in die pathologischen Veränderungen zur Verfügung stehen, ohne die ein Kliniker in der heutigen Zeit nicht auskommt.

Am 14./26. Juli verließ ich Würzburg, um bis zum Ende des Semesters die Kliniken einiger kleinerer deutschen Universitäten kennenzulernen. Zuerst fuhr ich nach Tübingen, wo der bekannte NIEMEYER[41] die Therapeutische Klinik leitet, der Autor eines der besten Lehrbücher der Speziellen Therapie.[42] Professor NIEMEYER war bereit, mir seine Klinik zu zeigen.

Seine Klinik ist nicht groß, sie hat nur 20 Betten. Aber aus dem Material holt NIEMEYER den größtmöglichen Nutzen heraus. Am meisten hat mich seine ambulante Klinik beeindruckt. Dorthin kommen täglich zehn bis zwölf Patienten, die einer gründlichen Untersuchung unterzogen werden, ärztlichen Rat und eine Belehrung erhalten. Auf diese Weise wurden die Studenten mit zahlreichen Krankheiten bekannt gemacht, deren schnelle Erkennung und Behandlung für den praktischen Arzt wichtig ist, übrigens weder das eine noch das andere bekommt man in stationären Kliniken zu sehen, dorthin kommen zum großen Teil nur Schwerkranke. Im Tübinger Ambulatorium erhalten die Kranken nur Rezepte für nicht mehr als zwei bis drei Tage, damit sie häufiger in die Klinik kommen und die Studenten die Möglichkeit haben, den Verlauf der Krankheit zu verfolgen. In Dorpat, wo ich studiert habe, wurden auch täglich eine bedeutende Zahl an ambulanten Patienten behandelt, aber als Student war ich nicht in der Lage, den Wert oder die Bedeutung einer ambulanten Klinik einzuschätzen. In Berlin, mit Ausnahme der Klinik von ROMBERG,[43] die heute vollkommen verödet ist, gibt es nichts in der Art, in Würzburg ist die Situation ähnlich. Im kleinen Tübingen gibt man im Ambulatorium aus Mangel an Material jedem, der kommt, kostenlos guten Rat und Medikamente. Ich überzeugte mich fast zum ersten Mal von dem unersetzlichen Nutzen, den junge Mediziner aus ambulanten Patienten ziehen.

In Tübingen besuchte ich auch das Laboratorium für Physiologische und Pathologische Chemie von Professor HOPPE-SEYLER.[44] Ich war sehr froh, diesen ausgezeichneten Menschen und Gelehrten kennen gelernt zu haben, deshalb muss ich vor meiner Rückkehr nach Russland unbedingt nochmals für längere Zeit nach Tübingen kommen, um auch seine wissenschaftlichen Anschauungen kennen zu lernen.

Aus Tübingen fuhr ich nach Erlangen, wo zum Glück die Kliniken noch nicht geschlossen waren. Ich besuchte die Therapeutische Klinik von Professor ZIEMSSEN,[45] dem früheren Assistenten von NIEMEYER, der erst kürzlich nach Erlangen berufen wurde.

Die Klinik von Professor ZIEMSSEN ist noch im Bau, Einrichtung, Geist und Größe vollkommen ähnlich der Klinik von NIEMEYER. In die Klinik kommt, ähnlich wie in Tübingen, eine nicht geringe Zahl von ambulanten Patienten, aus denen die jungen Mediziner solchen Nutzen ziehen wie dort. In der stationären Klinik von Professor ZIEMSSEN habe ich einige Fälle von Typhus und die hervorragende Wirkung von kalten Umschlägen gesehen. Diese Wirkung ist zwar auf drei bis vier Stunden beschränkt, setzt aber fast augenblicklich ein. Man wickelt den Kranken in ein Bettlaken ein, macht dann das Tuch mit kaltem Wasser nass, sofort erniedrigt sich die Temperatur des Patienten um ein oder anderthalb Grad Celsius. Wer weiß, dass Typhus zu den Krankheiten gehört, die künstlich aufzuhalten unmöglich ist und dass die ganze Aufgabe des Arztes in der Vermeidung von schädlich wirkenden Einflüssen besteht sowie in der unermüdlichen Kontrolle des Verlaufs des fiebrigen Prozesses, der den Organismus zerstört, der begreift die Bedeutung der kalten Umschläge in der Behandlung von Typhus. Professor ZIEMSSEN verschweigt nicht, dass manchmal auch dieses Mittel den Kranken nicht retten kann, aber er unterstreicht auch, dass er niemals eine schädliche Wirkung von kalten Umschlägen beobachtet hat.

In Erlangen besuchte ich den Professor für Pathologische Anatomie ZENKER, den ich schon in einem früheren Bericht an das Departement erwähnt habe. Professor ZENKER zeigte mir viele Präparate unter dem Mikroskop, die die Muskelveränderungen bei Typhus dokumentieren. Die quergestreiften Muskeln[46] werden stellenweise farblos, zerfallen in Knäuel und es bleibt nur das Perimysium[47] übrig. Die Änderungen bestehen darin, dass die Muskeln infolge Neubildung von Muskelfasern erneuert werden.

Dank der Liebenswürdigkeit des Erlanger Professors der Chirurgie THIERSCH,[48] der in fast ganz Europa durch seine mit seltener Meisterschaft angefertigten Präparate bekannt ist, hatte ich Gelegenheit, seine seltene und wertvolle Sammlung zu sehen. Professor THIERSCH benutzt für die Untersuchung der fertigen Präparate ein englisches Mikroskop besonderer Bauart. Weil die Vergrößerung, bei der die Präparate betrachtet werden, zum großen Teil schwächer ist, so ist das Gesichtsfeld seines Mikroskops um den Faktor zwei größer als bei gewöhnlichen Mikroskopen. Hinzu kommt, dass das Mikroskop mit zwei Okularen[49] ausgestattet ist, eines für jedes Auge, weil man dann das zu untersuchende Objekt in stereoskopischer Darstellung sieht. Die Richtigkeit, die Wahrnehmbarkeit und die Feinheit der Darstellung, die auf diese Weise erhalten wird, beeindruckt und begeistert den Beobachter. Die Darstellung ist so großartig, dass das Auge sich nicht satt sehen kann, sie zu betrachten. Noch in Würzburg sah ich die reiche Sammlung von injizierten Präparaten bei KOELLIKER und MÜLLER durch, die zum großen Teil aus der Sammlung von HYRTL[50] in Wien, GERLACH[51] und THIERSCH in Erlangen stammen, aber so prachtvolle, wie bei THIERSCH selbst mit seinem stereoskopischen Mikroskop habe ich niemals gesehen. Ich sollte mich begnügen[52] und zufrieden sein mit den drei Präparaten der Leber, die mir Professor THIERSCH zur Erinnerung an unsere Bekanntschaft zum Abschied schenkte.

Als ich aus Tübingen, dann aus Erlangen abreiste, wo ich, ein bescheidener und unbekannter Ausländer, so viel Gastfreundschaft und Entgegenkommen von Seiten der Menschen, die in der Wissenschaft hoch über mir stehen, erfahren habe, musste ich mich unwillkürlich an die Worte erinnern, die PIROGOV unlängst in seinem Brief geäußert hat:

> All denen, die außer Vorlesungen und anderen wissenschaftlichen Beschäftigungen noch Annäherung mit den Professoren suchen, was für jeglichen Spezialisten außerordentlich wichtig ist, rate ich, eine von den kleineren und entfernteren Universitäten auszuwählen (d. h. in Deutschland), in denen sie einen herzlichen Empfang und freundschaftlich-offenen Rat von Personen, die hoch über ihnen in der Wissenschaft stehen, finden.

Dank an PIROGOV für diesen hervorragenden, vollkommen ihm würdigen Rat! Aber wir erweisen auch den nötigen Grad an Dankbarkeit den ausgezeichneten Männern, die so lebhaft und aufrichtig an jeglichem wissenschaftlichen Streben Anteil nehmen, woher es auch kommen mag. Sie sind wie die Sonne, die wärmt und Früchte bringt, aber dabei nicht erkaltet.

Das nächste Semester verbringe ich in Wien, wohin ich in zwei Wochen vor dem Beginn der Vorlesungen reise, d. h. Ende September nach dem neuen Stil.

Blasewitz bei Dresden, 9./21. August 1863

Reisebericht aus Wien November 1863[53]

Ich habe das Wintersemester der wissenschaftlichen Medizin in Berlin gewidmet, wo die besten Wissenschaftler und ihre glänzendsten Vertreter wirken. Ich habe dann das kürzere Sommersemester mit den histologischen und klinischen Studien in Würzburg verbracht. Es ist natürlich, dass ich auch den Wunsch gehabt habe, Wien kennen zu lernen, dabei zog mich ein umfangreiches Material an, in erster Linie die praktische Richtung der dortigen Medizin. In Anbetracht der Tatsache, dass die Vorlesungen in Wien einen ganzen Monat früher anfangen als in Berlin, fuhr ich in den letzten Tagen des September nach Wien, wo ich mich mit dem Vorlesungskatalog bewaffnet hatte, um mich mit dem Angebot der Wiener Medizinischen Fakultät bekannt zu machen. Das Programm erwies sich als umfangreich, die Auswahl der Gegenstände war vielseitig und nach jedem Geschmack ausgerichtet. Meine Erfahrung lehrte mich jedoch, dass es besser ist, nicht dem gedruckten Programm zu glauben, weil sogar in Deutschland, wo es weniger Scharlatane gibt, eine gewisse Skepsis nicht schadet und die selbstständige Einschätzung der Lage oft besser zum Ziel führt.

Weil seit Anfang des Semesters schon zwei Monate vergangen sind, bin ich in diesen Tagen in der Lage, dem Departement einen Bericht zu geben, den ich auf der Grundlage meiner Beurteilung und Einschätzung zusammengestellt habe.

An erster Stelle stand für mich wie bisher die Therapeutische Klinik. In Wien gibt es zwei bedeutende Kliniken, denen zwei weltbekannte Kliniker vorstehen, die Professoren OPPOLZER und ŠKODA,[54] von denen jeder seine klinische Abteilung hat. Beide Kliniken sind von acht bis zehn Uhr geöffnet und es ist deshalb notwendig, sich für eine Klinik zu entscheiden. Um jedoch nicht unbesehen die Verantwortung zu übernehmen, besuchte ich beide Kliniken je eine Woche lang und entschied mich ohne zu zögern für die Klinik von Professor OPPOLZER mit folgender Begründung: Gegenwärtig entspricht die Medizinische Klinik nur dann ihrer Bestimmung und erfüllt ihre Aufgabe, wenn sie sich vollkommene Objektivität bewahrt und ihre Besucher mit der Anwendung der Resultate naturwissenschaftlicher und anderer exakter Wissenschaften zur Erklärung der pathologischen Prozesse bekannt macht. Je größer der Kreis der exakten Wissenschaften ist, aus dem die Klinik ihre Regeln und Methoden schöpft, d. h. je breiter ihre Basis ist, um so fester und positiver ist sie und umso mehr verdient sie unser Vertrauen. Von diesem Standpunkt aus entspricht die Klinik von OPPOLZER unstreitig mehr dem Besucher als die Klinik von ŠKODA.

OPPOLZER versteht es, Nutzen für seine Beobachtungen aus allem zu ziehen, Daten zur Normalen und Pathologischen Anatomie lässt er keine Minute liegen. Die Physiologie, soweit sie am Bett des kranken Menschen anwendbar ist, verliert er niemals aus den Augen, dazu kommen die Untersuchungsmethoden, die objektive Grundlagen haben und vielseitig in der Anwendung sind. In der Klinik von OPPOLZER, sozusagen unter den Augen der Hörer, werden die Bestimmung des Umfangs und der Länge des kranken Organismus, Auskultation[55] und Perkussion[56] seiner Körperhöhlen, Thermometer, Mikroskop, chemisches Reagenz, Laryngoskop,[57] Ophthalmoskop,[58] galvanischer Strom[59] und Faradotherapie[60] angewendet. Professor OPPOLZER ist kein Mittel zu schlecht, gern widmet er seine Aufmerksamkeit allem, was ihm Unterstützung zur Vereinfachung der Diagnose verspricht. Eine solche vielseitige Anwendung erfordert mehrere genaue Methoden und spitzfindige Untersuchungen, natürlich viel Zeit, auch noch einen Vorrat an Kenntnissen und verschiedene technische Geräte. Deshalb begünstigt Professor OPPOLZER alle Maßnahmen zur Entwicklung der jungen Ärzte zu tüchtigen Spezialisten, nicht nur, indem er ihnen die Türen öffnet und Mittel seiner Klinik zugänglich macht, sondern darüber hinaus verschafft er ihnen Vorteile auch außerhalb der Klinikwände. Diese jungen Kräfte bleiben Tributzahler des großen Klinikers, der aus ihnen Nutzen für die Wissenschaft und für die Kranken zieht, aber daneben auch Widerstand gegen ihre fast unvermeidliche Einseitigkeit leistet.

In der Klinik von Professor ŠKODA gibt es das alles nicht. Dort beobachtet man eine gewisse Exklusivität der Richtung. Alles das, was nicht mit Auskultation und Perkussion in Verbindung steht, bleibt außerhalb der Aufmerksamkeit. Mikroskop, Laryngoskop, chemisches Reagenz, elektrischer Strom finden hier keine Anwendung. Außerdem lässt sich der Professor gern in allgemeine Erörterungen ein, die in keiner Verbindung mit dem konkreten Fall stehen, was in der gegenwärtigen Zeit als überflüssige Zeit und Arbeit betrachtet wird.

Mir kann man entgegenhalten, dass solch ein bekannter Kliniker wie ŠKODA, besonders ein so erfahrener, kaum viel Selbstständiges, Eigenes hat, das ihn seine eigene Beobachtungsgabe gelehrt hat, was man nicht aus Lehrbüchern, sondern durch eigene Erfahrung lernt. Als gewissenhafter Lehrer wünscht er diese Arbeiten mit seinen Schülern zu teilen, das ist nicht strittig. Eine Persönlichkeit wie ŠKODA wird ohne Zweifel einen Vorrat von originellen und selbstständigen Beobachtungen haben.

Professor OPPOLZER entfernt sich nicht von dem Gegenstand, keine Minute, aber wenn er sich einmal erlaubt, ins Gebiet des Allgemeinen abzuschweifen, so nur dann, wenn es dem besseren Verständnis des vorliegenden Falles dient. In der Klinik von OPPOLZER beeindruckte mich seine Vielseitigkeit. Ich habe bei ihm komplizierte Fälle von Brustkrankheiten gesehen, sehr schwierige Fälle von Baucherkrankungen, die, wie bekannt, die größten Schwierigkeiten bei der Diagnose machen, weiterhin Nervenkrankheiten, Ausschlag und reine Frauenleiden. Überall war er gleich gut, gleich gründlich, gleich umsichtig und mit großer selbstständiger Erfahrenheit, wobei sich in glänzender Weise sein seltenes Gedächtnis zeigt, das scheinbar einmal Gesehenes nicht vergisst. Bei alledem fordert Professor OPPOLZER niemals das Vertrauen der Hörer an sich. Er gründet seine Diagnose auf rein objektive Momente, deren Existenz jeder bestätigen kann. Wenn er auch manchmal über die Eigenschaften einer Krankheit raten oder vermuten muss und sich dabei auf objektive Daten stützen kann, versäumt er nicht, sich an die Hörer zu wenden und zu sagen, dass das nur eine Vermutung sei, die sich im weiteren Verlauf als fehlerhaft erweisen könne. [...] Als Lehrer allgemein ist Professor OPPOLZER unermüdlich und in der Ausführung seiner dienstlichen Pflichten in der Klinik wie es sich gehört. Offiziell ist die Klinik von acht bis zehn Uhr geöffnet, aber sie schließt niemals früher als elf Uhr, denn im Wortschatz von OPPOLZER gibt es kein Wort „verspätet". Kaum hat es acht Uhr geschlagen, ist er auch schon am Krankenbett. OPPOLZER ist der einzige Professor, dessen klinische Lektionen auch an Sonn- und Feiertagen nicht unterbrochen werden. Am Sonntag beginnt seine Klinik um neun Uhr und endet in der Mittagszeit. Er liest auf diese Weise siebenmal in der Woche zu drei Stunden täglich. Unter den Klinikern ist das eine beispiellose Erscheinung, ausgenommen Professor VIRCHOW in Berlin, ich habe nirgendwo ähnliches gesehen. Professor OPPOLZER ist 56 Jahre alt und wenn ich nicht irre, seit 18 Jahren Professor.[61] Trotzdem bringt er täglich so viel Arbeitseifer und Liebe für sein Fach mit in die Klinik, man spürt seinen Wunsch, das reiche Wissen seinen Zuhörern mitzuteilen. Dabei ist er humorvoll und fröhlich, zeigt eine seelische Frische wie ein Neuling eines akademischen Lehrers.

Nach der Therapeutischen Klinik war meine Aufmerksamkeit vor allem auf die Hautkrankheiten gerichtet. Hautkrankheiten befinden sich nicht nur bei uns in Russland, sondern im großen Teil der europäischen Staaten in einer erbärmlichen Lage. Sie werden so vernachlässigt und man schenkt ihnen in den Kliniken keinerlei Beachtung. Nur in den großen Ballungszentren, wie z. B. in Paris, Berlin, Wien und wahrscheinlich London hat man größere klinische Abteilungen für Hautkrankheiten und besondere Spezialisten, die sich ausschließlich diesen Krankheiten widmen. In Wien leitet die Abteilung für Hautkrankheiten eine sehr bekannter Arzt, Professor HEBRA. Ein Mann schon nicht mehr jung,[62] hat er sich noch Anfang der

1840er Jahre, d. h. vor etwa 20 Jahren, auf Erkrankungen der Haut spezialisiert.

In der damaligen Zeit blühte in der Medizin allgemein, aber in der Wiener Medizin besonders, die Wissenschaft über die Kachexie.[63] Hautkrankheiten hielt man immer für eine Erscheinungsform dieser Kachexie an der Oberfläche des Körpers und aus Angst davor, dass sie auf die inneren Organe übersprang, war es streng verboten, irgendwelche lokalen Maßnahmen gegen sie anzuwenden. Die Aufgabe des Arztes bestand vor allem darin, die scheinbare Kachexie zu beseitigen, aber für die Erreichung dieses Ziels wurde die Anwesenheit eines Hautausschlages als hilfreich angesehen. Er wurde sogar künstlich hervorgerufen, wie wir bis heute am BAUNSCHEIDTismus[64] sehen oder waren der Meinung, dass mit Hilfe des Ausschlags die störenden Säfte aus dem Körper entfernt werden. Der begabte, vorwiegend praktische Verstand von HEBRA bemerkte bald, dass alle diese scheinbaren Kachexien mehr in der Vorstellung des Arztes als im Körper des Patienten existieren und dass zum großen Teil die Fälle von lokaler Behandlung nicht nur unschädlich, sondern nicht selten die einzige Möglichkeit sind, die Haut des Patienten zu heilen. Es ist verständlich, dass HEBRA zum eifrigen Verfechter der lokalen Behandlung der Hautausschläge wurde, und er ging zum Äußersten, entgegengesetzt zu dem, was vorher galt. Er begann zu propagieren, dass alle Haut, mit Ausnahme der syphilitischen, nur lokale Bedeutung hat und auch so behandelt werden sollte, nur mit lokalen Mitteln. Damit konnte zu seiner Zeit niemand einverstanden sein, nur der Rückgang einiger Hautkrankheiten, wie z. B. in Fällen von Psoriasis,[65] auf der anderen Seite erfolgreichere und wahre Heilung von Hautkrankheiten bei gleichzeitiger Behandlung mit lokalen und allgemeinen Mitteln sprechen für die Ansichten von HEBRA. Professor HEBRA trägt seine Ansichten, wie ihm eigen, lebhaft und interessant vor, seine klinischen Demonstrationen durchsetzt er ständig mit seinem nie versiegenden Humor, nicht selten auch scharfen Sarkasmus gegen die alte Medizin, so dass der Hörsaal laut lacht und sich gern mit dem Professor einverstanden erklärt.

Die Klinik für Hautkrankheiten ist fünfmal in der Woche für anderthalb Stunden täglich von 2½ bis 4 Uhr geöffnet. Sie hält privatissime dreimonatige Kurse ab. Ausländer zahlen für die Teilnahme 24 österreichische Florin[66] (16 Silberrubel), Einheimische zahlen 12 Florin (8 Silberrubel).

In Wien habe ich meine Aufmerksamkeit noch auf die Laryngoskopie gerichtet. Hier wurde sie von zwei Dozenten in privaten Kursen vorgetragen, von denen der eine den Gegenstand klar und verständlich vorträgt, aber nur eine dürftige Zahl von pathologischen Fällen hat, an denen er den

Wert der Laryngoskopie demonstrieren kann. Der andere Dozent verfügt über ein reiches Material, aber der Vortrag ist unbefriedigend. Ich hatte gedacht, wenn ich beide Kurse belege, kann ich vielleicht den Vorteil der klaren Darlegung des Stoffes mit dem seltenen und reichen Material verbinden. Bisher wurden meine Erwartungen nicht enttäuscht.

Ein weiteres Fach, das ich im laufenden Semester belegt hatte, ist die Elektrotherapie.[67] Die Zweig der Medizin wächst an, die therapeutischen Erfolge, die von ihr erreicht werden, machten sie so bekannt und schließlich wurden die Namen der Personen, die sich mit ihr beschäftigen, so bedeutend, dass der Kliniker sie unmöglich länger ignorieren kann und sich mit ihr beschäftigen muss, um seine Diagnose und Behandlung zu vereinfachen.

Mir bleibt nur noch, an meine Teilnahme an einem privaten Kurs zu erinnern, den ich bei dem Professor der Wiener Militärakademie DUCHEK[68] belegt habe. Zum Glück gibt es in Wien, unabhängig von der Medizinischen Fakultät der Universität, noch eine Militärmedizinische Akademie (Josephinum), die über ein Krankenhaus, das Garnisonsspital, mit 1.200 Betten verfügt. Der Zutritt ist nur Militärärzten gestattet. Im Hospital gibt es eine klinische Abteilung, sowohl eine therapeutische als auch eine chirurgische. Die therapeutische Hälfte der klinischen Abteilung leitet Professor DUCHEK, ein Kliniker der neuen Schule, bekannt geworden durch seine kymographischen[69] Untersuchungen und als Autor eines neuen und noch nicht vollendeten Lehrbuchs der Therapie.[70]

An ihn wandten sich sechs bis sieben ausländische Ärzte mit der Bitte, ihnen einen besonderen Kurs über Erkrankungen der Brust vorzutragen, d. h. Erkrankungen der Lunge, des Herzens und der großen Gefäße, dabei sollte er die Qualifikation der Teilnehmer beachten und ihnen die Möglichkeit geben, selbst Untersuchungen vorzunehmen. Professor DUCHEK war einverstanden mit dem Vorschlag und stellte den Teilnehmern erstklassiges Material seiner Klinik zur Verfügung, bestehend aus 50 Betten belegt mit sehr interessanten Patienten.

Professor DUCHEK ließ jeden Einzelnen der Teilnehmer einen Kranken untersuchen und die Diagnose feststellen, wobei er strengste Objektivität bewahrte. Die Diagnose wurde nicht nur auf Grundlage der Auskultation und Perkussion ermittelt, sondern aus der Gesamtheit aller Befunde. Man muss Professor DUCHEK Gerechtigkeit widerfahren lassen, dass er die übernommene Aufgabe hervorragend bewältigt hat und dass alle Teilnehmer aus seiner Klinik sehr viel dauerhafte Belehrung mitgenommen haben.

Alle hier genannten Kurse, einschließlich der Klinik von OPPOLZER, wurden Ende Dezember geschlossen, deshalb war es für mich günstiger, die zweite Hälfte des Wintersemesters in Berlin zu verbringen, wo Professor FRERICHS wieder seinen klinischen Hörsaal öffnete.

Wien, 12./14. November 1863

Reisebericht aus Berlin März 1864[71]

Das Wintersemester geht seinem Ende zu, ich mache mich auf, über Heidelberg nach Paris zu fahren. Ich habe die Ehre vor meiner Abreise dem Departement den Bericht über meine Tätigkeit während der vergangenen drei Monate, d. h. Dezember 1863, Januar und Februar 1864 zu übersenden.

Im vergangenen Bericht aus Wien habe ich die Gegenstände aufgelistet, die hauptsächlich meine Aufmerksamkeit im Laufe des Wintersemesters beschäftigt haben. Das waren im Einzelnen die Therapeutische Klinik von Professor OPPOLZER, die Hautkrankheiten bei Professor HEBRA und die Erkrankungen der Brust bei Professor DUCHEK, außerdem habe ich an Kursen über Laryngoskopie, Elektrotherapie und Erkrankungen des Ohres teilgenommen. Über diese Kurse, mit Ausnahme der Erkrankungen des Ohres, habe ich schon berichtet. Hier will ich nur kurz hinzufügen, dass ich den größten Nutzen in den Kliniken von OPPOLZER und HEBRA erfahren habe. Der Vorzug dieser beiden Kliniken besteht in der Objektivität und der Anschaulichkeit, Eigenschaften, die für den modernen Arzt unverzichtbar sind. Außer der Klinik von OPPOLZER, die ununterbrochen zehn Monate geöffnet ist, werden alle Kurse mit begrenzter Dauer durchgeführt, zum großen Teil sechs oder acht Wochen, nur der Kurs von HEBRA dauerte vier Monate, d. h. bis Ende Januar. Auf diese Weise hatte ich Anfang Februar nur die Klinik von OPPOLZER auf meinem Plan. Ungeachtet der ausgezeichneten Darlegung und des seltenen Materials dieses Klinikers, habe ich es nicht für vorteilhaft erachtet, wegen der Therapeutischen Klinik bis zum Ende des Semesters in Wien zu bleiben. Deshalb entschied ich mich, nach Berlin zu fahren, um die Klinik von Professor FRERICHS kennen zu lernen. Während meines Aufenthalts in Berlin von September 1862 bis Mitte März 1863 hatte Professor FRERICHS eine solche Heiserkeit der Stimme, dass er ein ganzes Semester nicht in der Lage war, Vorlesungen zu halten.

Ich hatte damals nur die Klinik von Professor TRAUBE besucht. Trotzdem beschäftigte mich ständig der Wunsch, die klinischen Vorlesungen von Professor FRERICHS zu hören, einer Persönlichkeit, die durch ihre klassischen Arbeiten auf dem Gebiet der wissenschaftlichen Medizin bekannt geworden ist. Ich hatte mir vorgestellt, dass ich noch Paris besuchen muss und dass ich das Sommersemester und mein letztes Semester mit großer Wahrscheinlichkeit in Tübingen, im Laboratorium von Professor HOPPE-SEYLER, verbringen werde. Ich habe eingesehen, dass, nur wenn ich das laufende Semester teile, eine Möglichkeit besteht, ein zweites Mal Berlin zu besuchen, fünf Wochen maximal, und auf diese Weise die Lücke in meinen klinischen Studien zu schließen.

Bevor ich jedoch über meinen Aufenthalt in Berlin berichte, sei mir erlaubt, noch auf meine letzte Zeit in Wien zurückzukommen, über die ich in meinem Bericht nicht eingehen konnte.

Unter den Spezialisten, die sich in der Klinik von OPPOLZER entwickeln konnten, nimmt Dr. POLITZER[72] einen hervorragenden Platz ein, ein junger und begabter Dozent der Ohrenheilkunde.

POLITZER hat sich auf Anordnung von OPPOLZER pathologisch-anatomische Kenntnisse auf seinem Spezialgebiet angeeignet, darauf einige Zeit im Laboratorium des bekannten Wiener Physiologen Professor LUDWIG über die Physiologie des Hörorgans gearbeitet und dann noch eine Studienreise nach England unternommen, wo die Ohrenheilkunde weiter entwickelt ist, um seine klinischen Kenntnisse auf seinem Spezialgebiet zu vervollkommnen. Er nimmt heute einen sichtbaren Platz unter den Otiatern[73] in Deutschland ein. Gegenwärtig hat Dr. POLITZER in der klinischen Abteilung von Professor OPPOLZER eine ambulante Praxis mit ziemlich reichem Material, das gibt ihm die Möglichkeit, einheimische und auswärtige Ärzte mit den Erkrankungen des Ohres bekannt zu machen. Seine Kurse dauern fünf bis sechs Wochen, aber wenn man den begrenzten Umfang des Gegenstandes selbst berücksichtigt, die ungewöhnliche Einfachheit und die Unkompliziertheit der therapeutischen Ansätze, schließlich den rein demonstrativen, praktischen Charakter der Darlegung, ist die Zeit vollkommen ausreichend, um jedem Arzt den Leitfaden in die Hand zu geben, nach dem er sich bei seiner weiteren Entwicklung richten kann. Aber auch jener, der sich nicht speziell mit der Behandlung der Erkrankung des Ohres beschäftigt, erwirbt großen Nutzen, wenn er sich nur mit den Methoden der Untersuchung des Hörorgans beschäftigt. Das musste ich noch hinzufügen in Ergänzung meines Berichts über meine Studien in Wien.

Am 3. Februar nach dem neuen Stil kam ich in Berlin an. Am nächsten Tag stellte ich mich bei den Professoren VIRCHOW und FRERICHS vor, von denen ich sofort die Genehmigung erhielt, an ihren Vorlesungen bis zum Ende des Semesters teilzunehmen.

Ich wende mich nun der Hauptsache zu, der Klinik von Professor FRERICHS, wegen der ich eigentlich ein zweites Mal nach Berlin gekommen bin. Die Klinik von Professor FRERICHS hat einen besonderen, sie kennzeichnenden Charakter, den Charakter jener Persönlichkeit, die ihr vorsteht. Der kalte, leidenschaftslose, gesittete und ungewöhnlich von sich überzeugte Professor FRERICHS drückt seiner Klinik einen besonderen Stempel von Anständigkeit und Gelassenheit auf. Alle Zuhörer sind auf ihren Plätzen verteilt wie in einem gewöhnlichen Hörsaal, der Professor selbst befindet sich auf einer besonderen Erhöhung umgeben von einer Art Barriere. Innerhalb dieser Barriere haben außer den Assistenten nur ausländische Ärzte Zutritt, die auf Stühlen Platz genommen haben. Die Kranken werden auf Tragen in diesen begrenzten Raum gebracht. Professor FRERICHS widmet seinen klinischen Darlegungen nur eine begrenzte Zeit, niemals mehr als eine Stunde und hält seine Klinik nur fünfmal in der Woche ab, so dass er in der Woche nur fünf Stunden liest, während Professor OPPOLZER z. B. 20 Stunden in der Woche seiner Klinik widmet.

Alles das sind jedoch nur Äußerlichkeiten. Was die inneren Angelegenheiten betrifft, so wird hier eine beträchtliche Abweichung vom allgemein Üblichen in anderen Kliniken festgestellt. Umgeben von einer nicht kleinen Zahl erfahrener und sachkundiger Assistenten und Helfer, hat sich Professor FRERICHS seine Aufgabe bedeutend erleichtert. Kaum wird ein neuer Patient hereingetragen, so liest schon einer der Assistenten die vorher zusammengestellte und niedergeschriebene Anamnese[74] und Ätiologie[75] des vorliegenden Falles sowie die wichtigsten Daten des gegenwärtigen Zustands vor. Puls, Atmung, Temperatur und Habitus wurden schon bestimmt, der Zustand des Harns wurde, wenn nötig, schon ermittelt und wenn zur Untersuchung ein Mikroskop angewendet wurde, ist die Sache schon erledigt. Alles das läuft sozusagen hinter den Kulissen ab, dem Professor bleibt nur noch, die Untersuchung zu vervollständigen und die Diagnose zu verkünden. Das macht der gelehrte Professor mit der möglichen Objektivität, aber auch mit der möglichen Zeitersparnis, keine Minute verlierend wird zum nächsten Fall übergegangen, keinerlei Schlussfolgerungen und Erörterungen, die sich nicht auf die Sache beziehen.

Es ist offensichtlich, dass bei solchen Bedingungen nur ein vollkommen ausgebildeter Arzt, nur ein Mensch, dem gut bekannt ist, wie man einen Kranken examiniert, der die verschiedenen Techniken der Untersuchungen kennt und der die Nuancen der Physiognomie eines Kranken zu deuten weiß, wirklichen Nutzen aus der Klinik von Professor FRERICHS ziehen kann. Was die Studenten angeht, so wird der Mehrzahl von ihnen, wenn auch nicht allen, die Klinik von Professor FRERICHS kaum Nutzen bringen, weil sie Vorkenntnisse voraussetzt, die bei jungen Medizinern gewöhnlich nicht vorhanden sind. Darin besteht gerade der ganze Unterschied zwischen den Darlegungen der Professoren OPPOLZER und FRERICHS. Professor OPPOLZER hat trotz der Tatsache, dass seine Klinik hauptsächlich Ärzte besuchen, immer seine Schüler, die Studenten, im Auge. Im Gegensatz dazu macht Professor FRERICHS seine klinischen Darlegungen nur für Ärzte, ohne Rücksicht darauf, dass seine Klinik täglich von hunderten Studenten besucht wird. Was ist mit mir, der ich den Ausführungen von Professor FRERICHS gefolgt bin, nachdem ich die Universitätsbank vor acht Jahren verlassen habe und mich seit eineinhalb Jahren im Ausland mit klinischer Medizin beschäftige? Ich kann nur sagen, dass ich die Klinik von Professor FRERICHS unvergleichlich fand. Das Material, über das er verfügt, ist reich und dessen ungeachtet, habe ich täglich ungefähr drei Patienten zu Gesicht bekommen, deren Fälle immer wichtig und von Interesse waren.

In den vier Wochen, in deren Verlauf ich die Vorlesungen des gelehrten Professors besucht habe, gelang es mir, drei Fälle von Gehirnerweichung[76] zu sehen, zwei Fälle von Hemiplegie[77] infolge Embolie[78] in den Arterien des Gehirns usw. [...][79]

Wenn ich aus der Klinik von FRERICHS sehr viel Nützliches mitgenommen habe, so verdanke ich das zum großen Teil meiner Freundschaft mit seinen Assistenten.[80] Ich weiß aus Erfahrung, wie wichtig es für ein volles Verstehen des Krankheitsprozesses ist, die Sache selbst zu verfolgen, vor allem, wenn der Patient im Hörsaal vorgestellt wird. Ich nahm an den abendlichen Visiten der Assistenten teil, wo die im Laufe des Tages eingelieferten Patienten untersucht wurden. Auf diese Weise hatte ich die Möglichkeit, mir selbst ein Urteil zu bilden über jeden Patienten und zu vergleichen, in wieweit meine Schlussfolgerungen mit denen von Professor FRERICHS übereinstimmen. Zu meiner nicht geringen Befriedigung fand ich mit Ausnahme von zwei bis drei schwierigen Fällen, dass meine Diagnose mit der des Professors übereinstimmte. Aber sogar dort, wo Professor FRERICHS zu anderen Schlussfolgerungen kam, hatte ich Grund zu der Annahme, dass eine etwas längere Beobachtung mich nicht in die Irre geführt hätte.

Mit einem Wort, trotz der Umstände, die mit dem Wechsel von Wien nach Berlin vorhanden waren, bin ich mit der Übersiedelung nach Berlin vollkommen zufrieden. Aber ich bedauere nur, dass ich die Klinik von Professor FRERICHS nur vier Wochen besuchen konnte und nicht ein ganzes Semester. Professor FRERICHS schloss seine Klinik eine ganze Woche früher als die anderen Professoren, am 4. März 1864 nach dem neuen Stil.

Außer der Therapeutischen Klinik besuchte ich die Vorlesungen von Professor VIRCHOW, besonders seinen Demonstrationskurs, über dessen Bedeutung und Eigenschaften ich mich in meinen Berichten von 1862 geäußert habe.

Jetzt wie damals waren die Vorlesungen dieses berühmten Mannes mir eine nie versiegende Quelle der Belehrung. Eine ganze Reihe der seltensten und interessantesten Veränderungen in allen Organen des menschlichen Körpers wurden vor den Augen der Zuhörer erklärt und einer ausführlichen, klaren und meisterlichen Analyse VIRCHOWs unterzogen. Nicht ein Werk, nicht ein Hörsaal, nicht ein Lehrer der Pathologischen Anatomie in der gesamten medizinischen Welt gibt das, was der Demonstrationskurs von VIRCHOW seinen Hörern bietet. Darum kommen Ärzte und Professoren von allen Teilen Europas in den Hörsaal dieses Meisters nach Berlin.

Wie im vergangenen Jahr bemühte ich mich, aufmerksam den klassischen Sektionen von RECKLINGHAUSEN zu folgen. Leider fiel die Klinik von FRERICHS (von 11-12½ Uhr) mit der Zeit zusammen, in der in der Charité gewöhnlich die Sektionen stattfinden, so dass ich an einigen Sektionen nicht teilnehmen konnte. Trotzdem gab es einige Tage, an denen ich drei, einige Male sogar vier Sektionen beiwohnen konnte, die immer viel Belehrendes boten.

Während meines diesjährigen Aufenthaltes in Berlin lernte ich die neuropathologischen Vorlesungen von Professor REMAK[81] kennen. Es ist bekannt, dass Professor REMAK schon lange seine embryologischen[82] und histologischen Untersuchungen aufgegeben hat, durch die er berühmt geworden ist, um sich ausschließlich mit Gleichstrom in Beziehung seines Einflusses auf das Nervensystem beschäftigen zu können. Aber es ist auch bekannt, dass die Arbeiten REMAKs auf diesem Gebiet ihm nicht viel Ruhm gebracht haben und vom medizinischen Publikum Berlins mit Misstrauen aufgenommen werden.[83] Man muss nur einige Male die Vorlesungen hören, um sich das Misstrauen des ärztlichen Publikums zu erklären. Selten gibt es eine solche Verbindung von starkem Talent, Originalität, herausragender Vielseitigkeit und Tiefe der Kenntnisse mit unbändiger, zügelloser Phantasie und aufbrausendem Wesen, die fast bis zum Krankhaften reicht.

Während meines Aufenthalts in Berlin habe ich einen kleinen Aufsatz geschrieben mit dem Titel *Ein Fall einer unmittelbaren Verbindung zwischen den Herzkammern*,[84] den ich in die Redaktion des *Voenno-medicinskij žurnal* geschickt habe.

Berlin, 3./14. März 1864

Reisebericht aus München Juli 1864[85]

Das beginnende Sommersemester ist schon das letzte, das ich im Ausland verbringen werde. Die Dauer ist nicht groß, insgesamt 3-3½ Monate. In dieser kurzen Zeit muss ich nach Möglichkeit noch meine Kenntnisse in Physiologischer Chemie ergänzen. Mit diesem Ziel fuhr ich, aus Paris kommend, direkt nach Tübingen, wo ich mir vorgenommen hatte, die ganze Zeit im Laboratorium von Professor HOPPE-SEYLER zu arbeiten.

Um den maximalen Nutzen aus der kurzen Zeit zu ziehen, war es notwendig, vorher einen Plan der Tätigkeiten aufzustellen und sich über das Ziel und den Umfang der Aktivitäten zu verständigen. In dieser Beziehung konnte ich mich nicht lange in Untätigkeit üben, die Physiologische Chemie ist nicht mein Ziel, sondern nur Mittel zum Zweck. Meine Beschäftigung mit diesem Gegenstand sollte vorteilhaft auf klinischem Gebiet liegen und auch pathologische Fälle berücksichtigen. In der Hauptsache will ich in der Praxis den allgemeinen Gang der Analyse von tierischen Flüssigkeiten kennenlernen, z. B. die Analyse von Blut, die verschiedenen Methoden dieser Analyse und die Analyse von Galle, Milch sowie pathologischen Flüssigkeiten. Die Harnanalyse hatte ich schon früher kennengelernt, als ich einen Aufsatz über Digitalis[86] verfasst habe. Die Analyse von Gallenflüssigkeit konnte ich getrost nach hinten verschieben, weil die chemische Zerlegung dieser Flüssigkeit zum großen Teil bei Versuchen mit Tieren durchgeführt wird und der Kliniker nur in äußerst seltenen Fällen die Möglichkeit findet, sie anzuwenden. Auf diese Weise bleiben in erster Linie für mich die Analyse von Blut und von Transsudaten[87] übrig. Eine sorgfältige qualitative und quantitative Analyse von Blut auf der einen Seite, die Analyse von Transsudaten und Exkrementen auf der anderen Seite sind für den Kliniker vollkommen ausreichend. Wie die Untersuchung von Harn in vielen Fällen wichtige Hinweise auf die Diskussion des Stoffaustauschs gibt, so geben die Transsudate nicht selten Hinweise auf das Wesen pathologischer Prozesse und auf den Zustand und die Qualität des Blutes. Jedes Transsudat stellt ein Produkt einiger Faktoren dar wie Lichtschimmer, Dicke der Wände und Verteilung der Haargefäße, wie es durch die klassischen Arbeiten[88] des Dorpater Professors Carl SCHMIDT[89] bewiesen wurde; weiterhin die Schnelligkeit des Blutkreislaufs, Seitendruck in den Gefäßen und schließlich die chemische Zusammensetzung des Blutes. Ein Transsudat, das Fibrin enthält, hat für den Arzt eine vollkommen andere Bedeutung als ein Transsudat, das kein Fibrin enthält. Ein Transsudat, das 2% Eiweiß enthält, weist auf eine andere Zusammensetzung des Blutes hin oder einen anderen seitlichen Druck im Gefäßsystem. Die quantitative

Analyse der tierischen Flüssigkeiten erfordert übrigens viel Routine und setzt die Bekanntschaft mit vielen auf den ersten Blick sehr feinen Methoden und Verfahren voraus, von deren genauer Einhaltung jedoch der Erfolg der Sache abhängig ist. Allein theoretisches Wissen hilft mir nicht, Praxis ist notwendig.

Ich erläuterte meine Pläne Professor HOPPE-SEYLER, der mir riet, mich mit der Analyse von tierischen Flüssigkeiten zu beschäftigen, aber nur zeitweise, in dem Maße, wie aus der Klinik das notwendige Material bereitgestellt wird. Aber vorzugsweise soll ich meine Aufmerksamkeit auf die Untersuchung der Wirkung von Thallium richten, von dem er auch eine therapeutische Anwendung erwartet.

Thallium gehört zu einer Gruppe der Körper, die unlängst entdeckt worden sind mit Hilfe des Gerätes von BUNSEN[90] und KIRCHHOFF,[91] d. h. mit Hilfe des Spektroskops.[92] Der Stoff[93] wurde vor zwei Jahren fast gleichzeitig von dem englischen Chemiker CROOKES[94] und dem französischen Chemiker LAMY[95] entdeckt. Meine Aufmerksamkeit war jedoch gegenwärtig nicht auf die Toxikologie[96] gerichtet, sondern auf die Klinische Medizin, deshalb beschloss ich, meine Versuche mit Thallium abzubrechen, sie aber vorher soweit abzurunden und zu vervollständigen, dass sie die Grundlage für einen Aufsatz bilden, der hoffentlich bald im Druck erscheint.

Nachdem ich die Versuche mit Thallium abgeschlossen hatte, machte ich mich mit zweifachem Eifer an die Analyse der Transsudate. Aus der Klinik von NIEMEYER erhielt ich die Transsudate mit Hilfe eines Lochs in der Bauchhöhle. Der Patient befand sich in der Klinik und war an Leberkrebs erkrankt. Aber im Laboratorium von Professor HOPPE-SEYLER traf ich wider Erwarten auf unüberwindliche Schwierigkeiten und zahlreiche Unbequemlichkeiten. Das Laboratorium von Professor HOPPE-SEYLER befindet sich in einem alten Schloss, wo die ersten Laboratorien unzureichend ausgestattet waren, denn die Mittel waren außerordentlich kärglich. Es fehlt an den notwendigsten Sachen und Geräten, wie z. B. guten Öfen, Luftbäder, Titrierapparaten, verschiedene Arten von Waagen usw. Außerdem arbeiten in diesen engen Räumen 15 Studenten an gewöhnlichen qualitativen Analysen der Mineralchemie. Auf diese Weise erfordern alle Arbeiten, sogar rein mechanische Handgriffe zweimal, manchmal auch fünfmal so viel Zeit als in einem gut ausgerüstetem Laboratorium. Natürlich, wer keinen Mangel an Zeit hat, den stören solche Unbequemlichkeiten nicht. Aber im Hinblick auf den begrenzten Zeitraum, der mir für die Beschäftigung mit der Pathologischen Chemie zur Verfügung steht, kann ich mich nicht mit einem solchen nutzlosen Vergeuden von Zeit abfinden. Als Zugabe kam die von Professor HOPPE-SEYLER eingeführte Ordnung, dass das

Laboratorium ordnungsgemäß von 12-14 Uhr und abends genau um 18 Uhr in den Sommermonaten schließt, aber im Winter noch früher. Keine noch so eilige Arbeit ist imstande, daran etwas zu ändern und so verfällt die beste Zeit ohne Nutzen. Ich war weder in der Lage, diesen Zustand zu beseitigen noch diese Unbequemlichkeiten zu bewältigen, und beriet mich wegen eines bequemeren Laboratoriums mit dem Tübinger Professor der Chemie STRECKER,[97] er empfahl mir, zu Professor VOIT[98] nach München zu wechseln.

Professor VOIT liest in München Physiologie und beschäftigt sich ausschließlich mit der Bearbeitung von Fragen, die sich auf den Stoffaustausch und die tierische Ökonomie beziehen. Sein Spezialgebiet ist der chemische Teil der Physiologie. Dafür verfügt er über ein Laboratorium, das unlängst gebaut wurde, speziell für die Arbeiten der Physiologischen Chemie und mit allen Bequemlichkeiten und allen notwendigen Geräten für diesen Zweck ausgestattet ist. Studenten, die sich gewöhnlich mit der qualitativen Mineralanalyse beschäftigen, sind in dem im gleichen Gebäude befindlichen Laboratorium von Professor PETTENKOFER[99] untergebracht, so dass bei Professor VOIT nur diejenigen arbeiten, die irgendeine Frage aus der Physiologischen oder Pathologischen Chemie bearbeiten. Auf diese Weise wird Bequemlichkeit mit Geräumigkeit verbunden. In München existieren auch nicht die außerordentliche Einengung der Arbeitszeit und die Dauer der Beschäftigung im Laboratorium wie in Tübingen. Das Laboratorium ist hier zu jeder Zeit des Tages und bis spät in die Nacht geöffnet. Die Möglichkeit, praktisch zu arbeiten, ist hier nicht an die Anwesenheit des Professors oder seines Assistenten gebunden, sondern völlig dem Ermessen und den Erfordernissen jedes Arbeitenden überlassen. Der Professor gestattete mir sogar, bei ihm in der Ferienzeit zu arbeiten, als er nicht in München war. Ich bin sehr froh, dass ich das Laboratorium von Professor HOPPE-SEYLER verlassen habe, wo ich mich sehr eingeengt gefühlt habe und wo viel Zeit ohne jeglichen Nutzen vergangen ist.

Bei Professor VOIT habe ich schon drei Wochen gearbeitet, der Zeitraum ist zu kurz, um über meine Arbeit irgendetwas Endgültiges zu sagen. Ich bin deshalb gezwungen, etwas Näheres über meine Arbeiten in München bis zu meinem nächsten Bericht aufzuschreiben. Zum Schluss bleibt mir nur hinzuzufügen, dass jeder, der es wünscht, sich mit Physiologischer oder Pathologischer Chemie zu beschäftigen, bei Professor VOIT nicht nur ein ausgezeichnetes, mit allen Bequemlichkeiten ausgestattetes Laboratorium, sondern auch einen liebenswürdigen, außerordentlich mitteilsamen und zugänglichen Leiter in der Person des Professors findet. Die Nähe der

Klinik und die Leichtigkeit pathologisches Material zu erhalten, ergänzt das Übrige.

München, 25. Juni/7. Juli 1864

Anmerkungen

[1] Pfrepper 2012, 54-55.
[2] ŽMNP 1863b.
[3] Rudolf Virchow (1821-1902), vgl. Anm. 9 im Reisebericht Sečenov S. 68.
[4] Friedrich Daniel von Recklinghausen (1833-1910), vgl. Anm. 19 im Reisebericht Kovalevskij S. 110.
[5] Julius Ferdinand Mazonn [Julij Ivanovič Macon (1817-1885)], Mediziner, 1852-1857 a.o. und 1858-1875 o. Professor für Allgemeine Pathologie und Pathologische Anatomie an der Universität Kiev, 1861 und 1867 Weiterbildung im Ausland, u. a. bei Virchow.
[6] Die Bezeichnung Hieroglyphen ist die eingedeutschte Form für „heilige Schriftzeichen", die in Stein geritzt und für das älteste bekannte ägyptische Schriftsystem verwendet wurden.
[7] Jean-François Champollion (1790-1832), Sprachwissenschaftler, entzifferte die ersten Hieroglyphen.
[8] Ludwig Traube (1818-1876), vgl. Anm. 13 im Reisebericht Ovsjannikov S. 95.
[9] Alter Stil = Julianischer Kalender; Russland führte den Gregorianischen Kalender erst nach der Oktoberrevolution ein, neuer Stil = 30. Oktober.
[10] Friedrich Theodor von Frerichs (1819-1885), vgl. Anm. 43 im Reisebericht Ėjnbrodt S. 80.
[11] Hermann Munk (1839-1912), Mediziner, 1862-1869 Privatdozent und seit 1869 a.o. Professor für Physiologie an der Universität Berlin, seit 1876 Leiter des physiologischen Laboratoriums der Tierarzneischule Berlin, 1897 o. Honorarprofessor der Universität Berlin.
[12] Friedrich Wilhelm Felix von Bärensprung (1822-1864), Mediziner, 1853-1856 Privatdozent und 1856-1864 a.o. Professor für Haut- und Geschlechtskrankheiten an der Charité Berlin.
[13] Ferdinand von Hebra (1816-1880), Mediziner, 1844-1849 Privatdozent, 1849-1869 a.o. und 1869-1880 o. Professor für Haut- und Geschlechtskrankheiten an der Universität Wien.
[14] Zu Friedrichsd'or vgl. Anm. 23 im Reisebericht Bidder S. 19.
[15] Nikolaj Ivanovič Pirogov (1810-1881), vgl. Anm. 27 im Reisebericht Sečenov S. 69/70.
[16] ŽMNP 1863c.
[17] König Johann von Sachsen (1801-1873), regierte das Königreich Sachsen von 1854 bis 1873.
[18] Hermann Walther (1815-1871), Mediziner, seit 1850 Leiter der Inneren Abteilung des Stadtkrankenhauses Dresden-Friedrichstadt, 1864-1871 Präsident des Landesmedizinkollegiums, der obersten medizinischen Aufsichtsbehörde Sachsens.

[19] Eduard Zeis (1807-1868), Mediziner, 1844-1849 o. Professor für Chirurgie an der Universität Marburg, seit 1850 Leiter der chirurgischen Abteilung des Stadtkrankenhauses Dresden-Friedrichstadt.

[20] Palpation (lat. palpare = streicheln) ist die Untersuchung des Körpers durch Betasten und eines der ältesten Diagnoseverfahren.

[21] Wanderniere weist eine abnorme Beweglichkeit auf, wobei es lageabhängig zur Absenkung der Niere kommen kann.

[22] Carl Reinhold August Wunderlich (1815-1877), Mediziner, 1840-1843 Privatdozent, 1843-1846 a.o. und 1846-1850 o. Professor für Medizinische Klinik an der Universität Tübingen, 1850-1877 o. Professor für Medizinische Klinik an der Universität Leipzig.

[23] Vgl. z. B. Wunderlich, C. R. A.: Das Verhalten der Eigenwärme in Krankheiten. Leipzig 1868.

[24] Carl Ludwig Alfred Fiedler (1835-1921), Mediziner, Studium an der Universität Leipzig, u. a. bei Wunderlich, 1861-1862 Assistenzarzt, 1862-1869 Prosektor und 1869-1901 Leiter der Inneren Abteilung des Stadtkrankenhauses Dresden-Friedrichstadt.

[25] Sehr stark schwankendes Fieber, häufig mit normalen Temperaturen morgens und Fieberspitzen abends, mit schnellen Fieberanstiegen und Schüttelfrost.

[26] Infektionskrankheit, die u. a. durch einen charakteristischen Krankheitsverlauf mit stufenförmigem Fieberanstieg gekennzeichnet ist.

[27] Traube, Ludwig: Ueber Krisen und kritische Tage. Berlin 1852, 35 S.

[28] Wunderlich, C. A.: Vorlegung einiger Elementarthatsachen aus der praktischen Krankenthermometrie und Anleitung zur Anwendung der Wärmemessung in der Privatpraxis. Archiv der Heilkunde 1 (1860), 385-416.

[29] Trichinen sind eine Gattung winziger Fadenwürmer mit parasitischer Lebensweise, Säugetiere und Vögel dienen als Zwischen- und Endwirte. Zenker beschrieb 1860 die parasitäre Infektionskrankheit: Über die Trichinenkrankheit des Menschen. Archiv für pathologische Anatomie und Physiologie und für klinische Medicin 18 (1860), 561-572.

[30] Friedrich Albert von Zenker (1825-1898), Mediziner, 1851-1862 Prosektor des Stadtkrankenhauses Dresden-Friedrichstadt, 1853-1862 o. Professor für Allgemeine Pathologie und Pathologische Anatomie an der Chirurgisch-medizinischen Akademie Dresden, 1862-1895 o. Professor für Pathologische Anatomie an der Universität Erlangen.

[31] ŽMNP 1863d.

[32] Friedrich Daniel von Recklinghausen, vgl. Anm. 4.

[33] Albert von Koelliker (1817-1905), vgl. Anm. 41 im Reisebericht Sečenov S. 70.

[34] Heinrich Müller (1820-1864), vgl. Anm. 66 im Reisebericht Ovsjannikov S. 97.

[35] August Förster (1822-1865), Mediziner, 1849-1852 Privatdozent an der Universität Jena, 1852-1858 a.o. Professor für Pathologische Anatomie an der Universität Göttingen, 1858-1865 o. Professor für Pathologische Anatomie an der Universität Würzburg.

[36] Johann von Oppolzer (1808-1871), Mediziner, 1839-1841 Privatdozent und 1841-1848 o. Professor für Medizinische Klinik an der Universität Prag, 1848-1850 o. Professor für Medizinische Klinik an der Universität Leipzig, 1850-1871 o. Professor für Medizinische Klinik an der Universität Wien.

[37] Heinrich von Bamberger (1822-1888), Mediziner, 1851-1854 Assistent von Oppolzer an der Universität Wien, 1854-1872 o. Professor für Medizinische Klinik an der Universität Würzburg, 1872-1888 o. Professor für Medizinische Klinik an der Universität Wien.
[38] ŽMNP 1863e.
[39] Friedrich Wilhelm Scanzoni von Lichtenfels (1821-1891), Mediziner, 1850-1887 o. Professor für Geburtshilfe und Gynäkologie an der Universität Würzburg.
[40] ŽMNP 1863f.
[41] Felix von Niemeyer (1820-1871), Mediziner, 1855-1860 o. Professor für Medizinische Klinik an der Universität Greifswald, 1860-1871 o. Professor für Medizinische Klinik an der Universität Tübingen.
[42] Niemejer, Feliks: Rukovodstvo k častnoj patologii i terapii na osnovanijach fiziologii i patologičeskoj anatomii (Lehrbuch der speciellen Pathologie und Therapie mit besonderer Rücksicht auf Physiologie und pathologische Anatomie. 2 Bde. Berlin 1858-1862). St. Peterburg 1861-1862. Von späteren deutschen Auflagen gab es ebenfalls Übersetzungen ins Russische.
[43] Moritz Heinrich Romberg (1795-1873), vgl. Anm. 28 im Reisebericht Glebov S. 30.
[44] Felix Hoppe-Seyler (1825-1895), vgl. Anm. 15 im Reisebericht Sečenov S. 68.
[45] Hugo von Ziemssen (1829-1902), Mediziner, 1854-1861 Assistent u. a. bei Niemeyer und 1861-1863 a.o. Professor für Medizinische Klinik an der Universität Greifswald, 1863-1874 o. Professor für Medizinische Klinik an der Universität Erlangen, 1874-1902 o. Professor für Medizinische Klinik an der Universität München.
[46] Die quergestreifte Muskulatur ist vor allem für die willkürlichen, aktiven Körperbewegungen zuständig, z. B. Skelettmuskeln, im Gegensatz zur glatten Muskulatur (viele Hohlorgane, Blut- und Lymphgefäße), die nicht der willkürlichen Kontrolle unterworfen ist.
[47] Perimysium ist eine Bindegewebsschicht, die die Muskelfaserbündel z. B. der Skelettmuskulatur umgibt.
[48] Carl Thiersch (1822-1895), Mediziner, 1849-1854 Privatdozent an der Universität München, 1854-1855 a.o. und 1855-1867 o. Professor für Chirurgie und Augenheilkunde an der Universität Erlangen, 1867-1895 o. Professor für Chirurgie an der Universität Leipzig.
[49] Wahrscheinlich verwendete Thiersch ein Mikroskop aus der optischen Werkstatt von Andrew Ross (1798-1859) in London, dessen Mitarbeiter Francis H. Wenham (1824-1908) um 1854 ein Prisma für binokulare Mikroskope entwickelte, die in England große Beachtung fanden, Abbildung vgl. http://www.mikroskop-museum.de/galerie_diverse.htm (09.08.2012).
[50] Joseph Hyrtl (1811-1894), vgl. Anm. 15 im Reisebericht Ėjnbrodt S. 79.
[51] Joseph von Gerlach (1820-1896), Mediziner, 1850-1891 o. Professor für Anatomie an der Universität Erlangen.
[52] Stadion hatte die Absicht, 300 Präparate für 70-80 Rubel zu kaufen, deshalb die Bemerkung „ich sollte mich begnügen".
[53] ŽMNP 1864c.
[54] Josef von Škoda (1805-1881), Mediziner, 1846-1871 o. Professor für Medizinische Klinik an der Universität Wien.

[55] Zu Auskultation vgl. Anm. 10 im Reisebericht Glebov S. 29.
[56] Zu Perkussion vgl. Anm. 11 im Reisebericht Glebov S. 29.
[57] Laryngoskop (griech. Larynx = Kehlkopf, skopein = betrachten) ist ein Gerät zur indirekten (Kehlkopfspiegel) oder direkten Betrachtung des Kehlkopfs.
[58] Zum Ophthalmoskop vgl. Anm. 8 im Reisebericht Ovsjannikov S. 94.
[59] Mit galvanischem Strom wird Gleichstrom ohne Frequenzen bezeichnet, der Name geht auf den Naturforscher Luigi Galvani (1737-1798) zurück, der 1791 seine Schrift über die Kräfte der Elektrizität (De viribus electricitatis in motu musculari) veröffentlichte und damit die Grundlage der modernen Elektrophysiologie schuf.
[60] Faradotherapie, auch Faradisation, ist Teil der Elektrotherapie, die zu Heilzwecken angewandt wird, vorwiegend in einem Bad. Der galvanische und der faradische Strom können auch gemeinsam angewandt werden.
[61] Hier irrte Stadion, Oppolzer war seit 1841 o. Professor für Medizinische Klinik an der Universität Prag.
[62] Hebra war in diesem Jahr 48 Jahre alt, acht Jahre jünger als Oppolzer.
[63] Kachexie (griech.) ist eine krankhafte, sehr starke Abmagerung.
[64] Carl Baunscheidt (1809-1873), Gewerbelehrer, Mechaniker. Basierend auf seiner 1847 gemachten Entwicklung eines künstlichen Blutegels entwickelte Baunscheidt 1848 das Nadelstichgerät „Lebenswecker" und die nach ihm benannte Baunscheidttherapie, eine alternativmedizinische, ausleitende Behandlungsmethode, die bei chronischen Entzündungen, Schmerz- und Reizzuständen u. ä. zur Anwendung kommt. Eine Wirksamkeit dieser Therapie ist für keine dieser Krankheiten nachgewiesen.
[65] Psoriasis = Schuppenflechte, die stark schuppende, punktförmige bis handtellergroße Hautstellen umfasst, vorwiegend an Knien, Ellenbogen und Kopfhaut. Sie wurde früher häufig mit Krätze (Scabies), die durch Milben verursacht wird, gleichgesetzt.
[66] Florin = Gulden, österreichische Silbermünze.
[67] Elektrotherapie ist die Nutzung des elektrischen Stroms für medizinische Behandlungen, sie geht auf Guillaume Benjamin Duchenne de Boulogne (1806-1875) zurück. Der französische Neurologe und Elektrophysiologe untersuchte mit elektrischem Strom die Gesichtsmuskulatur und veröffentlichte 1862 die „elektrophysiologische Analyse von Gefühlsausdruck" in der menschlichen Physiognomie, entdeckte den nach ihm benannten erblich bedingten Muskelschwund.
[68] Adalbert Duchek (1824-1882), Mediziner, 1855-1856 Professor für Medizinische Klinik an der Universität Lemberg, 1856-1858 Professor für Medizinische Klinik an der Universität Heidelberg, 1858-1871 Professor für Medizinische Klinik an der Militärakademie (Josephinum) Wien, 1871-1882 o. Professor für Medizinische Klinik an der Universität Wien.
[69] Kymographie ist ein Verfahren zur Aufzeichnung von Bewegungsvorgängen, z. B. auf sich drehende Zylinder. 1846 führte Carl Ludwig mit der Erfindung des Kymographions (Gerät zur graphischen Aufzeichnung des Blutdrucks) die registrierende Messtechnik in die Physiologie ein.
[70] Duchek, Adalbert: Handbuch der speciellen Pathologie und Therapie. Bd. 1. Die Krankheiten der Kreislaufs-, Atmungs-, Verdauungs-, der Geschlechts- und Harnorgane. Erlangen 1862; Bd. 2. Krankheiten der Venen, Lymphgefäße und der Nasenhöhlen. Erlangen 1864.

[71] ŽMNP 1864g.
[72] Adam Politzer (1835-1920), Mediziner, 1861-1871 Dozent, 1871-1894 a.o. und 1894-1907 o. Professor für Ohrenheilkunde an der Universität Wien.
[73] Facharzt für Ohrenheilkunde.
[74] Anamnese (griech. = Erinnerung) fasst die Krankengeschichte eines Patienten aus seiner persönlichen Erfahrung zusammen, die Aufzeichnung besorgt der behandelnde Arzt.
[75] Ätiologie (griech. = Ursache und Lehre) beschäftigt sich mit den Ursachen und der Gesamtheit der Faktoren, die zu einer Krankheit geführt haben.
[76] Gehirnerweichung (progressive Paralyse) war im 19. Jahrhundert eine der gefürchteten Folgen bei nicht ausgeheilter Syphilis.
[77] Plegie (griech. = Schlag, Lähmung) ist die vollständige Lähmung der Skelettmuskeln, Hemiplegie ist die komplette Lähmung einer Körperseite.
[78] Embolie (griech. Embolus = Gefäßpfropf) ist in der Medizin der teilweise oder vollständige Verschluss eines Blutgefäßes durch mit Blut eingeschwemmtes Material, sowohl körpereigen als auch fremd.
[79] Auf den Seiten 311 bis 313 beschreibt Stadion weitere interessante Fälle.
[80] Unter dem Direktorat von Frerichs erhielt die Klinik 1859 ein kleines chemisches Laboratorium, in dem sein Assistent Paul Ehrlich (1854-1915) seine grundlegenden Studien zur Morphologie des Blutes durchführte.
[81] Robert Remak (1815-1865), vgl. Anm. 8 im Reisebericht Ėjnbrodt S. 79.
[82] Remak beschrieb 1842 die drei Keimblätter Ektoderm, Mesoderm und Endoderm des Embryos und erkannte den Zellkern als Grundstruktur für die Zellteilung noch vor Virchow und Schwann.
[83] Unterstützung für seinen ganzheitlichen galvanotherapeutischen Ansatz fand Remak eher bei seinen europäischen Kollegen in Paris und London. Die ablehnende Haltung der medizinischen Kreise der Charité gegenüber der neuartigen Galvanotherapie ist möglicherweise aus dem Interessenkonflikt zwischen den klassisch-medizinischen Verfahren der damaligen Zeit und den sich rasch entwickelnden technischen Neuerungen in der Elektrizitätslehre zu verstehen.
[84] Slučaj neposredstvennago soobščenija meždu polostjami serdca. Voenno-medicinskij žurnal 91 (1864), 237-253. Berlin, 26. Februar 1864. S. 237 (aus dem Russischen übersetzt): Weil die Obduktion völlig unerwartet Veränderungen an einem der wichtigsten inneren Organe zeigte, die man äußerst selten findet und die in physiologischer und klinischer Beziehung interessant sind, bat ich Professor Frerichs um die Genehmigung, diesen Fall zu veröffentlichen. Diese Genehmigung wurde mir von dem deutschen Gelehrten sofort gegeben [...].
[85] ŽMNP 1864h.
[86] Die Fingerhüte (Digitalis) sind eine Pflanzengattung der Wegerichgewächse. Die in den Pflanzen enthaltenen Glykoside werden zur Therapie von Herzinsuffizienz eingesetzt, in hohen Dosen wirken sie als tödliches Gift.
[87] Als Transsudate werden in der Medizin durch Körpergewebe hindurchtretende sowie aus Gefäßen austretende nicht entzündliche Körperflüssigkeiten bezeichnet. Davon werden entzündlich bedingte Exsudate unterschieden. Pathologische Transsudate

können als Erguss in eine Körperhöhle oder als Flüssigkeitsansammlung im Körpergewebe auftreten.

[88] Vgl. dazu die Veröffentlichungen in der Biobibliographie von Carl Schmidt in Pfrepper 2011, 196-199.

[89] Carl Schmidt (1822-1894), Pharmazeut, Chemiker, 1846-1850 Privatdozent für Physiologische und Pathologische Chemie an der Universität Dorpat, 1850-1852 Professor für Pharmazie an der Universität Dorpat und Direktor des Pharmazeutischen Instituts, 1852-1892 Professor für Chemie an der Universität Dorpat.

[90] Robert Wilhelm Bunsen (1811-1899), vgl. Anm. 72 im Reisebericht Sečenov S. 72.

[91] Gustav Robert Kirchhoff (1824-1887), Physiker, 1848-1850 Privatdozent an der Universität Berlin, 1850-1854 a.o. Professor für Physik an der Universität Breslau, 1854-1875 o. Professor für Experimental- und Mathematische Physik an der Universität Heidelberg, 1875-1886 o. Professor für Theoretische Physik an der Universität Berlin.

[92] Spektroskop ist ein optisches Gerät, mit dem Licht in sein Spektrum zerlegt und untersucht werden kann. 1859 entwickelten Bunsen und Kirchhoff die Spektralanalyse.

[93] Thallium (griech. = grüner Zweig, wegen seiner grünen Spektrallinie bei 535nm) wurde 1861 in England von Sir William Crookes spektroskopisch im Bleikammerschlamm einer Schwefelsäurefabrik anhand der charakteristischen grünen Spektrallinie entdeckt. Zur gleichen Zeit gelang dem Franzosen Auguste Lamy die Darstellung des Metalls auf elektrolytischem Wege.

[94] Sir William Crookes (1832-1919), Physiker, Chemiker, 1851 Assistent von August Wilhelm von Hofmann (1818-1892) am Royal College of Chemistry, 1850 hatte er bereits nach Versuchen mit Selencyanid einen merkwürdigen Rückstand gefunden, der 1861 als das neue chemische Element Thallium charakterisiert wurde.

[95] Claude Auguste Lamy (1820-1878), Chemiker, Physiker.

[96] Thallium und seine Verbindungen sind hochgiftig.

[97] Adolph Strecker (1822-1871), Chemiker, 1846-1849 Assistent von Liebig und 1849-1851 Privatdozent für Chemie an der Universität Gießen, 1851-1860 o. Professor für Chemie an der Universität Christiana (heute Oslo), 1860-1869 o. Professor für Chemie an der Universität Tübingen, 1869-1871 o. Professor für Organische Chemie an der Universität Würzburg.

[98] Carl von Voit (1831-1908), vgl. Anm. 57 im Reisebericht Kovalevskij S. 112.

[99] Max von Pettenkofer (1818-1901), vgl. Anm. 55 im Reisebericht Kovalevskij S. 112.

Feofan Vasil'evič Tichonovič (1830-nach 1885)[1]

1. Reisebericht aus Berlin November 1862[2]

Ich fuhr von St. Petersburg am 22. August ab und hatte die Absicht, gleich nach Berlin zu fahren für die Klärung der Frage, welche Professoren der Berliner Universität Vorlesungen in Physik und Chemie halten. Ich schaute im Vorlesungsverzeichnis nach und fand in den Abteilungen Naturwissenschaften und Medizin eine ganze Reihe Namen, die zu den Leuchten ihrer Wissenschaft gehören, in der Physik MAGNUS,[3] ERMAN,[4] QUINCKE[5] und POGGENDORFF,[6] in der Chemie MITSCHERLICH,[7] ROSE[8] und RAMMELSBERG[9] sowie in der Medizin DU BOIS-REYMOND.[10]

Aber ihren Laboratorien fehlen die Geräte, die für spezielle Arbeiten in der Organischen Chemie notwendig sind. Das Laboratorium von BAEYER[11] ist sehr für verschiedene organische Arbeiten geeignet, aber es verfügt nicht über die unten aufgeführten technischen Vorrichtungen und Geräte für die Spektralanalyse[12] und die Gasanalyse.[13] Auch in Char'kov konnte ich mich nicht mit diesen Methoden beschäftigen, weil die Geräte fehlten. Ich war überzeugt, dass ich das Gesuchte finde und als ich erfuhr, dass quasi am Wege in Karlsbad ein Kongress der deutschen Naturforscher und Ärzte[14] stattfindet, reiste ich nach Karlsbad. [...]

Als ich Karlsbad verließ, legte ich mir die Frage vor, womit soll ich mich beschäftigen und was soll ich mir vornehmen? Hier ist das Ergebnis, ich beschloss: 1) Studium praktischer Methoden, die der Wissenschaft Nutzen bringen, die ich aber wegen fehlender Geräte und Ausstattung noch nicht kenne. 2) Bearbeitung einer speziellen Frage, mit der ich mich schon lange beschäftige, die aber aus Zeitmangel noch nicht abgeschlossen ist. 3) Einen Kursus in einer Wissenschaft besuchen, in der ich noch Lücken habe. Allen diesen Anforderungen wird Heidelberg am besten gerecht. Das Laboratorium von ERLENMEYER[15] wurde mir für spezielle Arbeiten in der Organischen Chemie als bequem empfohlen. Das Laboratorium von Professor BUNSEN[16] ist spezialisiert auf die Gasanalyse und Spektralanalyse. Die Vorlesungen von Professor KIRCHHOFF[17] sind nützlich für die Physik. Deshalb entschloss ich mich, im ersten Semester in Heidelberg zu bleiben. Von einer Seite will ich im Laboratorium von BUNSEN unter seiner Leitung die Gas- und Spektralanalyse studieren, auf der anderen Seite im Laboratorium von ERLENMEYER ein spezielles Problem bearbeiten, weiterhin die Vorlesungen von KIRCHHOFF in Physik besuchen und auf einen Rat von Geheimrat PIROGOV[18] sogar die Vorlesungen von HELMHOLTZ.[19] Auf alle diese Maßnahmen werde ich ausführlich in meinem nächsten Reisebericht eingehen. Das Leben in Heidelberg stellt ein vollkommen anderes Kapitel dar.

Am 4. November 1862

2. Reisebericht aus Heidelberg Februar 1863[20]

Ich beabsichtige in allen meinen Berichten aus dem Ausland über alles zu berichten, was meine wissenschaftlichen Aktivitäten betrifft, zu deren Studium ich ins Ausland delegiert worden bin. Ich wähle zum Thema meines ersten Berichtes die Beschreibung einiger Laboratorien sowie allgemeine Bemerkungen über die Chemie in Heidelberg.

Für jeden Russen, der im Ausland lebt, sogar wenn er die deutsche Sprache beherrscht, stellt es eine Schwierigkeit dar, mit deutschen Gelehrten in Kontakt zu treten. Man kann nur allmählich eine persönliche Beziehung zu ihnen aufbauen und folglich auch nur nach und nach von ihnen wichtige Informationen erhalten:
- einen vollständigen kritischen Blick auf den Gegenstand seiner Wissenschaft
- den Grund, der ihn veranlasst, sich mit der bekannten Richtung zu beschäftigen
- seine Ansicht über verschiedene wissenschaftliche Methoden
- seine Meinung über verschiedene deutsche Gelehrte
- seine Ansicht über die Philosophie der Wissenschaften.

Natürlich kann uns der Besuch der Vorlesungen, das Studium der wissenschaftlichen Zeitschriften, die in Deutschland herausgegeben werden, und die Teilnahme an Veranstaltungen der gelehrten Gesellschaften in gewissem Maße die Ansichten der Wissenschaftler zum betreffenden Gegenstand näher bringen, aber ohne Zweifel ist es besser und vollständiger, wenn man das in einem persönlichen Gespräch mit den Professoren erreicht. Andererseits scheuen die deutschen Gelehrten nach einer Zeit der Annäherung keine Anstrengung, um alle Fragen zu klären, die man ihnen stellt. Dann legen sie ihre Überlegungen dar und die geheimsten Gedanken offen. Dieses Näherkommen ist besonders wichtig für die russischen Wissenschaftler.

Für den Naturwissenschaftler, besonders für den russischen Chemiker, ist der Besuch von Vorlesungen nicht so wichtig wie das Studium experimenteller Methoden, die bei uns in Russland zum großen Teil nicht eingeführt sind oder noch in den Kinderschuhen stecken. Ich meine solche Methoden wie Titration,[21] Gasanalyse, Spektralanalyse und die tieranalytischen Verfahren. Man kann sagen, dass alle diese Methoden in den Lehrbüchern stehen. Die richtige Antwort ist, über die Anatomie und die Chirurgie gibt es auch Lehrbücher, aber ein Mensch, der Anatom oder Chirurg werden will, kommt ohne einen guten Professor oder ein gutes Anatomisches Theater nicht aus. Es ist verständlich, dass nur gegenseitige Annäherung und Vertrauen auf der einen Seite sowie Aufmerksamkeit des Schülers und der Wunsch des Lehrers, klar und deutlich alles zu sagen, auf der anderen Seite für den Erfolg notwendig sind. Folglich ist praktische Erfahrung notwendig und positiv, mir scheint auch, dass sie nur in Deutschland erreicht werden kann, soweit ich festgestellt habe, nur bei gegenseitiger Annäherung. [...]

Genügt Heidelberg diesen Anforderungen? In einer der zahlreichen Vorlesungen von BUNSEN, die ich besucht habe, sah ich neben anderen folgenden interessanten Versuch. In einer gewaltigen Menge wurde unterchlorige Säure erhalten – eine äußerst instabile Verbindung, denn bei der kleinsten Erwärmung zerfällt sie explosionsartig. BUNSEN erhob seelenruhig die Flamme des Brenners an diesen Körper, dabei sagte er, dass, wenn man die Verbindung schnell erhitze, so erhielte man eine gewaltige Explosion, aber wenn man das Gefäß, in dem der Stoff eingeschlossen ist, nur an einem Punkt erwärmt, dann verläuft die Zersetzung des Stoffes ohne Explosion und dabei beobachtet man Blitze, die das gesamte Gefäß erleuchten. Es versteht sich von selbst, dass alles, was BUNSEN voraussagte, auch eintrat. Dieser Versuch, der vor einigen Chemikern in kleinem Maßstab durchgeführt wurde, stellt keine große Gefahr dar, aber solche Experimente während der Vorlesung zu zeigen und in einem solchen Maßstab ist positiv. Ich denke, dass kann nur ein Mensch, der den Charakter des Stoffes gründlich studiert hat. Bis heute vergesse ich nicht das ungewöhnlich schöne Experiment von BUNSEN über die Wirkung von Chlor auf das Eisen. Aber das alles ist nur ein Tropfen in dem Meer des von mir in den Vorlesungen dieses Künstlers des chemischen Experiments Gesehenen.

Professor KIRCHHOFF zeigte im Rahmen der öffentlichen Vorlesungen seine Untersuchungen über das Sonnenspektrum. Ich werde nicht auf die Experimente von ihm näher eingehen, die schon lange zu den Errungenschaften der Wissenschaft gehören und deshalb den Spezialisten bekannt sind. Ich erwähne nur, dass mit einer kleinen galvanischen Batterie, einer Laterne, einem Prisma, einem einfachen Spiegel, einer Leinwand und eines geschickt gesteuerten Gasstroms das Museum beleuchtet wurde.[22] KIRCHHOFF zeigte alle, selbst die kompliziertesten Spektralexperimente und dabei in so eindrucksvoller Schönheit, klar, anschaulich, dass das Publikum in Begeisterung geriet. Es ist jedem Spezialisten verständlich, wie viel Praxis und Können nötig sind, um solche Erscheinungen zu zeigen und so geschickt zu erklären, wie das KIRCHHOFF konnte. Man könnte mir erwidern, dass das alles Spezialuntersuchungen sind, in denen KIRCHHOFF schließlich Meister ist. Aber nachdem ich seine Vorlesungen besucht habe, kam ich zu dem allgemeinen Schluss, dass er eine ungewöhnlichen Gewandtheit im Aufbau von Versuchsanordnungen und das Talent eines glänzenden Pädagogen besitzt.

Ich besuchte jeden Tag das Laboratorium von Doktor ERLENMEYER oder besser ausgedrückt, ich verbrachte ganze Tage dort. Ich hatte Gelegenheit zu sehen, wie gewandt und geschickt er die Reduktionsmethoden[23] mit Natriumamalgam,[24] Wasserstoff in statu nascendi,[25] Schwefelwasserstoff, Jodwasserstoff u. a. in ihrer Wirkung auf Nitroverbindungen vorträgt. Hier sah ich, mit welcher praktischen Geschicklichkeit und Fleiß er den Anfängern die gewöhnlichsten Sachen zeigt und erklärt, aber die Hauptsache dabei, mit welcher unerschütterlichen Ruhe. Jedem Chemiker ist bekannt, welche wichtige Rolle in der Forschung, bei der Lösung neuer Aufgaben ein praktisches Herangehen spielt. Bei uns in Russland ist in der Erziehung die gesamte Entwicklung wichtig, die Zeit im Laboratorium ist für die Studierenden sehr begrenzt. Es ist daher verständlich, dass jeder, der Chemie oder Physik studiert, mehr aus Büchern oder in den Vorlesungen lernt. Daher kommt das manchmal bemerkenswerte theoretische Wissen bei russischen Gelehrten. Vollkommen entgegengesetzt ist es hier, die Vorlesungen, über die ich in meinen zukünftigen Berichten sprechen werde, zeichnen sich durch ungewöhnliche Kürze aus und die Darlegung ist elementar. Der Professor ist in diesem Fall bemüht, die Grundlage des wissenschaftlichen Problems möglichst klar, deutlich und genau darzustellen. Einige Professoren weisen nicht selten darauf hin, dass sie nach einem bekannten Lehrbuch lesen, z. B. hat es in diesem Semester DELFFS[26] gemacht, er liest nach der 3. Auflage seines Buches über Allgemeine und Anorganische Experimentalchemie.[27] Andererseits legt man während der Vorlesungen besonderen Wert auf Experimente. In diesen Experimenten, aber besonders in den Vorlesungen von BUNSEN, kommt die ganze Kunst im Umgang mit der Materie und das Wissen um die physikalischen Hintergründe zum Ausdruck. In einigen Fällen, wie z. B. in der Beschreibung der mechanischen Wirkung des Lichtes und der quantitativen Messung seiner Wirkung, beeindruckten mich die Einfachheit des Gerätes und die Genauigkeit der Messung. [...]

Aus dieser kurzen Skizze geht hervor, dass Heidelberg ein mehr oder weniger vollkommener Ort ist, wo es zum ersten Mal möglich ist, die besten Methoden auf dem Gebiet der Chemie und Physik zu studieren. Wie wichtig Heidelberg in dieser Beziehung ist, wird schon dadurch bewiesen, dass die Mehrzahl der russischen Chemiker sich bemüht hat, nach Heidelberg zu kommen. Zu ihnen gehören MENDELEEV,[28] SAVIČ[29] und BUTLEROV.[30] Von daher ist sichtbar, auf was und wie man seine Aufmerksamkeit richten muss.

Ich gehe nun auf die Labors ein. Gegenwärtig gibt es in Heidelberg drei private und ein staatliches Laboratorium. Die privaten Labors gehören Privatdozent ERLENMEYER, Extraordinarius CARIUS[31] und BORNTRÄGER.[32] Das Labor von ERLENMEYER ist in seinem eigenen Haus untergebracht, bis jetzt bestand es aus fünf Räumen, zwei sind für analytisches Arbeiten vorgesehen, d. h. für Anfänger in der chemischen Analyse, ein Raum ist das Wägezimmer und die zwei restlichen Räume sind die Küche und ein Raum für spezielle Arbeiten der Organischen Chemie. Das Laboratorium hat eine Gasbeleuchtung, die auch während der Arbeit benutzt wird. Jeder Benutzer muss im Monat 15 Gulden[33] zahlen für den Platz und für Gas, auch für die zerbrochenen Glasgeräte muss am Ende des Semesters bezahlt werden. Die Chemikalien für die Arbeit können über ERLENMEYER zu äußerst günstigen Preisen bei dem bekannten Drogisten MERCK[34] in Darmstadt gekauft oder bestellt werden, das zwei Stunden Fahrt von Heidelberg entfernt liegt. In früherer Zeit galt das Laboratorium von ERLENMEYER als unbequem wegen seiner engen Räume, aber jetzt wurde es vergrößert und hat alle Voraussetzungen für die Arbeit. Gegenwärtig kann man sich bei ERLENMEYER mit Analytischer Chemie sowie mit titrimetrischen Methoden, Spektral- und Gasanalyse beschäftigen. Während der Arbeit ist ERLENMEYER stets anwesend, dessen Arbeitsfreude und Ehrlichkeit man in jeder Beziehung bewundern muss. Außer ihm bemüht sich Dr. ERNST,[35] ein eifriger junger Mann, um die Praktikanten bei analytischen Arbeiten und seine besondere Aufmerksamkeit gilt den Anfängern, mit denen er sich den ganzen Tag beschäftigt. Alle Hinweise geben die beiden leise, ruhig und ohne Anspannung.

Das Laboratorium von CARIUS ist kleiner, außer mit Analytischer Chemie kann man sich hier mit Tieranalyse[36] und Gasanalyse beschäftigen, für die ein kleiner, aber gut ausgestatteter Raum zur Verfügung steht. Die Leitung hat CARIUS selbst. In jeder Hinsicht ist jedoch das Laboratorium von ERLENMEYER besser als das von CARIUS. Das Laboratorium von BUNSEN, über das ich an dieser Stelle berichtet habe, hat einen Vorteil in der Spektral- und Gasanalyse sowie bei der Beschäftigung mit Mineralchemie. Von den genannten Leitern hat BUNSEN zwei Assistenten. Alle Laboratorien sind von morgens bis abends an den ersten fünf Tagen der Woche geöffnet. Ausreichend qualifizierte Spezialisten dürfen sogar am Sonnabend arbeiten, aber bei guten Beziehungen zum Professor jederzeit. Aus diesen kurzen Darlegungen kann man klar erkennen, welchen gewaltigen Nutzen Heidelberg für Chemiker in praktischer Beziehung bringt.

Heidelberg, 14. Februar 1863

3. Reisebericht aus Heidelberg August 1863[37]

Heidelberg, 20./8. August 1863

4. Reisebericht aus Tübingen November 1863[38]

Meinen letzten Bericht habe ich ungefähr am 3. August abgeschickt. In den ersten Tagen des August hören die Vorlesungen auf und es beginnen die Ferien. Die Mehrzahl der Professoren fährt in den Urlaub, an verschiedene Orte, und die Universitäten sind für eine gewisse Zeit, bis in die letzten Septembertage, vollkommen menschenleer. Diese Ferienzeit kann man nutzen, sowohl für die persönliche Bekanntschaft mit den Professoren als auch, unter günstigen Bedingungen, für die Fortsetzung irgendeiner speziellen Arbeit. In Wirklichkeit ist die Zeit für das persönliche Kennenlernen der Professoren nicht günstig, weil die Chemiker in dieser Zeit in die Schweiz oder nach Italien fahren. Die Zoologen wählen im Allgemeinen einen Küstenort für Exkursionen, die Botaniker begeben sich in den Schwarzwald, in die Sächsische Schweiz oder in andere Orte und nur äußerst wenige Gelehrte fahren in die nähere Umgebung. Folglich ist es relativ schwierig, in dieser Zeit einen Professor zu treffen. Eben deshalb habe ich beschlossen, in dieser Zeit bis zu Semesterbeginn eine spezielle Arbeit zu erledigen. Ich habe die Absicht, die Wiederholung meiner Untersuchungen über die Wirkung von Ammoniak auf Nitromannit[39] in Angriff zu nehmen. [...]

Während der Ferien, in den letzten Septembertagen,[40] findet in Stettin die 38. Versammlung der Naturforscher und Aerzte statt. Ich halte es für angebracht, hier einige Details zu dieser Versammlung mitzuteilen. Die Meinung der Mehrheit der Professoren ist, dass der Kongress kaum viele Teilnehmer haben wird. Die große Entfernung zum Tagungsort und der Wunsch, nicht viel Zeit zu verlieren, waren auch der Grund, dass ich nicht an der Stettiner Versammlung teilgenommen habe. Professor ERLENMEYER teilte mir mit, dass er mir unmittelbar nach Ende des Kongresses das Programm zugänglich machen will. Professor HOPPE-SEYLER,[41] der an der Versammlung persönlich teilgenommen hat, übergab mir einige Details. [...]

Nachdem ich mich noch in Heidelberg mit rein chemischen Methoden beschäftigt habe, beschloss ich in der letzten Zeit, meine besondere Aufmerksamkeit auf einen der interessantesten Zweige der Angewandten Chemie zu richten, ich meine die Anwendung der Chemie in der Medizin. Die Mehrzahl der Methoden, die für rein wissenschaftliche Zwecke ausgearbeitet wurden, fand hier eine besonders nützliche und in höchstem Maße scharfsinnige Anwendung. Es war für mich interessant, den Apparat[42] von BUNSEN für die Analyse der Blutgase, die Methoden der Gewinnung verschiedener Tierstoffe, u. a. von Blut, den Gebrauch des Apparates[43] von SEČENOV,[44] das Anlegen einer Ligatur,[45] die Vorbereitung einer Fistel[46] usw. zu sehen.

Mit diesem Ziel fuhr ich nach Tübingen ins medizinische Laboratorium von Professor HOPPE-SEYLER. Das Laboratorium von ihm, der vorher Assistent bei VIRCHOW[47] war, gehörte in früherer Zeit GMELIN,[48] das dann von HOPPE-SEYLER vervollkommnet wurde. Das ist der Grund, warum in einem Laboratorium verschiedene Geräte vorhanden sind, die sowohl für rein chemische als auch für angewandte Arbeiten verwendet werden. Übrigens fand ich hier einen Apparat nach SEČENOV, drei Polarisationsapparate, ein Gerät für die Gasanalyse, einen Spektralapparat, eine große Luftpumpe, die ein Viertel eines großen Raumes einnahm, Öfen für Veraschungen, Mikroskope mit Polarisationsapparat und ähnliche Geräte für die unterschiedlichsten Zwecke. Fast jeden Tag wurden hier Operationen an lebenden Tieren durchgeführt, Ligaturen mit dem Ziel angelegt, pathologische Erscheinungen hervorzurufen, Gewinnung von Blut aus verschiedenen Gefäßen. HOPPE-SEYLER arbeitet z. B. über Blut, über die Untersuchung von modifizierten tierischen Flüssigkeiten, alle diese Arbeiten leitet HOPPE-SEYLER selbst.

Tübingen, 12./24. November 1863

5. Reisebericht aus Heidelberg April 1864[49]

Nachdem ich rein chemische Methoden kennengelernt hatte,[50] beschloss ich, in der letzten zur Verfügung stehenden Zeit, wie schon im letzten Bericht zu erkennen war, meine besondere Aufmerksamkeit auf die Tieranalyse zu richten. Natürlich hätte in Heidelberg auch die Möglichkeit bestanden auf diesem Gebiet zu arbeiten, z. B. im Laboratorium von CARIUS oder bei ERLENMEYER, wo ich einige Praktikanten gesehen habe, die sich mit Zoochemie[51] beschäftigt haben. Um die Methoden der Tieranalyse vollständig kennenzulernen, muss man ein physiologisches Laboratorium auswählen, in dem zoochemische Experimente aller möglichen Art durchgeführt werden. Ich wählte das Tübinger Laboratorium aus, denn Tübingen hat noch einen anderen Vorteil, hier gibt es zwei Laboratorien, ein rein chemisches unter Leitung von STRECKER[52] und ein physiologisch-chemisches, dessen Direktor Professor HOPPE-SEYLER ist. Es ist verständlich, dass ich in einem von diesen Laboratorien arbeiten wollte, z. B. im Laboratorium von HOPPE-SEYLER, gleichzeitig ist es aber möglich, das Laboratorium von STRECKER zu besuchen. Folglich gibt es die Möglichkeit, den einen oder anderen Professor zu hören und an den Praktika der Mediziner und Naturwissenschaftler teilzunehmen. Aber das war nicht der einzige Umstand, der mich veranlasste, nach Tübingen zu gehen. Ich hatte die Absicht, mich einige Zeit mit den Polarisationserscheinungen zu beschäftigen. Seit den klassischen Arbeiten von BIOT[53] wurden viele Instrumente bedeutend weiterentwickelt, auf diese wollte ich meine besondere Aufmerksamkeit richten. Das Laboratorium von HOPPE-SEYLER ist in dieser Hinsicht besonders geeignet, weil der Professor sich selbst mit dieser Methode beschäftigt, wie ich aus der Literatur weiß,[54] und deshalb gute Geräte angeschafft hat, wie ich von Kollegen gehört habe. Wenn zu allem Gesagten noch der Umstand hinzukommt, dass man im Laboratorium von HOPPE-SEYLER mit einiger Bequemlichkeit sich auch mit rein chemischen Arbeiten beschäftigen kann, so ist es verständlich, warum ich mich entschieden habe, ein ganzes Semester in Tübingen zu bleiben. Meine Erwartungen wurden mehr oder weniger erfüllt. Vor allem im Laboratorium von HOPPE-SEYLER fand ich die Mehrzahl der mich interessierenden Geräte vor, außer dem Polarisationsapparat von MITSCHERLICH,[55] mit dem ich alle mich interessierenden Untersuchungen durchführen konnte, ein besonderes Gerät, das Professor HOPPE-SEYLER bei seinen Untersuchungen[56] benutzt hat. Ich fand noch einige nicht weniger wertvolle Instrumente, die auch bei chemischen Arbeiten nützlich sind. Bei der Analyse organischer Stoffe, bei der Veraschung, wird anstelle des Ofens nach HOFFMANN[57] bei HOPPE-SEYLER ein anderer Gasofen eingesetzt. Übrigens ist der Ofen nach HOFFMANN bedeutend bequemer, kostet aber auch mehr. Nicht weniger Aufmerksamkeit verdient eine gewaltige Luftpumpe, die ich in meinem letzten Bericht schon erwähnt habe. Die Trocknung von großen Mengen eines Stoffes über Schwefelsäure kann mit einer solchen Pumpe leicht realisiert werden. Ein solches Gerät ist für jedes Laboratorium notwendig, es wurde nach Aussage von Professor HOPPE-SEYLER von seinem Bruder[58] konstruiert und gebaut. Ich halte es auch nicht für überflüssig, über ein sehr originelles Verfahren zu berichten, das Professor HOPPE-SEYLER bei seinen Experimenten über Blutkristalle[59] angewendet hat, das auch bei Untersuchungen über Eiweißstoffe benutzt werden kann. [...]

Außer ständiger Beschäftigung im Laboratorium besuchte ich während meines Aufenthalts in Tübingen auch die Gesellschaft der Professoren, die sich gewöhnlich am Dienstagabend[60] trafen. Bei diesen Versammlungen wurden in meiner Gegenwart folgende Vorträge gehalten:
1) Professor HOPPE-SEYLER – Über die Verbreitung der Phosphorsäure und ihrer Verbindungen auf der Erdoberfläche und über Verhältnis zu Pflanzen und Tieren.
2) Professor MOHL[61] – Über den Tod der Pflanzen.
3) KLEIN, der Assistent von BRUNS[62] – Über das Chloroform und über verschiedene Narkosemittel, die bei Operationen in Gebrauch sind.
4) Professor NIEMEYER[63] – Über die Anwendung der Elektrizität in der Medizin.
5) TAFEL – Die Biographie Maximilians I.
6) KESTLING – Die Legende vom Faust.
Aus dem Gesagten ist leicht zu erkennen, dass es sich bei dieser Gesellschaft um Professoren aller Fakultäten handelt – Juristen, Mediziner, Philologen u. a. Die Gesellschaft tagte in einem kleinen Hotelzimmer und wurde gewöhnlich durch das Lesen eines kleinen Aufsatzes eröffnet, an dessen Ende es manchmal eine heiße Diskussion gab, Witze wurden erzählt, wenn der Gegenstand allgemein verständlich war. Es wurde über die Politik in Schleswig-Holstein diskutiert, wenn der Vortrag zu speziell war. Das Ziel solcher Versammlungen war, erklärte mir STRECKER, der Austausch von Ideen, gegenseitige Annäherung und Kennenlernen von anderen Zweigen der Wissenschaften. Das war besonders nützlich für Tübingen, wo das Leben in stärkerem Maße abgeschlossen war. Für mich war der Besuch dieser Veranstaltungen besonders hilfreich, weil es hier eine Gelegenheit gab, mit STRECKER zu sprechen. [...] STRECKER las sehr klar, formulierte präzise und klammerte sich nicht so sehr an das eigene Lehrbuch. Manche Studenten fanden seine Vorlesungen zu theoretisch. Es ist übrigens nur natürlich, dass man hier wie überall unter einer Menge Leute einige trifft, die gebildet und der Wissenschaft ergeben sind. Auf diese ist dann in der Mehrzahl der Fälle die Aufmerksamkeit der Professoren gerichtet. Im Wintersemester fanden die öffentlichen Vorlesungen im Museum statt. HOPPE-SEYLER las über das Brennen von Metallen mit Experimenten, NIEMEYER über Volksmedizin, die Philologen und Juristen trugen über ihr Fachgebiet vor. Diese Vorlesungen waren klar und einfach, verständlich für Jedermann. Zum Abschluss meines Berichts nenne ich noch einmal kurz die Ordnung, die für die hiesigen Laboratorien gilt sowie meine selbstständigen Arbeiten.

Die Naturwissenschaftler absolvieren zuerst die qualitative Analyse, dann die Veraschung von organischen Substanzen, es folgen die Übungen zur quantitativen Analyse und schließlich folgt das selbstständige Arbeiten. Bei den Medizinern gilt die Reihenfolge qualitative Analyse, Tieranalyse und spezielle Arbeiten. Der Professor beaufsichtigt ständig selbst die Arbeiten der Studenten und Praktikanten, zwei- bis dreimal tritt er an den Arbeitstisch des Praktikanten mit der Frage heran, was haben Sie Gutes erhalten? Bei STRECKER waren in diesem Semester ungefähr 40-50 Studenten und Praktikanten, aus diesem Grund ist es verständlich, worin die Tätigkeit eines Professors besteht, wenn er zu jedem dreimal herantritt. STRECKER ist im Laboratorium immer von 2 bis 5 Uhr anwesend, manchmal geht er auch später und nimmt immer den gleichen aktiven und liebenswürdigen Anteil an den Arbeitenden im Laboratorium. Das Laboratorium ist an jedem Tag geöffnet, Spezialisten dürfen jeden Tag arbeiten, für Anfänger sind die Nachmittagsstunden vorgesehen. [...]

In der letzten Zeit ist Hermann KOPP[64] aus Gießen nach Heidelberg berufen worden. Ich habe mir gewünscht, wenigstens einen kurzen Eindruck zu haben, wie er die Geschichte der Chemie liest, d. h. in welche Richtung er sich ausbreitet. Ich bleibe in Heidelberg bis zum 1. Mai, dann fahre ich für kurze Zeit zu KOLBE[65] nach Marburg.

Heidelberg, 5./17. April 1864

6. Reisebericht aus Marburg Juli 1864[66]

In meinem vorigen Reisebericht habe ich mitgeteilt, dass ich beabsichtige, noch eine gewisse Zeit in Heidelberg zu bleiben, um die Vorlesungen von Professor KOPP zur Geschichte der Chemie zu hören. Von KOPP, der Schöpfer der Geschichte der Chemie ist, kann man eine tiefe, kritische Untersuchung aller Umstände erwarten, die sich auf die historische Entwicklung der Wissenschaft beziehen. Das ist der Grund, warum mir anfangs erschien, dass es nützlich wäre, sogar die gesamte Vorlesungsreihe zu hören. Aber wie die Zeit meines Aufenthalts im Ausland zu Ende geht, merkte ich, dass es noch viel zu sehen gibt, und ungeachtet meines Wunsches, in Heidelberg zu bleiben, blieb ich kürzer, als ich mir vorgenommen hatte. Aus diesem Grund hörte ich nur einige Vorlesungen von KOPP, zur Geschichte der Alchemie[67] und über die sogenannte medizinische Periode.[68] Nichts ist schwieriger, als klar und deutlich darzulegen, was eigentlich unverständlich ist. Von der Darlegung der Periode der Alchemisten und Iatrochemiker[69] ist es möglich, das zu sagen. Die Angst, lebendig verbrannt zu werden, Verfolgung von Seiten der Macht und Unterdrückung durch den Pöbel zwangen die Alchemisten einerseits bei ihren Handlungen zu solchen Termini und zu einer solchen Sprache, die verständlich für sie selbst, aber unverständlich und rätselhaft für Uneingeweihte waren. Auf der anderen Seite weckten die geschilderten Umstände, sich mit Gegenständen zu umgeben, die auf den Verstand und die Phantasie ihrer Besucher wirkten, Unverständnis. Wenn wir uns vorstellen, dass die Mehrzahl der Dokumente, die aus dieser Zeit stammen, aus den Erzählungen der erwähnten Besucher übernommen wurden, dass Termini, aber auch manchmal ganze Redewendungen, die eine chemische Reaktion bezeichnen, in einer vollkommen unverständlichen Sprache überliefert worden sind, dass die Mehrzahl der Dokumente beim Umschreiben verfälscht wurde, dann wird uns erst verständlich, warum es fast unmöglich ist, die genannten zwei Perioden kritisch zu betrachten. Diese Unmöglichkeit kommt auch in den Vorlesungen KOPPs zum Ausdruck. Eine der besten Gaben des Historikers KOPP war die Macht des Wortes. Ungeachtet dessen, dass seine Vorlesungen dem Wesen nach ein kurzer Auszug seiner vor langer Zeit erschienenen *Geschichte der Chemie*[70] waren, ist es die Art des Vortrags, die streng chronologische Aufeinanderfolge in der Darlegung, die in hohem Maße ausdrucksvolle Beredsamkeit, die auf die Zuhörer bezaubernd wirkt. Ich bedauere sehr, dass es mir aus Zeitgründen nicht möglich war, bei ihm die Geschichte der Entwicklung der Wissenschaft von LAVOISIER[71] bis zu unserer Zeit hören zu können.

Im vorigen Bericht wurde gesagt, dass ich vorhabe, einige Zeit in Marburg zu verbringen. Mein Ziel ist dabei, die Vorlesungen von KOLBE zu besuchen, seine Theorie der Chemie zu hören, die sich durch besondere Originalität auszeichnet – jene Theorie, die schon einige Male einer schrecklichen Verfolgung ausgesetzt war, von neuem anerkannt wurde und schließlich in letzter Zeit Anhänger in Deutschland, England und Amerika gefunden hat. In diesem Semester liest KOLBE einen Anfängerkurs über die Chemie von Mineralien, aber auf Bitten von in seinem Laboratorium arbeitenden Chemikern hat er beschlossen, seine Ansichten über die Konstitution der organischen Verbindungen in Form von einzelnen Vorlesungen darzulegen. Diese Vorlesungen haben bereits angefangen und drei sind schon vorbei. In diesen Vorlesungen entwickelte KOLBE eine Theorie über den rationalen Bau organischer Verbindungen, über Glykole und die ihnen entsprechenden Säuren, über Glycerine, Acetone und Aldehyde. Die Vorlesungen zeichnen sich durch Klarheit der Darstellung aus. Unsere Chemiker haben schon in seinem *Lehrbuch der Organischen Chemie*[72] (Erster Band) und in der *Zeitschrift für Chemie und Pharmacie* 1863[73] und 1864[74] darüber gelesen. Die Bemerkungen des Kazaner Professors BUTLEROV sind in der *Zeitschrift für Chemie und Pharmacie* 1863 unter der Überschrift *Ueber die verschiedenen Erklärungsweisen einiger Fälle von Isomerie* abgedruckt.[75]

Das Chemische Institut von KOLBE ist ein echtes Musterbeispiel eines nicht großen, sauberen, bequemen und ausgezeichnet gebauten Laboratoriums. Alles, was für spezielle Arbeiten notwendig ist, hat man zur Hand, alles, was möglich ist, hat man zur Verfügung. Ein einzelner großer Laborraum für Spezialisten mit Gas und Wasser, mit Öfen für die Elementaranalyse und gut mit Ventilatoren ausgerüstet. Ein besonderer Raum für den Professor, nur für ihn, in dem er sich mit seinen Arbeiten beschäftigt, von dem man sehr bequem die Arbeiten der Spezialisten verfolgen kann. Vorhanden sind ein spezieller Raum für Anfänger, ein Raum für Destillationen, Zuschmelzen von Ampullen, für Arbeiten, die Glühen und Verdampfen erfordern, ein Raum für Analytik von Gasen mit mehr oder weniger konstanter Temperatur, ein abgedunkelter Raum für Spektralanalyse, ein Wägezimmer, ein Kellerraum, ein Eisraum und eine Bibliothek.

Ein Semester kostet 32 Taler ohne Präparate, Glasgeräte und Vorlesungen. Ich habe schon viele Laboratorien gesehen, in Heidelberg gibt es drei, BUNSEN, ERLENMEYER, CARIUS, in Gießen das ehemals berühmte von LIEBIG,[76] das in Stuttgart an der Polytechnischen Schule, in Tübingen zwei, HOPPE-SEYLER, STRECKER, ein so praktisch gebautes wie hier habe ich noch nie gesehen.

Was die Richtung der Forschung im Marburger Laboratorium betrifft, so ist die Frage einfach zu beantworten – alle Arbeiten sind auf ein Ziel gerichtet, die Theorie von KOLBE zu bestätigen. Gegenwärtig sind viele Mitarbeiter mit Untersuchungen des Übergangs einer einbasigen Säure in eine zweibasige Säure beschäftigt. Es ist bekannt, dass KOLBE neben anderen Arbeiten versucht hat, eine Methode zu finden, wie eine einbasige in einen zweibasige Säure umgewandelt werden kann oder, wie KOLBE sich ausdrückt, von einer Monocarbonsäure in eine Dicarbonsäure. Schließlich ist es ihm im vergangenen Februar gelungen. Bei der Reaktion von Monochloressigsäure mit einer wässrigen Lösung Kaliumrhodanid erhielt KOLBE auf der einen Seite Kaliumchlorid und auf der anderen Cyanoessigsäure. Bei der Einwirkung auf den letzteren Körper von Kaliumhydroxid erhielt er malonsaures Kalium.[77] Die Bearbeitung der Salze dieser Säure beschäftigte einige seiner Mitarbeiter. In dieser Richtung wurde auch versucht, die Reaktion von Chloressigsäure mit cyansaurem Kalium zu nutzen. Aus Chlor-crotonsäure erhält man auf analogem Wege Bernsteinsäure. Außerdem ist bekannt, dass KOLBE Tyrosin als Salicylsäure betrachtet, in der ein

Wasserstoff durch ein Äthylamid ersetzt ist. Die Untersuchung dieser Vermutung ist der Gegenstand, womit sich einige seiner Studenten beschäftigen. Die restlichen Arbeiten sind weniger von Bedeutung, sie sind auf die Klärung der Rolle verschiedener Sauerstoff- und Chloratome organischer Verbindungen gerichtet.

In meinem letzten Bericht habe ich angekündigt, dass ich einen Teil meiner Ergebnisse zum Druck geben kann. Aber unmittelbar nach dem Absenden erwies es sich, dass fast die gesamte Arbeit in nächster Zeit fertiggestellt sein wird. In diesen Tagen schreibe ich sie und sende das Manuskript zur Publikation in einer deutschen Zeitschrift.[78] Wenn die Publikation im Druck ist, werde ich dem Ministerium die Druckfahnen zusenden. Nach Erhalt des Geldes werde ich nach Paris fahren, allerdings nur für kurze Zeit, um Laboratorien zu besuchen.

Marburg, 27. Juni/9. Juli 1864

Anmerkungen

[1] Pfrepper 2011, passim, 216-217.
[2] ŽMNP 1863j.
[3] Heinrich Gustav Magnus (1802-1870), vgl. Anm. 11 im Reisebericht Sečenov S. 68.
[4] Georg Adolf Erman (1806-1877), vgl. Anm. 5 im Reisebericht Filomafitskij S. 3.
[5] Georg Hermann Quincke (1834-1924), Physiker, 1859-1865 Privatdozent und 1865-1872 a.o. Professor für Physik an der Universität Berlin, 1872-1875 o. Professor für Physik an der Universität Würzburg, 1875-1907 o. Professor für Physik an der Universität Heidelberg.
[6] Johann Christian Poggendorff (1796-1877), vgl. Anm. 52 im Reisebericht Bidder S. 20.
[7] Eilhard Mitscherlich (1794-1863), vgl. Anm. 6 im Reisebericht Filomafitskij S. 3.
[8] Heinrich Rose (1795-1864), vgl. Anm. 49 im Reisebericht Bidder S. 20.
[9] Carl Friedrich Rammelsberg (1813-1899), vgl. Anm. 6 im Reisebericht Chodnev S. 48.
[10] Emil Du Bois-Reymond (1818-1896), vgl. Anm. 14 im Reisebericht Sečenov S. 68.
[11] Adolf von Baeyer (1835-1917), Chemiker, 1860-1866 Privatdozent für Organische Chemie am Gewerbeinstitut Berlin, 1866-1872 a.o. Professor für Chemie an der Universität Berlin, 1872-1875 o. Professor für Chemie an der Universität Straßburg, seit 1875 o. Professor für Chemie an der Universität München, 1905 Nobelpreis für Chemie.
[12] Spektralanalyse ist eine Untersuchungsmethode in der Physik, Chemie und Astronomie, um das Energiespektrum einer Probe zu untersuchen, indem Strahlung nach ihrer Energie zerlegt wird.
[13] Zur Gasanalyse vgl. Anm. 74 im Reisebericht Sečenov S. 72.
[14] Die 37. Versammlung Deutscher Naturforscher und Aerzte fand vom 18.-24. September 1862 in Karlsbad statt.
[15] Emil Erlenmeyer (1825-1909), vgl. Anm. 93 im Reisebericht Sečenov S. 93.
[16] Robert Wilhelm Bunsen (1811-1899), vgl. Anm. 72 im Reisebericht Sečenov S. 72.

[17] Gustav Robert Kirchhoff (1824-1887), vgl. Anm. 91 im Reisebericht Stadion S. 151.
[18] Nikolaj Ivanovič Pirogov (1810-1881), vgl. Anm. 27 im Reisebericht Sečenov S. 69/70.
[19] Hermann von Helmholtz (1821-1894), vgl. Anm. 20 im Reisebericht Sečenov S. 69.
[20] ŽMNP 1863k.
[21] Zur Titration vgl. Anm. 73 im Reisebericht Sečenov S. 72.
[22] Alle Experimente, auch die Vorlesungen, fanden abends zwischen 18 und 20 Uhr statt.
[23] Reduktion ist eine chemische Reaktion, bei der Elektronen aufgenommen werden, sie ist das Gegenteil der Oxidation, bei der Elektronen abgegeben werden. Beide Phänomene laufen nie unabhängig voneinander ab.
[24] Natriumamalgam ist eine Legierung von Natrium und Quecksilber, ein wichtiges Reduktionsmittel in der Anorganischen Chemie, in der Organischen Chemie wird es zur Reduktion von Nitroverbindungen verwendet.
[25] Wasserstoff im Zustand des Entstehens unmittelbar nach einer Wasserstoff erzeugenden Reaktion, existiert nur Sekundenbruchteile.
[26] Wilhelm Delffs (1812-1894), Chemiker, 1843-1853 a.o. Professor für Chemie an der Medizinischen Fakultät und seit 1853 o. Professor für Chemie und Toxikologie an der Universität Heidelberg.
[27] Die reine Chemie in ihren Grundzügen dargestellt von Wilhelm Delffs. Erster Theil: Anorganische Chemie. 3. verm. u. verb. Aufl. Erlangen 1854.
[28] Dmitrij Ivanovič Mendeleev (1834-1907), Chemiker, 1859-1861 Weiterbildung in Westeuropa, u. a. in Paris und Heidelberg, 1865-1867 o. Professor für Chemie am Technologischen Institut St. Petersburg, 1867-1890 o. Professor für Chemie an der Universität St. Petersburg.
[29] Valerian Savič († 1862), vgl. Anm. 94 im Reisebericht Sečenov S. 73.
[30] Aleksandr Michajlovič Butlerov (1828-1886), Chemiker, 1857-1858 und 1861 Weiterbildung in Westeuropa, u. a. in Paris und Heidelberg, 1857-1868 o. Professor für Chemie an der Universität Kazan', 1868-1885 o. Professor für Chemie an der Universität St. Petersburg.
[31] Georg Ludwig Carius (1829-1875), Chemiker, 1852-1857 Assistent, 1858-1861 Privatdozent und 1861-1865 a.o. Professor für Chemie an der Universität Heidelberg, 1865-1875 o. Professor für Chemie an der Universität Marburg.
[32] August Bornträger (1819-1905), Chemiker, seit 1853 Assistent von Delffs an der Universität Heidelberg, er hatte ein Privatlabor in der Märzgasse 2, hielt dort in seinem Wohnhaus Vorlesungen ab und leitete die praktischen Laborübungen.
[33] Seit dem Ende des Heiligen Römischen Reiches 1806 blieben Silbergulden in Süddeutschland und Österreich als Zahlungsmittel bestehen, in Norddeutschland wurde in Talern gerechnet.
[34] Heinrich Emanuel Merck (1794-1855), Apotheker, Chemiker. Die bereits im 17. Jahrhundert erworbene Engel-Apotheke in Darmstadt wurde zur Keimzelle der Chemisch-pharmazeutischen Manufaktur, die H. E. Merck mit seinen Söhnen Carl (1823-1885), Georg (1825-1873) und Wilhelm (1833-1899) 1850 als Geschäftssozietät gründete, bis heute ist das Unternehmen zu 70% in Familienbesitz.

[35] Ludwig Ernst (1839-1900), Chemiker, 1862-1864 Assistent von Erlenmeyer am chemischen Laboratorium der Universität Heidelberg, später als Chemiker in verschiedenen Drogen- und Chemikalienbetrieben tätig.
[36] Vgl. Anm. 51.
[37] ŽMNP 1863l. Dieser Reisebericht beschreibt die Untersuchungen von Tichonovič im Laboratorium von Erlenmeyer zu Derivaten des Mannit, die in seinen drei Publikationen, vgl. Anm. 39 und 78, beschrieben sind.
[38] ŽMNP 1864e.
[39] Tichanowitsch, Th[eodor]: Ueber die Einwirkung von Ammoniak auf Salpetersäure-Mannitäther (Nitromannit). Vorläufige Notiz. Zeitschrift für Chemie und Pharmacie. Kritisches Journal, Correspondenzblatt und Archiv 6 (1863), 550-552, S. 552: „Ich ergreife hierbei mit Freuden die Gelegenheit, Herrn Prof. Erlenmeyer, in dessen Laboratorium ich obige Untersuchungen ausgeführt habe, für dessen bereitwillige Unterstützung und freundlichen Rath meinen besten Dank auszusprechen."; ders.: Ueber die Producte der Einwirkung von Ammoniak auf Nitromannit. Ebd. 7 (1864), 482-489.
[40] Die 38. Versammlung fand vom 18.-24. September 1863 statt.
[41] Felix Hoppe-Seyler (1825-1895), vgl. Anm. 15 im Reisebericht Sečenov S. 68.
[42] Der Apparat von Bunsen wird zur Bestimmung der molaren Masse eines Gases über die Ausströmungszeit des Gases benutzt.
[43] Der Apparat von Setschenow zur Gewinnung von Blutgasen ist abgebildet in Gscheidlen, Richard: Physiologische Methodik. Ein Handbuch der praktischen Physiologie. Braunschweig 1876, 412.
[44] Ivan Michajlovič Sečenov (1829-1905), vgl. Anm. 12 im Reisebericht Ščelkov S. 82.
[45] Unter Ligatur (lat. ligare = binden) versteht man in der Chirurgie das Unterbinden eines Hohlorgans, z. B. eines Blutgefäßes.
[46] Fistel (lat. fistula = Pfeife, Röhre) ist eine nicht natürlich bestehende röhrenförmige Verbindung zwischen einem inneren Hohlorgan und anderen Organen oder der Körperoberfläche.
[47] Rudolf Virchow (1821-1902), vgl. Anm. 9 im Reisebericht Sečenov S. 68.
[48] Christian Gottlob Gmelin (1792-1860), Chemiker, Pharmazeut, 1817-1860 o. Professor für Chemie und Pharmazie an der Universität Tübingen, seit 1818 im Schlosslabor in der Küche von Hohentübingen, vgl. Bohley 2009, 7-8.
[49] ŽMNP 1864f.
[50] Bei Erlenmeyer in Heidelberg, vgl. Pfrepper 2011, Kapitel 4. Biobibliographie Tichonovič S. 216-217.
[51] Zoochemie (Tierchemie) beschäftigt sich mit den organischen Substraten des Tierkörpers hinsichtlich ihrer chemischen Eigenschaften und Zusammensetzung. Die Zoochemie ist ein Teil der Physiologischen Chemie und bildet die Grundlage zur Erforschung von Zusammensetzung und Funktion tierischer Säfte, Gewebe und Organe.
[52] Adolph Strecker (1822-1871), vgl. Anm. 97 im Reisebericht Stadion S. 151.
[53] Jean-Baptiste Biot (1774-1862), seit 1800 Professor für Mathematische Physik am Collège de France in Paris, seit 1808 auch Professor der Astronomie; erforschte u. a. die optische Aktivität der Glukose und anderer organischer Verbindungen, seine Hauptwerke beschäftigen sich mit der Zirkularpolarisation und ihre Anwendung in der

Organischen Chemie (1835) und der Anwendung polarisierten Lichtes zu Fragen der Chemischen Mechanik (1844).

[54] Vgl. Bibliographie von Hoppe-Seyler im Nachruf von Eugen Baumann (1846-1896) und Albrecht Kossel in: Berichte der Deutschen Chemischen Gesellschaft 28 (1895), 1147-1192, hier 1187-1192.

[55] 1844 entwickelte Mitscherlich einen Polarisationsapparat und untersuchte die optischen Eigenschaften von Wein- und Traubensäure. Sie schienen in allen Eigenschaften identisch zu sein, außer, dass eine Lösung der Weinsäure die Ebene des polarisierten Lichts nach rechts drehte, während eine Traubensäurelösung optisch inaktiv war. Louis Pasteur (1822-1895) zeigte 1848, dass Traubensäure eine racemische Mischung der beiden optisch aktiven Stereoisomere der Weinsäure ist.

[56] Hoppe-Seyler, F[elix]: Ueber Circumpolarisationsverhältnisse der Gallensäuren und ihrer Zersetzungsproducte. Journal für practische Chemie 89 (1863), 257-281, in dieser Arbeit wird die Handhabung des Geräts beschrieben.

[57] Friedrich Eduard Hoffmann (1818-1900), Ziegel- und Zementindustrieller, 1857 konstruierte er den Ringbrennofen mit einer Brennstoffeinsparung von 70%.

[58] Ernst Carl Theodor Hoppe (1812-1898), Mechaniker, Konstrukteur, kam 1832 nach Berlin, wo er 1844 eine eigene Maschinenbauanstalt zum Bau von Dampfmaschinen und Lokomobilen gründete.

[59] Hoppe-Seyler, Felix: Ueber die chemischen und optischen Eigenschaften des Blutfarbstoffs. Zweite und Dritte Mittheilung. Archiv für pathologische Anatomie und Physiologie und für klinische Medicin 29 (1864), 233-235 und 597-600.

[60] 1862 gegründete lose Vereinigung von Professoren und Privatdozenten, deren Mitglieder sich zu Vorträgen aus ihrem Fachgebiet nach alphabetischer Reihenfolge verpflichteten. Daneben wurde auch die Geselligkeit gepflegt. Nach Ende des Zweiten Weltkrieges nahm die Gesellschaft ihre Tätigkeit nicht wieder auf.

[61] Hugo von Mohl (1805-1872), Botaniker, Mediziner, 1834-1835 o. Professor für Physiologie an der Universität Bern, 1835-1872 o. Professor für Botanik an der Universität Tübingen.

[62] Viktor von Bruns (1812-1883), 1843-1882 o. Professor für Chirurgie an der Universität Tübingen.

[63] Felix von Niemeyer (1820-1871), vgl. Anm. 41 im Reisebericht Stadion S. 148.

[64] Hermann Kopp (1817-1892), Chemiker, Physiker, 1841-1843 Privatdozent und 1843-1853 a.o. und 1853-1864 o. Professor für Physik und Chemie an der Universität Gießen, 1864-1888 o. Professor für Chemie an der Universität Heidelberg, gilt als einer der ersten Chemiehistoriker.

[65] Hermann Kolbe (1818-1884), vgl. Anm. 38 im Reisebericht Kovalevskij S. 111.

[66] ŽMNP 1864i.

[67] Alchemie (auch Alchymie, Alchimie) ist ein Begriff aus der Naturphilosophie, der oft mit der Herstellung von Gold oder anderer Edelmetalle gleichgesetzt und erst in der frühen Neuzeit durch die moderne Chemie und Pharmakologie abgelöst wurde.

[68] Die Spagyrik (griech. = herausziehen und vereinigen) bezeichnet die pharmazeutische und therapeutische Umsetzung der Alchemie.

[69] Iatrochemie (griech. = Arzt und Kunst der Metallgießerei), auch Chemiatrie oder Chymiatrie ist eine im 16. Jahrhundert begründete medizinische Schule von Paracelsus,

der sie Spagyrik nannte, da die Herstellung seiner Heilmittel mit alchemistischen Methoden erfolgte. Erste Lehrstühle für Iatrochemie wurden an den deutschen Universitäten Marburg und Jena im 17. Jahrhundert eingerichtet.

[70] Kopp, Hermann: Geschichte der Chemie. 4 Bde. Braunschweig 1843-1847.

[71] Antoine Laurent de Lavoisier (1743-1794), Chemiker, Rechtsanwalt, Hauptzollpächter, durch seine Forschungen wurde die Phlogistontheorie überwunden. Phlogiston ist eine hypothetische Substanz, von der man im späten 17. und 18. Jahrhundert vermutete, dass sie allen brennbaren Körpern bei der Verbrennung entweicht sowie bei Erwärmung in sie eindringt.

[72] Kolbe, Hermann: Ausführliches Lehrbuch der organischen Chemie. 2. Bde. Braunschweig 1854-1860.

[73] Kolbe, H[ermann]: Ueber die Isomerie der Fumarsäure und Maleinsäure, sowie der Ithaconsäure, Citraconsäure und Mesaconsäure. Zeitschrift für Chemie und Pharmacie. Correspondenzblatt, Archiv und kritisches Journal 6 (1863), 13-21; ders.: Ueber die muthmassliche Natur und chemische Constitution der Diglycolamidsäure und Triglycolamidsäure. Ebd. 6 (1863), 56-57.

[74] Kolbe, H[ermann]: Prognosen neuer Isomerien. Ebd. 7 (1864), 30-40; ders.: Umwandlung der Monocarbonsäuren in die zugehörenden kohlenstoffreicheren Dicarbonsäuren. Ebd. 7 (1864), 117.

[75] Butlerow, A[lexander]: Ueber die verschiedenen Erklärungsweisen einiger Fälle von Isomerie. Ebd. 6 (1863), 500-534.

[76] Justus von Liebig (1803-1873), vgl. Anm. 23 im Reisebericht Chodnev S. 49.

[77] Am 12. Februar 1864 wurde die Arbeit eingereicht, vgl. Arbeit 7 (1864), 117 in Anm. 74.

[78] Tichanowitsch, Th[eodor]: Einwirkung von fixen Basen und von Bromwasserstoff auf Nitromannit. Vorläufige Notiz. Zeitschrift für Chemie und Pharmacie. Kritisches Journal, Correspondenzblatt und Archiv 7 (1864), 489-490, S. 490: „Die vorstehenden Untersuchungen wurden zum Theil in dem Laboratorium von Prof. Erlenmeyer in Heidelberg, zum Theil in dem von Prof. Kolbe in Marburg ausgeführt.“

Aleksandr Ivanovič Babuchin (1827-1891)[1]

Instruktion für die Auslandsstudien[2]

1. Die Medizinische Fakultät der Universität Moskau beauftragt Herrn BABUCHIN mit speziellen Studien der Embryologie, Histologie (des Menschen und der Tiere) und Vergleichenden Anatomie.
2. Die Beschäftigung soll nach Möglichkeit die genannten Wissenschaften in ihrer Gesamtheit umfassen und sowohl aus theoretischen als auch aus praktischen Studien bestehen.
3. Die besten Lehrer für das Studium, vor allem für die praktische Seite der genannten Wissenschaften, sind KOELLIKER,[3] MÜLLER,[4] LEYDIG,[5] SCHULTZE,[6] von SIEBOLD,[7] REICHERT[8] und REMAK.[9]
4. Speziell in den oben genannten Wissenschaften soll Herr BABUCHIN Informationen über die Methoden der Lehre, sowohl der theoretischen als auch der praktischen Seite, sammeln.
5. Herr BABUCHIN wird außerdem beauftragt, Informationen über den Bestand und den Bau anatomischer, vergleichend-anatomischer, embryologischer und histologischer Museen, Kabinette und Institute zu sammeln.
6. Die Zeit der Ferien kann von Herrn BABUCHIN für Reisen ans Meer zum Studium von Meerestieren, vor allem von niederen, genutzt werden.
7. Herr BABUCHIN soll auch die Entwicklung der Physiologie verfolgen und Informationen sammeln über die Struktur und Tätigkeit von Physiologischen Instituten.
8. Zum Schluss wünscht die Fakultät, dass Herr BABUCHIN sie jedes halbe Jahr in einem Bericht über den Fortschritt seiner Studien in Kenntnis setzt und von ihm selbst hergestellte histologische und embryologische Präparate schickt.

Reisebericht aus Würzburg Juli 1863[10]

Die erste Zeit meines Aufenthalts wollte ich dem vollständigen Studium der praktischen Seite der Histologie und Embryologie unter Anleitung durch einen erfahrenen Professor widmen. Ich wünschte mir vor allem die vollständige Beherrschung der modernen Technik der histologischen Forschungsmethoden ohne Einschränkung, um danach zur Bearbeitung spezieller Fragen überzugehen. Ausgehend von diesen Zielvorstellungen und entsprechend den Hinweisen der Medizinischen Fakultät der Moskauer Universität, wählte ich als Studienort Würzburg aus. Ich kam zu einem günstigen Zeitpunkt dahin, so scheint es. Ich fand hier den Kurs von KOELLIKER in Embryologie vor, den privaten praktischen Kurs in Vergleichender Histologie von EBERTH[11] und den sogenannten Privatkurs der Praktischen Histologie von MÜLLER. Ich konnte mich jedoch nicht nur auf den Besuch der Kurse beschränken. MÜLLER liest nur vier Stunden pro Woche. Im Verlauf von zwei Stunden soll er, habe ich gehört, die Methode zur Herstellung von fünf oder sechs verschiedenen Präparaten mündlich erklären, er soll sie an die Tafel zeichnen, ihre Herstellung beschreiben, den Hörern ein Material zum Anfertigen der Präparate austeilen und dann bei jedem Hörer die hergestellten Präparate anschauen (bei 30 Hörern). Eine einfache Berechnung macht klar, dass er für jedes Präparat bei jedem Hörer nicht mehr als einige Sekunden aufwenden kann. Die Klarheit und Anschaulichkeit der Darlegung, die Kunst in der Herstellung der Präparate, die ungewöhnliche Aufmerksamkeit gegenüber dem Hörer und die ständige Bereitschaft, ihm mit Wort und Tat zu helfen, alles das macht den Kurs von MÜLLER völlig ausreichend für ein solides Studium der Histologie. Jeder Hörer, es sei denn unbegabt oder nicht aufmerksam, verlässt den Kurs mit klarem Verständnis über den Bau eines Gewebes oder Organs. Aber trotz alledem kann ein solcher Kurs, obwohl er für den Spezialisten vorgesehen ist, bei weitem nicht den Anforderungen genügen für denjenigen, der sich mit dem Studium der Histologie beschäftigt und das Ziel hat, Vorlesungen zu halten.

Die unterschiedlichen und zahlreichen Zufälligkeiten in den Methoden der Untersuchung und Herstellung von Präparaten bleiben unerklärt, die vergleichende Beurteilung und experimentelle Bestätigung verschiedener Methoden der Untersuchung von Gewebeproben bleiben für den Hörer in diesem Kurs unverständlich. Ich sah es deshalb als notwendig an, MÜLLER zu bitten, mir einen individuellen und ausschließlich praktischen Kurs zu geben, damit ich in möglichst kurzer Zeit den maximalen Nutzen aus seinem großen Wissen und seiner Erfahrung ziehen kann. Die umfangreiche Tätigkeit MÜLLERs erlaubte ihm allerdings nicht, meinem Wunsche zu entsprechen. Er konnte mir nur einen Platz in seinem Labor für spezielle Arbeiten anbieten, wobei er mir seine volle Unterstützung versprach. Ich war der Ansicht, dass eine spezielle Arbeit unter solchen Bedingungen bis zu einem gewissen Maße den vollen praktischen Kurs der Histologie ersetzen kann. Ich befinde mich fast an einem Arbeitstisch mit MÜLLER und kann alle technischen Methoden bei seinen histologischen Untersuchungen beobachten, kann auf seine Sachen sehen und folglich die Vor- und Nachteile der verschiedenen Methoden vergleichen.

Ich wählte für meine spezielle Arbeit ein Thema aus, das beide speziellen Wissenschaften tangiert, die ich mir ausgewählt habe, die Embryologie und die Histologie. Ich habe mir vorgenommen, die Entwicklung der Netzhaut des Auges parallel zur Entwicklung der histologischen Elemente des Großhirns zu untersuchen. Zu dieser Frage existieren nur vereinzelte und, wie ich gefunden habe, zum großen Teil unrichtige Fakten. Für mich war besonders wichtig, dass ich mich im Laboratorium von MÜLLER mit diesem Problem beschäftigen kann. MÜLLER hat sich mit seinen Untersuchungen über das Auge einen Namen gemacht. Ungeachtet des äußerst dürftigen Materials ist es mir gelungen, einige befriedigende Ergebnisse zu erhalten. Es ist verständlich, dass ein großer Bericht über diese Arbeit erst nach ihrem Abschluss möglich ist. Bei der außerordentlichen Schwierigkeit, hier Embryonen zu beschaffen, bleibt mir noch genügend Zeit, mich im Laboratorium von MÜLLER mit anderen Dingen zu beschäftigen. Ich richtete die Aufmerksamkeit hauptsächlich auf jene Fragen der Histologie, die besondere Schwierigkeiten in technischer Beziehung machen. Ich beschäftigte mich mit: 1) Untersuchungen der Nervenenden in den Muskeln, eine Frage, auf die die Aufmerksamkeit aller Histologen gerichtet ist und die bei weitem noch nicht geklärt ist. 2) Überprüfung der Arbeit von LIEBERKÜHN[12] über die Entwicklung des Knochenstoffes. Die Arbeit von LIEBERKÜHN ist bemerkenswert, weil sie die Lehre von MÜLLER über die Verknöcherung, die sich in der Wissenschaft festgesetzt hat, vollkommen in Frage stellt.

Ich beschränke mich hier nur auf diese wenigen und kurzen Bemerkungen über meine ersten Tätigkeiten im Ausland. Gegenwärtig einen ausführlichen Bericht zu schreiben, wenn die von mir begonnenen Arbeiten noch nicht abgeschlossen sind und die Kurse, die ich begonnen habe, noch nicht beendet sind, macht keinen Sinn, weil er bruchstückhaft wäre und möglicherweise ungenaue Angaben enthalten würde. Ich stellte deshalb das Senden eines vollständigen Berichtes bis zum Ende des Sommersemesters zurück, d. h. bis Anfang oder Mitte August.

Die Zeit von Mitte August bis Oktober werde ich in Übereinstimmung mit der Instruktion der Moskauer Universität am Meer mit Studien von Meerestieren verbringen. Ich hoffe, dass diese Reise nicht ohne Nutzen ist, umso mehr, weil wahrscheinlich der Adjunkt-Professor der Moskauer Universität BORZENKOV[13] und der Prosektor des hiesigen Zoologischen Instituts EBERTH, ein Gelehrter, der sich schon einen Namen in der Wissenschaft gemacht hat, mitreisen werden.

Würzburg, 12. Juli 1863

Reisebericht aus Würzburg Oktober 1863[14]

In dem von mir im Juli gegebenen kurzen Bericht habe ich versprochen, ausführlicher etwas über meine ersten im Ausland verrichteten Arbeiten mitzuteilen. Ich sagte schon dort, dass ich auf Vorschlag von MÜLLER mich mit einer speziellen Arbeit befassen soll und folglich meinen ursprünglichen Plan ändern muss. Obwohl eine solche Arbeit bis zu einem gewissen Maße den vollständigen Kurs der Histologie ersetzen könnte, nahm ich nicht vollkommen zufrieden diese Arbeit an, d. h. ich beugte mich der Notwendigkeit.

Selbstständige histologische Arbeiten mit guten Ergebnissen sind äußerst selten und fordern viel Zeit. Selbst wissenschaftliche Koryphäen sitzen mehrere Monate daran, manchmal sogar Jahre. Wenn man sich auf eine solche Arbeit unter diesen Bedingungen einlässt, kann man ausgezeichnet irgendeinen einzelnen, sehr speziellen und unbedeutenden Teil der Wissenschaft studieren, besonders wenn man sich für eine bestimmte Zeit im Ausland befindet.

Aus diesem Grund war ich nicht besonders bereit, den Vorschlag MÜLLERs anzunehmen, anstelle eines privaten praktischen Kurses der Histologie mich mit irgendeiner speziellen Untersuchung zu beschäftigen. Ich hatte dabei die Versicherung MÜLLERs im Ohr, mich, soweit es seine Zeit erlaubt, bei allen Fragen der Histologie zu unterstützen.

Bis zu meiner Arbeit hatte ich, wie ich schon in meinem ersten Bericht ausgeführt hatte, eine fast unberührte Frage in der Wissenschaft ausgewählt – die Entwicklung der Elemente der Netzhaut. Diese Frage versprach mir viel Gewinn. Ungeachtet der klassischen Arbeiten von MÜLLER und vieler Arbeiten von anderen Gelehrten ist der Bau der Netzhaut bisher nicht ausreichend geklärt. Wir kennen ausgezeichnet die anatomische Seite aller Bestandteile ihrer Elemente bis ins Detail, aber wir kennen nicht nur ihre physiologische Bedeutung, sondern sogar ihre anatomische Beziehung nicht. Der Hauptgrund dessen ist die außerordentliche Schwierigkeit der Untersuchung der Retina wegen ihrer außerordentlichen Zartheit und Verwechselbarkeit ihrer Elemente. Arbeiten über ihren Bau erscheinen pausenlos, aber sie bringen die Sache nicht voran. Ein großer Teil von ihnen stirbt schon am Tag ihres Erscheinens, weil sie ohne genaue Kenntnisse der wesentlichsten Bedingungen der Untersuchung der Retina durchgeführt worden sind. Diese Kenntnis erwirbt man nur mit großer Mühe und nur bei langjähriger Erfahrung. […][15]

Außer den Vorlesungen bei MÜLLER hörte ich den Kurs über Embryologie bei KOELLIKER und besuchte die vergleichend-histologischen Übungen bei EBERTH. Über die Vorlesungen KOELLIKERs ist kaum sehr viel zu sagen. Er liest das Gleiche wie in seinem Lehrbuch, auch Präparate wurden nicht viele gezeigt, dafür zeichnete er viel und eine große Anzahl Zeichnungen wurden gezeigt. Seine Vorlesungen sind klar formuliert und systematisch aufgebaut, aber die Zeit war nicht günstig gewählt, gleich nach dem Mittagessen und in der Julihitze.

Wenn man die äußeren Umstände unserer Vorlesungen mit den hiesigen vergleicht, so fällt es schwer, dem Würzburger Stil den Vorzug zu geben. Das Zeichnen mit verschiedenfarbiger Kreide, große Zeichnungen, alles das ist bei uns längst in den Vorlesungen von Anatomie, Physiologie, Histologie und Embryologie eingeführt. Solche großartigen Zeichnungen, wie sie der Professor der Moskauer Universität SOKOLOV[16] anfertigte, wird man kaum im Ausland finden. Außer an Feinheit und Anschaulichkeit stechen sie die Zeichnungen KOELLIKERs durch Bequemlichkeit des Gebrauchs während der Vorlesungen aus. Sie sind auf schwarzem Karton gezeichnet oder auf Leinwand auf leichtem Holzrahmen aufgezogen, während KOELLIKERs Zeichnungen auf Papier gezeichnet und hinter Milchglas zu sehen sind. Solche Zeichnungen erfordern eine vorherige vorsichtige Aufstellung, wozu der Platz im Hörsaal oft nicht immer ausreichend ist. KOELLIKER benutzt ähnliche Zeichnungen auch, um auf dem Milchglas mit einem Metallstift jene Figuren, die auf dem Papier dargestellt sind und hinter Glas sichtbar sein sollen, zu zeichnen. Ohne Zweifel hat diese Methode ihre Vorteile, denn eine Zeichnung, die vor den Augen der Zuhörer entsteht, erklärt mehr, als eine beizeiten vorbereitete – aber das kann man auch anders erreichen, weniger aufwendig, durch gutes Zeichnen ohne Transparent. Im Allgemeinen sollte ein Lehrer der Histologie gut zeichnen können, was überhaupt nicht schwierig ist. Zeichnungen sind nicht nur in theoretischen Vorlesungen wichtig, sondern auch in experimentellen Vorträgen. Der Zuhörer merkt sich schneller und besser die Fakten mikroskopischer Präparate, wenn er sie vorher gezeichnet und mit Erläuterungen sieht. Aber der Lehrer muss nicht nur deutlich, sondern auch schnell zeichnen können, damit die Zeichnung nicht hinter seinen Erklärungen zurückbleibt.

Die Lehre einiger Fächer bei uns in Moskau übertrifft sogar die hiesigen Verhältnisse. Physiologie z. B. wird bei uns in jeder Beziehung besser gelehrt, besonders aber die praktische Seite. Der Studierende der Anatomie findet bei uns mehr Mittel als hier und diese Mittel wurden nicht umsonst aufgewendet. Ich bin überzeugt, dass jeder Student im zweiten Studienjahr in Anatomie bei uns mehr Kenntnisse hat als ein hiesiger Kandidat der Medizin.[17] Bei uns sind die Mittel für praktische Studien gleichmäßig verteilt zwischen den Studenten und offen für jeden Studenten ohne Begrenzung. Selbst der faulste Student erhält die Lehrmittel, auch wenn er überhaupt nicht arbeitet, sondern nur die anatomischen Übungen besucht. Hier sind ähnliche Lehrmittel schwierig zu beschaffen und sie sind nicht billig. Für die Erlaubnis, Muskeln zu präparieren, muss der hiesige Student elf Gulden[18] bezahlen, für innere Organe auch elf, für Gefäße 16 und für Nerven 17 Gulden. Wenn man noch hinzu rechnet, dass der Student an einer deutschen Universität für die Vorlesungen in Vergleichender Anatomie 15 Gulden zahlen muss, die Allgemeine Histologie acht, die Praktische Histologie 15, die Chemie zwölf und die Embryologie zehn Gulden kosten, so folgt daraus, dass für das Studium jener Fächer, die bei uns in Moskau im zweiten Studienjahr gelehrt werden, der hiesige Student insgesamt 115 Gulden aufwenden muss, d. h. mehr als der Moskauer Student. Der hiesige Student zahlt mehr, studiert er aber auch besser? Die Frage muss man mit einem deutlichen Nein beantworten, zumindest zurzeit. Ich sagte schon, dass unsere Studenten die Anatomie besser kennen als die hiesigen, das Gleiche kann man von der Physiologie und den anderen Wissenschaften sagen, leider gilt das nicht für alle Studenten. Das beweist nur, dass Eifer beim Studium nicht mit dem ausgegebenen Geld wächst, wie das einige bei uns denken. Nicht selten geschieht es, dass z. B. ausländische Ärzte, die zur Weiterbildung in den Wissenschaften auf eigene Kosten nach Deutschland kommen und folglich sehr viel eigenes Geld ausgeben, ohne neue Kenntnisse nach Hause fahren und vergessen haben, was sie in der Heimat während des Studiums gelernt haben. Zum Trost bleibt ihnen nur zu sagen, dass sie diese oder jene Berühmtheit gehört haben, dass sie bei dem und dem gearbeitet haben, d. h., dass sie viel getan haben.

Ungeachtet dessen ist die Leistungsfähigkeit der Wissenschaft hier stärker entwickelt als bei uns. Woher kommt das? Es gibt viele Gründe, die wichtigsten liegen in den Wissenschaftlern selbst. Über Details dazu, hoffe ich, in einem der folgenden Briefe zu sprechen. Jetzt mache ich nur die folgende Anmerkung: Aus einer gründlichen Analyse der Lage der Wissenschaft bei uns und hier kann man den Schluss ziehen, dass viele Zweige der Wissenschaft bei uns beginnen, die Stagnation zu überwinden und es kann sein, dass die Leistungsfähigkeit unserer Wissenschaft schon bald der westlichen entspricht. Die jungen Leute werden es dann in geringerem Maße als eine Notwendigkeit betrachten, wegen solcher Bagatellen so weit zu reisen.

Am Ende des Sommersemesters in Würzburg hatte ich die Absicht, die Herbstferien irgendwo am Meer zu praktischen Studien der Meerestiere in vergleichend-anatomischen und histologischen Beziehungen zu verbringen. Ohne solche Untersuchungen gibt es, scheint mir, keinerlei Erkenntnisse, nicht nur in der Vergleichenden Anatomie und Embryologie, sondern auch in der Histologie des menschlichen Körpers können sie nicht vollständig genug sein. Alle deutschen Histologen widmen einen mehr oder weniger großen Teil ihrer Zeit dem Reisen an die Meeresufer.

Ich erlaube mir, einige Einzelheiten meiner Reise mitzuteilen. Diese Einzelheiten betreffen nicht die eigentliche wissenschaftliche Seite meiner Reise, doch hoffe ich, sie werden für alle, die einen Anlass haben zu reisen möglicherweise einen Nutzen haben. Der Erfolg oder Misserfolg hängt sehr von der Wahl des Ortes am Meer ab. Er ist so wichtig wie die Wahl einer Universität oder einer Person, die man sich zum Leiter wünscht, wenn man sich einer Wissenschaft widmen will, nur sehr viel schwerer. Bei der Wahl einer Person kann man sich von der allgemeinen Meinung leiten lassen, außerdem von seinen gedruckten Arbeiten. Im Falle eines Ortes am Meer findet man wenige gedruckte Quellen. Wir können nur erfahren, welche Meerestiere vorkommen, aber wir wissen nicht, wie man diese fängt, leicht oder schwierig, wann sie vorkommen. Die Informationen, die man von Personen erhält, beziehen sich nur auf den Ort, wo die Personen arbeiten, aber um irgend eine Einschätzung zu geben, ist es notwendig, ganz Europa zu bereisen.[19]

Reisebericht aus Neapel Frühjahr 1864[20]

Das vergangene Wintersemester verbrachte ich in Würzburg. Meine Studien bestanden in folgenden Punkten: 1) Ich hörte bei MÜLLER die Kurse Allgemeine Histologie und Anatomie der Sinnesorgane. 2) Praktisch studierte ich die Entwicklungsgeschichte des Hühnerembryos anhand der Exemplare, die ich im Sommersemester zur Erklärung der Hauptphasen ihrer Entwicklung hergestellt habe. 3) Ich habe mikroskopische Präparate aus allen Bereichen der Histologie des Menschen und der niederen Tiere hergestellt. 4) Ich habe mit der Untersuchung der Netzhaut von Säugetieren begonnen. 5) Speziell habe ich mich mit Untersuchungen der Entwicklung des Auges allgemein und im Besonderen mit der Augenlinse und der Aderhaut beschäftigt. Mit diesen Untersuchungen habe ich endgültig und unbestreitbar entgegen der Meinung KOELLIKERS und vieler anderer Histologen bewiesen, dass sich der Körper der Augenlinse aus der hinteren Wand der embryonalen Blase der Linse entwickelt, während die vordere Wand sich in die Epithelauskleidung umwandelt. [...][21]

Von der Richtigkeit der von mir geäußerten Meinung über die Entwicklung der Linse überzeugte sich auch KOELLIKER an meinen Präparaten.

Weiter konnte ich endgültig und für jeden anschaulich beweisen, dass sich die Aderhaut des Auges aus den gleichen Elementen entwickelt, aus denen sich die Augapfelhaut bildet. 6) Ich befasste mich mit der Anfertigung von erklärenden Zeichnungen zur Geschichte der Entwicklung der Netzhaut. 7) Ich habe einen Artikel geschrieben über die Entwicklung der Netzhaut, der Augenlinse und der Aderhaut zur Veröffentlichung. Dieser Aufsatz wird vorgetragen auf einer Sitzung der Würzburger physikalisch-medizinischen Gesellschaft[22] und befindet zurzeit sich im Druck in einer deutschen Zeitschrift.[23]

Aus Mangel an Zeit, der durch die pausenlosen experimentellen Arbeiten hervorgerufen wird, erlaube ich mir, den aktuellen Bericht über die letzten drei Monate auf eine Liste der von mir durchgeführten Arbeiten beschränken zu dürfen. Ich bin gezwungen, diesen Bericht auf eine günstigere Zeit zu verschieben; ich denke nicht später als Ende Mai.

Zurzeit bin ich in Neapel, wo ich mich mit niederen Meerestieren beschäftige.

Anmerkungen

[1] Fischer 2012, 15-20; Pfrepper 2009, passim.
[2] RGIA f. 733, op. 141, d. 19, ll. 7, 7ob.
[3] Albert von Koelliker (1817-1905), vgl. Anm. 41 im Reisebericht Sečenov S. 70.
[4] Heinrich Müller (1820-1864), vgl. Anm. 66 im Reisebericht Ovsjannikov S. 97.
[5] Franz von Leydig (1821-1908), vgl. Anm. 14 im Reisebericht Ėjnbrodt S. 79.
[6] Max Johann Sigismund Schultze (1825-1874), vgl. Anm. 44 im Reisebericht Ėjnbrodt S. 80.
[7] Karl Theodor Ernst von Siebold (1804-1885), vgl. Anm. 62 im Reisebericht Ovsjannikov S. 97.
[8] Karl Bogislaus Reichert (1811-1883), vgl. Anm. 64 im Reisebericht Bidder S. 21.
[9] Robert Remak (1815-1865), vgl. Anm. 8 im Reisebericht Ėjnbrodt S. 79.
[10] ŽMNP 1863a.
[11] Carl Joseph Eberth (1835-1926), Mediziner, 1862-1865 Privatdozent und Prosektor an der Universität Würzburg, 1865-1869 a.o. Professor für Anatomie und Pathologie an der Universität Zürich, 1869-1881 o. Professor für Pathologie, Histologie und Embryologie an der Tierarzneischule Zürich, 1881-1911 o. Professor für Vergleichende Anatomie, Histologie und Pathologische Anatomie an der Universität Halle/Saale.
[12] Nathanael Lieberkühn (1821-1887), vgl. Anm. 45 im Reisebericht Ėjnbrodt S. 80.
[13] Jakov Andreevič Borzenkov (1825-1883), 1860-1870 Adjunktprofessor für Vergleichende Anatomie und Physiologie an der Mathematisch-naturwissenschaftlichen Fakultät der Universität Moskau, 1862-1864 zur Weiterbildung im Ausland, 1870-1873 a.o. und seit 1873 o. Professor für Vergleichende Anatomie an der Mathematisch-naturwissenschaftlichen Fakultät der Universität Moskau.

[14] ŽMNP 1864a.
[15] Auf den Seiten 437 bis 447 beschreibt Babuchin ausführlich seine vergleichend histologischen Studien zum Bau der Retina, die 1863 und 1864 veröffentlicht wurden, vgl. Babuchin, Alexander: Vergleichend histologische Studien. I. Ueber den Bau der Cephalopodenretina. Würzburger Naturwissenschaftliche Zeitschrift 5 (1864), 127-140, S. 137: „[...] hatte ich noch, Dank der Gefälligkeit des Herrn Prof. Kölliker, der mir einige Embryonen des Tremoctopus violaceus und der Argonanta argo zukommen liess, die Gelegenheit, einige Phasen ihrer Entwicklung zu beobachten."; ders.: Anhang zu dem Beitrage der Entwickelungsgeschichte der Retina. Ebd. 5 (1864), 141-143.
[16] Ivan Matveevič Sokolov (1818-1872), Mediziner, 1844-1846 Assistent des Prosektors am Lehrstuhl für Vergleichende Anatomie und Physiologie an der Universität Moskau, 1846-1850 Prosektor, 1853-1863 a.o. und 1863-1869 o. Professor für Anatomie an der Universität Moskau.
[17] Der russische Kandidat der Medizin entspricht in Deutschland dem Dr. med.
[18] Zu Gulden vgl. Anm. 33 im Reisebericht Tichonovič S. 165.
[19] Babuchin fuhr nach Frankreich in die Normandie in die Gegend von St. Malo und Granville, nutzte Ebbe und Flut, um Meerestiere zu sammeln. Fischer aus dieser Gegend erzählten ihm, dass der Berliner Anatom Reichert im letzten Jahr hier war, um Meerestiere zu sammeln.
[20] ŽMNP 1864b.
[21] Babuchin: Beiträge zur Entwicklungsgeschichte des Auges, besonders der Retina. Würzburger naturwissenschaftliche Zeitschrift 4 (1863), 71-90. Gliederung: 1. Retina S. 71-81, 2. Pigmentepithel und Chorioidea S. 81-84, 3. Glaskörper und Linse S. 84-86, Folgerungen S. 86-88, Erklärung der Abbildungen S. 88-90. S. 88: „Zum Schluss genüge ich der angenehmen Pflicht, Herrn Heinr. Müller für die freundliche Unterstützung, die er mir während meiner Arbeit hat zu Theil werden lassen, den besten Dank auszusprechen."
[22] VII. Sitzung am 9. April 1864: „Hr. Müller theilt die Resultate der in seinem Institute vorgenommenen Untersuchungen des Herrn Dr. Babuchin aus Moskau über die Entwicklung des Auges mit, namentlich mit Bezug auf die Histologie der Retina und der Linse." Würzburger medicinische Zeitschrift 6 (1865), V-VI.
[23] Vgl. Anm. 21.

Nikolaj Isaakovič Bakst (1842/43-1904)[1]

Instruktion 1863/64[2]

Außer selbstständige Arbeiten zur Physiologie, mit denen sich Herr BAKST gegenwärtig in Heidelberg beschäftigt, wäre es wünschenswert, dass er auch andere Universitäten in Deutschland[3] besucht, wie z. B. Leipzig, Wien, Berlin, Gießen u. a. Es wäre in höchstem Maße nützlich, auch Paris zu besuchen und den Kurs von BERNARD[4] zu hören.

Es wäre wünschenswert, dass Herr BAKST in den Berichten, in denen er die Resultate seiner Untersuchungen beschreibt, die Struktur und den Aufbau der besten physiologischen Laboratorien im Ausland beschreiben würde, aber auch jene Methoden der Lehre dieser Wissenschaft, die nach seiner Meinung besondere Aufmerksamkeit verdienen. Obwohl wir Herrn BAKST empfehlen, sich besonders mit Experimenteller Physiologie zu beschäftigen, sind wir auch der Meinung, dass es äußerst notwendig ist, dass er einige Zeit der Untersuchung der Histologie widmet. Schließlich wäre es wünschenswert, dass Herr BAKST in seinen Berichten neue bemerkenswerte Entdeckungen und Forschungsmethoden sowohl in der Experimentellen Physiologie als auch in der Histologie erwähnt.

Herr BAKST wird beauftragt, alle vier Monate Mitteilung über den Fortgang seiner wissenschaftlichen Beschäftigung zu machen.

A. BEKETOV[5]
Dekan der Physiko-mathematischen Fakultät
Universität St. Petersburg

1. Reisebericht aus Heidelberg Mai 1864[6]

Der vorliegende Bericht wird zu meinem Bedauern infolge der ungünstigen Zeit meiner Anreise nach Heidelberg ziemlich arm ausfallen. Ich kam hier erst am Ende des Wintersemesters an und HELMHOLTZ,[7] in dessen physiologischen Laboratorium ich arbeiten wollte, war im Begriff, in den Frühlingsferien nach England zu reisen. Als Gegenstand meiner Untersuchungen im Sommersemester schlug er mir vor, das Modell einer Apparatur zu erproben, die ich unten beschreiben werde und mit der ich im kommenden Semester arbeiten soll. Diese Apparatur, erstaunlich einfach und klug ausgedacht, erwies sich, soweit ich das nach einigen Vorversuchen beurteilen kann, als äußerst zufriedenstellend für die geplanten Untersuchungen, und nach einigen unbedeutenden Veränderungen an ihrer Konstruktion, die mir HELMHOLTZ aufgetragen hat, wurde die Apparatur in Auftrag gegeben.

Ich beschloss, in Erwartung der Apparatur die Ferienzeit für die Mikroskopische Anatomie des Auges bei dem hiesigen Professor Fr. ARNOLD[8] zu nutzen, wobei ich die Ratschläge seines Sohnes J. ARNOLD[9] in Anspruch nehmen konnte. Außer einigen Fragen, die mich konkret in der Mikroskopischen Anatomie des Auges beschäftigten, stellt dieses Organ ohne Zweifel die fast beste Schule für Übungen in der Mikroskopischen Anatomie dar. Fast zwei Monate habe ich mich mit der Mikroskopischen Anatomie des Auges beschäftigt, mit Injektionen[10] usw., dabei hatte ich Gelegenheit, wichtige Forschungsmethoden kennenzulernen. Ich konnte mich allerdings nicht mit der Bearbeitung einer speziellen Frage[11] der Anatomie des Auges beschäftigen, weil die Injektionen des Auges besonders viel Zeit erfordert haben.

Mit Beginn des Sommersemesters habe ich in der vergangenen Woche begonnen, mich mit den Untersuchungen über den Gasaustausch im Gehirn zu beschäftigen, mit Hilfe der Apparatur, die von HELMHOLTZ entworfen worden ist, und die ich oben erwähnt habe. Diese Apparatur, wie man auf der beiliegenden Zeichnung sehen kann (vgl. Abb. 1 auf S. 181), besteht aus einem kleinen Glaszylinder B, der unten mit einem langen Kautschukröhrchen aa verbunden ist, das am anderen Ende in den Hals einer kleinen Glaskugel D übergeht, dessen Hals offen ist. Oberhalb ist der Zylinder mit dem Gasentfernungsrohr C verbunden. Am unteren Teil des Zylinders ist seitlich ein Glaskolben A angebracht, in dem das Blut für die Untersuchung seiner Gase gesammelt wird. Das Ziel dieser Apparatur ist, ähnlich der Apparatur von LUDWIG[12] für die Arbeiten von Professor SEČENOV,[13] die Erzeugung eines luftleeren Raums, in dem die Blutgase abgetrennt werden. Die Erreichung dieses Zieles ist schon aus der Konstruktion dieser Apparatur sichtbar. In der Tat, wenn man Quecksilber in den Kolben D füllt und den Kolben etwas nach oben bewegt, kommt das Quecksilber auf das gleiche Niveau im Zylinder B. Folglich ist es möglich, D anzuheben, bis das Quecksilber durch den Zylinder B bis in die Höhe der gasableitenden Röhre C steigt, die in eine Quecksilberwanne eintaucht. Wenn dieser Moment erreicht ist, das Quecksilber durch den Zylinder B und die gasableitende Röhre C in die Quecksilberwanne geflossen ist, schließt man den Hahn zwischen dem Zylinder und der gasableitenden Röhre bei p und senkt den Quecksilberbehälter D ab, im Zylinder entsteht ein Vakuum. Öffnet man die Verbindung zwischen dem Zylinder und dem Kolben A, so strömen die Blutgase, die im Kolben A enthalten sind, in den Zylinder; schließt man dann die Verbindung zwischen dem Kolben und dem Zylinder und hebt D an, so werden die Blutgase durch die gasableitende Röhre nach Öffnen von Hahn p in das Eudiometer[14] geleitet. Indem man dann einige Male dieses Verfahren bei Erhitzen des Blutes bis 32°R[15] (= Réaumur) wiederholt, kann man schließlich alle Blutgase erfassen, wie es aus den Arbeiten von SEČENOV[16] u. a. bekannt ist. Über die Wichtigkeit von Untersuchungen über den Gasaustausch in den verschiedenen Organen zu reden, halte ich für überflüssig; die Notwendigkeit dieser Untersuchungen war schon lange in der Physiologie spürbar. Sie sind ausreichend im Artikel von Dr. ŠČELKOV (Sitzungsberichte der Wiener Akademie der Wiss. Bd. XLV)[17] angegeben, der den Gasaustausch in den Muskeln untersucht hat. Leider konnte ich bisher nur zwei Versuche machen, beide sind infolge einiger Mängel in der Apparatur nicht gelungen, so dass ich über die Resultate der Untersuchungen bis jetzt nichts berichten kann. Ich hoffe, die Ergebnisse dieser Arbeit im nächsten Bericht mitteilen zu können.

Von den hiesigen Kursen höre ich sehr wenig, weil ich sie bei meinem Aufenthalt in Heidelberg in den Jahren 1860 und 1861 besucht habe. In diesem Semester besuche ich einige Kurse in Mathematik. Die Notwendigkeit einer vollständigen mathematischen Ausbildung für Physiologen ist für jeden offensichtlich, der den gegenwärtigen Stand dieser Wissenschaft kennt. – Das Wort HALLERs[18] „neque multa in physiologicis scimus, nisi quae per anatomen didicimus“[19] hat schon lange seine absolute Bedeutung für die Physiologie verloren.

Heidelberg, 12. Mai 1864

2. Reisebericht aus Heidelberg August 1864[20]

Die von mir durchgeführte Untersuchung des Gasaustauschs im Gehirn hat keine großen Fortschritte gemacht, fast jeder neue Versuch zeigte neue Mängel in der Konstruktion der Apparatur auf, deren Behebung sehr viel Zeit erforderte. Ich habe keineswegs das Recht, schon über Ergebnisse meiner Versuche zu sprechen, außerdem hat mir Professor HELMHOLTZ den Vorschlag gemacht, dass ich eine gewisse Zeit vom ursprünglichen Plan abweiche und Versuche über die Bestimmung der Grenzen der Blutzersetzung mache, d. h. die Grenzen, wenn das Blut, aus denen die Gase abgetrennt worden sind, sich zu zersetzen beginnt, so dass die erhaltenen Gase teilweise aus der Zersetzung des Blutes stammen. Über die Notwendigkeit dieser Versuche werde ich später bei der detaillierten Diskussion der Ergebnisse der von mir durchgeführten Untersuchungen sprechen.

Außer der Arbeiten im Physiologischen Institut von HELMHOLTZ besuchte ich in diesem Sommer folgende Kurse: Physik bei KIRCHHOFF[21] sowie Algebra und Analysis bei CANTOR.[22] Die Ferienzeit, die hier am 10. August neuen Stils beginnt, beschloss ich für intensive Studien über tierische Elektrizität und Wärme zu nutzen, selbstverständlich, soweit das in dieser kurzen Zeit möglich ist. Zum Wintersemester habe ich beschlossen, mich nach Berlin zu begeben, wo ich die Vorlesungen von DU BOIS-REYMOND[23] und REICHERT[24] sowie einige Vorlesungen in Mathematik besuchen will. Diesen Plan hat auch Professor HELMHOLTZ gebilligt.

Heidelberg, 20./9. August 1864

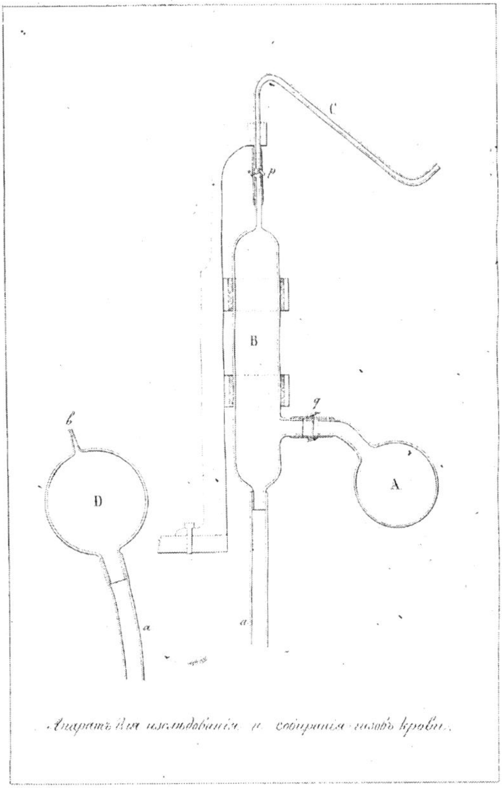

Abb. 1: Apparat zur Untersuchung und Sammlung von Blutgasen

3. Reisebericht aus Berlin November 1864[25]

Zum Wintersemester fuhr ich nach Berlin, wie ich schon im vorigen Bericht mitgeteilt habe. Infolgedessen konnte ich die begonnenen Untersuchungen im Laboratorium von HELMHOLTZ über den Gasaustausch in einigen Organen nicht abschließen. In Berlin interessieren mich in erster Linie einige Vorlesungen, leider sieht es so aus, dass meine Erwartungen dieses Mal enttäuscht werden. Übrigens, weil das Semester gerade erst begonnen hat, so werde ich über die laufenden Vorlesungen erst das nächste Mal berichten. Die Vorlesungen und die Beschäftigung mit ihnen nehmen die ganze Zeit in Anspruch, so dass in diesem Semester kaum Zeit für praktische Arbeiten ist. Deshalb hoffe ich, die von mir begonnene Untersuchung im Sommer in Heidelberg abzuschließen. Im nächsten Bericht werde ich einige Worte über meine Arbeiten der letzten Zeit sagen.

Berlin, 26. November 1864

4. Reisebericht aus Berlin März 1865[26]

In meinem vorigen Bericht aus Berlin habe ich schon darauf hingewiesen, dass es mir kaum möglich sein wird, irgendetwas Neues in meinem nächsten Bericht zu schreiben. Es ist wirklich so, wie ich geschrieben habe, denn in diesem Winter waren meine Beschäftigungen vor allem Hausarbeiten – Vorbereitung für Selbstständigkeit in zukünftigen Arbeiten. Im Vordergrund stand die Notwendigkeit einer ernsthafteren Beschäftigung mit der Mathematik und bei solchen mathematischen Kenntnissen, wie sie unsere Naturwissenschaftler gewöhnlich haben, versteht es sich, dass es unmöglich ist, in einem Winter in dieser Wissenschaft weit zu kommen.

Wenn mir erlaubt ist, mit voller Offenheit zu sprechen, so erlaube ich mir eine Bemerkung zu machen über unsere Naturwissenschaftlichen Fakultäten. Ich spreche über einen vollkommenen Mangel der mathematischen Richtung in dieser Fakultät – einer Richtung, die ohne Zweifel mit der Zeit die Naturwissenschaft beherrschen wird. Dieser Mangel wurde offensichtlich auch nicht im neuen Statut unserer Universitäten berücksichtigt. Übrigens, schon gegenwärtig besteht keine Möglichkeit, viele Gebiete der Naturwissenschaften ohne mathematische Kenntnisse grundlegend zu studieren. Es ist natürlich möglich zu sagen, den Studenten der Naturwissenschaftlichen Fakultät ist es nicht verboten, mathematische Vorlesungen zu besuchen oder sich im Selbststudium mit Mathematik zu beschäftigen; in einem solchen Fall ist es notwendig, strenge Kriterien zu haben und die

Vorlesungen obligatorisch zu machen, was selbstverständlich wieder zu Diskussionen der Frage über Ziele und Bestimmung der Naturwissenschaftlichen Fakultät führt. Ich habe mir erlaubt, nur nebenbei diese Sache anzusprechen, ihre genaue Diskussion würde sehr viel Zeit erfordern.

In einem Monat werde ich nach Heidelberg aufbrechen, wo ich einige mathematische Vorlesungen hören werde, dort hoffe ich auch, bei HELMHOLTZ meine Untersuchung über den Gasaustausch im Gehirn abzuschließen. Nach Abschluss dieser Arbeit, werde ich darüber dem Departement des Ministeriums für Volksaufklärung einen ausführlichen Bericht übergeben.

Berlin, 3./13. März 1865

Anmerkungen

[1] Fischer 2012, 21-22; Pfrepper 2009, passim, 149-150.
[2] RGIA, f. 733, op. 141, d. 25, ll. 63, 63ob.
[3] Mit Deutschland ist der deutschsprachige Raum gemeint.
[4] Claude Bernard (1813-1878), vgl. Anm. 40 im Reisebericht Sečenov S. 70.
[5] Andrej Nikolaevič Beketov (1825-1902), Botaniker, 1861-1863 a.o und 1863-1897 o. Professor für Botanik an der Universität St. Petersburg, Dekan der Physiko-mathematischen Fakultät und Rektor der Universität St. Petersburg.
[6] ŽMNP 1864m.
[7] Hermann von Helmholtz (1821-1894), vgl. Anm. 20 im Reisebericht Sečenov S. 69.
[8] Friedrich Arnold (1803-1890), vgl. Anm. 30 im Reisebericht Bidder S. 19.
[9] Julius Arnold (1835-1915), Mediziner, 1863-1866 Privatdozent, 1866-1870 a.o. und 1870-1907 o. Professor für Pathologische Anatomie der Universität Heidelberg.
[10] Zu Injektionspräparaten vgl. Anm. 20 im Reisebericht Ovsjannikov S. 95.
[11] Fußnote von Bakst: Auf Vorschlag von Arnold habe ich mit der Untersuchung des Arachnoidalraumes angefangen, der von Arnold beschrieben wurde (Handbuch der Anatomie des Menschen 1844-1851, Bd. II, 2. Abt., S. 1011), und offenbar durch Luschka [Hubert von Luschka (1820-1875), Nachfolger von Friedrich Arnold in Tübingen für Anatomie und Pathologie] (Structur der serösen Häute) bestätigt wurde. Aber mit Beginn des Sommersemesters nehmen die Versuche bei Helmholtz und einige Vorlesungen bei mir alle Zeit in Anspruch, deshalb musste ich die Beschäftigung bei Arnold verschieben.
[12] Carl Ludwig (1816-1895), vgl. Anm. 46 im Reisebericht Sečenov S. 71.
[13] Vgl. die Anm. 67 im Reisebericht Sečenov S. 72, am Ende der Arbeit von Sečenov befindet sich eine Zeichnung der Apparatur, die er bei Ludwig in Wien benutzt hat.
[14] Zum Eudiometer vgl. Anm. 49 im Reisebericht Kovalevskij S. 112.
[15] 32°R = 40°C. Die Réaumur-Skala (°R) wurde 1730 von René-Antoine Ferchault de Réaumur (1683-1757) eingeführt. 1742 definierte Anders Celsius (1701-1744) die nach ihm benannte Temperaturskala Grad Celsius (°C).
[16] Vgl. dazu Biobibliographie von Sečenov in Pfrepper 2009, 234-240.
[17] Vgl. Anm. 15 im Reisebericht Ščelkov S. 82.

[18] Albrecht von Haller (1708-1777), Mediziner, Botaniker, Universalgelehrter, seit 1736 o. Professor für Anatomie, Chirurgie und Botanik an der Universität Göttingen, seit 1753 in verschiedenen Ämtern in Bern.

[19] Praefatio auctoris. In: Haller, Alberto v.: Elementa Physiologiae corporis humani. Tomus Primus. Lausanne 1757, p. II. „Und wir wissen nicht viel in der Physiologie, nur das, was wir durch Anatomie gelernt haben."

[20] ŽMNP 1864n.

[21] Gustav Robert Kirchhoff (1824-1887), vgl. Anm. 91 im Reisebericht Stadion S. 151.

[22] Moritz Benedikt Cantor (1829-1920), Mathematiker, 1853-1863 Privatdozent, 1863-1875 apl. und 1875-1913 Honorarprofessor für Mathematik an der Universität Heidelberg.

[23] Emil Du Bois-Reymond (1818-1896), vgl. Anm. 14 im Reisebericht Sečenov S. 68.

[24] Karl Bogislaus Reichert (1811-1883), vgl. Anm. 64 im Reisebericht Bidder S. 21.

[25] ŽMNP 1865h.

[26] ŽMNP 1865i.

Nikolaj Lavrent'evič Zalesskij (1835-1906)[1]

1. Reisebericht aus Tübingen Juli 1864[2]

Meine Beschäftigungen im Verlauf der letzten drei Monate beschränkte ich auf folgende Gegenstände, ich hörte:

1) Physiologische und Pathologische Chemie mit chemischer Diagnostik von Krankheiten bei Professor HOPPE-SEYLER.[3]
2) Toxikologie auch bei Professor HOPPE-SEYLER.
3) Therapeutische Klinik bei Professor NIEMEYER.[4]

Die Klinik besuchte ich nur dreimal in der Woche, da sie an einigen Tagen zur gleichen Zeit stattfand wie die Vorlesungen über Toxikologie. Unabhängig vom Besuch der Vorlesungen setzte ich die Bearbeitung der Fragen fort, über die ich dem Departement schon berichtet habe. Gegenwärtig habe ich meine Untersuchungen über die Herkunft der Harnsäure im Organismus abgeschlossen, die Arbeit wird zum Druck vorbereitet. Aber Auszüge aus ihr werden in Form einer Zuschrift, die durch Professor LUDWIG[5] vermittelt wurde, in der Wiener Akademie vorgetragen. Ich bemühe mich, die Ergebnisse meiner Untersuchungen in diesem Bericht zu erläutern, allerdings kann ich aus Zeitgründen nicht alle Ergebnisse darlegen, sie werden in der Originalarbeit enthalten sein. Meine Untersuchungen habe ich im November vergangenen Jahres begonnen, sie haben das Ziel, die Entstehung der Urämie zu klären, eine rein pathologische Frage, die ich seit Beginn meines Aufenthalts ausschließlich verfolgt habe. Aber, nachdem ich einige Experimente gemacht habe, erhielt ich Ergebnisse, die es erforderlich machten, jene engen Grenzen zu verlassen, in denen ich meine Fragestellung formuliert habe. [...][6]

Mit diesen Ausführungen beende ich meinen Bericht, der nur eine kurze Übersicht über die von mir erzielten Ergebnisse über die Entstehung von Harnstoff und Harnsäure im tierischen Organismus enthält. Aus Zeitgründen konnte ich nicht alle Einzelheiten darlegen, ohne die Vieles oberflächlich oder manchmal dunkel erscheint. Aber auf jeden Fall sollte ich sagen, dass die Schuld nicht bei mir liegt, auch nicht im Gegenstand selbst, über den ich die Ehre hatte, einige kurze Nachrichten mitzuteilen. Ich wage zu hoffen, dass die Lücken in meinem vorliegenden Bericht vollkommen ausgeglichen werden durch meine Veröffentlichung, die aus Umständen, die von mir nicht abhängen, nicht vor Oktober gedruckt werden kann.[7]

Zum Abschluss meines Berichts halte ich es für meine Pflicht, Nikolaj Ivanovič PIROGOV[8] tiefe Dankbarkeit auszusprechen, der mir Tübingen empfohlen hat, um mich mit Medizinischer Chemie zu beschäftigen. Ich kann sagen, an keiner deutschen Universität findet man so günstige Bedingungen wie hier. Tübingen hat mit Professor HOPPE-SEYLER einen Repräsentanten, der sein Wissen in der Chemie mit ausgezeichneten Kenntnissen in der Pathologie und der Pathologischen Anatomie verbindet. Es ist schwierig, einen anderen Gelehrten zu finden mit solch vielseitigen Kenntnissen und so zugänglich wie Professor HOPPE-SEYLER, der immer bereit ist, zu helfen sowie mit Wort und Tat jedem beizustehen, der Hilfe sucht. Er gilt jetzt, und das mit Recht, als der beste Physiologische Chemiker in Deutschland. Dieser Umstand erklärt meinen einjährigen Aufenthalt an einer kleinen Universität wie Tübingen, die ich nach Abschluss meiner Arbeiten mit großer Unlust werde verlassen müssen, um an eine andere Universität zu wechseln, wo ich einen Chemiker oder einen Vertreter einer anderen Wissenschaft finden werde, ohne die die Medizinische Chemie wie ein Körper ohne Seele ist.

Tübingen, 4. Juli 1864

2. Reisebericht aus Tübingen Oktober 1864[9]

Meine Beschäftigung während der letzten drei Monate in der letzten Hälfte des Sommersemesters und der ersten der Ferien bestand aus dem Besuch von Vorlesungen und der Therapeutischen Klinik, aber vor allem in praktischen Beschäftigungen im Laboratorium, wo ich meine Arbeit fortsetzte, über die ich schon die Ehre hatte, in meinem ersten Bericht Mitteilung zu machen. Was die Vorlesungen zur Physiologischen und Pathologischen Chemie sowie zur Toxikologie betrifft, die Professor HOPPE-SEYLER im Sommersemester gelesen hat, so werde ich mich darüber nicht ausführlich äußern, um mehr Zeit zu haben über das zu berichten, was ich selbst gemacht habe und womit ich mich beschäftigt habe, das Letztere entspricht mehr dem Ziel dieses Reiseberichtes. Die Vorlesungen von Professor HOPPE-SEYLER waren für mich in jeder Hinsicht lehrreich. Sie waren keinesfalls nur eine Darlegung trockener Fakten, sondern von Experimenten begleitet, wo jeder wissenschaftlich interessante Punkt allseitig diskutiert und experimentell bewiesen wurde, wozu häufig einige Stunden Vorbereitungen erforderlich waren. Wichtigere Gebiete der Physiologischen Chemie, wie Atmung, Blutbildung, Ernährung, Harn und andere, entwickelte der Professor historisch, folgte Schritt für Schritt ihrer Entwicklung, gab Literaturhinweise, betrachtete kritisch die wichtigsten Arbeiten der Gelehrten, stellte den gegenwärtigen Zustand der einzelnen Gebiete dar und wies abschließend daraufhin, was noch zu tun bleibt und in welche Richtung man gehen sollte. Auf diese Weise machte Professor HOPPE-SEYLER seine Zuhörer umfassend mit Vergangenheit und Gegenwart einer Wissenschaft bekannt, die ihm sehr viel in ihrer Entwicklung zu verdanken hat.

Die Therapeutische Klinik, die nicht zum Kreis meiner speziellen Interessen gehört, hatte für mich zweitrangige Bedeutung. Hier beschäftigte ich mich unter der Leitung von Professor NIEMEYER in erster Linie mit den Krankheiten des Blutes, der Harnorgane und überhaupt mit jenen Krankheiten, die in chemisch-pathologischer oder chemisch-diagnostischer Hinsicht von Interesse sind. An Material fehlte es nicht, ich hatte immer genug für Analysen im Überfluss, mit denen ich mich im Laboratorium von HOPPE-SEYLER beschäftigte, teilweise auch im klinischen Laboratorium von Professor NIEMEYER, der bei der Diagnostik den Resultaten chemischer Untersuchungen besondere Aufmerksamkeit schenkte. Sie wurden sorgfältig in die Krankenakte eingetragen, die hier nicht von Studenten geführt wurden, sondern von einem Assistenten, der zu dieser Zeit Privatdozent für Physikalische Diagnostik[10] war. Außer einer Vielzahl von Harnanalysen, Harnniederschlägen, Sputa und Exkrementen, Letztere von einer 42-jährigen Person, die schon vier Jahre an Diabetes mellitus[11] litt, mit dem Ziel, in Letzteren Zucker zu entdecken, schaffte ich es, Analysen von Flüssigkeit aus der Brusthöhle zu machen, und verfolgte die Veränderung des Blutes während der Gelbsucht (Ikterus).[12] Die letztere Arbeit, von der ich mit Recht interessante Resultate für die Pathologie erwarten kann, wird bei geeigneten Fällen wiederholt.

Ein anderer Teil der Zeit wurde der Lösung von speziellen Fragen gewidmet, ein Teil der Resultate wurden bereits in meinem ersten Bericht dargelegt, wo ich die Beobachtung an Vögeln beschrieben habe, denen die Harnleiter unterbunden wurden und wo infolge dieser Operation die Harnsalze in verschiedene Organe und Gewebe abgelagert wurden. Es ist klar, dass durch die oben geschilderten Experimente meine Frage über die Entstehung der Harnsäure[13] im tierischen Organismus nicht vollkommen gelöst wurde. Um sich endgültig von der Richtigkeit meiner Annahme zu überzeugen, wäre es notwendig, die Änderungen im Körper zu verfolgen, aber eine Nephrotomie bei Vögeln zu machen, ist leider unmöglich. Deshalb musste ich andere Tiere zum Gegenstand meiner Experimente machen, deren Harn Harnsäure enthält und die hinsichtlich der Operation nicht so viel Unbequemlichkeiten machen würden.

Professor HOPPE-SEYLER riet mir zu Schlangen, deren Harn, wie die Untersuchungen zahlreicher Forscher zeigten, aus harnsauren Verbindungen bestehen, vorwiegend aus harnsaurem Ammonium. Um eine Vergleichseinheit für zukünftige Experimente zu haben, sollte ich den Bestand des

Körpers an Muskeln, Innereien und Blut der Schlange bestimmen, relativ zu ihrem Gehalt an Harnsäure bei gewöhnlichen Lebensbedingungen. Für diese Bestimmung tötete ich sechs Schlangen, schnitt ihnen den Kopf ab und gewann auf diese Weise 5.938 Gramm Blut, unterwarf es der Analyse und erhielt ein negatives Resultat. Das gleiche Resultat erhielt ich bei der Untersuchung der Muskeln und der Innereien der Schlange. In den Muskeln fand ich nicht den kleinsten Hinweis auf Harnsäure, in den Innereien bei der Untersuchung des Darmtraktes fand ich geringste Mengen, die wahrscheinlich aus den Nieren oder aus dem unteren Teil des Darms stammen, wo die Reinigung nicht immer leicht ist. Ich erhielt auf diese Weise die notwendigen Vorkenntnisse, die mir das Recht geben anzunehmen, dass im Normalzustand im Körper der von uns untersuchten Tiere keine Harnsäure enthalten ist. Jetzt kann ich zu den eigentlichen Experimenten übergehen, die von mir mit 20 Schlangen der Gattung Coluber natrix L.[14] auf diese Weise durchgeführt wurden, dass der einen Hälfte der Harnleiter unterbunden und der anderen Hälfte die Nieren entfernt wurden (Nephrotomie).[15] [...]

Im Anschluss halte ich es nicht für überflüssig, einige Worte über meine Beschäftigung mit der Toxikologie zu sagen, deren theoretischen Kurs ich im Verlauf des Sommersemesters bei Professor HOPPE-SEYLER gehört habe. In seinen Vorlesungen hielt er sich an die Darlegung der Gifte nicht in erster Linie nach ihrer Wirkung auf den Organismus, sondern er klassifizierte sie in chemische Gruppen, wobei er das Hauptaugenmerk auf die Art der Entdeckung der Gifte legte, erklärte bis ins Detail alle chemischen Methoden und Operationen mit allen Kleinigkeiten, die für die Lösung dieser wichtigen Frage notwendig sind. Ein großer Teil der Vergiftungen, vor allen Dingen mit organischen Giften, wie auch die Methoden ihrer Trennung aus verschiedenen tierischen Produkten, wurden auf die Vorlesungen verteilt und gaben die Möglichkeit, nicht nur in der Praxis die mechanischen Operationen kennenzulernen, sondern auch von Anfang bis Ende den ganzen Gang der Wirkung dieses oder jenes Giftes zu verfolgen. Allgemein wurden die physiologische Wirkung der Gifte, die Symptomatik, die Art und Formen der Vergiftung, die Aufnahme von Giften, die Behandlung und die Kasuistik ausführlich und sorgfältig dargelegt. Weniger ausführlich wurde leider die Pathologische Anatomie der Vergiftungen behandelt, die der Professor nicht ausführlich behandeln konnte, trotz des Interesses, das diese Abteilung für den Mediziner hat. Aber die Schuld hat nicht der Professor, sondern seine Hörer, in der Mehrzahl Studenten der Pharmazie, und deshalb sogar mit den einfachsten Sachen der Pathologischen Anatomie nicht vertraut. Sie forderten, dass diese Abteilung der Vorlesung möglichst populär und kurz gelesen werden soll, weil dieser Gegenstand für sie von zweitrangiger Bedeutung sei. Professor KOEHLER[16] hält diese Vorlesung über Toxikologie für Studenten der Medizin und die Pharmakologie für praktische Ärzte.

Was meine praktischen Übungen in Toxikologie bei Professor HOPPE-SEYLER betrifft, so habe ich mich hauptsächlich mit Untersuchungen der physiologischen Wirkung von Gift des Salamanders und Vergiftungen mit Strychnin[17] beschäftigt. Das Letztere interessierte mich nur in einer Beziehung, weil ich mich überzeugen wollte, ob die Meinung richtig ist, dass bei einer Vergiftung mit Strychnin eine Tracheotomie[18] hilfreich sei. [...] Was meine Experimente mit Strychnin betrifft, so überzeugte ich mich durch sie, indem ich den Kehlkopf und einen Teil der Luftröhre freilegte, dass die Meinung über den Nutzen der Tracheotomie bei Vergiftungen mit Alkaloiden, die auf Professor POLJUTA[19] zurückgeht, vollkommen falsch ist. Die Wahrheit ist, Strychnin ruft Anfälle von Asphyxie[20] hervor aus allgemeinen Gründen, aber nicht durch Spasmus[21] oder andere Ursachen im Kehlkopf oder der Luftröhre.

Hier ist in allgemeinen Worten eine Auflistung einiger Aktivitäten im zweiten Trimester meines Auslandsaufenthalts dargelegt. Mit Beginn der Ferien habe ich meine Arbeit im Laboratorium für kurze Zeit unterbrochen, worüber ich Professor HOPPE-SEYLER sehr verbunden bin, der mir gestattet hat, Mitte September von neuem mit der Arbeit zu beginnen, so dass ich folglich eineinhalb Monate Ferien machen kann. Ich kann diese Zeit für die Beschäftigung mit der Spektralanalyse von Blut und der Diffusion organischer Flüssigkeiten sowie mit Gegenständen aus der Physiologischen Chemie nutzen, mit denen ich schon in der Praxis Bekanntschaft geschlossen habe. Im Wintersemester habe ich mir vorgenommen, mich mit der Analytik von Blutgasen sowie Gasen im Harn[22] zu beschäftigen und außerdem die unlängst von mir übernommene spezielle Aufgabe zu lösen „Über den Einfluss der äußeren Bedingungen auf die Zusammensetzung der Knochen, speziell auf den Gehalt $CaCO_3$ und $CaOPO_5$ sowie deren Bestimmung, wobei sie in den Knochen beständige Verbindungen bilden".[23] Diese Arbeit erfordert nicht viel Zeit von mir, weil ich einen ordentlichen Vorrat an Versuchstieren habe, die ich schon auf die notwendigen Bedingungen eingestellt habe, wie das die Lösung des Problems erfordert. So habe ich auch vor, mich erneut mit der Pathologie von Blut und den von mir begonnenen Untersuchungen des Blutes bei Gelbsucht zu beschäftigen.

Tübingen, 4. Oktober 1864

3. Reisebericht aus Tübingen Januar 1865[24]

Das Wintersemester wollte ich erneut in Tübingen verbringen. Dank der Unterstützung durch Professor HOPPE-SEYLER hatte ich die Möglichkeit, in dessen Laboratorium frei über meine Arbeiten zu entscheiden. Ich konnte mich nicht entschließen, Tübingen im Interesse meiner wissenschaftlichen Arbeit zu verlassen, um so mehr, weil die Auswahl an Laboratorien für Physiologische Chemie und vor allem ihrer Lehrer in Deutschland sehr begrenzt ist, insbesondere von solchen vielseitigen Gelehrten wie Professor HOPPE-SEYLER. Meine Beschäftigung im letzten Trimester war auf ausschließlich experimentelle Arbeiten beschränkt. In der Ferienzeit untersuchte ich einerseits die Spektralanalyse von Blut und die Diffusion von Flüssigkeiten, andererseits studierte ich das Material für eine neue Arbeit, womit ich zurzeit beschäftigt bin. Mit Beginn der Kurse für das Wintersemester (17./29. Oktober) besuche ich die Vorlesungen von Professor HOPPE-SEYLER in Organischer Chemie. Er liest nach dem Lehrbuch von KEKULÉ,[25] behandelt eingehend die Körper und Verbindungen, die für den Mediziner für das Verstehen der Physiologischen Chemie interessant und wichtig sind. Organische Chemie liest Professor HOPPE-SEYLER nur im Sommersemester gemeinsam mit der Pathologischen Chemie und der chemischen Diagnostik von Krankheiten für Studenten der Medizinischen Fakultät höherer Semester, die Kenntnisse in Allgemeiner und Spezieller Pathologie haben.

Festhaltend an der Absicht, in den Berichten nur über meine Beschäftigung Kenntnis zu geben, werde ich im vorliegenden Bericht keine Einzelheiten über die Vorlesungen berichten, sondern stelle nur die Ergebnisse meiner Arbeit vor. Im vorigen Bericht habe ich über meine Untersuchungen zur Pathologie des Blutes bei Gelbsucht berichtet. In letzter Zeit hatte ich Gelegenheit, mich erneut mit den Veränderungen des Blutes bei dieser Krankheit zu beschäftigen und die von mir erhaltenen Ergebnisse am Blut von Tieren zu überprüfen, bei denen künstlich eine Gelbsucht induziert wurde. Ich gehe nicht auf Einzelheiten ein und bemühe mich, hier nur jene Beobachtungen an Blut und Harn der Kranken darzustellen, bei denen die Gelbsucht unabhängig vom Leberleiden und des Gallenapparates ist, aber vorher erachte ich es für notwendig, einige Worte über die Gelbsucht allgemein zu sagen. [...]

Bei meinen Untersuchungen über die Knochen hatte ich das Ziel zu bestimmen, ob die Salze, die in die Zusammensetzung der Knochen eingehen, konstante chemische Verbindungen bilden oder ob die Zusammensetzung der Knochen unserer Willkür unterliegt: Können sich folglich die Gehalte vergrößern oder verkleinern, gemäß den äußeren Bedingungen, in denen sich das Tier befindet? Dieses Problem findet in der Physiologie und Pathologie gleiches Interesse, umso mehr, da wir über die Metamorphose der Knochen fast nichts wissen. In der Pathologie haben wir einige Erkrankungen des Knochengewebes, bei deren Behandlungen man häufig Phosphorsäure, Kalk, Eisen und eine Vielzahl anderer Mittel mit dem Ziel verordnet, den Knochen jene Bestandteile zur Verfügung zu stellen, die unter dem Einfluss des Krankheitsprozesses zerstört werden, verschwinden oder sich in nicht ausreichender Menge bilden. In dem Zustand sind die Knochen nicht in der Lage, sowohl die natürliche Form des Körpers der Tiere, sondern auch die Lage der lebenswichtigen Organe zu sichern. Die Verordnung der oben angeführten Mittel ist rein empirisch, denn es gibt keine Daten, die wirkliche Hinweise geben, wie dieses oder jenes Mittel auf die Knochen wirkt. Einzelne Versuche mit der Fütterung der Tiere mit einigen pflanzlichen und mineralischen Stoffen, wie Rubia tinctorum,[26] Strontium u. a. hatten den Übergang dieser Stoffe in die Knochen und die Eischale der Vögel zur Folge, was nicht beweist, dass sie keine Bedeutung für die Wissenschaft haben.

Das Prinzip, auf dem meine Untersuchungen des Knochengewebes beruhen, ist folgendes. Aus der Mehrzahl der Analysen, die verschiedene Autoren ermittelt haben, ist einerseits festzustellen, dass, obwohl die Zusammensetzung der Knochen nicht nur bei verschiedenen Tieren unterschiedlich ist, sondern sogar in ein und demselben Organismus die Menge der Salze, die in die Bildung der Knochenmasse eingehen, an verschiedenen Punkten des Skeletts unterschiedlich sein kann. Auf der anderen Seite bemerken wir ein konstantes Verhältnis eines Salzes zum anderen. Deshalb wäre es äußerst interessant zu verfolgen, ob es sein könnte, dass das wesentliche Verhältnis der Knochensalze untereinander aufgrund der von uns in den Organismus eingeführten Salze gestört wird. Wenn diese Frage geklärt ist, sind wir in der Lage, zugleich einige andere Fragen zu lösen, die sich unmittelbar von dort ableiten. Für die Lösung meiner Aufgabe wählte ich als Versuchstiere Vögel aus, junge Tauben aus einem Nest gleichen Alters und von den gleichen Eltern.[27]

Mit diesen Ausführungen beende ich meinen Bericht, in dem ich mich auf die oben beschriebenen Resultate der Untersuchungen über das Knochengewebe im allgemeinen beschränken musste, weil die Daten, die sich eigentlich auf die Metamorphose der Knochen beziehen, das eigentliche Ziel meiner Untersuchung war. Ich habe noch äußerst wenig Material zu diesem Thema, was hauptsächlich daher kommt, dass ich erst außerordentlich spät mit den Untersuchungen zum Hauptthema meiner Arbeit begonnen habe, für deren Lösung es notwendig war, Versuchstiere vorzubereiten und sie einer dreimonatigen Fütterung zuzuführen. Ich bemühe mich, die weiteren Resultate, wenn es gelingt, das gesteckte Ziel zu erreichen, in meinem nächsten Bericht vorzulegen. Dabei habe ich die Ehre, dem Departement ein Exemplar meiner Monographie *Untersuchungen über den urämischen Process und die Function der Nieren*[28] zu überreichen und noch einen kleinen Aufsatz, den ich im letzten Band von *Virchows Archiv* veröffentlicht habe.[29]

Tübingen, 14./26. Januar 1865

4. Reisebericht aus Tübingen April 1865[30]

Tübingen, 16. April 1865

5. Reisebericht aus Tübingen Juli 1865[31]

Das Resultat meiner Beschäftigung in den letzten drei Monaten waren außer der Arbeit über die chemische Zusammensetzung der Knochen, die schon zum Druck eingereicht ist, jene Daten, die ich zum Gegenstand des vorliegenden Berichts gewählt habe. Im vergangenen Trimester habe ich zwei Fragen untersucht, die erste von ihnen hatte das Ziel, die Zusammensetzung von Hämatin frei von Eisen, d. h. eisenfreies Hämatin zu bestimmen. Die andere Frage war die Untersuchung der chemischen Eigenschaften und die physiologische Wirkung des Giftes von Salamandra maculata[32] auf den Organismus von höheren Tieren. Die erste der genannten Fragen konnte ich noch nicht zu einem endgültigen Resultat bringen, die Mitteilung darüber verschiebe ich auf den nächsten Bericht. Im vorliegenden Bericht lege ich den Schwerpunkt auf die interessante Untersuchung der Gifte des Salamanders, die ich im vergangenen Jahr begonnen habe und wegen der allgemeinen Schwierigkeiten der Materie sowie der erschwerten Materialbeschaffung aufgrund der ungünstigen Jahreszeit nicht zu dem Ergebnis bringen konnte, die dieser Gegenstand verdient, wichtig ist das Ergebnis für die Toxikologie und nicht weniger interessant ist es auch für die Vergleichende Anatomie nackter Amphibien. [...][33]

Das sind die wichtigsten Ergebnisse der letzten drei Monate. Was das kommende Trimester betrifft, so habe ich vor, dieses ausschließlich der Toxikologie mit dem Ziel zu widmen, außer der weiteren Bearbeitung der

Frage über das Gift des Salamanders, auch die physiologische Wirkung von Thalliumpräparaten zu untersuchen.

Tübingen, 24. Juli 1865

6. Reisebericht aus Tübingen Oktober 1865[34]

Weil meine Arbeit im Verlauf des letzten Trimesters wie immer beschränkt war auf praktische Tätigkeiten im Laboratorium mit Gegenständen aus der Physiologischen Chemie und Toxikologie, so ist es natürlich, dass mein Bericht zum großen Teil aus den Ergebnissen meiner Untersuchungen besteht. Leider erlaubt mir ein Mangel an Zeit nicht, gleichzeitig auf alle Einzelheiten der Fragen einzugehen, die ich bearbeitet habe. Aus diesem Grund beschränke ich mich nur auf die Fragen, auf die ich in letzter Zeit meine Aufmerksamkeit gerichtet habe. Das sind 1) die Bestimmung der Elementzusammensetzung des von mir erhaltenen giftigen Alkaloids aus dem Sekret der Unterhautdrüsen des Salamanders (Salamandra maculata), 2) Hämatin frei von Eisen (eisenfreies Hämatin-MULDER).[35] Die Untersuchungen zu diesen Arbeiten sind vollkommen abgeschlossen und die Publikationen befinden sich im Druck.[36] Jetzt habe ich die Ehre, meine Untersuchungen über die chemische Zusammensetzung der Knochen vorzulegen. [...][37]

Tübingen, 16./28. Oktober 1865

Anmerkungen

[1] Pfrepper 2012, passim, 213-214.
[2] ŽMNP 1864k.
[3] Felix Hoppe-Seyler (1825-1895), vgl. Anm. 15 im Reisebericht Sečenov S. 68.
[4] Felix von Niemeyer (1820-1871), vgl. Anm. 41 im Reisebericht Stadion S. 148.
[5] Carl Ludwig (1816-1895), vgl. Anm. 46 im Reisebericht Sečenov S. 71.
[6] Zalesky, Nicolaus: Untersuchungen über den uraemischen Process und die Function der Nieren. Tübingen 1865, 70 S.
[7] Vgl. Anm. 6, Zalesky 1865: S. III-IV: „Herr Dr. Zalesky hat in dieser Schrift die Resultate mühevoller Untersuchungen, die er vom Herbst 1863 bis zum Sommer 1864 im Schlosslaboratorium hier ausgeführt hat, kurz zusammengestellt und die Beschreibung der einzelnen Versuche an Thieren beigefügt. [...] Die Anfertigung der durchaus naturgetreuen Abbildungen in Farbendruck, welche Herr Dr. Zalesky beigefügt hat, hat leider das Erscheinen der Schrift um ein halbes Jahr verzögert. Tübingen, 8. Januar 1865. Hoppe-Seyler."
[8] Nikolaj Ivanovič Pirogov (1810-1881), vgl. Anm. 27 im Reisebericht Sečenov S. 69/70.

[9] ŽMNP 1864l.

[10] Es handelt sich um Carl von Liebermeister (1833-1901), der mit seinem Lehrer Niemeyer von der Universität Greifswald 1860 nach Tübingen wechselte, 1864-1865 a.o. Professor für Pathophysiologie an der Universität Tübingen, 1865-1871 o. Professor für Pathologie an der Universität Basel, 1871-1901 o. Professor für Medizinische Klinik an der Universität Tübingen (Nachfolger von Niemeyer).

[11] Zuckerkrankheit.

[12] Der Ikterus (griech. Gelbsucht) ist ein Symptom verschiedener Krankheiten und äußert sich durch Gelbfärbung der Haut, der Schleimhäute sowie der Bindehaut des Auges durch erhöhte Konzentration von Bilirubin (Abbauprodukt des roten Blutfarbstoffs Hämoglobin).

[13] Harnsäure ist das Endprodukt des Nucleinsäureabbaus (Purinbasen), z. B. bei Reptilien, Vögeln, Affen und Menschen. Bei Reptilien und Vögeln werden auch Aminosäuren zu Harnsäure abgebaut.

[14] Die Ringelnatter (Natrix natrix) ist eine zur Familie der Nattern (Colubridae) gehörende Schlangenart.

[15] Die Ergebnisse der Untersuchungen sind Teil der Arbeit in Anm. 6.

[16] Reinhold Koehler (1826-1873), Mediziner, 1859-1872 o. Professor für Poliklinik der Universität Tübingen, las außerdem u. a. über Heilmittellehre, Staatsarzneikunde und Gerichtliche Medizin.

[17] Strychnin ist ein sehr giftiges Alkaloid, das im Samen der Gewöhnlichen Brechnuss und der Ignatiusbohne vorkommt. Bereits in geringen Dosen bewirkt Strychnin eine Muskelstarre.

[18] Tracheotomie (altgriech. Schnitt), Luftröhrenschnitt, bei der durch die Halsweichteile ein Zugang zur Luftröhre geschaffen wird.

[19] Georgij Antonovič Poljuta (1820-1897), 1851-1859 Adjunkt und 1859-1881 o. Professor für Physiologie, Pharmakologie, Rezeptierkunde und Gerichtliche Medizin an der Veterinärhochschule (seit 1873 Veterinär-Institut) Char'kov. Die Veröffentlichung, auf die sich Zalesskij bezieht, erschien im Band 24 der *Medizinischen Zeitung Russlands* von 1856.

[20] Asphyxie (griech. Pulslosigkeit) ist ein Zustand mit Kreislaufschwäche bis zum Atemstillstand, z. B. durch Atemlähmung.

[21] Spasmus ist ein Krampf, z. B. eine ungewollt starke Muskelanspannung, die mit sehr großen Schmerzen verbunden sein kann.

[22] Beim Abbau des Harnstoffs im Urin durch Hydrolyse entsteht das Gas Ammoniak.

[23] Zalesky: Ueber die Zusammensetzung der Knochen des Menschen und verschiedener Thiere. Medicinisch-chemische Untersuchungen aus dem Laboratorium für angewandte Chemie in Tübingen 1 (1866), 19-48; Referat: Zeitschrift für analytische Chemie 5 (1866), 205-206.

[24] ŽMNP 1865e.

[25] Friedrich August Kekulé (1829-1896), Chemiker, 1856-1858 Privatdozent an der Universität Heidelberg, 1858-1867 o. Professor für Chemie an der Universität Gent, 1867-1896 o. Professor für Chemie an der Universität Bonn. Die vier Bände seines unvollendet gebliebenen *Lehrbuches der organischen Chemie* erschienen in den Jahren 1859, 1866, 1882 und 1887.

[26] Färberkrapp (Rubia tinctorum) ist eine Pflanzenart aus der Familie der Rötegewächse und eine traditionelle Färbepflanze. Für Heilzwecke wurde die Wurzel z. B. bei Nieren- und Blasensteinen eingesetzt.
[27] Über die Ergebnisse und die Details der Versuche vgl. Anm. 23.
[28] Vgl. Anm. 6, Diss.med. bei Hoppe-Seyler = Dissertation St. Peterburg 1865 (russ.), Referat: Bericht über die Fortschritte der Anatomie und Physiologie 1865, 229.
[29] Zalesky, Nicolas: Ein Fall von Soor im Magen. Archiv für pathologische Anatomie und Physiologie und für klinische Medicin 31 (1864), 426-430.
[30] ŽMNP 1865f. In diesem Reisebericht beschreibt Zalesskij seine Untersuchungen zur Zusammensetzung der Knochen, vgl. Anm. 23.
[31] ŽMNP 1865g.
[32] Der Feuersalamander (Salamandra salamandra) ist eine europäische Amphibienart aus der Familie der Echten Salamander, die in seinen Hautdrüsen erzeugten Sekrete gehören zu den Alkaloiden, die Übelkeit, Atembeschwerden und Erbrechen hervorrufen können. Salamandra maculata ist eine Unterart.
[33] Zalesky: Ueber das Samandarin. Das Gift der Salamandra maculata. Medicinisch-chemische Untersuchungen aus dem Laboratorium für angewandte Chemie in Tübingen 1 (1866), 85-116.
[34] ŽMNP 1866a.
[35] Gerardus Johannes Mulder (1802-1880) hat *Ueber eisenfreies Hämatin* im Journal für praktische Chemie 32 (1844), 186-197, publiziert.
[36] Eine Arbeit über Hämatin frei von Eisen konnte von Zalesskij nicht nachgewiesen werden.
[37] Die umfangreichen Untersuchungen der Zusammensetzung der Knochen sind Gegenstand dieses Reiseberichts, es werden die Gehalte an Mg, Ca, F, Cl, P und CO_2 bestimmt, vergleichend von Mensch, Schildkröte, Meerschwein und Ochse, die Literatur wird ausführlich diskutiert, vgl. Anm. 23.

Vladimir Ivanovič Dybkovskij (1836-1870)[1]

1. Reisebericht aus Tübingen Dezember 1864[2]

Ich reiste am 13./25. November aus St. Petersburg ab und kam am 24. November/6. Dezember in Tübingen an, d. h. zwei Wochen vor Abschluss der Vorlesungen wegen der anstehenden Weihnachtsfeiertage. Deshalb ist es nur ein Bericht für diesen kurzen Zeitraum, ich ergänze den Bericht im folgenden Trimester. Ich sehe in der praktischen Beschäftigung in den Laboratorien und Kabinetten das Hauptziel meines Aufenthalts im Ausland. Ich begann einige Tage nach meiner Ankunft in Tübingen im Laboratorium für Physiologische Chemie von Professor HOPPE-SEYLER[3] zu arbeiten und dank seiner Liebenswürdigkeit kann ich diese Beschäftigung während der Feiertage fortsetzen. Jetzt habe ich mit einer Arbeit über den Einfluss von Kohlenmonoxid auf die färbenden Bestandteile des Blutes begonnen. Weil sich diese Arbeit noch im Anfangsstadium befindet, kann ich über Resultate und ihren Fortgang noch nichts Positives sagen. Nach den Feiertagen werde ich die Vorlesungen in Organischer Chemie von Professor HOPPE-SEYLER (Physiologische Chemie wird er in diesem Semester leider nicht lesen) und die Vorlesungen in Physiologie von Professor VIERORDT[4] besuchen. Das gesamte Wintersemester werde ich in Tübingen verbringen.

Tübingen, 29. Dezember 1864

2. Reisebericht aus Tübingen April 1865[5]

Das ganze Trimester vom 1. Januar bis 1. April des laufenden Jahres habe ich in Tübingen verbracht, wo ich vorhabe, auch den Sommer über zu bleiben. Meine Beschäftigungen während dieser drei Monate bestanden im Besuch der Vorlesungen in Organischer Chemie Professor HOPPE-SEYLERS (fünf Stunden in der Woche) und im Besuch des Praktikums in seinem Laboratorium. Die Vorlesungen in Physiologie von Professor VIERORDT konnte ich nicht besuchen, weil ihr Besuch mir die Möglichkeit genommen hätte, im Laboratorium am Nachmittag zu arbeiten.

Die praktischen Arbeiten in der Chemie bestanden zum großen Teil in der Untersuchung von Blut. Die Untersuchungen von Blut stellen einen Gegenstand von erster Notwendigkeit in der Physiologischen Chemie dar. Ich nehme an, dass ich eine besonders glückliche Auswahl für meine Untersuchungen zum Blut getroffen habe, nämlich Tübingen, wo ich unter der Leitung eines Professors arbeiten kann, der mit seinen Untersuchungen so viel Licht in die Lehre über diese wichtige Flüssigkeit gebracht hat. Die Untersuchungen des Blutes sind auch in dieser Hinsicht nützlich, weil sie mit verschiedenen Teilen der Physiologischen Chemie in Verbindung stehen und die Möglichkeit geben, sich mit verschiedenen Methoden in der Praxis vertraut zu machen. Der nächste Gegenstand meiner Arbeit ist die Untersuchung des färbenden Bestandteils des Blutes, Hämoglobin.[6] Obwohl ich einige Resultate erhalten habe, bin ich von der Beendigung meiner Arbeit noch weit entfernt, so dass das unten Dargelegte nicht die endgültige Schlussfolgerung meiner Untersuchungen darstellt, sondern nur eine wahrscheinliche Annahme, die nur dann völlige Sicherheit erhält, wenn eine große Zahl von Beobachtungen durchgeführt sein wird.

Der färbende Bestandteil des Blutes (Hämoglobin, Hämatokristallin, Hämatoglobin) stellt den Hauptteil der Masse der Blutkörperchen dar, bewahrt viele ihrer Eigenschaften und stellt einen chemisch reinen Körper in kristalliner Form dar, gibt auf diese Weise die Möglichkeit, die Eigenschaften eben dieser Blutkörperchen zu untersuchen. Hämoglobin ist überhaupt nicht ein Produkt des Zerfalls der Blutkörperchen, wie BÖTTCHER[7] denkt, der sogar vorschlägt, zu seiner Herstellung Chloroform zu verwenden, als ein Mittel, das durch Ozonisierung des Sauerstoffs der atmosphärischen Luft die schnellstmögliche Zersetzung des Blutes bewirkt. Nicht Hämoglobin, wenn man so sagen kann, ist jenes Blutkörperchen,[8] nur ohne Hülle und kristallisiert. Natürlich gibt es einen gewaltigen Unterschied zwischen dem Blutkörperchen, das im lebenden Organismus enthalten ist, und dem färbenden Bestandteil des Blutes in der Hinsicht, dass ersteres einen Körper darstellt, der sich ständig durch die Nahrung chemisch verändert, und letzterem, der einen Körper darstellt, der eine relative Stabilität seiner Zusammensetzung besitzt.

Es existieren zwei Methoden für die Isolierung von Hämoglobin, die Kristallisation und Fällung der Blutkörperchen mit Hilfe von neutralen Salzen wie z. B. Kochsalz, Natriumsulfat und Magnesiumsulfat. Die bessere Methode ist natürlich die Kristallisation, aber leider ist das Blut nicht aller Tiere dafür geeignet. So gibt es keine Methoden für die Bildung der Kristalle des Hämoglobins aus dem Blut des Menschen und des Rindes. Ich stellte Kristalle aus dem Blut von Hunden, Katzen,[9] Gänsen und Mäusen her. Für die Gewinnung von Hämoglobin aus Rinderblut defibriniert man es und gibt vier Teile der Lösung irgendeines Salzes zu, z. B. ein Teil völlig gesättigter Lösung von Kochsalz in neun Teilen Wasser. Im Verlaufe von zwei bis drei Tagen bilden sich drei Schichten, die obere ist völlig durchsichtig, sie enthält fast keine Blutkörperchen, die mittlere enthält sie „in suspensione“ und schließlich die untere, äußerst dünne Schicht besteht aus abgesetzten Blutkörperchen. Nachdem man vorsichtig die obere Schicht abgegossen hat, versetzt man es mit einer neuen Menge Salzlösung und die ganze Operation wiederholt man zwei- oder dreimal, danach löst man das Abgesetzte in destilliertem Wasser. Für die Herstellung von Kristallen des Hämoglobins, z. B. aus Hundeblut, defibriniert man das Blut während der Zeit, in der das Blut noch aus den Gefäßen fließt, versetzt mit einer gleichen oder einer ein wenig größeren Menge destilliertem Wasser, fügt eine kleine Menge Äther hinzu und filtriert. Die filtrierte Lösung des Blutes, nachdem man einen viertel Teil gewöhnlichen Alkohols zugemischt hat, lässt man zur Kristallisation bei 0°C oder niedrigerer Temperatur stehen. Die erhaltenen Kristalle werden auf einem Papierfilter gesammelt und werden dann zwischen zwei Blättern von Filterpapier getrocknet. Man kann sie mehrmals umkristallisieren, das lohnt sich nur, wenn man sie in einer möglichst kleinen Menge von Wasser bei einer Temperatur von 25 bis 30°C löst und auf einen kalten Platz stellt.

Die Eigenschaften des kristallinen Hämoglobins sind ähnlich wie in der letzten Ausgabe des Handbuches zur Tieranalyse von Professor HOPPE-SEYLER[10] beschrieben. Hämoglobin kristallisiert in Tetraedern, die Kristalle sind pleochromatisch,[11] in einer Richtung bläulich rot, in der anderen Richtung von karmesinroter Farbe, sie enthalten viel Kristallwasser. Die an der Luft sich bildenden Kristalle enthalten schwach gebundenen Sauerstoff, der im Vakuum und beim Erhitzen abgegeben wird, in kaltem Wasser schwerlöslich (2% bei 5°C), leichter in warmen Wasser. Die Lösung hat blutrote Farbe. Das bei 0°C getrocknete Hämoglobin kann man aufbewahren und erhitzen bis 100°C ohne Zersetzung, aber die kleinsten Mengen Wasser sind in der Lage, es zu zersetzen.

Bei der Untersuchung von Hämoglobin haben mich die folgenden Fragen interessiert: 1) Die Untersuchung seiner Zerfallsprodukte, ganz zu schweigen von der Tatsache, dass die Untersuchung der Zerfallsprodukte, welche chemischen Körper auch immer das sein mögen, in der Lage sind, die chemische Natur des Körpers zu erklären. Ich denke, dass diese Arbeit dazu beitragen kann, einige Daten für die Untersuchung der Ernährung des lebenden Körpers überhaupt zu liefern. 2) Die Untersuchung der Eigenschaften und der Zerfallsprodukte des Kohlenmonoxidhämoglobins. 3) Die Bestimmung der Menge Sauerstoff, die schwach mit dem Hämoglobin verbunden ist, und des Absorptionskoeffizienten seiner Lösung für Kohlenmonoxid.

Professor HOPPE-SEYLER[12] untersuchte die Produkte des Zerfalls von Hämoglobin und fand Ameisensäure und Buttersäure sowie eine nicht flüchtige und Lackmus stark rot färbende Säure, die in jedem Fall keine

Milchsäure war, urteilt man nach der Kristallisation ihres Zinksalzes und noch irgendeines stickstoffhaltigen Körpers, dessen Natur er wegen Mangels an Material nicht bestimmen konnte. Er schlug mir vor, die von ihm angefangene Arbeit weiterzuführen. Um nach Möglichkeit mehr Material zu haben, verwendete ich für die Anfangsversuche Rinderblut. Nachdem ich nach der oben beschriebenen Weise eine Lösung von Hämoglobin hergestellt und sie in der halben Wassermenge gelöst hatte, dampfte ich sie im Wasserbad ein und filtrierte die erhaltene breiartige Masse ab. Das Filtrat, noch etwas trüb, erhitzte ich erneut bis zum Siedepunkt und unterwarf es der Destillation. Das Destillat, gesättigt mit Ätznatron bis zur deutlich alkalischen Reaktion, wurde zur Trockene eingedampft, der Rückstand wurde mit absolutem Alkohol ausgelaugt, dem Einfluss von Kohlensäure unterworfen zur Abtrennung des Überschusses von Ätznatron, filtriert zur Beseitigung des kohlensauren Natriums und im Wasserbad zur Trockene eingedampft. Auf diese Weise wurde ein Gemisch der Natriumsalze der flüchtigen Fettsäuren der Formel $C_nH_{2n}O_2$ erhalten. Die Anwesenheit von Ameisensäure beim Lösen des Gemisches in einer kleinen Menge Wasser wurde nachgewiesen durch Reaktion mit Quecksilber(I)oxid. Beim Erhitzen der Lösung, die mit einigen Tropfen Schwefelsäure angesäuert wurde, erschien ein kristalliner Niederschlag von ameisensaurem Quecksilber und es begann sich Kohlendioxid zu entwickeln. Als die Reaktion beendet war, d. h. nach vollkommener Zersetzung der Ameisensäure, wurde ein Überschuss Schwefelsäure zugegeben, wobei sich ein in Wasser unlöslicher Niederschlag der höheren Homologen bildete, möglicherweise Palmitin- und Stearinsäure, aber die niederen Säuren blieben in Lösung. Das Gemisch wurde abfiltriert, das Filtrat, das einen Überschuss Schwefelsäure, Natriumsulfat und die niederen Homologen enthielt, gesättigt mit Natriumcarbonat, wurde abfiltriert zur Abtrennung von kohlensaurem Quecksilber und zur Trockene eingedampft; der Rückstand wurde mit Alkohol ausgelaugt und der alkoholische Extrakt eingedampft. Ein Niederschlag mit flüchtigen Fettsäuren, die in Wasser unlöslich waren, blieb auf dem Filter zurück. Der Niederschlag wurde mit Wasser gewaschen, mit Äther gelöst und eingedampft. Die Menge des gesammelten Materials war noch nicht ausreichend für die Bestimmung der Art jeder einzelnen Säure. Im Destillat wurde außerdem ein flüchtiger stickstofffreier Körper gefunden, der bei der Fällung aus der alkoholischen Lösung während des Durchleitens von Kohlendioxid durch Soda mitgerissen wurde. Bei der Zerlegung der Lösung des Niederschlags mit Schwefelsäure erhielt ich einen faserigen Körper, unlöslich in Wasser und kaltem Alkohol, aber löslich in siedendem Äther. [...][13]

Die beschriebene Methode gibt auch die Möglichkeit, den Absorptionskoeffizienten von Kohlenmonoxid mit dem färbenden Bestandteil des Blutes zu bestimmen. Eine genauere Darlegung dieser Arbeit verschiebe ich auf den nächsten Bericht, wenn ich über eine größere Zahl von Beobachtungen verfüge.

Tübingen, 2. April 1865

3. Reisebericht aus Tübingen Juli 1865[14]

Im vergangenen Trimester (vom 1. April bis 1. Juli) besuchte ich die Vorlesungen in Physiologischer Chemie von Professor HOPPE-SEYLER (4 Stunden), Toxikologie ebenfalls bei ihm (3 Stunden) und einen Kurs Phytochemie bei Privatdozent HEGELMAIER[15] (2 Stunden). Das Praktikum im Laboratorium von Professor HOPPE-SEYLER bestand im Studium der Physiologischen Chemie mit allgemeinen und speziellen Arbeiten, und zwar in der Fortsetzung meiner früheren Untersuchungen über Hämoglobin sowie in der Untersuchung der physiologischen Wirkung von Phosphorwasserstoff und Phosphor.

Die Versuche zur Bestimmung der Menge Sauerstoff, der schwach an Hämoglobin gebunden ist, habe ich abgeschlossen. Es stellte sich heraus, dass fast der gesamte Sauerstoff an diesen Körper gebunden ist. Diese Arbeit wird Gegenstand eines besonderen Artikels sein, den ich gegenwärtig schreibe.[16] Die anderen Versuche mit Hämoglobin, die ich im vorigen Bericht erwähnt habe, die Untersuchung der Zerfallsprodukte des Hämoglobins selbst sowie auch seine Verbindungen mit Kohlenmonoxid, musste ich für spätere Zeiten aufgeben. Bei dem gegenwärtigen heißen Wetter ist es unmöglich, mit solchen sich leicht zersetzenden Stoffen wie dem Blutfarbstoff zu arbeiten, besonders da die Beschaffung von Eis in Tübingen mit großen Schwierigkeiten verbunden ist.

Nun zum Phosphorwasserstoff, es gibt zwei unterschiedliche gasförmige Phosphorwasserstoffe, einen in Gegenwart von Luft nicht entflammbaren (Phosphin, PH_3) und einen entflammbaren (PH_3 mit Beimengungen von flüssigem PH_2, eigentlich Diphosphin P_2H_4). LEWIN,[17] MUNK und LEYDEN,[18] die mit Letzterem gearbeitet haben, fanden, dass er nicht giftig ist. Das ist sehr natürlich, weil diese Modifikation des Phosphins an Luft augenblicklich zu brennen beginnt, wobei Wasser und Phosphorsäure gebildet werden, diese Verbindungen sind bekanntlich nicht giftig. [...][19]

Tübingen, 9. Juli 1865

4. Reisebericht aus Leipzig Oktober 1865[20]

Im vorigen Bericht habe ich erwähnt, dass der Gegenstand meiner Experimente im Laboratorium von Professor HOPPE-SEYLER in der letzten Zeit Untersuchungen zur Phosphorvergiftung waren. Ungeachtet dessen, dass dieses Gift seit seiner Entdeckung Thema zahlreicher Untersuchungen war, blieb das Wesen seiner Wirkung dennoch unzureichend geklärt. Sogar grundsätzliche Fragen, die bei der Erforschung der physiologischen Wirkung jeder Art von Giften eine Rolle spielen, d. h. der Zustand, in dem das Gift in den Blutkreislauf kommt, die Reaktion, welche es dort erfährt sowie selbst verursacht, ferner in welchen Verbindungen und in welchen Organen es sich ablagert oder welche Organe des Organismus seine Ausscheidung bewirken usw., sind bisher nicht erforscht.

Alle diese Fragen sind bezüglich des Phosphors nicht zufriedenstellend geklärt. Man beschrieb die Giftigkeit von Phosphor selbst, aber nicht die seiner Verbindungen, die sich mit großer oder weniger großer Wahrscheinlichkeit im Organismus bilden können. [...][21]

Nach Abschluss des Sommersemesters in Tübingen begab ich mich nach Leipzig, wo ich vor ungefähr zwei Wochen angekommen bin. Gegenwärtig arbeite ich experimentell bei Professor LUDWIG,[22] dessen Laboratorium auch in der Ferienzeit geöffnet ist. Ich bemühe mich, meine Zeit so einzuteilen, dass ich die Möglichkeit habe, außer meiner Beschäftigung in der Physiologischen Anstalt auch im Chemischen Institut von Professor KOLBE,[23] der unlängst von Marburg nach Leipzig berufen worden ist, zu arbeiten.

Leipzig, 20. September/2. Oktober 1865

5. Reisebericht aus Leipzig Dezember 1865[24]

Das ganze abgelaufene Trimester verbrachte ich in Leipzig, wo ich im Laboratorium von Professor LUDWIG arbeitete,[25] dabei besuchte ich seinen Kurs der Experimentellen Physiologie (fünf Stunden) und, soweit es meine Zeit erlaubte, hörte ich Vorlesungen der anderen Professoren. [...]

Leipzig, 28. Dezember 1865

Gesuch aus Leipzig Juli 1866[26]

Seine Exzellenz Herrn Minister für Volksaufklärung Geheimrat und Kavallier Ivan Davydovič DELJANOV[27] von Dr. med. Vladimir DYBKOVSKIJ

Nachdem ich zum Gegenstand meiner Studien im Ausland die Chemie und Physiologie in ihrer praktischen Anwendung auf die Pharmazie gewählt hatte, war ich gezwungen, fast die gesamte Zeit auf praktische Versuche in chemischen Laboratorien und in physiologischen Instituten zu verwenden. Ein häufiger Wechsel des Aufenthaltsortes ist unter diesen Bedingungen nicht möglich. Die Arbeit ist nur dann erfolgreich, wenn es gelingt, sich mit dem Professor bekannt zu machen, und wenn möglich, sich mit ihm anzufreunden und bei ihm Anteilnahme an meinen Versuchen zu erwecken. Deshalb brachte ich es fertig, im Verlaufe von einem Jahr und neun Monaten im Ausland nur in Tübingen zu sein, wo ich unter der Leitung des Professors für Angewandte Chemie HOPPE-SEYLER gearbeitet habe, sowie in Leipzig, wo ich gegenwärtig im Physiologischen Institut von LUDWIG und im chemischen Laboratorium von KOLBE arbeite. Das nächste Semester möchte ich in Berlin verbringen, wo ich beabsichtige, im chemischen Laboratorium von KÜHNE[28] zu arbeiten, und außerdem die Vorlesungen von HOFMANN[29], DU BOIS-REYMOND[30] und VIRCHOW[31] besuchen möchte. Leider ist der Zeitraum meiner zweijährigen Dienstreise ins Ausland am 10. November abgelaufen, es verbleiben insgesamt drei Monate bis zu ihrem Ende und zwei von ihnen fallen auf die hiesigen Ferien, so dass ich zu jener Zeit in die Heimat zurückkehren werde, während das Wintersemester in Berlin gerade angefangen hat und auf diese Weise verliere ich die Möglichkeit, die Vorlesungen und Ratschläge der Professoren einer der bedeutendsten Universitäten in Deutschland zu hören. Deshalb wende ich mich an Eure Exzellenz mit der untertänigsten Bitte mir zu erlauben, während des Wintersemesters im Ausland zu bleiben und den Zeitraum meiner Dienstreise um sieben Monate zu verlängern, d. h. bis zum 1. Juli 1867.

Vladimir Dybkovskij

Leipzig, 15. Juli 1866

Anmerkungen

[1] Pfrepper 2012, passim, 147-148.
[2] ŽMNP 1865m.
[3] Felix Hoppe-Seyler (1825-1895), vgl. Anm. 15 im Reisebericht Sečenov S. 68.
[4] Carl von Vierordt (1818-1884), Mediziner, 1849-1853 a.o. Professor für Allgemeine Pathologie und Therapie, Materia medica und Geschichte der Medizin, 1853-1855 a.o. und 1855-1884 o. Professor für Physiologie an der Universität Tübingen. Er entwickelte das erste Blutdruckmessgerät zusammen mit Samuel Siegfried von Basch (1837-1916).
[5] ŽMNP 1865n.
[6] Hämoglobine (griech. Blut, lat. Kugel) sind eisenhaltige sauerstofftransportierende Proteine, die sich in den roten Blutkörperchen befinden. Hoppe-Seyler fand 1866 die reversible Oxygenierung des Hämoglobins, von ihm stammt auch sein Name.
[7] Fußnote von Dybkovskij: Arthur Boetcher (in Dorpat): Ueber die Wirkung des Chloroforms auf das Blut. Virchows Archiv [Archiv für pathologische Anatomie und Physiologie und klinische Medicin] 32 (1865), 126-131. Arthur Böttcher (1831-1889), Mediziner, Studium an der Universität Dorpat, Weiterbildung in Deutschland, Frankreich und Österreich, 1861-1862 a.o. und 1862-1889 o. Professor für Allgemeine Pathologie und Pathologische Anatomie an der Universität Dorpat.
[8] Fußnote von Dybkovskij: Felix Hoppe-Seyler (Tübingen): Ueber die chemischen und optischen Eigenschaften des Blutfarbstoffs. Zweithe Mitteilung. Virchows Archiv [Archiv für pathologische Anatomie und Physiologie und klinische Medicin] 29 (1864), 233-235.
[9] Fußnote von Dybkovskij: In einem Fall erhielt ich äußerst prächtige dendritische Kristalle aus dem Blut von Katzen.
[10] Fußnote von Dybkovskij: Felix Hoppe-Seyler: Anleitung zur pathologisch-chemischen Analyse. 2. Aufl. Berlin 1865.
[11] Pleochroismus wird die Mehrfarbigkeit von Mineralien bei Betrachtung aus verschiedenen Blickwinkeln genannt. Ursache ist die ungleiche Absorption des Lichtes bedingt durch die Kristallstruktur.
[12] Fußnote von Dybkovskij: Centralblatt für die medicinischen Wissenschaften 1865, No. 5 = Hoppe-Seyler, Felix: Ueber die Zersetzungsproducte des Hämoglobin. Centralblatt für die medicinischen Wissenschaften 3 (1865), 65-68.
[13] Es folgen weitere Beschreibungen der Versuche und Diskussion der Literatur.
[14] ŽMNP 1865o.
[15] Friedrich Hegelmaier (1833-1906), Botaniker, 1864-1867 Privatdozent, 1867-1902 a.o. und 1902-1906 o. Honorarprofessor für Botanik an der Universität Tübingen.
[16] Dybkowsky: Einige Bestimmungen über die Quantität des mit dem Hämoglobin lose gebundenen Sauerstoffs. Medicinisch-chemische Untersuchungen aus dem Laboratorium für angewandte Chemie in Tübingen 1 (1866), 117-132, S. 132: „Versuche wurden im Laboratorium des Prof. Hoppe-Seyler in Tübingen angestellt."
[17] Lewin, Georg: Studien über Phosphorvergiftungen. Archiv für pathologische Anatomie und Physiologie und für klinische Medizin 21 (1861), 506-567.
[18] Munk, Ph[ilipp]; Leyden, E[rnst von]: Die acute Phosphor-Vergiftung. Mit besonderer Rücksicht auf Pathologie und Physiologie. Berlin 1865.

[19] Dybkovskij beschreibt seine Experimente, die er im Abschnitt „III. Der Phosphor wirkt giftig, indem er sich im Organismus in Phosphorwasserstoff umwandelt“ (S. 57-70) in Dybkowsky, W.: Beitrag zur Theorie der Phophorvergiftung. Medicinisch-chemische Untersuchungen aus dem Laboratorium für angewandte Chemie in Tübingen 1 (1866), 49-70 dargelegt hat, S. 70: „ [...] Pflicht, Herrn Prof. Hoppe-Seyler in Tübingen, in dessen Laboratorium die meisten der oben angeführten Versuche ausgeführt wurden, für seine freundliche Anleitung bei dieser Arbeit meinen besten Dank zu sagen.“

[20] ŽMNP 1865p.

[21] Dybkovskij gibt fortsetzend einen ausführlichen Bericht über seine Arbeit zur Phosphorvergiftung, vgl. Anm. 19.

[22] Carl Ludwig (1816-1895), vgl. Anm. 46 im Reisebericht Sečenov S. 71.

[23] Hermann Kolbe (1818-1884), vgl. Anm. 38 im Reisebericht Kovalevskij S. 111.

[24] ŽMNP 1866d. Dybkovskij gibt fortsetzend einen ausführlichen Bericht über seine Arbeit zur Phosphorvergiftung, vgl. Anm. 19.

[25] Dybkowsky: Ueber Aufsaugung und Absonderung der Pleurawand. Arbeiten aus der Physiologischen Anstalt zu Leipzig 1 (1866), 40-67, S. 40: „[...] die Pleura einer anatomischen Untersuchung unterwarf. Ich würde dieselbe nicht bis zu dem Puncte, bis zu welchem ich wirklich gelangt bin, geführt haben, wenn mir dabei die Unterstützung des Herrn Prof. Ludwig gefehlt hätte.“ = Berichte über die Verhandlungen der Königlich Sächsischen Gesellschaft der Wissenschaften zu Leipzig. Mathematisch-Physische Classe 18 (1866), 191-218.

[26] RGIA f. 733, op. 141, d. 40, ll. 44, 44 ob.

[27] Graf Ivan Davydovič Deljanov (1818-1897), seit 1858 Kurator des Unterrichtsbezirks St. Petersburg, seit 1861 Direktor des Departements des Ministeriums für Volksaufklärung, 1882-1897 Minister für Volksaufklärung.

[28] Wilhelm Kühne (1837-1900), vgl. Anm. 12 im Reisebericht Kovalevskij S. 109.

[29] August Wilhelm von Hofmann (1818-1892), Chemiker, 1841-1845 Assistent von Liebig an der Universität Gießen, 1845 Privatdozent für Chemie an der Universität Bonn, 1845-1865 o. Professor für Chemie am Chemischen Institut der Royal School of Miners in London, 1865-1892 o. Professor für Chemie an der Universität Berlin.

[30] Emil Du Bois-Reymond (1818-1896), vgl. Anm. 14 im Reisebericht Sečenov S. 68.

[31] Rudolf Virchow (1821-1902), vgl. Anm. 9 im Reisebericht Sečenov S. 68.

Ivan Michajlovič Dogel' (1830-1916)[1]

1. Reisebericht aus Heidelberg Juni 1865[2]

Ich habe die Ehre dem Departement zu berichten, dass ich meinen Auslandsaufenthalt in Heidelberg begonnen habe, wo ich einige Tage vor Ende des Wintersemesters ankam. Während der Ferien habe ich vor, mich hauptsächlich mit Höherer Mathematik und dem Lesen einiger Werke über Physiologie, Chemie und Physik zu beschäftigen. Mit Beginn des Sommersemesters werde ich folgende Kurse besuchen: 1) Den Kurs Allgemeine Physiologie von Professor HELMHOLTZ[3] (die ersten fünf Tage der Woche 8-9 Uhr morgens und am Sonnabend 8-10 Uhr). 2) Die praktischen Übungen in Experimentalphysiologie im Physiologischen Institut von Professor HELMHOLTZ (die ersten fünf Tage der Woche 9-11 Uhr). 3) Den Kurs in Experimentalphysik von Professor KIRCHHOFF[4] (11-12 Uhr alle sechs Tage der Woche). 4) Praktische Übungen in quantitativer und qualitativer Analyse im chemischen Laboratorium von Professor BUNSEN[5] (alle Tage 2-7 Uhr). Den systematischen Besuch dieser Kurse werde ich bis Ende des Semesters fortsetzen.

Heidelberg, 10./22. Juni 1865

2. Reisebericht aus Heidelberg September 1865[6]

Im gegenwärtigen Bericht bemühe ich mich nur kurz auf den Charakter der Vorlesungen, die ich an der Heidelberger Universität besuche, einzugehen. Ich beginne mit den Vorlesungen von HELMHOLTZ.

Alle normalen Prozesse, die im menschlichen Organismus vor sich gehen und das Leben des Letzteren bedingen, sind der Gegenstand der Physiologie des Menschen. Professor HELMHOLTZ sprach in seinen Vorlesungen während des Sommersemesters über die Aufgabe der Physiologie, er bemühte sich, die Idee zu beweisen, dass die Gesetze der Lebensprozesse der tierischen und pflanzlichen Organismen mit den allgemeinen Gesetzen der Natur zusammenfallen.

Die Idee der Einheit der Kräfte und Erscheinungen wurde durch viele Gelehrte schon lange ausgesprochen, durch DAVY,[7] BERZELIUS[8] (Elektrochemische Theorie) und MELLONI[9] (hinsichtlich der Wärme- und Lichtstrahlen bzw. des Verhältnisses von Wärme und molekularem Zustand der Körper). CARNOT[10] entdeckte das Gesetz, das seinen Namen trägt.[11] Die Idee wurde erfolgreich weiterentwickelt durch MAYER[12] in Heilbronn, GROVE,[13] JOULE,[14]

THOMSON,[15] CLAUSIUS,[16] LIEBIG[17] (*Über die Metamorphose der Kraft*)[18] und vielen anderen. MAYER beweist in seinem Artikel 1842[19], dass Kraft und gleichzeitig auch ihre Wirkung niemals verschwinden, obwohl sie andere Formen annehmen können. Er äußerte die Idee über die Umwandlung mechanischer Arbeit in Wärme – das mechanische Wärmeäquivalent. HELMHOLTZ erarbeitete sorgfältig das Gesetz über die Erhaltung der Kraft von physikalischer Seite,[20] wandte es an auf Lebensprozesse in den Pflanzen und Tieren (HELMHOLTZ: *Über die Wechselwirkungen der Naturkräfte, ein populärwissenschaftlicher Vortrag.* Königsberg 1854).[21] Im letzteren Aufsatz finden wir auf den Seiten 34 und 35 Folgendes:

> Jetzt wird gefragt, welche Gesetze liegen der Bewegung und Arbeit der organischen Stoffe zugrunde? Menschen, die im vergangenen Jahrhundert Automaten konstruierten, schienen die Menschen und die Tiere irgendeine Art von Uhrenmechanismen zu sein, die man nicht in Gang setzen musste, die selbst quasi aus sich die Kraft der Bewegung erzeugten; sie brauchten keine Nahrung zur Bildung der Kraft aufzunehmen. Aber nachdem die Dampfmaschine als Beispiel einer ähnlichen Art der Entwicklung der Arbeitskraft erschien, entstand die Frage, wiederholt sich dieser Prozess auch im Menschen?
>
> In Wirklichkeit ist die Verlängerung des Lebens mit der ständigen Aufnahme von Nahrungsstoffen verbunden. Diese Stoffe bilden das heiße Material, die in die Masse des Blutes bei der Verdauung übergehen und einer langsamen Verbrennung in den Lungen unterworfen sind und bilden schließlich vollkommen jene Verbindungen mit dem Sauerstoff der Luft, die bei ihrer Verbrennung direkt im Feuer gebildet werden. Weil die Wärmemenge, die bei der Verbrennung entsteht, nicht von der Dauer der Verbrennung und von den Zwischenstufen abhängig ist, durch die die Verbrennung verläuft, so kann man die Menge des Materials berechnen, wie viel Wärme der Körper des Tieres entwickelt, aber dann kann man über die Wärme auch die äquivalente Größe der Arbeit erfahren.
>
> Versuche dieser Art sind leider sehr schwierig; übrigens, sie zeigen annähernd auch jetzt, dass wirklich die Wärmemenge, die vom Körper des Tieres entwickelt wird, der Wärme der in ihm vorgehenden chemischen Reaktionen entspricht. Das Lebewesen hinsichtlich der Entwicklung von Wärme und mechanischer Kraft unterscheidet sich nicht von der Dampfmaschine nach dem Ziel und der Art ihrer Nutzung.
>
> Obwohl die Ansicht, dass die Gesetze, die der anorganischen Natur zugrunde liegen, identisch sind mit denen der Lebensprozesse, ist nicht in allen Fällen bewiesen. Aber in jedem Fall sind die erhaltenen Resultate und die angewendete Methode genauer als die Untersuchungen der Lebensprozesse, das erlaubt uns zu hoffen, dass die oben genannte Ansicht möglicherweise die einzige Ansicht ist bei der Untersuchung der organischen Welt.

HELMHOLTZ sagt zum Abschluss seines vorzüglichen populären Aufsatzes:

> Und so führten uns die Träume der Menschen, die das Perpetuum mobile suchen, zum grundlegenden Gesetz der Natur, das mit einem Male Licht sowohl in die weite Vergangenheit als auch in die ferne Zukunft bringt.[22]

Jede Teilung der Prozesse und Funktionen im menschlichen Organismus hat in der Darstellung der Physiologie des Menschen seine Unzulänglichkeiten. Der Grund ist, dass alle diese Prozesse und Funktionen sich miteinander in ständiger und unteilbarer Verbindung befinden, so z. B. steht der Prozess der Ernährung in Abhängigkeit von den Lebensprozessen und umgekehrt. Diese enge Verbindung der organischen Prozesse untereinander ist wahrscheinlich der Hauptgrund dafür, dass HELMHOLTZ seine Aufmerksamkeit nicht zu sehr der Systematik bei der Darlegung der Physiologie des Menschen zuwendet.

Um den vollständigen Kurs der Physiologie in der Heidelberger Universität zu hören, sind zwei Semester nötig, das Sommer- und das Wintersemester. Im Sommersemester liest Professor HELMHOLTZ die Physiologie des Menschen ohne die Sinnesorgane und die Entwicklungsgeschichte des Organismus, im Wintersemester das nicht Beendete vom Sommersemester. Seine Vorlesung während des Sommersemesters, ungeachtet seiner Gedrängtheit, stellt vollkommen die zufrieden, die sich speziell mit Physiologie beschäftigen, sowohl in ihrer Modernität als auch in der Originalität der Sicht des Gelehrten auf den Gegenstand, der den Physiologen interessiert.

Der von mir belegte Sommerkurs in Physiologie von HELMHOLTZ wurde von mikroskopischen und chemischen Demonstrationen sowie mechanisch-physikalischen Versuchen und einigen Vivisektionen[23] mit Kaninchen begleitet, die der Erklärung der Prozesse des Nervensystems dienten. Die Vivisektionen wurden vom Assistenten[24] von HELMHOLTZ im physiologischen Laboratorium unter seiner unmittelbaren Aufsicht durchgeführt.

Von den Vorlesungen von HELMHOLTZ während des Sommersemesters waren am interessantesten die Vorlesungen über das Nervensystem, mit denen er seinen Kurs anfing sowie die über die Tätigkeit des Organismus, die Entwicklung der Kräfte im Organismus, die Entstehung der Wärme im Körper und ihr Übergang in organische Arbeit.

Der erwähnte Kurs von HELMHOLTZ war für mich nicht überflüssig, weil ich mich im physiologischen Laboratorium von HELMHOLTZ mit Experimenteller Physiologie des Nerven- und Muskelsystems beschäftige und ich in der Lage war, die Theorie mit praktischen Übungen zu verbinden. Bei meinen Versuchen im Laboratorium erfreute ich mich ständig der Ratschläge sowohl von Professor HELMHOLTZ selbst als auch seines Assistenten Dr. BERNSTEIN,[25] der sich speziell mit dem Nervensystem beschäftigt. Außer meinen Versuchen im physiologischen Laboratorium von HELMHOLTZ und dem Besuch seiner Vorlesungen belegte ich noch einen speziellen Kurs in Experimenteller Physiologie bei BERNSTEIN, der mich mit neuen

Mitteln und Methoden bekannt machte, die bei Untersuchungen in der Experimentellen Physiologie notwendig sind.

Was den Kurs in Experimentalphysik von Professor KIRCHHOFF betrifft, so muss ich sagen, dass dieser Kurs der Physik mir sehr gelegen kam, weil Professor KIRCHHOFF gewöhnlich im Sommersemester ausführlich über das Licht liest, da diese Gesetze für jeden nützlich sind, der sich mit Physiologie beschäftigt. Ich hatte außerdem vor, den interessanten Winterkurs von Professor HELMHOLTZ über die Sinnesorgane zu hören.

Zum Schluss kann ich mitteilen, dass ich im chemischen Laboratorium von BUNSEN im Verlaufe des Sommersemesters 160 Versuche gemacht habe, die für das Studium der qualitativen Analyse vorgesehen sind, ich kann also zur quantitativen Analyse übergehen.

Mit letzteren Untersuchungen werde ich mich noch im Wintersemester beschäftigen und wenn ich es schaffe, denke ich im weiteren Verlauf des Semesters zur Gasanalyse nach der Methode von BUNSEN übergehen zu können.

Heidelberg, den 9./21. September 1865

3. Reisebericht aus Heidelberg Dezember 1865[26]

Während der Ferien beschäftigte ich mich mit Höherer Mathematik. Mit Beginn des Wintersemesters beschloss ich, folgende Kurse zu besuchen: 1) Physiologie der Sinnesorgane, Professor HELMHOLTZ (Dienstag, Donnerstag und Sonnabend 11-12 Uhr morgens). 2) Allgemeine Resultate der Naturwissenschaften für Studierende aller Fakultäten, zweiter anthropologischer Teil, Professor HELMHOLTZ (Montag, Mittwoch und Freitag 5-6 Uhr abends). 3) Anatomie des Auges und des Ohres, Dr. J. ARNOLD[27] (Mittwoch und Freitag 11-12 Uhr). 4) Spezielle Nervenphysiologie, Dr. BERNSTEIN (Montag, Mittwoch und Freitag 12-1 Uhr). Außerdem beschäftige ich mich mit Optik und Akustik im physiologischen Laboratorium von Professor HELMHOLTZ und mit quantitativer Analyse im chemischen Laboratorium von Professor BUNSEN. Der Charakter dieser Kurse kann noch nicht in diesem Bericht dargelegt werden, weil ich die obigen Kurse noch nicht besucht habe.

Zu Beginn des Wintersemesters habe ich die Arbeit über die Nerven der Regenbogenhaut abgeschlossen. Diese Arbeit wurde von mir gemeinsam mit Dr. BERNSTEIN während des Sommersemesters durchgeführt, über die erhaltenen Resultate haben wir im „Naturhistorisch-medicinischen Verein zu Heidelberg“ vorgetragen.[28] Die Kompliziertheit meiner gegenwärtigen

Arbeiten hat mich gezwungen, die genaue Darlegung der von uns erhaltenen Resultate bis zu meinem nächsten Bericht zu verschieben.

Heidelberg, 10./22. Dezember 1865

4. Reisebericht aus Heidelberg 1866[29]

Im vorliegenden Bericht bemühe ich mich, die wesentlichsten Ergebnisse meiner Arbeit mit Dr. BERNSTEIN darzustellen, und sage dann einige Worte zu meinen Studien in Heidelberg im Laufe des Wintersemesters.

I. Beschreibung der Versuche zur gemeinsamen Arbeit mit Julius BERNSTEIN über die Wirkung einiger Gifte auf die Iris.[30]

II. Als ich mich mit wissenschaftlichem Ziel ins Ausland begab, ließ ich mich z. T. durch den vorher von mir geschriebenen Plan und teilweise durch den Rat von PIROGOV[31] leiten. Für meine Studien im Ausland wählte ich die Physiologie als Gegenstand, der mich schon seit langem interessierte. Aber als ich mich mit der Physiologie ernsthaft beschäftigt habe, fühlte ich immer wieder die Notwendigkeit des gründlichen Studiums der Hilfswissenschaften, aus denen die Physiologie alle notwendigen Mittel für ihre Weiterentwicklung schöpft. Ohne Studium der Chemie, Physik und Vergleichenden Anatomie wird man kein guter Physiologe, d. h. ein solcher Physiologe, der in der Lage ist, nicht nur dem Gang dieser Wissenschaft zu folgen, sondern nach Möglichkeit auch die Weiterentwicklung des physiologischen Wissens zu fördern.

Mir war bekannt, dass es in Heidelberg möglich ist, sich mit dem Studium der Chemie und Physik mit Gewinn zu beschäftigen, ich wusste auch, dass Professor HELMHOLTZ, der durch seine Arbeiten in der Physiologischen Optik und Akustik Ruhm erworben hat, an der Heidelberger Universität eine Vorlesung über Sinnesorgane hält. Alles Gesagte war auch der Grund, warum ich Heidelberg als den ersten Ort meines Studiums im Ausland wählte.

Als ich in Heidelberg ankam, war das Wintersemester zu Ende und ich konnte nicht den von mir vorgemerkten Kurs von HELMHOLTZ hören. Das Sommersemester habe ich mit dem Studium der Physik, Physiologie, der Höheren Mathematik, mit Arbeiten im physiologischen Laboratorium von HELMHOLTZ und im chemischen Labor von BUNSEN verbracht, wie dem Departement aus meinen vorhergehenden Berichten bekannt ist. Der Plan meiner Studien während des Wintersemesters ist dem Departement auch aus meinem letzten Bericht bekannt. Hier bin ich gehalten, nur einige kurze

Bemerkungen über den allgemeinen Charakter der Kurse zu machen, die ich im Verlauf des letzten Semesters an der Heidelberger Universität gehört habe.

Von diesen Kursen war der bemerkenswerteste der Kurs von HELMHOLTZ über die Sinnesorgane, obwohl diese Vorlesung auch „Kurs der Physiologischen Optik" genannt werden müsste. Diese Bezeichnung wäre gerechtfertigter, weil HELMHOLTZ fast das gesamte Wintersemester, d. h. vier Monate lang, auf die Physiologische Optik verwandt hat. Die restliche Zeit, nicht mehr als zwei Wochen, hat er einen sehr kurzen Überblick zur Physiologischen Akustik gegeben. Über andere Sinnesorgane wurde nicht gesprochen. Die Vorlesungen in Physiologischer Optik und Akustik wurden fast immer von mechanisch-physikalischen Versuchen begleitet.

Was die „allgemeinen Resultate der Naturwissenschaften" (anthropologischer Teil) betrifft, die von dem gleichen Gelehrten montags, mittwochs und freitags gelesen wurden, so stellten sie für mich fast nichts Interessantes dar. Der Professor wollte wahrscheinlich einen Überblick über den gegenwärtigen Zustand der Naturwissenschaften geben. Er begann diesen Kurs mit dem „Kraftbegriff", weiter sprach er über Schwerkraft, Kohäsion, chemische Ähnlichkeit, Wärme und über das Verhältnis der physikalischen Kräfte. Danach sagte er einige Worte über den Aufbau des organischen und anorganischen Reiches allgemein (Kristallographie, Pflanzen- und Tierzelle), über Bewegung allgemein, über die Bewegung der Zellen im Pflanzen- (Kryptogame[32] usw.) und Tierreich (Flimmerbewegung, Samen, Infusorien,[33] Protoplasma) und über Vermehrung der Pflanzen und Tiere. Als er über die Entwicklung der Pflanzen und Tiere sprach, ließ er sich etwas über die Verdienste von GOETHE[34] als Naturwissenschaftler aus. Über diesen sehr interessanten Gegenstand wusste ich schon einiges aus den Werken von HELMHOLTZ *Populäre wissenschaftliche Vorträge 1865* im Kapitel *Ueber Goethe's naturwissenschaftliche Arbeiten.*[35] Weiter untersuchte HELMHOLTZ die Lehre von DARWIN[36] über die Entstehung der Arten im Tier- und Pflanzenreich durch natürliche Auswahl[37] und beendete seine Vorlesung mit kurzen Begriffen aus der Physiologischen Akustik. Natürlich war das Programm dieses Kurses sehr interessant, aber es war nötig, ihn noch anregender zu machen, was HELMHOLTZ, wie mir scheint, dieses Mal nicht gelungen ist.

Die Vorlesung von Dr. BERNSTEIN über spezielle Physiologie des Nervensystems wurde ziemlich nachlässig vorgetragen, fast ohne jegliche Vorbereitung, die meiner Meinung nach niemals überflüssig sein kann und außerdem notwendig ist, wenn man auf diesem Gebiet neu ist. In seiner Vorlesung waren nur die eigenen Arbeiten dieses jungen Gelehrten für mich interessant.

Der Kurs von J. ARNOLD über die Anatomie des Auges und des Ohres, obwohl er jedes Mal sorgfältig vorbereitet zu seinen Lektionen kam und über eine ziemlich große Sammlung sowohl makroskopischer als auch mikroskopischer Präparate des Auges und des Ohres verfügte, erschien mir auch nicht sehr zufriedenstellend. Das hing möglicherweise damit zusammen, dass ich mich in Russland schon mehr als sechs Jahre mit Mikroskopischer Anatomie beschäftigt habe und deshalb den Kurs für mich unbefriedigend fand.

Im chemischen Labor von BUNSEN konnte ich in diesem Semester die quantitative Analyse mit Ausnahme der Gasanalyse beenden, mit der ich mich in Leipzig bei KOLBE[38] zu beschäftigen gedenke.

Schließlich, was meine Beschäftigung im physiologischen Laboratorium von HELMHOLTZ betrifft, so fasse ich sie im Folgenden zusammen: 1) Ich beschäftigte mich mit der Messung der Hornhautkrümmung mit Hilfe des Ophthalmometers,[39] mit dem Abstand der Hornhaut von der Linse und der Messung der vorderen und hinteren Krümmung der Linse. 2) Ich bemühte mich, die verschiedenen Änderungen des Auges bei der Akkommodation[40] zu erklären, unter anderem wandte ich bei Kaninchen, Hunden und Tauben die direkte Wirkung der Elektrizität auf das herausgeschnittene Auge des Tieres an und bei Tauben gelang es mir, eine Annäherung der zwei Bilder von der vorderen und hinteren Oberfläche der Linse zu erhalten, und folglich gelang es mir, jene Erscheinung festzustellen, dass sich die Krümmung der Linse bei Reizung des herausgeschnittenen Auges der Taube durch Elektrizität ändert ohne Unterstützung durch den Blutdruck. Dafür benutzte ich zwei große Lampen und Elektroden aus zwei Drähten, die an den äußersten Rand der Regenbogenhaut angebracht waren. Diese Arbeit zur Akkommodation konnte ich nicht beenden. Ich machte weiter viele Versuche mit Kaninchen und Fröschen mit dem Ziel, die Wirkung von Chloroform auf den tierischen Organismus zu erklären. Die erhaltenen Resultate bemühe ich mich, in meinem nächsten Bericht kurz darzulegen.

Während meines Aufenthalts in Heidelberg von März 1865 bis März 1866 habe ich folgende Studien durchgeführt: 1) Vorlesungen: a) Allgemeiner Kurs der Physiologie von HELMHOLTZ, b) Kurs über Sinnesorgane des gleichen Professors, c) Vorlesung in Experimentalphysik von Professor KIRCHHOFF, d) Kurs über Anatomie des Auges und des Ohres von J. ARNOLD, e) Kurs über spezielle Nervenphysiologie von Dr. BERNSTEIN, f) Allgemeine Resultate von HELMHOLTZ. 2) Praktikum im physiologischen und chemischen Laboratorium. 3) Veröffentlichungen: Drei physiologische Arbeiten,[41] von denen schon zwei fast fertig sind. 4) Selbststudium der Höheren Mathematik, Differential- und Integralrechnung sowie Analytische Geometrie.

5. Reisebericht aus Heidelberg April bis Juni 1866[42]

Während des Wintersemesters habe ich in Heidelberg meine Untersuchungen über die Wirkung von Chloroform auf den tierischen Organismus im Allgemeinen und auf die Bewegung der Iris im Speziellen beendet. Diese Arbeit wird im Archiv für Anatomie und Physiologie, Heft II für 1866 veröffentlicht.[43]

Einfügung der Autoren

DOGEL' lässt in Leipzig bei Professor LUDWIG weitere Untersuchungen an Kaninchen folgen, die veröffentlicht[44] wurden.

Über die Tätigkeit von DOGEL' im Laboratorium von C. LUDWIG in Leipzig liegen uns keine Reiseberichte vor, deshalb muss auf die Rede[45] von Professor DOGEL' verwiesen werden, die er am 29. Oktober 1895 in der öffentlichen Sitzung der Gesellschaft der Neuropathologen und Psychiater an der Kazaner Universität gehalten hat, die wertvolle Details zur Arbeitsweise von C. LUDWIG enthält und die von der Verehrung zeugt, die seine russischen Schüler und Praktikanten ihrem Lehrer ein Leben lang bewahrt haben.

Anmerkungen

[1] Pfrepper 2012, passim, 138-144.
[2] ŽMNP 1865j.
[3] Hermann von Helmholtz (1821-1894), vgl. Anm. 20 im Reisebericht Sečenov S. 69.
[4] Gustav Robert Kirchhoff (1824-1887), vgl. Anm. 91 im Reisebericht Stadion S. 151.
[5] Robert Wilhelm Bunsen (1811-1899), vgl. Anm. 72 im Reisebericht Sečenov S. 72.
[6] ŽMNP 1865k.
[7] Sir Humphry Davy (1778-1829), Chemiker, 1802-1812 o. Professor für Chemie an der Royal Institution of Great Britain in London, 1820-1827 Präsident der Royal Society in London.
[8] Jöns Jakob Berzelius (1779-1848), vgl. Anm. 10 im Reisebericht Chodnev S. 48.
[9] Macedonio Melloni (1798-1854), Physiker, 1824-1831 o. Professor für Physik an der Universität Parma, erster Direktor des 1841 eröffneten Vesuv-Observatoriums, arbeitete vor allem über Wärmestrahlung und Gesteinsmagnetismus.
[10] Nicolas Léonard Sadi Carnot (1796-1832), Physiker, Ingenieur, mit seiner theoretischen Betrachtung der Dampfmaschine (Carnot-Prozess) begründete er die Thermodynamik.

[11] Carnot, S[adi]: Réflexions sur la puissance motrice du feu et sur les machines propres à développer cette puissance. Annales scientifiques de l'École Normale Supérieure Sér. 2, 1 (1872), 393-457 (Nachdruck). Das war die einzige Veröffentlichung (1824) zu Carnots Lebzeiten, 1890 erschien die englische Übersetzung und 1892 wurde sie von Wilhelm Ostwald (1853-1932) erstmals ins Deutsche übersetzt und herausgegeben (Betrachtungen über die bewegende Kraft des Feuers und die zur Entwickelung dieser Kraft geeigneten Maschinen).
[12] Julius Robert Mayer (1814-1878), Mediziner, Physiker, er formulierte den Ersten Hauptsatz der Thermodynamik in den 1840er Jahren und war der Vorreiter des allgemeinen Energieerhaltungssatzes von Helmholtz (1847).
[13] Sir William Robert Grove (1811-1896), Naturwissenschaftler, 1843 hielt er eine Vorlesung über die Wechselwirkung der physikalischen Kräfte, deren Ergebnisse er in *On the Correlation of Physical Forces* (London 1846) veröffentlichte. Darin postulierte er das Prinzip der Energieerhaltung, ein Jahr vor Helmholtz.
[14] James Prescott Joule (1818-1889), Physiker, er konnte die Existenz einer Wärmeäquivalenz nachweisen, die ihm zu Ehren in der Einheit „Joule" gemessen und für alle Formen thermischer, mechanischer und elektrischer Energie verwendet wird.
[15] William Thomson, 1. Baron Kelvin (1824-1907), Physiker, 1848 veröffentlichte er eine Arbeit auf Basis der Carnotschen Wärmetheorie, in der er unter anderem die nach ihm benannte absolute Kelvin-Skala einführte.
[16] Rudolf Clausius (1822-1888), Physiker, er gilt als Entdecker des Zweiten Hauptsatzes der Thermodynamik (1850).
[17] Justus von Liebig (1803-1873), vgl. Anm. 23 im Reisebericht Chodnev S. 49.
[18] Liebig, Justus von: Ueber die Verwandlung der Kräfte. Braunschweig 1858, 581-596 (Auszug aus Wissenschaftliche Vorträge, gehalten zu München im Winter 1858).
[19] Mayer, J[ulius] R[obert]: Bemerkungen über die Kräfte der unbelebten Natur. Annalen der Chemie und Pharmacie 42 (1842), 233-240 (31. Mai 1842).
[20] Helmholtz, Hermann von: Ueber die Erhaltung der Kraft, eine physikalische Abhandlung. Berlin 1847, 72 S., vorgetragen in der Sitzung der physikalischen Gesellschaft zu Berlin.
[21] Helmholtz, Hermann von: Über die Wechselwirkung der Naturkräfte und die darauf bezüglichen neuesten Ermittelungen der Physik. Ein populär-wissenschaftlicher Vortrag, gehalten zu Königsberg in Preußen am 7. Februar 1854. Königsberg 1854, 46 S.
[22] Dogel' gibt hier mit eigenen Worten Auszüge aus dem Vortrag von Helmholtz wieder, vgl. Anm. 21.
[23] Zur Vivisektion vgl. Anm. 47 im Reisebericht Sečenov S. 71.
[24] Wilhelm Wundt (1832-1920), vgl. Anm. 82 im Reisebericht Sečenov S. 73.
[25] Julius Bernstein (1839-1917), Mediziner, 1865-1869 Privatdozent und 1869-1871 a.o. Professor für Physiologie an der Universität Heidelberg, 1871-1872 a.o. Professor für Physiologie an der Universität Berlin, 1872-1911 o. Professor für Physiologie an der Universität Halle.
[26] ŽMNP 1865l.
[27] Julius Arnold (1835-1915), vgl. Anm. 9 im Reisebericht Bakst S. 183.
[28] Dogiel, I[van]; Bernstein, J[ulius]: Ueber Versuche über die Wirkung einiger Gifte auf die Iris. Verhandlungen des naturhistorisch-medicinischen Vereins zu Heidelberg 4

(1868), 28-31, S. 28: „Vortrag am 24. November 1865 gehalten, Manuskript eingereicht am 2. Februar 1866.“ Band 4 von 1868 enthält Arbeiten von März 1865 bis Oktober 1868 = Heidelberger Jahrbücher der Literatur 59 (1866), 244-247.
[29] ŽMNP 1866b.
[30] Vgl. Anm. 28.
[31] Nikolaj Ivanovič Pirogov (1810-1881), vgl. Anm. 27 im Reisebericht Sečenov S. 69/70.
[32] Kryptogame (griech. kryptos = verborgen, heimlich, gamein = heiraten) sind Geheim- oder Verborgenblüher, deren sexuelle Vermehrung ohne Blüte stattfindet, z. B. Moose, Flechten, Farne, Pilze.
[33] Infusorien (lat.) = Aufgusstierchen, z. B. Wimperntierchen, Amöben.
[34] Johann Wolfgang von Goethe (1749-1832), Dichter, Naturwissenschaftler.
[35] Helmholtz, Hermann von: Ueber Goethe's naturwissenschaftliche Arbeiten. Vortrag gehalten im Frühling 1853 in der deutschen Gesellschaft zu Königsberg. Braunschweig 1865, 31-53 (Populäre wissenschaftliche Vorträge 1).
[36] Charles Robert Darwin (1809-1882), Naturforscher, Evolutionstheoretiker.
[37] Darwin, Charles: Über die Entstehung der Arten im Thier- und Pflanzen-Reich durch natürliche Züchtung, oder Erhaltung der vervollkommneten Rassen im Kampfe um's Daseyn. Nach der zweiten [englischen] Auflage mit einer geschichtlichen Vorrede und anderen Zusätzen des Verfassers für diese deutsche Ausgabe aus dem Englischen übersetzt und mit Anmerkungen versehen von Heinrich Georg Bronn. Stuttgart 1860.
[38] Hermann Kolbe (1818-1884), vgl. Anm. 38 im Reisebericht Kovalevskij S. 111.
[39] Ophthalmometer, auch Keratometer ist ein Gerät zur Messung der Oberflächenkrümmung der Hornhaut des Auges sowie zur Bestimmung der Hornhautverläufe, es wurde 1851 von Helmholtz entwickelt.
[40] Akkommodation (lat. accommodare = anpassen, anlegen) ist eine dynamische Anpassung der Brechkraft des Auges. Dadurch kann ein Objekt in beliebiger Entfernung scharf auf der Netzhaut abgebildet werden.
[41] Dogiel, I.; Bernstein, J.: Vgl. Anm. 28.
Dogiel, Johann: Ueber die Wirkung des Chloroforms auf den Organismus der Thiere im Allgemeinen und besonders auf die Bewegung der Iris. Archiv für Anatomie, Physiologie und wissenschaftliche Medicin 1866, 231-237, S. 237: „Die mitgetheilten Versuche sind im physiologischen Laboratorium des Herrn Prof. Helmholtz ausgeführt. Heidelberg, März 1866.“; ders.: Nachtrag zur Abhandlung: Ueber die Wirkung des Chloroforms auf den Organismus der Thiere. Ebd. 1866, 415-416, S. 415: „Der Abhandlung ‚Ueber die Wirkung des Chloroforms u. s. w.' lasse ich einige weitere Beobachtungen folgen, welche ich im physiologischen Laboratorium (Professor Ludwig) in Leipzig bei der Chloroformirung von Kaninchen gemacht habe.“
[42] ŽMNP 1866c.
[43] Vgl. zweite Arbeit in Anm. 41.
[44] Vgl. dritte Arbeit in Anm. 41.
[45] Siehe die folgenden Seiten 215-222.

Rede auf Carl Ludwig am 29. Oktober 1895 von Ivan Michajlovič Dogel' in Kazan'[1]

Ich halte es für meine Pflicht, zu dem Gesagten von meinen Kollegen in der heutigen öffentlichen Sitzung der „Gesellschaft der Neuropathologen und Psychiater“ als Zeichen der tiefen Dankbarkeit und Hochachtung, einige Worte über meinen bedeutenden Lehrer Carl LUDWIG[2] hinzuzufügen, in dessen Labor ich zwei Jahre gearbeitet habe. Übrigens halte ich es für angebracht, das in unserer Gesellschaft zu tun, weil in seinem Labor auch Neuropathologen, Psychiater und andere Kliniker gearbeitet haben.

Über LUDWIG zu sprechen, besonders in einer öffentlichen Sitzung und in einer begrenzten Zeit, stellt ein äußerst schwieriges Unterfangen dar. Deshalb beschränke ich mich auf einige Ereignisse und Daten aus meinen persönlichen Erinnerungen mit dem Hinweis auf einige charakteristische Momente aus der Tätigkeit dieses großen und schöpferischen Denkers. Ich würde mir wünschen, dass es mir gelänge, Ihnen eine ungefähre Vorstellung über den Gelehrten und Lehrer LUDWIG zu geben.

Das Jahr 1865 meiner Dienstreise ins Ausland mit wissenschaftlichem Ziel verbrachte ich in Heidelberg, wo ich im Laboratorium von Professor HELMHOLTZ[3] und Professor BUNSEN[4] arbeiten konnte, Vorlesungen in Experimentalphysik bei Professor KIRCHHOFF[5] und in Anatomie bei Professor ARNOLD[6] (Vater) besuchte. Ende 1865 schrieb ich LUDWIG einen Brief nach Leipzig, fragte an, ob ich in seinem Laboratorium über den Blutkreislauf arbeiten könne. Es ist bekannt, dass LUDWIG bis 1865 Professor für Zoologie und Physiologie in Wien war, in der Militärmedizinischen Akademie, besser bekannt unter der Bezeichnung Josephinum, aber seit 1865 nach einer Einladung durch die Sächsische Regierung, als Nachfolger des bedeutenden Physiologen Ernst H. WEBER,[7] auf den Lehrstuhl für Physiologie nach Leipzig berufen wurde.

Nachdem ich eine positive Antwort auf meinen Brief von LUDWIG erhalten hatte, siedelte ich von Heidelberg nach Leipzig über mit dem Ziel, meine Beschäftigung mit der Physiologie in einem Laboratorium fortzusetzen, das sich damals nicht weit von dem astronomischen Observatorium in der Sternwartenstraße in einem zeitweiligen Domizil befand, bis zur Errichtung des neuen Gebäudes für das physiologische Laboratorium nach Plänen und unter unmittelbarer Aufsicht von LUDWIG. In dieser Zeit traf ich bei LUDWIG DYBKOVSKIJ[8] aus Kiev, LOVÉN[9] aus Stockholm, SANDERS-EZN[10] aus Holland und HÜFNER,[11] den späteren Professor der Physiologischen Chemie in Tübingen, an. Im Jahr 1867 kamen noch hinzu: ŠEREMET-

EVSKIJ[12] aus Moskau, ASP[13] aus Helsingfors, Al. SCHMIDT[14] aus Dorpat und PRUSSAK[15] aus St. Petersburg.

Meine erste Begegnung mit LUDWIG wirkte irgendwie besonders angenehm auf mich, er war ein freundlicher und ernsthafter Wissenschaftler mit jenem Ausdruck im Gesicht, an den mich das in diesem Raum befindliche Porträt lebhaft erinnert, das noch in LUDWIGs Wiener Zeit entstanden ist. Wenn Sie auf dieses Porträt schauen, werden Sie mir gewiss zustimmen, dass LUDWIGs Gesicht etwas Anziehendes hat, das noch sympathischer wird, wenn man LUDWIGs lebhafte und kluge Rede hört. Wenn Sie noch ihre Aufmerksamkeit auf den Ausdruck von LUDWIGs Gesicht richten und dann mit einem Bild eines anderen bedeutenden Anatomen und Physiologen, dem Franzosen BICHAT[16] vergleichen, so kann es sein, Sie finden eine gewisse Ähnlichkeit in der Darstellung bei der Person, obwohl man einen bedeutenden Unterschied nicht übersehen kann. Das kluge ausdrucksvolle Gesicht BICHATs zeigt eine gewisse krankhafte nachdenkliche Traurigkeit und Müdigkeit, das Gesicht LUDWIGs, ungefähr im gleichen Alter wie BICHAT, drückt Frische, Energie und Neugier aus. Dieser Unterschied im Ausdruck in den beiden Gesichtern ist aus heutiger Sicht verständlich. BICHAT trug schon die beginnende Krankheit in sich, an der er mit 31 Jahren starb.[17] LUDWIG waren viele Jahre beschieden, in denen er wissenschaftlich arbeitete, er starb einige Monate vor seinem 80. Geburtstag, zu einer Zeit, als seine Verehrer schon an die nahen Feierlichkeiten zu diesem Anlass dachten. LUDWIG starb im April 1895 an Herzlähmung, die durch eine Influenza hervorgerufen wurde. [...]

Dagegen äußerte sich LUDWIG am Anfang seiner wissenschaftlichen Tätigkeit dahingehend, dass sich physiologische Prozesse auf die Gesetze der Physik und Chemie zurückführen lassen, wie das seine Theorie über die Ausscheidung des Harns beweist, die bisher zum Teil gültig bleibt. Das von ihm Gesagte in den *Beiträge[n] zur Lehre vom Mechanismus der Harnsecretion* (Marburg 1843, 42 S.) bemüht er sich mit rein physikalischen Untersuchungen zu untermauern wie auch in der Abhandlung *Ueber endosmotische Aequivalente und endosmotische Theorie.*[18] Eine solche Richtung der Tätigkeit LUDWIGs zeigt sich auch in seinen anderen Untersuchungen, z. B. hinsichtlich der Hydrodynamik, die er gemeinsam mit STEFAN[19] durchgeführt hat (*Über den Druck, den das fließende Wasser senkrecht zu seiner Stromrichtung ausübt*).[20] Diese Untersuchungen dienten ihm als Grundlage für die Hämodynamik.[21] Eine andere seiner Arbeiten zeigt die Bedeutung der Chemie für physiologische Prozesse, wie z. B. die Untersuchungen über die Gase des Blutes und der Lymphe.[22] Hierher gehören auch die Arbeiten seiner Schüler SEČENOV,[23] ŠČELKOV,[24] KOVALEVSKIJ,[25] Al. SCHMIDT, ŠERE-

METEVSKIJ u. a.[26] Dabei müssen auch die Untersuchungen über die Herkunft der Inosite und der Harnsäure im tierischen Organismus erwähnt werden (1856), über den Gehalt von Calcium und Phosphorsäure im Blutserum, über Nahrungsfette im Blut (1874) usw.[27] Folglich gehen in dieser Hinsicht die Tätigkeit und die Überzeugungen von LUDWIG und BICHAT etwas auseinander, die Richtung von LUDWIG stimmt in stärkerem Maße mit der Richtung in der Physiologie von MAGENDIE,[28] FLOURENS[29] und BERNARD[30] überein, die die Beteiligung einer unbestimmten Lebenskraft im Sinne der vitalistischen Schule ablehnte und die völlige Unabhängigkeit der Funktionen des tierischen Organismus von den physikalischen und chemischen Bedingungen anerkannte. [...]

Johannes MÜLLER[31] bemühte sich, in seinen Arbeiten die Wichtigkeit des Studiums der Vergleichenden Anatomie für die Physiologie zu zeigen. In dieser Zeit dominierte die Anatomie ohne Zweifel das Studium der Physiologie, deshalb wurde die Physiologie an fast allen Universitäten von den Professoren der Anatomie vorgetragen, was ein Nachteil für die physikalischen und physiologischen Gesetzmäßigkeiten war. MÜLLER beginnt in seinem Lehrbuch der Physiologie[32] mit der Darlegung der organischen Materie, über den Organismus und das Leben sowie über den tierischen Organismus und das tierische Leben, und erst dann geht er zur Darlegung der Physiologie des Blutes über.

Obwohl LUDWIG zuerst Prosektor war, dann Professor für Anatomie und ein äußerst erfahrener Anatom, beurteilt man ihn nach seinen klassischen Arbeiten zur Anatomie der Nieren,[33] schaute er auf die anatomischen Fragen anders als seine Vorgänger. Er wandte sich energisch gegen die Meinung, dass eine einfache Beschreibung der Formen ausreichend sei für das Verständnis der physiologischen Fragestellungen.

Während seiner Tätigkeit in Zürich im Jahre 1852 gab LUDWIG den ersten Band seines hervorragenden Lehrbuchs zur Physiologie heraus und vier Jahre später erschien der zweite Band,[34] als er schon Professor in Wien war. In diesem Werk beginnt LUDWIG direkt mit der Darlegung der Physiologie der Atome und Verbindungen der letzteren. Das Erscheinen dieses Buches erstaunte viele, weil seine Richtung nicht mit den allgemeinen Ansichten in dieser Zeit übereinstimmte. Mit diesem Werk wurde LUDWIG zum Vorkämpfer der physikalischen Methode in der physiologischen Forschung, obwohl schon im 17. und 18. Jahrhundert mit den Arbeiten von BORELLI[35] und HALES[36] die ersten Anfänge existierten. Anfang des 19. Jahrhunderts vertraten die Gebrüder WEBER[37] die physikalische Richtung der Physiologie. Schließlich wurden die Freunde LUDWIGS, DU BOIS-REYMOND,[38] BRÜCKE[39] und HELMHOLTZ, denen LUDWIG sein Lehrbuch widmete, mit ihren Arbeiten zu namhaften Vertretern der neuen Richtung in der Physiologie, die endgültig den Vitalismus[40] überwinden halfen. [...]

Eine solche Richtung schlug LUDWIG in seinem wissenschaftlichen Wirkungskreis ein sowie in der Physiologischen Anstalt in Leipzig, die nach seinen Plänen gebaut wurde und Abteilungen für anatomische, physikalische und chemische Untersuchungen besaß. Die Physiologie wurde dank LUDWIG mit neuen, genauen Methoden der Untersuchung und mit Apparaten und Instrumenten, die ständig verbessert wurden, bereichert. Hierher gehören eine ganze Reihe von Kymographen,[41] die für Versuche in der Physiologie, Pharmakologie und Experimentellen Pathologie verwendet wurden, u. a. mit dem Ziel der graphischen Bestimmung des Blutdrucks, der Pulsfrequenz und der Geschwindigkeit des Blutflusses in den Gefäßen. Eine ganze Reihe verschiedener Manometer und ein Apparat für die Blutgasanalyse wurden entwickelt.

Eine andere, nicht weniger bekannte Tätigkeit LUDWIGS war seine pädagogische Tätigkeit, er erlangte Berühmtheit als ungewöhnlich talentierter akademischer Lehrer. Im Laboratorium arbeitete LUDWIG mit seinen zahlreichen Schülern, deren Anzahl fast 300 betrug, mehr als bei jedem anderen der berühmten Physiologen des 19. Jahrhunderts. Wenn man tiefer in die Tätigkeit von LUDWIG eindringt, so gewinnt man die Überzeugung, dass ihm eine solche Art der Tätigkeit Vergnügen bereitet hat und dass er darin die Hauptaufgabe seines Lebens sah. Das begeisterte auch seine Schüler, denn begeistern kann nur der, der selbst von seiner Tätigkeit begeistert ist. LUDWIG freute sich über jedes neue, interessante Ergebnis, das in seinem Laboratorium erhalten wurde. Ich erinnere mich an einen Versuch über die Geschwindigkeit des Blutes, den ich und LUDWIG gemeinsam durchführten. Dieses Experiment bestand in der gleichzeitigen Messung der Geschwindigkeit des Blutes in der Kopfarterie und der Oberschenkelarterie, das sich LUDWIG gerade ausgedacht hatte. In dem Moment, als wir bemerkten, dass die Fließgeschwindigkeit des Blutes in der Oberschenkelarterie manchmal doppelt so schnell war wie in der Kopfarterie, zeigte der Gesichtsausdruck LUDWIGS und sein Ausruf des Erstaunens die innere Erregung an, die er in dieser Minute empfand.[42]

Alles, was ihn beschäftigte, teilte er mit den in seinem Laboratorium arbeitenden Schülern und den gelehrten Besuchern. So zeigte er z. B. während des Besuchs von KOELLIKER[43] die von mir und SCHWEIGGER-SEIDEL[44] erhaltenen Präparate[45] und machte KOELLIKER mit der Arbeit von DYBKOVSKIJ über die Resorptionswege in der Brusthöhle[46] bekannt. Diese Mitteilsamkeit und Liebe zur Sache erklärt auch, dass man im Laboratorium von LUDWIG häufig Besucher sehen konnte, bekannte Physiologen und andere Gelehrte. So hatte ich Gelegenheit, im Verlaufe meines Aufenthaltes von zwei Jahren DONDERS,[47] VOLKMANN,[48] KOELLIKER, HERING,[49] KÜHNE,[50] ROSENTHAL,[51] WEBER, BEZOLD,[52] FICK,[53] MAREY,[54] PANUM,[55] FUNKE[56] und einige andere zu sehen und kennenzulernen, besonders häufig kam BEZOLD. Wenn eine neue Veröffentlichung erschien, die sich mit der Physiologie des Herzens und des Blutkreislaufs allgemein beschäftigte, sofort war das Erscheinen von BEZOLD im Laboratorium von LUDWIG vorauszusehen, in dessen Laboratorium Physiologen, Physiker, Pharmakologen, Neuropathologen und andere Kliniker arbeiteten. Das ist verständlich, weil Kenntnisse der Physiologie in vielen Wissenschaften angewendet werden. [...]

LUDWIG betrachtete die in seinem Laboratorium arbeitenden Schüler als seine Freunde. Er erinnerte während seines Jubiläums an den früh verstorbenen DYBKOVSKIJ.[57] Ich war Augenzeuge des herzlichen Empfangs für KOVALEVSKIJ, der während einer Auslandsreise extra nach Leipzig kam, um seinen Lehrer zu besuchen.

LUDWIG zeichnete sich als Gelehrter und Lehrer durch einen selbstständigen und kritischen Verstand aus. Seine Forschungsmethode war immer durch strenge Systematik, Genauigkeit und Strenge gegen sich selbst und seine Forschungen gekennzeichnet. Er kehrte häufig zu ein und demselben Problem zurück und hatte dabei nur ein Ziel, die Wahrheit. Man konnte bei ihm Ordnung und Genauigkeit der Beobachtung lernen. Er arbeitete gewöhnlich selbst mit seinen Schülern und nicht selten für sie, aber trotzdem ermöglichte er ihnen, selbstständig im Urteil und in der Forschung zu sein.

Anmerkungen

1 Dogel' 1896.
2 Carl Ludwig (1816-1895), vgl. Anm. 46 im Reisebericht Sečenov S. 71.
3 Hermann von Helmholtz (1821-1894), vgl. Anm. 20 im Reisebericht Sečenov S. 69.
4 Robert Wilhelm Bunsen (1811-1899), vgl. Anm. 72 im Reisebericht Sečenov S. 72.
5 Gustav Robert Kirchhoff (1824-1887), vgl. Anm. 91 im Reisebericht Stadion S. 151.
6 Friedrich Arnold (1803-1890), vgl. Anm. 30 im Reisebericht Bidder S. 19.
7 Ernst Heinrich Weber (1795-1878), vgl. Anm. 15 im Reisebericht Bidder S. 18.
8 Vladimir Ivanovič Dybkovskij (1836-1870), Mediziner, 1864-1867 Weiterbildung in Deutschland und der Schweiz, 1867-1868 Prosektor am Lehrstuhl für Physiologie der Universität Kiev, 1868-1870 Professor für Allgemeine Therapie und Pharmakologie an der Universität Kiev, vgl. dazu den Reisebericht S. 196-204.
9 Otto Christian Lovén (1835-1904), Mediziner, er arbeitete 1865/66 zur gleichen Zeit wie Dogel' bei Ludwig in Leipzig.

[10] H. Sanders-Ezn, Mediziner, er arbeitete 1866/67 zur gleichen Zeit wie Dogel' bei Ludwig in Leipzig.
[11] Gustav von Hüfner (1840-1908), Chemiker, 1869-1872 Assistent der physiologisch-chemischen Abteilung der Physiologischen Anstalt an der Universität Leipzig, 1872-1875 a.o. und 1875-1908 o. Professor für Physiologische Chemie an der Universität Tübingen.
[12] Fedor Petrovič Šeremetevskij (1840-1891), Mediziner, 1864-1866 Assistent von Ėjnbrodt am Lehrstuhl für Physiologie der Universität Moskau, 1866-1868 Weiterbildung in Deutschland, 1870-1891 o. Professor für Physiologie an der Universität Moskau, vgl. auch Fischer 2012, 275-277; Pfrepper 2009, passim, 245.
Scheremetjewski: Ueber die Aenderung des respiratorischen Gasaustausches durch die Zufügung verbrennlicher Molecüle zum kreisenden Blute. Arbeiten aus der Physiologischen Anstalt zu Leipzig 3 (1868), 114-154 = Berichte über die Verhandlungen der Königlich Sächsischen Gesellschaft der Wissenschaften zu Leipzig. Mathematisch-Physische Classe 20 (1868), 154-194.
[13] Georg August Asp (1834-1901), Mediziner, seit 1868 Dozent für Physiologie und seit 1869 Prosektor und seit 1884 o. Professor der Anatomie an der Universität Helsingfors.
[14] Alexander Schmidt (1831-1894), Mediziner, 1858-1862 und 1866-1867 Weiterbildung in Deutschland, 1862-1864 Privatdozent an der Universität Dorpat, 1864-1866 Dozent für Physiologie an der Medizinischen Fakultät und dem Veterinärinstitut der Universität Dorpat, 1869-1894 Professor für Physiologie an der Medizinischen Fakultät der Universität Dorpat/Jur'ev, vgl. auch Fischer 2012, 249-251. Schmidt veröffentlichte aus dem Laboratorium Ludwig fünf Arbeiten, vgl. Pfrepper 2009, 231.
[15] Aleksandr Fedorovič Prussak (1839/40-1897), Mediziner, 1862-1865 Assistent bei Botkin an der Mediko-chirurgischen Akademie in St. Petersburg, 1866-1867 Weiterbildung in Österreich und Deutschland, 1868-1893 Professor für Ohrenkrankheiten an der MCA/MMA in St. Peterburg. Bei Ludwig in Leipzig hat er die folgende Arbeit begonnen und in St. Petersburg beendet. Prussak, A[lexander]: Zur Physiologie und Anatomie des Blutstroms in der Trommelhöhle. Arbeiten aus der Physiologischen Anstalt zu Leipzig 3 (1868), 86-103.
[16] Marie François Xavier Bichat (1771-1802), Mediziner, er hat ca. 600 Sektionen vorgenommen, erkannte die typische Aufbaustruktur von Gewebe, Organ und Organsystem ohne Mikroskop, gilt als Begründer der Histologie und war mit seiner Gewebepathologie ein Vorläufer für Virchows Zellularpathologie.
[17] Bichat starb an den Folgen einer fortgeschrittenen Lungentuberkulose.
[18] Zeitschrift für rationelle Medicin 8 (1849), 1-52 sowie Annalen der Physik und Chemie 78 (1849), 307-326.
[19] Josef Stefan (1835-1893), vgl. Anm. 52 im Reisebericht Sečenov S. 71.
[20] Ludwig, C[arl]; Stefan J[osef]: Sitzungsberichte der Kaiserlichen Akademie der Wissenschaften Wien, Mathematisch Naturwissenschaftliche Classe 32 (1858), 25-42.
[21] Die Hämodynamik beschreibt den Blutfluss in den Blutgefäßen in Abhängigkeit der verschiedenen Parameter wie z. B. Elastizität der Gefäße, Strömungsgeschwindigkeit, Blutvolumen usw.

[22] Ludwig, Carl: Zusammenstellung der Untersuchungen über Blutgase, welche aus der physiologischen Anstalt der Josefs-Akademie hervorgegangen sind. Medizinische Jahrbücher. Zeitschrift der K. K. Gesellschaft der Ärzte zu Wien 9 (1865), 145-166.
[23] Ivan Michajlovič Sečenov (1829-1905), vgl. Anm. 12 im Reisebericht Ščelkov S. 82.
[24] Ivan Petrovič Ščelkov (1833-1909), Mediziner, 1858-1861 Weiterbildung in Deutschland und Österreich, 1861-1863 Assistent und 1863-1886 Professor für Physiologie und Allgemeine Pathologie an der Universität Char'kov, 1884-1890 Rektor der Universität Char'kov, 1890-1894 Rektor der Universität Warschau, vgl. auch Reisebericht Ščelkov S. 81-82.
[25] Nikolaj Osipovič Kovalevskij (1840-1891), Mediziner, 1860-1861, 1862-1864 und 1867 Weiterbildung in Österreich und Deutschland, 1865-1868 a.o. und 1868-1891 o. Professor für Physiologie an der Universität Kazan', 1890 Begründer des Physiologischen Instituts der Universität Kazan', vgl. auch Reisebericht Kovalevskij S. 99-112.
[26] Zu den Arbeiten dieser Ludwig-Schüler vgl. die entsprechenden Biobibliographien in Pfrepper 2009.
[27] Zu den Arbeiten Ludwigs und seiner Schüler vgl. u. a. Beneke 2005.
[28] François Magendie (1783-1855), vgl. Anm. 72 im Reisebericht Glebov S. 33.
[29] Marie-Jean-Pierre Flourens (1794-1867), vgl. Anm. 71 im Reisebericht Glebov S. 33.
[30] Claude Bernard (1813-1878), vgl. Anm. 40 im Reisebericht Sečenov S. 70.
[31] Johannes Peter Müller (1801-1858), vgl. Anm. 4 im Reisebericht Filomafitskij S. 3.
[32] Müller, Johannes: Handbuch der Physiologie des Menschen. 2 Bde. Coblenz 1834/40.
[33] Ludwig, Carl: Nieren und Harnbereitung. In: Rudolph Wagner (Hg.): Handwörterbuch der Physiologie mit Rücksicht auf physiologische Pathologie. 2. Bd. Braunschweig 1844, 628-640.
[34] Ludwig, Carl: Lehrbuch der Physiologie des Menschen. 2 Bde. Heidelberg 1852-1856.
[35] Giovanni Alfonso Borelli (1608-1679), Physiker, in seinem 1680-1681 erschienen zweibändigen Werk *De motu animalium* wies er nach, dass in lebenden Körpern die mechanischen Naturgesetze ebenso gelten wie in der unbelebten Natur.
[36] Stephen Hales (1677-1761), Theologe, zu Beginn des 18. Jahrhunderts begann Hales mit Experimenten zur Kreislaufphysiologie und zum Blutdruck bei Tieren und legte seine Ergebnisse in dem zweibändigen Werk *Statical Essays: Containing Haemastatics; Or, An Account of some Hydraulic and Hydrostatical Experiments Made on the Blood and Blood-Vessels of Animals* (London 1833) nieder.
[37] Ernst Heinrich Weber, vgl. Anm. 7 S. 219, und Eduard Friedrich Weber (1806-1871), vgl. Anm. 56 im Reisebericht Bidder S. 21.
[38] Emil Du Bois-Reymond (1818-1896), vgl. Anm. 14 im Reisebericht Sečenov S. 68.
[39] Ernst Wilhelm von Brücke (1819-1892), vgl. Anm. 59 im Reisebericht Sečenov S. 71.
[40] Vitalismus (lat. vita = Leben) ist der Oberbegriff für Lehren, die als Grundlage alles Lebendigen eine Lebenskraft (vis vitalis) als eigenständiges Prinzip annehmen und bereits in der Antike entstanden sind.
[41] Zu Kymographen vgl. Anm. 24 im Reisebericht Stadion S. 69.
[42] Dogiel, J[ohann]: Die Ausmessung der strömenden Blutvolumina. Arbeiten aus der Physiologischen Anstalt zu Leipzig 2 (1867), 196-271 = Berichte über die Verhandlungen der Königlich Sächsischen Gesellschaft der Wissenschaften zu Leipzig. Mathematisch-Physische Classe 19 (1867), 200-275. Offenbar machten Dogel' und Lud-

wig die Vorversuche gemeinsam. Wenn man bedenkt, dass die Veröffentlichung einen Umfang von 76 Seiten hat, ist das ein Hinweis auf die Selbstlosigkeit von Ludwig.

[43] Albert von Koelliker (1817-1905), vgl. Anm. 41 im Reisebericht Sečenov S. 70.

[44] Franz Schweigger-Seidel (1834-1871), Mediziner, 1866-1867 und 1867-1871 a.o. Professor für Histologie an der Physiologischen Anstalt der Universität Leipzig.

[45] Dogiel, J[ohann] und Schweigger-Seidel, F[ranz]: Über die Peritonealhöhle bei Fröschen und ihrem Zusammenhang mit dem Lymphgefässsysteme. Arbeiten aus der Physiologischen Anstalt zu Leipzig 1 (1866), 68-76 = Berichte über die Verhandlungen der Königlich Sächsischen Gesellschaft der Wissenschaften zu Leipzig. Mathematisch-Physische Classe 18 (1866), 247-255.

[46] Dybkowsky: Ueber Aufsaugung und Absonderung der Pleurawand. Arbeiten aus der Physiologischen Anstalt zu Leipzig 1 (1866), 40-67, S. 40: „[...] die Pleura einer anatomischen Untersuchung unterwarf. Ich würde dieselbe nicht bis zu dem Puncte, bis zu welchem ich wirklich gelangt bin, geführt haben, wenn mir dabei die Unterstützung des Herrn Prof. Ludwig gefehlt hätte.“ = Berichte über die Verhandlungen der Königlich Sächsischen Gesellschaft der Wissenschaften zu Leipzig. Mathematisch-Physische Classe 18 (1866), 191-218.

[47] Franciscus Cornelis Donders (1818-1889), Mediziner, 1847-1862 Professor für Ophthalmologie an der Universität Utrecht, 1862-1888 Professor für Physiologie an der Universität Utrecht.

[48] Alfred Wilhelm von Volkmann (1801-1877), vgl. Anm. 81 im Reisebericht Bidder S. 22.

[49] Ewald Hering (1834-1918), Mediziner, 1865-1870 Professor an der Medizinisch-chirurgischen Josephsakademie in Wien, 1870-1895 Professor für Physiologie an der Universität Prag, 1895-1916 o. Professor für Physiologie an der Universität Leipzig.

[50] Wilhelm Kühne (1837-1900), vgl. Anm. 12 im Reisebericht Kovalevskij S. 109.

[51] Isidor Rosenthal (1836-1915), Mediziner, 1859-1862 Assistent von E. Du Bois-Reymond, 1862-1867 Privatdozent und 1867-1872 a.o. Professor für Physiologie an der Universität Berlin, 1872-1913 o. Professor für Physiologie an der Universität Erlangen.

[52] Albert von Bezold (1836-1868), Mediziner, 1858-1859 Assistent von E. Du Bois-Reymond an der Universität Berlin, 1859-1861 a.o. und 1861-1865 o. Professor für Physiologie an der Universität Jena, 1865-1868 o. Professor für Physiologie an der Universität Würzburg.

[53] Adolf Eugen Fick (1829-1901), Mediziner, 1853-1856 Privatdozent, 1856-1862 a.o. und 1862-1868 o. Professor für Physiologie an der Universität Zürich, 1868-1899 o. Professor für Physiologie an der Universität Würzburg.

[54] Etienne Jules Marey (1830-1904), vgl. Anm. 76 im Reisebericht Ovsjannikov S. 98.

[55] Peter Ludwig Panum (1820-1885), Mediziner, 1853-1857 a.o. und 1857-1864 o. Professor für Physiologie an der Universität Kiel, 1864-1885 o. Professor der Physiologie an der Universität Kopenhagen.

[56] Otto Funke (1828-1879), vgl. Anm. 35 im Reisebericht Sečenov S. 70.

[57] Ludwig feierte am 15. Oktober 1874 sein 25-jähriges Jubiläum als ordentlicher Professor für Anatomie und Physiologie, dieses Amt trat er 1849 an der Universität Zürich an. Dybkovskij starb 1870 im Alter von 34 Jahren.

Karl Georg Emil Heubel (1839-1912)[1]
(Karl-Georgij-Ėmilij Georgievič Berngardovič Gejbel')

Schreiben des Rates der Kaiserlichen Universität Hl. Vladimir an Seine Exzellenz, den Kurator[2] des Unterrichtsbezirks Kiev Dezember 1869[3]

Die Medizinische Fakultät hat dem Rat der Universität ihre Vorstellungen über Dienstreisen ins Ausland mit wissenschaftlichem Ziel im Jahre 1870 mitgeteilt. Der Plan sieht vor, dem ordentlichen Professor mit Lehrstuhl für Allgemeine Pathologie Nikanor CHRŽONŠČEVSKIJ[4] und den Dozenten am Lehrstuhl für Allgemeine Therapie und Pharmakologie Karl HEUBEL zu delegieren, den Ersteren im Zeitraum von fünf Monaten vom 15. April bis 15. September, den Zweiten im Zeitraum von einem Jahr vom 1. Juni 1870 an. Dabei hat die Medizinische Fakultät erklärt:
1) dass bei den Verdiensten von Herrn CHRŽONŠČEVSKIJ seine Kommandierung ins Ausland nicht ohne nützliche Resultate für seine wissenschaftliche Arbeit und Lehrtätigkeit bleiben wird. Außerdem fällt die Zeit, die für die Dienstreise vorgesehen ist, zum großen Teil in die Sommerferien. Aber die Zeit, die für die Vorlesungen verloren geht, ist äußerst klein, am Ende des einen und am Anfang des anderen Halbjahres und sie kann auch durch erhöhte Einsatzbereitschaft während der Vorlesungen in der übrigen Zeit dieses Halbjahres ausgeglichen werden;
2) dass der Professor am Lehrstuhl für Pharmakologie Vladimir DYBKOVSKIJ[5] einverstanden ist, während der Abwesenheit von Herrn HEUBEL die Vorlesungen in den Gegenständen, die Herrn HEUBEL aufgetragen wurden, zu übernehmen, damit durch den dienstlichen Aufenthalt im Ausland kein Stillstand in der Lehre eintritt. Auch ist zu berücksichtigen, dass der Dozent HEUBEL noch nicht im Ausland war und schon einige gedruckte wissenschaftliche Veröffentlichungen vorweisen kann und unermüdlich an den angefangenen wissenschaftlichen Untersuchungen in seinem Laboratorium für Medizinische Chemie arbeitet. Die Fakultät verpflichtet sich, Sorge zu tragen, dass Herr HEUBEL die Möglichkeit erhält, sich in physiologischen und pharmakologischen Laboratorien im Ausland[6] zu vervollkommnen.

Der Rat der Universität Hl. Vladimir hat in seiner Sitzung vom 22. November 1869 nach Anhörung des hier Dargestellten anerkannt und von seiner Seite beschlossen, die Dienstreisen ins Ausland der Herren CHRŽONŠČEVSKIJ und HEUBEL als sehr nützlich in wissenschaftlicher Hinsicht zu betrachten und hat die Ehre, Eure Exzellenz untertänigst um Unterstützung zu bitten, die Herren CHRŽONŠČEVSKIJ und HEUBEL mit wissenschaftlichem Ziel ins Ausland zu delegieren, im geplanten Zeitraum, mit Erhalt der Bezüge und Ausfertigung der Auslandspässe.

Unabhängig davon bittet der Rat der Universität auf der Grundlage eines Antrags der Medizinischen Fakultät und eines Entscheids vom 5. Dezember 1869, untertänigst Eure Exzellenz zu gestatten, Herrn Professor CHRŽONŠČEVSKIJ aus Mitteln der Universität 500 Rubel Reisemittel auszuzahlen, und zwar aus den Prozenten des Kapitals der Universität für das Jahr 1870.

Kiev, 31. Dezember 1869

Schreiben des Ministeriums für Volksaufklärung, Departement, an den Herrn Kurator des Unterrichtsbezirks Kiev Februar 1870[7]

Infolge der Vorlage Eurer Exzellenz an den Minister für Volksaufklärung vom 12. Januar des laufenden Jahres, Nr. 290, hat das Departement für Volksaufklärung die Ehre, Ihnen mitzuteilen, gnädiger Herr, dass der ordentliche Professor der Kaiserlichen Universität Hl. Vladimir, CHRŽONŠČEVSKIJ, und der Dozent der gleichen Universität, HEUBEL, durch einen Befehl des Ministeriums für Volksaufklärung vom 4. Februar des laufenden Jahres, Nr. 2, mit wissenschaftlichem Ziel ins Ausland kommandiert werden sollen. Ersterer für fünf Monate vom 15. April an, und Letzterer für ein Jahr vom 1. Juni 1870 und dass betreffenden Personen das Gehalt während ihres Aufenthalts im Ausland erhalten bleibt.

Kiev, 11. Februar 1870, Nr. 1701

Schreiben des Rektors[8] der Kaiserlichen Universität Hl. Vladimir an Seine Exzellenz, den Kurator des Unterrichtsbezirks Kiev März 1870[9]

In Ergänzung meiner Vorlage vom 12. März (Nr. 464) habe ich die Ehre, Eure Exzellenz um einen Auslandspass für den Dozenten der Universität, Doktor der Medizin Karl Georgievič HEUBEL zu bitten, die Unbedenklichkeitsbescheinigung der Polizei zur Ausreise ins Ausland mit wissenschaftlichem Ziel füge ich bei.

Kiev, 19. März 1870, Nr. 510

Schreiben des Rektors der Kaiserlichen Universität Hl. Vladimir an Seine Exzellenz, den Kurator des Unterrichtsbezirks Kiev April 1870[10]

Auf höchsten Befehl des Ministeriums für Volksaufklärung vom 4. Februar, wie dargelegt im Vorschlag Eurer Exzellenz vom 24. Februar des laufenden Jahres, wird der Dozent der Universität Hl. Vladimir, HEUBEL, für ein Jahr mit wissenschaftlichem Ziel ins Ausland delegiert, beginnend am 1. Juni 1870.

Heute wurde Herr HEUBEL vorstellig und hat geäußert, dass er wünscht, zusammen mit seiner Ehefrau Julija Fedorovna ins Ausland zu reisen. Deshalb habe ich die Ehre, untertänigst die Fürsprache Eurer Exzellenz zu erbitten, auf den Namen der Ehefrau von Herrn HEUBEL einen Auslandsreisepass auszustellen.

Kiev, 22. April 1870, Nr. 681

Schreiben des Rates der Kaiserlichen Universität Hl. Vladimir an Seine Exzellenz, den Kurator des Unterrichtsbezirks Kiev April 1871[11]

Der Dozent der Universität Hl. Vladimir wurde für ein Jahr mit wissenschaftlichem Ziel ins Ausland delegiert, der Zeitraum der Dienstreise endet am 1. Juni 1871.

Dieser Tage wandte sich die Medizinische Fakultät, entsprechend einer Bitte von Herrn HEUBEL, an den Rat der Universität mit dem Vorschlag, den Auslandsaufenthalt von Herrn HEUBEL wegen der Beendigung der wissenschaftlichen Arbeiten bis zum 15. August 1871 zu verlängern.

Der Rat der Universität sieht von seiner Seite kein Hindernis, dem Wunsch von Herrn HEUBEL zu entsprechen und hat die Ehre, Eure Exzellenz zu bitten, eine Verlängerung des Zeitraums der Dienstreise bis zum Ende der Sommerferien, d. h. bis zum 15. August 1871, zu unterstützen.

Kiev, 12. April 1871, Nr. 582

Anmerkungen

[1] Pfrepper 2012, passim, 151-152.
[2] Platon Aleksandrovič Antonovič (1812-1883), Generalleutnant, 1868-1880 Kurator des Kiever Unterrichtsbezirks.
[3] CDIAKU f. 707, op. 36, d. 4, ll. 3, 3ob.
[4] Nikanor Adamovič Chržonščevskij (1836-1906), Mediziner, 1861-1865 und 1870 Weiterbildung im Ausland, 1867-1868 a.o. Professor für Histologie, Embryologie und Vergleichende Anatomie an der Universität Char'kov, seit 1868 o. Professor für Allgemeine Pathologie an der Universität Kiev.
[5] Vladimir Ivanovič Dybkovskij (1836-1870), vgl. Anm. 8 in der Rede von Dogel' auf Ludwig S. 219.
[6] Heubel, Emil: Ueber die Beziehungen der Centraltheile des Nervensystems zur Resorption. Ein Beitrag zur Physiologie des Gefässtonus. Archiv für pathologische Anatomie und Physiologie und für klinische Medicin 56 (1872), 248-267, S. 267: „Die den hier veröffentlichten Mittheilungen zugrundeliegenden Versuche sind zum grössten Theil, mit freundlicher Erlaubnis des Herrn Prof. Dr. Goltz, dem ich dafür meinen besten Dank sage, im physiologischen Laboratorium zu Halle a. S. bereits im Sommer 1871 angestellt worden. Kiew, im Februar 1872."; ders.: Experimentelle Beiträge zur Kenntnis der chemischen Eigenschaften und toxischen Wirkungen des Tabakrauchs. Vorläufige Mittheilung. Centralblatt für die medicinischen Wissenschaften 10 (1872), 641-647, S. 647: „Ich erfülle endlich eine angenehme Pflicht, indem ich Herrn Prof. Dr. J. Rosenthal, der mir in seinem soeben erst neu eingerichteten physiologischen Laboratorium zu Erlangen, die zur Ausführung der vorstehend mitgetheilten Versuche nöthigen Hilfsmittel auf Bereitwilligste und Freundlichste zur Verfügung stellte, meinen aufrichtigsten und wärmsten Dank ausspreche. Erlangen, am 7. August 1872."
[7] CDIAKU, f. 707, op. 36, d. 4, ll. 15, 15ob.
[8] Aleksandr Pavlovič Matveev (1816-1882), Mediziner, Gynäkologe, 1865-1871 und 1875-1878 Rektor der Universität Kiev.
[9] CDIAKU, f. 707, op. 36, d. 4, l. 32.
[10] CDIAKU, f. 707, op. 36, d. 4, l. 48.
[11] CDIAKU, f. 707, op. 36, d. 4, l. 147.

Vasilij Jakovlevič Danilevskij (1852-1939)[1]
Reisebericht aus Deutschland und der Schweiz 1878-1879[2]

Im Mai 1876 wurde DANILEVSKIJ als Stipendiat in den Kreis der jungen Wissenschaftler aufgenommen, die nach einem Aufenthalt im Ausland eine Berufung zum Professor zu erwarten haben. Am 17. März 1877 verteidigte er seine Dissertation zum Dr. med. mit einer Arbeit *Issledovanija po fiziologii golovnogo mozga.*[3] Im Januar 1878 fuhr er mit einer Delegierung durch das Ministerium für Volksaufklärung ins Ausland.

Auf Rat seines Lehrers und Förderers Professor ŠČELKOV[4] fährt er zunächst nach Würzburg zu Adolf FICK,[5] der einer der führenden Vertreter der physikalischen Richtung der Physiologie in Deutschland ist. Bei FICK arbeitet DANILEVSKIJ über die Wärmebildung in den Muskeln.[6] Schon 1872 hatte der Medizinstudent DANILEVSKIJ für die Arbeit *O razloženii azotistych veščestv pri myšečnoj dejatel'nosti*[7] eine Goldmedaille erhalten. In Würzburg arbeitet er auch im Physikalischen Institut bei Professor KOHLRAUSCH[8] über die Wärmekapazität von Kautschuk und von Muskeln.

Im Jahr 1879 fährt er für kurze Zeit zu Professor ROSENTHAL[9] an die Universität Erlangen, von dort begibt er sich nach Leipzig, wo er die restliche Zeit seiner Dienstreise bleibt.[10] In der Physiologischen Anstalt der Leipziger Universität arbeitet er unter der Leitung von C. LUDWIG[11] über Elektrophysiologie und Histologie der lymphatischen Gefäße des Darmes von Fröschen.[12] Einige Zeit arbeitet er auch bei Professor STOHMANN[13] am Landwirtschaftlich-physiologischen Institut der Universität Leipzig über die Kalorimetrie[14] von Lebensmitteln.

Der erste Aufenthalt im Ausland, die Arbeit in verschiedenen führenden deutschen Laboratorien und die persönliche Bekanntschaft mit Vertretern verschiedener Richtungen in der Physiologie haben die Persönlichkeit DANILEVSKIJS als Physiologe stark geprägt, besonders haben ihn die Gespräche mit FICK, eines mathematisch und philosophisch gebildeten Gelehrten, und die Atmosphäre in der Leipziger Physiologischen Anstalt gefördert.

Als hervorragender Leiter für junge Wissenschaftler war LUDWIG immer von einer Menge seiner Schüler umgeben, die zum größten Teil aus Ausländern bestand.[15] Diese internationale Kommunikation auf dem neutralen Boden der Wissenschaft, mit einem hochverehrten Lehrer wie LUDWIG, musste einen starken kulturellen und erzieherischen Einfluss ausüben, indem sie den geistigen Horizont weitete, mit den Vertretern verschiedener Kulturvölker bekannt machte, die Abgeschlossenheit und Einseitigkeit der persönlichen und nationalen Anschauungen milderte. In diesem Institut wurden gleichzeitig mehrere experimentelle Arbeiten zu verschiedenen Fragen der Physiologie durchgeführt, zehn bis zwölf in der Abteilung von LUDWIG selbst, und zwar nicht in geschlossenen Einzelzimmern, sondern in großen Laboratorien. Das förderte das Kennenlernen der neuen Fragestellungen und der verschiedenartigen Forschungsmethoden und gerade durch die Tätigkeit in dieser Sphäre war LUDWIGs Institut so berühmt. Hinzu kommt, dass in dieser Zeit unter den Assistenten von LUDWIG solche talentierten Männer wie DRECHSEL,[16] GAULE[17] und KRIES[18] waren.

Noch im Ausland wurde DANILEVSKIJ zum Dozenten für Zoophysiologie am Veterinärinstitut Char'kov berufen. 1882 übernahm er auch die Dozentur für Vergleichende Physiologie der Tiere an der Physiko-mathematischen Fakultät der Universität Char'kov. 1883 zum a.o. Professor ernannt, führte ihn ein dienstlicher Aufenthalt in die Schweiz. In Genf besuchte er das zoologische Laboratorium von Carl VOGT[19] und im pathologischen Kabinett von ZAHN[20] lernte er die neuesten histologischen Methoden kennen, in Straßburg besuchte er SCHMIEDEBERG.[21]

1886 wurde er zum Nachfolger seines Lehrers ŠČELKOV als Ordinarius für Physiologie des Menschen berufen.

DANILEVSKIJ reiste viel als etablierter russischer Physiologe, er hatte Aufenthalte in Wien (1887, 1903), Paris und Basel (1889), in Berlin nahm er am 10. Internationalen Medizinischen Kongress teil (1890), außerdem besuchte er Freiburg (1893, 1901[22]), Bern (1899) und Zürich (1902).

Anmerkungen

[1] Fischer 2012, 63-69; Pfrepper 2009, passim, 173-180.
[2] Skvorcov/Bagalej 1905/06, 43-44.
[3] Untersuchungen zur Physiologie des Gehirns.
[4] Ivan Petrovič Ščelkov (1833-1909), vgl. Anm. 24 in der Rede von Dogel' auf Ludwig S. 221.
[5] Adolf Eugen Fick (1829-1901), vgl. Anm. 53 in der Rede von Dogel' auf Ludwig S. 222.
[6] Danilewsky, B[asil]: Thermodynamische Untersuchungen der Muskeln. Vorläufige Mittheilung. Centralblatt für die medicinischen Wissenschaften 17 (1879), 97-99; ders.: Thermodynamische Untersuchungen der Muskeln. Archiv für die gesammte Physiologie des Menschen und der Thiere 21 (1880), 109-152 = Versuch, die Gültigkeit des Prinzips der Erhaltung der Energie bei der Muskelarbeit experimentell zu beweisen. In: Fick, Adolf (Hg.): Myothermische Untersuchungen aus den physiologischen Laboratorien zu Zürich und Würzburg. Wiesbaden 1889, 132-172 und Ergebnisse weiterer thermodynamischer Untersuchungen der Muskeln, 173-194.
[7] Die Zerlegung der stickstoffhaltigen Verbindungen während der Muskeltätigkeit, diese Arbeit ist als Monographie erschienen: O proischoždenii muskul'noj sily. Materialy dlja fiziologii metamorfoza. Char'kov 1876, 262 S.
[8] Friedrich Kohlrausch (1840-1910), Physiker, 1867-1870 a.o. Professor für Physik an der Universität Göttingen, 1870-1871 o. Professor für Physik am Polytechnikum Zürich, 1871-1875 o. Professor für Physik am Polytechnikum Darmstadt, 1875-1888 o. Professor für Physik an der Universität Würzburg, 1888-1899 o. Professor für Physik an der Universität Straßburg, seit 1899 o. Honorarprofessor für Physik an der Universität Berlin.
[9] Isidor Rosenthal (1836-1915), vgl. Anm. 51 in der Rede von Dogel' auf Ludwig S. 222.
[10] Danilevskij war vom 24. April 1879 bis 24. April 1880 in Leipzig gemeldet und wohnte in der Menckestraße 67, vgl. Stadtarchiv Leipzig, Leipziger Fremdenverzeichnisse von 1876-1889, Nr. 188.
[11] Carl Ludwig (1816-1895), vgl. Anm. 46 im Reisebericht Sečenov S. 71.
[12] Es ist erstaunlich, dass Danilevskij ein ganzes Jahr in Leipzig war und während dieser Zeit keine deutsche Arbeit veröffentlicht hat.
[13] Friedrich Stohmann (1832-1897), Agrikulturchemiker, 1865-1871 a.o. Professor für Agrikulturchemie an der Universität Halle/Saale, 1871-1880 a.o. und 1880-1897 o. Honorarprofessor für Agrikulturchemie an der Universität Leipzig, vgl. auch Anm. 58 im Reisebericht Kovalevskij S. 112.
[14] Die Kalorimetrie bezeichnet die Messung von Wärmemengen, die an biologische, chemische oder physikalische Vorgänge gekoppelt sind und sowohl exotherm als auch endotherm sein können.
[15] Die Ludwig-Schule umfasst etwa 250 Schüler, sie kamen aus dem deutschsprachigen Raum, Westeuropa, USA und Russland; die größte Gruppe der ausländischen Schüler Ludwigs waren russische Mediziner, vgl. Pfrepper/Pfrepper 2010.
[16] Edmund Drechsel (1843-1897), Chemiker, 1875-1878 Privatdozent für Chemie und 1878-1892 a.o. Professor für Physiologische Chemie an der Universität Leipzig, 1872-1892 Vorstand der chemischen Abteilung der Physiologischen Anstalt, 1892-1897 o. Pro-

fessor für Physiologische und Pathologische Anatomie und Pharmakologie an der Universität Bern.

[17] Justus Gaule (1849-1939), Mediziner, 1877-1878 Assistent am Physiologischen Institut der Universität Straßburg, 1878-1885 Privatdozent an der Physiologischen Anstalt der Universität Leipzig, 1886-1916 o. Professor für Physiologie an der Universität Zürich.

[18] Johannes von Kries (1853-1928), Mediziner, 1878-1880 Privatdozent an der Physiologischen Anstalt der Universität Leipzig, 1880-1882 a.o. und 1882-1924 o. Professor für Physiologie an der Universität Freiburg.

[19] Carl Vogt (1817-1895), Mediziner, Politiker, 1847-1852 o. Professor für Zoologie an der Universität Gießen, 1852-1872 o. Professor für Geologie und 1872-1895 o. Professor für Zoologie an der Universität Genf.

[20] Friedrich Wilhelm Zahn (1845-1904), Mediziner, 1871-1876 Assistent von Recklinghausen an der Universität Straßburg, seit 1876 o. Professor für Pathologische Anatomie und Histologie an der Universität Genf.

[21] Oswald Schmiedeberg (1838-1921), Mediziner, 1867-1868 Privatdozent und Dozent für Pharmakologie und Diätetik an der Universität Dorpat, 1870 Weiterbildung in Deutschland, 1869-1872 o. Professor für Pharmakologie, Diätetik und Geschichte der Medizin an der Universität Dorpat, 1872-1918 o. Professor für Pharmakologie an der Universität Straßburg, vgl. Pfrepper 2012, 190-195.

[22] Danilevskij arbeitete in Freiburg bei Kries und Nagel.

Willibald A. Nagel (1870-1911), Mediziner, 1895-1899 Assistent und Privatdozent, 1899-1902 a.o. Professor für Physiologie an der Universität Freiburg, 1902-1908 a.o. Professor für Physiologie an der Universität Berlin, 1908-1911 o. Professor für Physiologie an der Universität Rostock.

Nagel, W[illibald] A.: Zwei optische Täuschungen. Nach Beobachtungen von Prof. Danilewsky. Zeitschrift für Psychologie und Physiologie der Sinnesorgane 27 (1901), 277-281.

Vladimir Sergeevič Gulevič (1867-1933)[1]
Reisebericht aus Marburg September 1898[2]

Weil zur Zeit meiner Abreise aus Russland das Wintersemester an deutschen Universitäten schon zu Ende ging, beschloss ich, den Rest des Semesters für den Besuch österreichischer Universitäten zu nutzen, wo ich aber nicht beabsichtigte, länger zu bleiben. Unterwegs besuchte ich die Laboratorien der Medizinischen Chemie und Histologie der Universität Warschau. Als ich in Wien ankam, war dort schon Sommersemester, weil wegen der Unruhen[3] an den deutschen Universitäten Österreich-Ungarns im Dezember 1897 Ferien waren und danach das sogenannte Sommersemester an diesen Universitäten bedeutend früher begann als gewöhnlich. In Wien besuchte ich das Laboratorium für Medizinische Chemie von Professor E. LUDWIG,[4] das ziemlich groß, aber in einem alten, für diesen Zweck schlecht geeignetem Gebäude untergebracht ist. In den einzelnen Räumen gibt es sehr wenig Licht, der Hörsaal ist klein, niedrig und hat überhaupt keine Ventilation, was sich besonders bei einer großen Menge Zuhörer bemerkbar macht. Ein wesentlicher Nachteil des Laboratoriums ist auch das Fehlen eines Schwefelwasserstoffraumes für die Studenten, die genötigt sind, Arbeiten mit Schwefelwasserstoff im allgemeinen Laboratorium durchzuführen. Ich hörte hier Vorlesungen von E. LUDWIG, der in dieser Zeit Anorganische Chemie las, unter dem Namen Angewandte Medizinische Chemie versteht man in Österreich Anorganische und Organische Chemie und einen sehr kurzen Kurs zur Biologischen Chemie. E. LUDWIG liest lebendig, inhaltsreich und begleitet seine Vorlesungen mit einer großen Zahl von Versuchen. Die Sammlung von biologisch-chemischen Präparaten ist klein, aber einige sind in vergleichsweise großer Menge vorhanden, z. B. sah ich hier 400g Chlorzinkkreatinin[5] aus Harn, einige Gramm Bilifuszin.[6] Studenten gibt es im Laboratorium von E. LUDWIG wenig, aber im Laboratorium werden viele verschiedenartige qualitative und quantitative Analysen durchgeführt, z. B. klinische und gerichtsmedizinische Untersuchungen, Analysen von Mineralwässern, Mineralien usw. Obwohl hier im Laboratorium viele Bestimmungen von Quecksilber im Harn gemacht wurden und auch noch gemacht werden, kennt man hier nicht, wie es sich im Gespräch erwies, die äußerst bequemen und sehr genauen Verfahren, sowohl aus russischen als auch französischen Publikationen, wie z. B. die Methode des unlängst verstorbenen Professor STUKOVENKOV[7] zur Bestimmung von Quecksilber im Harn, das Verfahren[8] habe ich Professor E. LUDWIG mitgeteilt.

Weiterhin besuchte ich das vortrefflich ausgestattete, obwohl sehr kleine Laboratorium, das sich in der Poliklinik befindet und von Professor MAUTHNER[9] geleitet wird.

Ich besuchte die Städtische Hygieneanstalt, die sich am Lehrstuhl für Hygiene befindet und aus einer chemischen und einer bakteriologischen Abteilung besteht. Diese Laboratorien sind gut mit Geräten ausgerüstet, arbeiten seit drei Monaten und befinden sich noch in provisorischen Räumen.

Das physiologische Laboratorium von Professor EXNER,[10] das bald in neue Räume überführt wird, leidet unter den gleichen Nachteilen wie auch das Laboratorium von E. LUDWIG, und verfügt sogar nicht einmal über einen beheizten Raum für Tiere, so dass auf diese Weise experimentelle Arbeiten an Tieren im Winter äußerst schwierig sind und die Tiere nicht selten nach Operationen wegen der ungünstigen äußeren Bedingungen sterben. Mit Geräten ist dieses Laboratorium sehr gut ausgerüstet. Übrigens erregt eine große, hermetische metallische Kammer für Versuche zum Einfluss aufgeladener Luft auf Tiere die Aufmerksamkeit. Die Kammer ist in zwei Hälften geteilt, die miteinander verbunden werden können, was es erlaubt, sie ohne Versuchsunterbrechung zu reinigen.

Das I. und II. Chemische Laboratorium, die von Professor WEIDEL[11] und Professor LIEBEN[12] geleitet werden, sind in einem großzügigen und gut ausgerüsteten Gebäude untergebracht. Die Mehrzahl der Arbeiten, bei denen giftige oder stark riechende Gase frei werden, werden im Freien durchgeführt, wofür eine große Veranda gebaut wurde, diese Arbeiten im Winter durchzuführen ist jedoch sehr unbequem. In diesen Laboratorien wurde ich mit noch nicht publizierten Arbeiten, soviel ich weiß, bekannt gemacht. Es ist ein Verfahren zur Bestimmung von Kohlenstoff und Wasserstoff in stickstoffhaltigen Stoffen. Der Unterschied der hier angewandten Methode besteht darin, dass anstelle des wiederherzustellenden Kupfernetzes Bleiperoxyd verwendet wird; die Bestimmung wird in offenen Röhren durchgeführt, die auf gewöhnliche Weise für die Analyse gefüllt und vorbereitet werden. In den vorderen Teil, der sich an den Ofen anschließt, wird das Bleiperoxyd eingefüllt und dieser Teil der Röhre wird an ein kleines Luftbad angeschlossen, dessen Temperatur zwischen 140°C und 160°C gehalten wird. Der Vorteil der beschriebenen Methode besteht darin, dass die Notwendigkeit wegfällt, das Kupfernetz wieder herzustellen, eine Portion von Bleiperoxyd reicht für 50 Analysen im äußersten Falle aus. In den genannten zwei Laboratorien gibt es Gasmotoren, die speziell für die Inbetriebnahme z. B. von Schüttelmaschinen bestimmt sind.

Von den wissenschaftlichen Bildungseinrichtungen besuchte ich noch das Naturhistorische Museum,[13] das den Besucher sowohl durch den Reichtum der Kollektion als auch durch ihre kunstvoll gelungene Präsentation beeindruckt. Von der systematisch geordneten wissenschaftlichen Kollektion war meiner Spezialisierung die vorzügliche kristallographische Sammlung, die die geometrischen, physikalischen und chemischen Eigenschaften der Kristalle erklärt, am nächsten. Es wurden auch einige Vertreter künstlicher Kristalle ausgestellt, die durch ihre ungewöhnliche Größe auffielen.

Von Wien aus begab ich mich nach Prag, wo ich an der böhmischen Universität die Laboratorien für Medizinische Chemie und Physiologie besuchte, die, wie auch überhaupt die Laboratorien beider Prager Universitäten, wesentlicher besser gebaut und ausgestattet waren als die Wiener Laboratorien und nicht unter zu wenig Licht litten wie die Letzteren. Das Laboratorium für Medizinische Chemie, das von Professor HORBACZEWSKI[14] geleitet wird, verfügt über großzügige Räumlichkeiten, deren größter Teil infolge der geringen Zahl von Studenten (60 Personen im Halbjahr) für spezielle Arbeiten genutzt werden kann. Außer auf die guten Polarisations- und spektrophotometrischen Apparate richtete sich meine Aufmerksamkeit noch auf ein Gerät für die Destillation von Alkohol durch Wasserdampf und auf ein Gerät für das Sieden von wässrigen Flüssigkeiten mit Hilfe überhitzten Dampfes. Dieses Gerät schließt die Möglichkeit der Überhitzung aus, was besonders beim Sieden z. B. von breiförmigen Massen wichtig ist, die aus verschiedenen Organen und Geweben erhalten werden. In der Sammlung biologisch-chemischer Präparate gab es nicht wenig interessante Exemplare, so z. B. sah ich hier ein Präparat von Harnsäure, das HORBACZEWSKI synthetisch hergestellt hatte, außerdem von ihm hergestellte kristalline Formen von Xanthin[15] und Guanin,[16] deren Kristalle man sogar mit dem bloßen Auge unterscheiden konnte. Weiterhin lenkte Professor HORBACZWESKI meine Aufmerksamkeit auf die Kristalle von Glykocholsäure[17] ungewöhnlicher Größe bis 3 cm Länge, die zufällig beim langen Stehen einer Alkohol-Äther-Lösung der Säure erhalten worden sind, auf Kristalle von Weinzucker, die zufällig beim langen Stehen von Diabetikerharn an einem kalten Ort entstanden sind und einen Länge von einigen mm aufwiesen, auf ein seltenes Präparat eines Drüsensteins, gefunden bei einem Menschen, bestehend aus Bilirubin,[18] seine Länge betrug bis 4 cm, und auf ein äußerst seltenes Exemplar eines Cholesterinsteins aus der Gallenblase eines Menschen von 18 g Gewicht.

Im physiologischen Laboratorium von Professor MAREŠ[19] wurde eine große Anzahl kalorimetrischer Versuche veröffentlicht. Das Gerät, das man in diesem Laboratorium benutzt, ist nach dem Prinzip von D'ARSONVAL[20] konstruiert, der Quecksilberregulator wurde von Professor MAREŠ geändert. Das Kalorimeter ist ein großer hermetischer Zylinder, der vordere gläserne Deckel, den man vollkommen hermetisch verschließen kann, ist in einem anderen Zylinder eingeschlossen. Der Zwischenraum ist mit Kerosin angefüllt und mit einer Kapillare, die Quecksilber enthält, verbunden, das ist der Quecksilberregulator. Im Inneren des Kerosins befinden sich zwei Serpentinen – durch eine von ihnen fließt Wasser, durch die andere die Gase, die beim Atmen abgegeben werden. Die Wärme, die durch die Tiere entwickelt wird, wird durch das Kerosin teilweise übertragen, ein Teil über das oben genannte System von Röhren, durch die die ausgeatmeten Gase des Tieres strömen. Die kleinste Änderung des großen Volumens des Kerosins macht sich bemerkbar, bei seiner Erwärmung ändert sich die Höhe des Quecksilbers in dem kapillaren Rohr, das Quecksilber steigt an.

Infolgedessen wird ein elektrischer Kontakt hergestellt und setzt einen Elektromagneten in Bewegung, der öffnet ein Ventil, das bisher die Wasser führende Röhre verschlossen hat – und setzt folgerichtig einen Wasserfluss in Bewegung, die Wasser führende Röhre ist nichts anderes als das Ende der wassergefüllten Serpentine, die innerhalb des Kerosins liegt. Auf diese Weise besteht das Wirkungsschema des Gerätes in Folgendem: 1) Das Tier erwärmt das Kerosin und Wasser in der Serpentine bis zu einer bestimmten Temperatur t^0. 2) Infolgedessen erfolgt ein elektrischer Kontakt und es beginnt das erwärmte Wasser aus der Serpentine zu fließen. 3) Anstelle des ausströmenden Wassers tritt kaltes Wasser, das ohne Unterbrechung aus dem Reservoir ausströmt und in die Serpentine als Ersatz für das ausgeströmte Wasser eintritt. 4) Das kalte Wasser erniedrigt t^0 des Kerosins. 5) Das Quecksilber in der Kapillare erniedrigt sich infolgedessen und der elektrische Kontakt wird unterbrochen. 6) Das Ventil schließt sich an der Wasser führenden Röhre und der Wasserfluss wird zeitweilig unterbrochen, bis das Kerosin wieder die bestimmte Temperatur t^0 erreicht. Auf diese Weise wird die Wärmemenge, die durch das Tier in einer bestimmten Zeit entwickelt wird, durch die Menge Wasser abgeschätzt, die in diesem Zeitraum ausfließt und die im Gerät eine bekannte Menge Grade erwärmt, die Temperatur t^0 des Wassers beim Eintritt in die Serpentine und beim Austritt aus ihr wird mit empfindlichen Thermometern gemessen. Da ich die Möglichkeit hatte, mich persönlich zu überzeugen, zeichnet sich der beschriebene Quecksilberregulator an dem beschriebenen Kalorimeter durch hohe Empfindlichkeit aus, der Unterbrecher des Wasserstroms wirkt zuverlässig und was sehr wichtig ist, die Temperatur des ein- und ausströmenden Wassers t^0 schwankte in einem Zeitraum von eineinhalb Stunden in den Grenzen von einigen Hundertstel Graden. Außer den beschriebenen

Teilen hat das Kalorimeter noch einige raffinierte Besonderheiten, die für eine möglichst vollständige Isolierung des Kerosins vom Temperatureinfluss der äußeren Luft und für die Erhaltung der Konstanz der Luft im Kalorimeter vorgesehen sind. Gleichzeitig mit den kalorimetrischen Untersuchungen wird die Bestimmung der Zusammensetzung der Luft am Anfang des Versuches und beim Abschluss gemessen, was die Möglichkeit gibt, die Größe des Gasaustausches auch während des Versuches zu messen. Ich verweise auf einige Untersuchungen aus verschiedenen Versuchen mit diesem Kalorimeter, die mit Kaninchen durchgeführt wurden, deren Haut in einem Fall mit Öl bedeckt war, in anderen Fällen mit Lack, diese Versuchsergebnisse werden am Schluss angeführt. Was die Ursache des Todes infolge der Lackierung der Haut des Tieres war, ist wahrscheinlich nicht die vergrößerte Abgabe von Wärme, sondern irgendeine andere Ursache, es könnte eine Selbstvergiftung mit Stoffwechselprodukten gewesen sein. Im Laboratorium von Professor MAREŠ gibt es auch ein großes Eiskalorimeter, das nach dem Prinzip von BUNSEN[21] konstruiert ist. Man kann mit Hilfe dieses Kalorimeters die Wärmemenge bestimmen, die von sterbenden Muskeln abgegeben wird, die den Schluss zulassen, dass das Sterben von Muskeln und ihre Erstarrung zwei unterschiedliche Prozesse sind. Im Laboratorium werden übrigens auch Untersuchungen über den Einfluss der Änderung der Zusammensetzung der Luft auf die Atmung von Tieren durchgeführt und Untersuchungen zur Frage über die zweiseitige Leitfähigkeit der Nerven. Die Versuche, die in der letzten Richtung gemacht wurden, gaben bis jetzt negative Resultate, sie führten zu dem Schluss, dass eine solche Art der Leitfähigkeit nur bei Nerven von gemischter Zusammensetzung existiert.

Von den Laboratorien der deutschen Universität in Prag habe ich das chemische und das medizinisch-chemische Labor besucht. Zu meinem Erstaunen begegnete ich in diesen Laboratorien militärischen Wächtern, die, wie sich später herausstellte, auf Anforderung des Rates der deutschen Universität nach den Studentenunruhen vom Dezember 1897 anwesend waren, da durch die aufgebrachte Menge fast alle Fenster in den Gebäuden der deutschen Universität zerschlagen wurden. Das chemische Laboratorium, das von Professor GOLDSCHMIEDT[22] geleitet wird, ist eine große, gut ausgerüstete Einrichtung, aber nichts Besonderes lenkte hier meine Aufmerksamkeit auf sich. Das medizinisch-chemische Laboratorium von Professor HUPPERT[23] ist ziemlich groß und gut aufgestellt, nur wenige Studenten arbeiteten hier. Ich hatte im Institut die Möglichkeit, einen außergewöhnlichen Fall von Harn bei Alkaptonurie[24] zu sehen. In diesem Laboratorium sah ich auch einen prächtig arbeitenden, kleinen transportablen Motor in Betrieb, den man für Laboratorien empfehlen kann. Er wird nur mit heißer Luft betrieben, man benötigt einen großen Gasbrenner und einen Wasseranschluss. Er kann ohne polizeiliche Genehmigung aufgestellt werden, da er völlig gefahrlos betrieben werden kann. Im Abschlussbericht über meinen Besuch der österreichischen Universitäten will ich darauf hinweisen, dass die Lehre der Medizinischen Chemie, die ich nach meinem Besuch von drei Universitäten beurteilen kann, hier schlechter aufgestellt ist als an der Moskauer Universität. Ich sage nicht allgemein „als in Russland", weil ich von den russischen Universitäten nur mit der Lehre an der Moskauer Universität näher vertraut bin. Als Hauptgründe, die eine erfolgreiche Lehre der Medizinischen Chemie in Österreich erschweren, kann ich die beiden Folgenden nennen. 1) Eine unzureichende Anzahl von Studenten, die für die Vorlesungen in Biologischer Chemie vorgesehen sind, die insgesamt drei Stunden Vorlesungen pro Woche im Wintersemester umfasst, während bei uns der Professor vier Vorlesungsstunden in beiden Semestern zur Verfügung hat, und es dennoch nur mit Mühe schafft, die Vorlesungen am Ende des Jahres abschließen zu können. So ist es verständlich, dass in Österreich der Professor für Medizinische Chemie, dem für die Vorlesungen weniger Zeit[25] zur Verfügung steht als in Russland, gezwungen ist, sein Programm um ein Drittel im Vergleich mit dem Programm der russischen Universitäten zu kürzen, weil er einen bedeutenden Teil der Zeit genauso wie auch der russische Professor für Versuche und Demonstrationen verwenden soll. 2) Der zweite Grund einer weniger erfolgreichen Lehre in Medizinischer Chemie in Österreich ist das Fehlen der obligatorischen Übungen zu diesem Gegenstand. Während der Besuch der Vorlesungen für die Studenten der österreichischen Universitäten de facto in Form von Prüfungen obligatorisch ist, so unterliegt die praktische Beschäftigung in Medizinischer Chemie nicht der Kontrolle durch eine Examinierung, d. h. sie ist für die Studenten in Wirklichkeit nicht obligatorisch. Inwieweit sich die Abwesenheit von praktischen Übungen auf die erfolgreiche Lehre einer solchen Wissenschaft wie die Medizinische Chemie schädlich auswirkt und wieweit für den zukünftigen Arzt die Praxis einer solchen Art von Beschäftigung notwendig ist, diese Frage ist insofern unstrittig, als dass keine Notwendigkeit besteht, sich mit der Diskussion dieser Frage aufzuhalten. Die hier von mir geäußerte Meinung bezüglich der weniger erfolgreichen Lehre der Medizinischen Chemie in Österreich ist nicht ein Urteil, das möglicherweise bei flüchtigem Bekanntmachen mit den österreichischen Universitäten gefällt worden ist. Auf meine diesbezügliche Frage antworteten mir Professoren, dass die Lehre in Medizinischer Chemie in Österreich wenig erfolgreich ist und dass man bei solchen ungünstigen Bedingungen, die sie hier hat, keine besseren Resultate erwarten kann.

Von Prag fuhr ich nach Marburg, da ich beschlossen hatte, mich das gesamte Sommersemester ausschließlich mit Biologischer Chemie unter Leitung von Professor KOSSEL[26] zu beschäftigen.

Das Physiologische Institut der Marburger Universität ist in einem neuen großen und sehr hellen Gebäude untergebracht und ist eines der besten unter den Einrichtungen der deutschen Universitäten. Um ein gewisses Verständnis für die Ausmaße des Instituts zu erhalten, halte ich es für angebracht, eine kurze Aufzählung der vorhandenen Räume zu machen. In der Kelleretage befindet sich die Wohnung des Hausmeisters, die mechanische Werkstatt, die Dampfheizung, der Gasmotor und die Dynamomaschine, Akkumulatoren, der Raum für die Gasanalyse, ein Dialysator, ein Raum für Sektionen, ein Raum für Tiere, das Lager für die Glasgeräte und Chemikalien; im Erdgeschoss befinden sich die Garderobe, der große Saal, der als chemisches Labor dient, das Wägezimmer, ein Raum für die Elementaranalyse, das Laboratorium des Professors, ein großes physiologisches Laboratorium, ein Raum für Zentrifugen und Schüttelmaschinen, die durch kleine Elektromotoren in Bewegung gesetzt werden, weiterhin ein Raum mit optischen Geräten, der Raum zur Reinigung der Gefäße und zur Vorbereitung der Chemikalien, ein Raum für den großen Destillationsapparat, der mit Gas beheizt wird, und für Vakuumapparate. In der ersten Etage befindet sich der Hörsaal,[27] der für 100 Personen ausgelegt ist, der Raum zur Vorbereitung der Vorlesungsversuche, kleine Räume zur Vorlesungsvorbereitung, für Vivisektionen, für die chemische Sammlung, wo man sehr interessante Präparate findet, hauptsächlich von den Verbindungen, die von KOSSEL entdeckt worden sind. In dieser Etage befinden sich auch ein Raum zum Mikroskopieren, die Bibliothek und auch ein großer Saal, in dem die umfangreiche Sammlung von Geräten und Wandkarten für Demonstrationen während der Vorlesung aufbewahrt wird. In der zweiten Etage befinden sich die Wohnung eines der zwei Assistenten und Räume mit Vorräten für spezielle Arbeiten, z. B. für Pflanzenphysiologie, Bakteriologie u. a. Weil man in Deutschland schon vor langer Zeit zu der Überzeugung gekommen ist, dass es die Interessen des Laboratoriums erfordern, dass sich die Wohnung des Professors im Laboratorium selbst befindet, ist es auch hier so, denn für den Professor gibt es einen zweistöckigen Flügel, wobei jede Etage mit dem Institut durch einen inneren Eingang verbunden ist, und aus dem Laboratorium des Professors führt eine Tür geradezu in die Bibliothek. In einem besonderen Flügel im Hof befindet sich der Schwefelwasserstoffraum (übrigens sind die ständigen Gänge über den

Hof für die mit Schwefelwasserstoff Arbeitenden während des Winters nicht angenehm), der Herd zum Schmelzen von Metallen, ein großer Herd zum Kochen, das Lager usw. Im Garten gibt es ein Bassin für das Halten von Fischen. Wie das Institut beim ersten Besuch durch seine Ausmaße und Einrichtungen beeindruckt, findet man beim näheren Hinsehen einige Unzulänglichkeiten und Unbequemlichkeiten, die beim Bau seiner chemischen Abteilung zugelassen worden sind. Sie lassen sich dadurch erklären, dass das Gebäude durch den Vorgänger[28] von Professor KOSSEL fast ausschließlich für physiologische Arbeiten geplant und deshalb dem Bau der chemischen Abteilung nicht die nötige Aufmerksamkeit geschenkt wurde. Was die Arbeiten betrifft, die im Physiologischen Institut der Marburger Universität von mir vorgenommen wurden, so beschäftigte ich mich auf Vorschlag von Professor KOSSEL vor allem mit der Untersuchung von Arginin. Dieser Stoff, der 1887 als ein Pflanzenbestandteil von SCHULZE[29] gefunden worden ist, zog lange Zeit keine Aufmerksamkeit auf sich, bis HEDIN[30] im Jahre 1895[31] ihn nicht unter den Zerfallsprodukten von Keratin[32] fand, und weitere Untersuchungen bestätigten, dass er unter den Zerfallsprodukten von Eiweißstoffen nicht zu finden ist. Sowohl unter dem Einfluss von Säure als auch bei Einwirkung von Trypsin[33] wird Arginin[34] gebildet, das auf diese Weise in seinen Beziehungen zu den Eiweißstoffen vollkommen unerwartet hohes Interesse in der Physiologischen Chemie erregte. Das von Professor KOSSEL mir vorgeschlagene Arbeitsthema hat deutlich mehr Zeit in Anspruch genommen, als ich vorgesehen hatte, beurteilt nach den in der Literatur beschriebenen Herstellungsverfahren für Arginin. Wie das häufig geschieht, leiden solche Beschreibungen unter überflüssiger Kürze und in ihnen werden keine praktischen Hinweise gegeben, obwohl auf den ersten Blick kleine Hinweise manchmal für den Erfolg der Arbeit notwendig sind, so dass ich gezwungen war, selbst ein Verfahren zur Herstellung von Arginin zu erarbeiten, das, wie ich denke, mir auch in dem notwendigen Umfang gelungen ist. Nicht wenig Zeit nahm mir auch der Umstand, dass ich am Anfang dachte, für die Abtrennung des Arginins von Histidin[35] eine Methode zu gebrauchen, die von KOSSEL vorgeschlagen worden war. Leider war diese Methode, begründet auf dem Verhalten der genannten Verbindungen zu einer Lösung von Quecksilber(II)chlorid zwar völlig geeignet, um die Anwesenheit von Arginin und Histidin festzustellen, aber sie erlaubt nicht, sie ohne bedeutende Verluste durch Reinigungsprozesse in völlig reinem Zustand zu gewinnen. Für meine Arbeit war es erforderlich, vollkommen reine Präparate von Arginin zu erhalten. Weil ich relativ große Mengen von Arginin brauchte, so musste ich für diese Arbeit Milch (Sperma) von 130 Heringen verwenden, nicht gerechnet das Arginin verschiedener Herkunft und jene noch nicht gereinigten Argininpräparate, die ich von KOSSEL erhielt. Die genannte Menge des Ausgangsmaterials ergab nach Zersetzung durch Sieden und Behandlung mit Schwefelsäure und Kalk eine solche gewaltige Menge Flüssigkeit und einen solchen Niederschlag von Gips, dessen Bearbeitung schon fast jenseits der Grenzen der Laboratoriumspraktik lag und an die Grenze einer fabrikmäßigen Produktion herankam. Ich war genötigt, mit dieser gewaltigen Menge Niederschlag nur durch eine scharfsinnige, von KOSSEL erdachte Apparatur zurechtzukommen, die er schon zwei Jahre für die Absaugung sehr voluminöser Niederschläge anwandte. Dank der sehr großen Filteroberfläche erfordert das Absaugen voluminöser Niederschläge mit der beschriebenen Vorrichtung nur soviel Minuten wie ohne sie Stunden erforderlich wären. Der Apparat wird wahrscheinlich bald im Verkauf zu haben sein.

Ich halte es für überflüssig, meine Arbeit im Detail zu beschreiben, weil die erhaltenen Resultate[36] in der *Zeitschrift für physiologische Chemie* veröffentlicht worden sind und ich einen Sonderdruck dieses Aufsatzes ins Departement des Ministeriums für Volksaufklärung schicken werde. Bisher beschränke ich mich auf das, was von mir im Detail erarbeitet worden ist, nämlich eine Methode der Abtrennung und Reinigung von Arginin in Form seiner Silberverbindungen, die ausführlich im Detail untersucht wurden, einige der schon bekannten Salze des Arginins und die Herstellung einiger neuer Verbindungen von Arginin. Ich bestimmte auch die spezifische Drehung[37] der Salze des Arginins und die Änderung der spezifischen Drehung unter dem Einfluss von Säuren und Basen, wobei Zahlen erhalten wurden, die sich stark von den Werten von SCHULZE unterscheiden, was zur Vermutung führt, dass das Arginin, das aus Heringsmilch erhalten wurde, nicht identisch ist, sondern ein Isomeres des Arginins, das aus Pflanzen erhalten wurde. Während der Abtrennung von Arginin wurden zugleich von mir einige andere Produkte des Zerfalls von Protamin,[38] von Eiweißstoffen und Nukleinen, die ebenfalls Bestandteile der Heringsmilch sind, erhalten. Aus der Zahl dieser Zerfallsprodukte ist der von mir bewiesene Gehalt von Thymin von Interesse, eines Stoffes, der bisher als Produkt des Zerfalls von Nukleinsäure (ohne weitere Untersuchungen) nur in der Schilddrüse und in der Milch von Lachs und Stör gefunden wurde. Das Auffinden von Thymin unter den Zerfallsprodukten der Heringsmilch dient als neuer Beweis der Behauptung, dass dieser Stoff wahrscheinlich ständiges Produkt des Zerfalls aller richtigen Nukleine ist. Die Identität des von mir abgetrennten Stoffes mit Thymin wird von chemischer Seite von mir bewiesen werden, wenn das mineralogische Kabinett nach den Sommerferien zum Arbeiten geöffnet sein wird. Ich führe auch vergleichende kristallographische Untersuchungen des von mir erhaltenen Stoffes und von Thymin durch. Professor KOSSEL schlug mir eine äußerst interessante Arbeit zur Frage über die Wirkung von Fermenten auf einige einfache chemische Verbindungen vor. Bei dieser Arbeit sollte hauptsächlich geklärt werden, welche Bindungen in äußerst komplizierten Eiweißstoffen dem Bindungsbruch bei längerer Einwirkung von Trypsin auf Eiweißstoffe unterliegen. Einige Überlegungen zwingen zu der Annahme, dass im äußersten Falle ein bedeutender Teil der zu den Eiweißstoffen gehörenden Bruchstücke nicht über Kohlenstoff, sondern über Sauerstoff gebunden ist, wie das in Polysacchariden[39] erfolgt oder mit Hilfe von Imidbindungen.[40] Für die Lösung der genannten Aufgabe bestand die Absicht, das Verhältnis von Trypsin zu zwei Reihen chemischer Verbindungen zu klären, die völlig analog aufgebaut sind, und die sich dadurch unterscheiden, dass sich in einer Reihe Sauerstoffbindungen an der Stelle befinden, wo in der anderen Reihe Imidbindungen vorhanden sind, wie z. B. in solchen Verbindungen wie $C_6H_5.O.CO.CH_3$ und $C_6H_5.NH.CO.CH_3$.

Zu dieser letzten Arbeit stellte ich bis jetzt eine Liste geeigneter Verbindungen für meine Ziele zusammen, weil bei weitem nicht alle in der Literatur bekannten Verbindungen, die in entsprechender Weise gebaut sind, mir für diese Untersuchungen geeignet erschienen. Stoffe, mit denen ich arbeiten wollte, sollten in Wasser oder in schwach alkalischen Lösungen löslich sein, sie sollten sich nicht in Wasser zersetzen, sollten leicht identifizierbare Zerfallsprodukte ergeben, sollten einen niedrigen Preis haben oder sollten keine besonderen Schwierigkeiten bei ihrer Herstellung machen. Es ist verständlich, dass ich bei solchen Bedingungen gezwungen war, insgesamt aus einem vielfältigen Material, das in der Literatur vorliegt, mich nach einer kurzen Pause wegen der Sommerferien mit 20 bis 30 geeigneten Verbindungen zu beschäftigen. Dank der Liebenswürdigkeit von Professor KOSSEL konnte ich schon im Frühjahr mit der Arbeit beginnen, drei Wochen vor Beginn des Semesters, und jetzt begrenzt der Urlaub, der 2½ Monate dauert, für mich insgesamt zwei nicht sehr große Pausen in der Arbeit.

Außer Laborarbeiten, die den ganzen Tag ausfüllen, besuchte ich noch Vorlesungen von Professor KOSSEL und seine praktischen Übungen mit den Studenten, in der Hauptsache deshalb, weil ich mich mit seiner Methode der Lehre bekannt machen wollte, KOSSEL zählt in Deutschland zu einem der besten Hochschullehrer. Im Sommersemester las KOSSEL fünf Stunden in der Woche Allgemeine Physiologie über Zellen, Muskeln und Nerven (und schenkte der chemischen Seite des Gegenstandes größere Aufmerksamkeit als der rein physiologischen) sowie eine Stunde in der

Woche Chemie des Harns. KOSSEL spricht mit einer sehr einfachen und verständlichen Sprache, ohne jeglichen Wert auf rednerische Posen zu legen. Die Vorlesungen von KOSSEL zeichnen sich durch Klarheit, Kürze und systematische Darstellung aus, der Professor wählt sorgfältig seine Worte und bemüht sich, die Aufmerksamkeit des Auditoriums auf das Wichtigste und Wesentlichste zu lenken. Es ist angenehm zu hören, wie es KOSSEL versteht, die schwierigsten und theoretisch verwickeltsten Fragen in elementarer, aber gleichzeitig in streng wissenschaftlicher Form für das Verständnis des Zuhörers zu erläutern. KOSSEL beschränkt sich in seinen Vorlesungen durchaus nicht auf trockene und ermüdende Darstellung der einzelnen Fakten, sondern bemüht sich, auf die gegenseitige Verbindung zwischen auf den ersten Blick vollkommen verschiedenartigen Erscheinungen hinzuweisen und macht Verallgemeinerungen. Wo es der gegenwärtige Stand der Wissenschaft erlaubt, erklärt KOSSEL immer die biologische Bedeutung dieser oder jener Tatsache, wobei er durchaus nicht die Grenzen von möglichen Hypothesen überschreitet und begibt sich nicht auf das Gebiet der Phantasie, wie man das nicht selten leider in der Literatur antrifft bei den Versuchen zur biologischen Verallgemeinerung jener Fakten, für die solche Art von Verallgemeinerung bisher nicht zeitgemäß ist. Als Ergänzung in den Vorlesungen dienen KOSSEL mikroskopische und chemische Demonstrationspräparate, Wandbilder, Schemata, die mit Hilfe von Lichtbildern projiziert werden usw. Überhaupt kam ich beim regelmäßigen Besuch von KOSSELs Vorlesungen zu der Überzeugung, dass die von ihm gehaltene Vorlesung einen großen Nutzen für seine Zuhörer bringen sollte. Der einzige Nachteil, den ich in den Vorlesungen KOSSELs anmerken könnte, ist die geringe, unzureichende Menge an chemischen Versuchen, die von ihm in seinen Vorlesungen gezeigt werden. Wenn ich die theoretischen Vorlesungen von Professor KOSSEL als beispielhaft bezeichne, so kann ich durchaus das von ihm angewandte System der praktischen Übungen mit den Studenten im Laboratorium nicht loben. Die praktisch arbeitenden Studenten werden in zwei Gruppen aufgeteilt, jede von ihnen beschäftigt sich zweimal in der Woche je 1¾ Stunden. Außerdem ist für beide Gruppen zusammen eine Unterrichtsstunde vorgesehen, in der der Professor darüber spricht, was im Laufe der Woche zu machen ist. Zu Beginn jeder praktischen Übung erklärt der Professor die Durchführung und den Verlauf der Reaktion, wobei er das Gleiche wiederholt, was er schon in der Unterrichtsstunde gesagt hat, dann führt er selbst die Reaktion vor den Augen der Zuhörer durch und schreibt die Reaktionsgleichung an die Tafel und danach schlägt er den Studenten vor, die Reaktion durchzuführen. Wenn er mit einer Reaktion fertig ist, geht er zur nächsten über. Das beschriebene System der Durchführung von praktischen Übungen hat meiner Meinung nach nicht wenige Nachteile. Nicht darüber zu sprechen, dass die Studenten bei einer solchen Verfahrensweise jegliche Initiative verlieren, wird diese Methode von einem bedeutenden unproduktiven Verlust an Zeit begleitet, weil sie mehrfache Wiederholungen ein und desselben enthält. Eine solche Wiederholung mag noch eine Rechtfertigung finden bei solchen Reaktionen, die notwendig sozusagen in das Gedächtnis der Zuhörer eingebläut werden müssen, die bei dem praktischen Arzt täglich vorkommen, z. B. die Reaktionen, die ihnen zur Bestimmung von Eiweiß, Zucker, Gallen- und Blutpigmenten im Harn dienen. Die angegebene Art, die von KOSSEL angewandt wird, auch in Beziehung zu solchen Reaktionen, die wahrscheinlich 99 von 100 Personen nicht ein einziges Mal im gesamten Leben anwenden müssen. Weiterhin schaffen es die begabteren und gewandteren Studenten, die Reaktion früher zu beenden als die weniger begabten und langsameren Praktikanten und deshalb entstehen für die ersteren harte Zeiten, bis alle in der Gruppe die Reaktion beendet haben. Im Allgemeinen kann man sagen, dass ich ein entschiedener Gegner von praktischen Übungen in der Chemie bin, die in Gruppen mit solchen knappen Zeiteinteilungen von zweimal in der Woche von zwei Stunden durchgeführt werden, und ich schlage vor, dass die Praktikanten eine breite Möglichkeit haben, im Verlaufe des ganzen Tages zu arbeiten und in Verlängerung während des gesamten Semesters, damit sie selbst jene Stunden für die Arbeit auswählen können, die am günstigsten für jeden Einzelnen von ihnen sind, wobei natürlich die Bedingungen Voraussetzung sind, dass ständig eine Person zu ihren Diensten da ist, die ihnen Hinweise und Erklärungen zum Ablauf der Übungen geben kann, diese sind im Laboratorium für Medizinische Chemie der Moskauer Universität vorhanden. Wenn ein Student aus irgendeinem Grund einige theoretische Vorlesungen nicht besuchen konnte, so hat er immer die Möglichkeit, das Ausgelassene nach Lehrbüchern nachzuholen. Wenn er in jenen Stunden abwesend sein muss, in denen sich seine Gruppe mit wichtigen klinischen Reaktionen beschäftigt, so ist der ganze Nutzen, den er aus der praktischen Übung in Medizinischer Chemie hat, äußerst problematisch. Ich kann mich nicht mit praktischen Übungen in der Chemie anfreunden, die auf vier Stunden in der Woche begrenzt sind, auch deshalb noch aus einem anderen Grund, weil bei einer solchen Art von Übungen einzelne Gebiete der chemischen Analytik, wie z. B. die Gravimetrie,[41] fast vollständig für die Praktikanten verschlossen bleiben, während andere Gebiete der Analytik nicht mit der notwendigen Akkuratesse und Genauigkeit durchgeführt werden, die bei chemischen Übungen notwendig sind. Auf solche Weise können praktische Übungen sogar schädlich für die Studenten sein, indem sie zu Beginn des Studiums zur Eile und Ungenauigkeit erzogen werden. So war ich z. B. bei der Stickstoffbestimmung nach der Methode von KJELDAHL[42] anwesend, die für einen unerfahrenen Anfänger natürlich vollkommen sinnlos ist, lege artis[43] in der ihnen zur Verfügung stehenden Zeit durchzuführen, nach den Erklärungen des Professors. Trotzdem beendeten die Studenten die Bestimmung in 1½ Stunden – auf welche Weise, das ist eine andere Frage und ich zweifle nicht, dass bei anderen Bedingungen KOSSEL jene Fehler von Seiten der Praktikanten nicht zugelassen hätte, die er jetzt unfreiwillig durchgehen lassen musste, weil andernfalls die Studenten offensichtlich in so kurzer Zeit die Bestimmung nicht hätten beenden können, die ihnen für das Praktikum in Chemie zur Verfügung stand. Mir scheint, dass auch die Studenten bemerken, dass die praktischen Übungen bei Professor KOSSEL bei weitem nicht den Nutzen bringen, wie seine theoretischen Vorlesungen. Außerdem waren bei den praktischen Übungen bei KOSSEL eine bedeutend geringere Zahl Studenten eingeschrieben als bei seinen Vorlesungen, sie besuchten die praktischen Übungen nicht so wie seine Vorlesungen und am Ende des Semesters war eine große Anzahl Tische im Laboratorium leer, während der Hörsaal mit Zuhörern gefüllt war. Die große Unbequemlichkeit bei den praktischen Übungen in der Physiologischen Chemie in der Marburger Universität besteht auch darin, dass die Studenten zu diesen Übungen nicht nur nicht kommen, den systematischen Kurs in qualitativer Mineralanalyse also nicht absolviert haben, sondern sogar überhaupt keinerlei Vorstellung von den einfachsten chemischen Manipulationen haben. Was den Ablauf der praktischen Übungen betrifft, so liefen sie nach folgendem Programm ab. Die Praktikanten führen zunächst einige wichtige Reaktionen mit Säureoxyden aus, dann gehen sie zur Harnanalyse über, Reaktionen auf Zucker, Eiweißstoffe, Gallen- und Blutpigmente, Schwefelsäure, Phenol, Indol, Aceton, Acetoessigsäure folgen. Sie beschäftigen sich dann mit der Untersuchung von freier Salzsäure im Magensaft, der qualitativen Analyse von Milch, mit der Isolierung von Glykogen[44] aus der Leber, mit der Untersuchung von Eiweißstoffen der Muskeln und den Produkten der Auswaschung von Fetten. Die Praktikanten werden mit den Methoden der quantitativen Analyse bekannt gemacht, außerdem führen sie Übungen mit dem Polarisationsapparat[45] und bei der Titration durch. Sie bereiten Lösungen für die Alkalimetrie[46] und Azidimetrie,[47] machen Bestimmungen des Stickstoffs nach KJELDAHL im Harn, Milch und Brot, Bestimmung von Ammoniak, Chlor und Zucker im Harn sowie Bestimmung der Menge von Kohlendioxid und Wasser, die von einem Hund im Respirationsapparat[48] abgegeben werden.

Außer den Vorlesungen und dem Praktikum der Studenten verfolgte ich auch spezielle Arbeiten im Laboratorium von Professor KOSSEL. Hauptsächlich arbeitete man hier über die Frage der Produkte des Zerfalls von Eiweißstoffen, einer der Praktikanten erhielt Nukleohiston[49] aus verschiedenen Organen, ein anderer[50] erarbeitete eine Methode zur quantitativen Bestimmung[51] von Protagon.[52] Äußerst interessant war die zu meiner Zeit vollendete Arbeit von Dr. KUTSCHER,[53] des Assistenten von Professor KOSSEL. Mit dieser Arbeit wurde bewiesen, dass das sogenannte gereinigte Antipepton ein Gemisch von einigen Verbindungen darstellt und in der Hauptsache aus Arginin besteht und dass auf diese Weise die von KÜHNE[54] genannte Antigruppe vollkommen eliminiert werden sollte, zumindest für die Trypsinverdauung.

Von den anderen Bildungseinrichtungen der Stadt Marburg arbeitete ich noch im chemischen Laboratorium von Professor ZINCKE[55] und im mineralogischen Laboratorium von Professor BAUER.[56] Dank der Liebenswürdigkeit der Leiter dieser Einrichtungen hatte ich die Möglichkeit, einen großen Polarisationsapparat des chemischen Labors zu benutzen und alle Geräte, die für die kristallographischen Untersuchungen notwendig waren. Das chemische Laboratorium der Marburger Universität ist vorzüglich gebaut, groß und mit einem Überfluss von vorzüglichen Instrumenten ausgestattet. Im pharmazeutisch-chemischen Laboratorium von Professor SCHMIDT[57] hörte ich einige seiner Vorlesungen über Anorganische Chemie. SCHMIDT liest lebhaft, klar und interessant, er legt besondere Aufmerksamkeit auf die Methoden der Darstellung pharmazeutischer Präparate, die während der Vorlesungen von den Assistenten hergestellt werden. Wenn die Herstellung irgendeines Präparates längere Zeit erfordert, z. B. der Kristallisation bedarf, so werden die Versuchsresultate den Hörern in der folgenden Vorlesung vorgeführt, die Vorlesungen SCHMIDTs waren allgemein von zahlreichen Demonstrationen begleitet. Die praktischen Übungen für Pharmazeuten sind obligatorisch, die allgemeine qualitative und quantitative Analyse und auch die kolorimetrische Analyse. Das Laboratorium für die Praktikanten ist in vier Abteilungen unterteilt, jede von ihnen leitet ein Assistent völlig selbstständig. Das Laboratorium verfügt über einen großen metallischen Extraktionsapparat und jedes seiner Räume ist mit einem Dampfkessel versorgt. Die großartige Sammlung chemischer Präparate enthält viele seltene Exemplare, besonders aus dem Bereich der Alkaloide,[58] Kristalle anorganischer Verbindungen, die durch ihre Größe und die Exaktheit ihrer Bildung beeindrucken. Das Wägezimmer hatte eine solche Vielzahl guter Waagen, die ich noch nirgends gesehen habe.

Ich besuchte auch die landwirtschaftliche Versuchsstation, die nicht zur Universität gehört. Die Bedeutung dieser Station ist hauptsächlich eine praktische, hier werden verschiedenartige landwirtschaftliche Untersuchungen durchgeführt. Sie gibt den Landwirten praktische Ratschläge, aber sie beschäftigt sich auch mit der Untersuchung von Lebensmitteln. Die Anzahl der jährlich durchgeführten Untersuchungen erreicht 12.000. Außer dem Direktor[59] arbeiten in der Station acht Assistenten. Übrigens wurden mir noch nicht abgeschlossene Versuche mit Alinit-Kulturen[60] nitrifizierender Bakterien[61] gezeigt, die von der Firma Hoechst a. M.[62] zum Kauf angeboten wurden. Die an der Station durchgeführten Versuche über den Einfluss von Arsen oder arseniger Säure[63] auf Pflanzen führten zu dem interessanten Schluss, dass eine unbedeutende Menge von arseniger Säure positiv auf die Pflanzen wirkt, große Mengen dieses Stoffes führen aber zum Tod der Pflanze. Diese Versuche haben praktische Bedeutung, weil mehrfach Beimengungen von arseniger Säure zu künstlichem Mineraldünger beobachtet wurden.

Damit beende ich den Bericht über meinen Auslandsaufenthalt von der ersten Hälfte des Jahres 1898, bezüglich meiner weiteren Pläne kann ich bisher nur Folgendes sagen, dass ich hoffe, meine Arbeiten im Laboratorium von Professor KOSSEL im Oktober abzuschließen. Ich habe die Vorstellung, mich in anderen Universitäten mit verschiedenen speziellen Methoden der chemischen Forschung bekannt zu machen, aber ich will mich auch mit praktischer Bakteriologie beschäftigen, und wenn das möglich ist in dieser Zeit Vorlesungen über Allgemeine und Biologische Chemie hören.

Marburg in Preußen, 23. August/3. September 1898
Dr. med. Vl. Gulevič
Privatdozent der Kaiserlichen Universität Moskau

Reisebericht aus Paris April 1899

In meinem vorhergehenden Bericht habe ich darauf hingewiesen, dass ich hoffe, im November 1898 meine Arbeit im Laboratorium von Professor KOSSEL beendet zu haben. In Wirklichkeit erwies es sich, dass es mir erst im Februar 1899 gelungen ist, meine Untersuchungen bis zu einer gewissen Stufe abgerundet zu haben. Die Ursachen dieser Verzögerung waren erstens, dass ich meine Arbeit erweitern musste, mehr, als ich anfangs angenommen hatte; zweitens musste ich mich einer Operation unterziehen, die von Professor KÜSTER[64] in der Chirurgischen Klinik der Universität Marburg mit vollem Erfolg durchgeführt wurde. Während meines Aufenthalts in dieser Klinik, die in einem prächtigen, großzügig gebauten neuen Gebäude untergebracht ist, hatte ich die Möglichkeit, mich mit den Lehrveranstaltungen im Fach Chirurgie in der Marburger Universität bekannt zu machen.

Was meine Arbeiten im Laboratorium von Professor KOSSEL betrifft, so habe ich die Untersuchung der von mir früher vorbereiteten Verbindungen des Arginins beendet. Dabei habe ich noch ein neues Derivat[65] von Arginin erhalten: Dibenzoylarginin $C_6H_{12}(C_6H_5CO)_2N_4O_2$, das besonders wegen seiner Ähnlichkeit mit der Ornithursäure interessant ist, d. h. das Dibenzoylderivat von Ornithin,[66] das, wie bekannt, ein Zerfallsprodukt des Arginins ist. Außer der chemischen Untersuchung von Dibutylarginin habe ich diese Verbindung auch kristallographisch[67] im mineralogischen Labor von Professor BAUER untersucht, der mir liebenswürdigerweise für meine Untersuchungen alle Geräte, die für die kristallographischen Bestimmungen geeignet waren, zur Verfügung gestellt hat. Weiterhin bestimmte ich das spezifische Gewicht des Arginins nach der Methode von RAOULT,[68] wobei sich herausstellte, dass die Molekularformel des Arginins unzweifelhaft $C_6H_{14}N_4O_2$ ist, weil die bestimmte spezifische Drehung der verschiedenen Salze von Arginin mit Sicherheit zeigte, dass das von mir aus Heringsmilch erhaltene Arginin sich scharf von dem Arginin unterscheidet, das von SCHULZE und STEIGER[69] aus Keimlingen von Lupinus luteus[70] abgetrennt worden ist, deshalb habe ich vorgeschlagen, Arginin aus Heringsmilch σ-Arginin zu nennen zum Unterschied von φ-Arginin, d. h. Arginins pflanzlichen Ursprungs.

Neben der chemischen Untersuchung des Thymins,[71] das ich aus Heringsrogen erhalten habe, unterwarf ich es zusätzlich kristallographischen Untersuchungen wie auch das Thymin, das Professor KOSSEL aus Störsperma und aus Heringsmilch erhalten hat. Alle drei Präparate von Thymin erwiesen sich als identisch sowohl im chemischen als auch im kristallographischen Sinne. Auf diese Weise ergab sich, dass die Nukleinsäuren aus Heringsmilch zur Gruppe der sogenannten Thymonukleinsäuren[72] gehören zum Unterschied von Guanylsäure[73] und Inosinsäure,[74] die bei ihrem Zerfall kein Thymin ergeben.

In der Hauptsache richtete ich meine Aufmerksamkeit im Wintersemester auf die Untersuchung des Verhältnisses von Trypsin zu einfachen chemischen Verbindungen, nach dem Plan, der von mir in seinen Hauptzügen im vorigen Bericht dargelegt wurde. Für die Klärung dieser Frage wurden von mir bis jetzt 180 Versuche mit verschiedenen Präparaten von Trypsin durchgeführt, die zum Teil von mir selbst hergestellt wurden. Für die meisten Versuche habe ich das von Dr. GRÜBLER[75] aus Dresden bezogene Präparat Trypsinum siccum-GRÜBLER angewandt. Der Wirkung von Trypsin wurden 19 Substanzen unterworfen, von diesen Verbindungen wurden elf gekauft, die restlichen acht von mir synthetisiert, was nicht wenig Zeit erforderte, weil es notwendig war, vollkommen reine Präparate zu erhalten. In der Hauptsache wurden für die Reaktion mit Trypsin solche Verbindungen verwendet, die keine Spuren der Stoffe enthielten, die von mir am Ende der Reaktion als Produkte der Zersetzung gesucht wurden, d. h. die unter der Einwirkung von Trypsin entstanden. Die Versuche mit diesen Substanzen, außer p-Diacetylamidophenol, ergaben negative Resultate, d. h. Trypsin erwies sich nicht in der Lage, die genannten Verbindungen zu zersetzen. Bei den Versuchen mit p-Diacetylamidophenol wurde die Entwicklung einer größeren Menge Essigsäure unter dem Einfluss von Trypsin beobachtet als in Kontrollversuchen mit aufgekochten Fermenten. Vor weiteren Arbeiten in dieser Richtung, die ich mit Verbindungen verschiedener Struktur später durchzuführen beabsichtige, entschloss ich mich jedoch zu bestätigen, dass das p-Diacetylamidophenol wirklich von Trypsin zerlegt wird, hauptsächlich deshalb, weil andere Stoffe, die in ihrer Struktur dem p-Diacetylamidophenol sehr ähnlich sind, durch Trypsin nicht zerlegt werden. Obwohl eine bedeutende Mehrzahl der von mir durchgeführten Versuche auch ein negatives Resultat gab, haben jedoch auch diese Versuche einen Wert für die Erklärung des Mechanismus der tryptischen Verdauung der Eiweißstoffe, weil sie den Kreis der theoretisch denkbaren Wirkung von Trypsin bedeutend einengen.

Außer praktischen Arbeiten im Laboratorium setzte ich den Besuch der Vorlesungen bei Professor KOSSEL fort, der im Laufe des Wintersemesters folgende Kurse las: 1) Spezielle Physiologie der Muskel- und Nervensysteme, Physiologie der Ernährung, des Blutkreislaufs, der Atmung (fünf Stunden pro Woche). 2) Physiologie der Sinnesorgane (zwei Stunden). 3) Physiologische Chemie des Blutes und der Lymphe (eine Stunde). Die

Vorlesungskurse Ernährung, Blut und Lymphe waren sehr interessant und umfangreich, sie wurden von zahlreichen Versuchen begleitet, während die übrigen Gebiete der Physiologie, die nicht weniger interessant und klar vorgetragen wurden, mehr Übersichtscharakter trugen. Dieser Umstand wird dadurch erklärt, dass Professor KOSSEL, nach seiner Spezialisierung als Physiologischer Chemiker, mehr Aufmerksamkeit auf die Physiologische Chemie als auf die Physiologie richtet. Meiner Ansicht nach ist die Organisation der Lehre in Physiologie und Physiologischer Chemie in Deutschland unvorteilhaft, weil in der Mehrzahl der deutschen Universitäten nur Lehrstühle für Physiologie existieren, aber keine für Physiologische Chemie. Deshalb ist die theoretische und praktische Ausbildung in Physiologie an einigen Universitäten umfangreicher auf Kosten der Vorlesungen in Physiologischer Chemie, an anderen Universitäten ist es umgekehrt und hier drängt die Physiologische Chemie die Physiologie an die zweite Stelle, abhängig davon, wer den Lehrstuhl für Physiologie innehat, ein Physiologe oder ein Physiologischer Chemiker.

Was das Praktikum der Studenten im Laboratorium von Professor KOSSEL betrifft, so finden die Übungen in physiologisch-chemischer Analyse nur während des Sommersemesters statt. Im Wintersemester war ein Kurs angekündigt, zu dem sich nur ein Student eingeschrieben hatte, der aber dann aufhörte, das Laboratorium zu besuchen. Von den Personen, die sich im Laboratorium mit speziellen Untersuchungen beschäftigten, setzte Professor KOSSEL seine Untersuchungen über Lysin[76] fort. Der Assistent von Professor KOSSEL, KUTSCHER, setzte seine Untersuchungen über Antipepton[77] fort und Dr. NOLL beendete seine Arbeiten zur Frage über die qualitative Bestimmung des Protagons.[78] Neuere Arbeiten im Laboratorium beschäftigen sich mit: 1) Plasminsäure,[79] 2) Protamine aus Makrelenmilch, 3) Produkte der Zersetzung von Histon unter dem Einfluss von Schwefelsäure, 4) Verbindungen des Lysins. Alle diese Arbeiten verfolge ich mit großem Interesse.

Ich setzte meine Besuche der Bildungseinrichtungen der Stadt Marburg fort, besuchte im laufenden Semester das Pharmakologische Institut von Professor MEYER[80] und das Bakteriologische Institut von Professor BEHRING.[81] Im Bakteriologischen Institut sah ich viel Interessantes und Neues für mich. Das Gebäude ist nicht groß, weil es nur für eine kleine Zahl von Praktikanten berechnet wurde, aber vorzüglich für alles ausgestattet. In einem besonderen Flügel sind zwei Gasmotoren untergebracht, die zwei große Zentrifugen und zwei große Luftpumpen antreiben sowie die Bewegung auf die verschiedenen Apparate im Inneren des Gebäudes übertragen. Drei kleine Gasmotoren haben Bedeutung für die Bewegung der Dynamomaschinen. Die Luftpumpen werden an Apparate für die Herstellung von künstlichem Eis angeschlossen und sind auch mit Hilfe eines Systems von Röhren mit allen Vakuumpumpen des Instituts verbunden.[82] Im Hauptgebäude gibt es zwei Räume, die mit einer ganzen Reihe von Thermogefäßen ausgestattet sind, ein besonderer Raum ist mit einem sehr großen Thermostat ausgefüllt, der mit Hilfe eines Dampfgenerators aus der Maschinenabteilung betrieben wird. Das Institut ist auch großzügig mit verschiedenen Sterilisatoren und Geräten zum Eindampfen großer Flüssigkeitsmengen ausgestattet. Ein Raum ist ausschließlich mit verschiedenen Mahlwerken bestückt, die zur Umwandlung getrockneter Bakterien und ihrer Toxine in feinste Pulverform dienen, diese Mahlwerke bestehen aus Porzellanzylindern und Porzellankugeln, die sich um die horizontale Achse drehen. Im Inneren dieser Mahlwerke gibt es Porzellankugeln, die die Rückstände beim Drehen des Gerätes mahlen. Das Institut besitzt auch eine starke hydraulische Presse. Was die Untersuchungen betrifft, die im Institut von Professor BEHRING durchgeführt werden, so sind sie sehr breit aufgestellt. Man kann hier einige Kilogramm getrockneter Bakterien und Toxine in Pulverform sehen und auch eine umfangreiche Kollektion von Bakterien und Toxinen, die unter verschiedenartigen Bedingungen der Kultur gesammelt wurden. Damit wird anschaulich offenbart, welche gewaltige Arbeit von BEHRING und seinen Mitarbeitern aufgewendet wurde. Als ich das Institut von BEHRING besichtigte, waren hier Versuche mit Tuberkelbazillen in vollem Gange, hauptsächlich Versuche mit gewonnenem Tuberkulin[83] hoher Wirkungsstärke.

Außer in Marburg war ich im Wintersemester 1898/99 noch in Gießen und Bonn. In Gießen hatte ich Gelegenheit, das chemische Laboratorium von Professor NAUMANN[84] zu besichtigen, das für seine Ziele vorzüglich eingerichtet ist. Es fällt auch der gelungene Bau der Studentenlaboratorien auf, die aus langen und verhältnismäßig engen Sälen bestehen, die auf beiden Seiten Fenster haben, dank dessen sie außergewöhnlich hell sind, wie ich sie noch nie in studentischen Laboratorien gesehen habe. Hier sah ich übrigens Geräte von historischem Interesse, sie stammten noch aus LIEBIGS[85] Zeiten.

In Bonn besuchte ich das physiologische Laboratorium von Professor PFLÜGER,[86] wo ich hoffte, viel Interessantes und Lehrreiches zu sehen. Zu meinem Erstaunen jedoch erwies es sich, dass das Laboratorium dieses bedeutenden Physiologen viele Wünsche offen lässt, sowohl in Beziehung seines Baus als auch wegen der Ausstattung. Außer einigen Geräten und Professor PFLÜGER selbst war in diesem ziemlich schmutzigen Laboratorium nichts Bemerkenswertes zu sehen.

Die freie Zeit von Arbeiten im Laboratorium nutzte ich, um einige Arbeiten zum Druck vorzubereiten, und zwar folgende:
1) Ueber Neurin und einige Verbindungen desselben[87]
2) Krystallographische Untersuchung der Verbindungen des Cholins und Neurins[88]
3) Ueber die Leukomatine des Ochsengehirns[89]
4) Ueber das Arginin[90]
5) Ueber das Thymin[91]
6) Ueber das Verhalten des Trypsins gegen einfachere chemische Verbindungen.[92]
Von diesen Aufsätzen sind 1 und 3 bereits erschienen und Sonderdrucke liegen bei, 2, 4 und 5 werden gegenwärtig gedruckt; die Arbeit 6 ist schon zum Druck angenommen und erscheint in nächster Zeit.

Einen Teil des Sommersemesters 1899 verbringe ich in Paris, wo ich gegenwärtig Laboratorien besuche, Vorlesungen zu speziellen Fragen der Physiologie, der Allgemeinen Pathologie und der Physikalischen Chemie höre sowie im Laboratorium von Professor LIPPMANN[93] arbeite und Untersuchungsmethoden der elektrischen Leitfähigkeit von Lösungen studiere.

Paris, April 3./15. 1899
Privatdozent Vl. Gulevič

Anmerkungen

[1] Pfrepper 2011, passim, 134-138.
[2] CIAM f. 418, op. 405, d. 28, ll. 82-103ob.
[3] Vgl. dazu z. B. Rüegg 2004, 269.
[4] Ernst Ludwig (1842-1915), Chemiker, 1869-1874 Professor für Chemie an der Handelskammer Wien, 1872-1874 a.o. Professor für Chemie an der Philosophischen Fakultät und 1874-1912 o. Professor für Medizinische Chemie an der Medizinischen Fakultät der Universität Wien.
[5] Kreatinin ist eine organische Base und ein harnpflichtiges Zersetzungsprodukt des Kreatins (organische Säure, die u. a. zur Versorgung der Muskeln mit Energie beiträgt) und kann mit Chlorzinklösung ausgefällt werden.
[6] Bilifuszin ist ein bakterielles Abbauprodukt von Bilirubin (Gallenfarbstoff) im Darm, das dem Kot seine typische Farbe verleiht.
[7] Michail Ivanovič Stukovenkov (1842-1897), Dermatologe und Neurologe an der Universität Kiev.
[8] Stukovenkov, Michail Ivanovič: Novyj uproščennyj sposob opredelenija minimal'nych količestv rtuti v moče (Neue einfache Methode zur Bestimmung kleiner Mengen Quecksilber im Harn). St. Peterburg 1894, 5 S.; ders.: Sbornik rabot po terapii sifilisa i opisanie belkogo sposoba opredelenija rtuti v moče s priloženiem skaly dlja količestven-

nogo opredelenija ee (Sammelband zur Behandlung von Syphilis und Beschreibung der Eiweißmethode zur Bestimmung von Quecksilber im Harn mit einer beigelegten Skala zu seiner quantitativen Bestimmung). Varšava 1902, 66 S.

[9] Julius Mauthner (1852-1917), Chemiker, 1881-1885 Privatdozent, 1885-1913 a.o. und 1913-1917 o. Professor für Medizinische Chemie an der Universität Wien.

[10] Siegmund von Exner-Ewarten (1846-1926), Mediziner, 1871-1875 Privatdozent, 1875-1891 a.o. und 1891-1917 o. Professor für Physiologie an der Universität Wien.

[11] Hugo Weidel (1849-1899), Chemiker, 1886 Professor für Chemie an der Hochschule für Bodenkultur Wien, 1891-1899 o. Professor für Chemie am I. Chemischen Laboratorium der Universität Wien.

[12] Adolf Lieben (1836-1914), Chemiker, nach Aufenthalten in Paris arbeitete er an den Universitäten Palermo (1863-1867) und Turin (1867-1871), 1875-1906 o. Professor für Chemie am II. Chemischen Laboratorium der Universität Wien.

[13] Das Naturhistorische Museum Wien begann seine Sammlungen um 1750 mit der damals größten und berühmtesten Naturaliensammlung der Welt und besitzt heute über 300 Millionen Sammlungsobjekte.

[14] Johann Horbaczewski (1854-1942), Chemiker, 1877-1881 Demonstrator und 1881-1883 Assistent bei E. Ludwig am Lehrstuhl für Chemie an der Universität Wien, 1883-1884 a. o. und 1884-1917 o. Professor für Medizinische Chemie an der böhmischen Universität Prag.

[15] Xanthin ist eine natürlich vorkommende Substanz des Nukleotidstoffwechsels.

[16] Guanin ist eine der vier (Adenin, Guanin, Cytosin, Thymin) Nukleinbasen der DNA.

[17] Glykocholsäure ist eine der Gallensäuren, neben Taurocholsäure.

[18] Bilirubin ist ein gelbes Abbauprodukt des Häm-Anteils des Hämoglobins und damit ein Gallenfarbstoff.

[19] František Mareš (1857-1942), Mediziner, 1895-1928 o. Professor für Physiologie der Karls-Universität Prag.

[20] Arsène Jacques d'Arsonval (1851-1940), Physiker, er entwickelte u. a. verschiedene Kalorimeter wie Verdampfungs- oder Wasserkalorimeter, vgl. dazu Abbildungen in Rubner, Max: Die Kalorimetrie. In: Robert Tigerstedt (Hg): Handbuch der physiologischen Methodik. 1. Bd. Allgemeine Methodik. Protisten, wirbellose Tiere, physikalische Chemie. Stoff- und Energiewechsel. 3. Abt. Stoffwechsel, Respirationslehre, Kalorimetrie. Leipzig 1911, 192-194.

[21] Robert Wilhelm Bunsen (1811-1899), vgl. Anm. 72 im Reisebericht Sečenov S. 72. Um 1870 entwickelte Bunsen das Eis-Kalorimeter, mit ihm konnte er die spezifische Wärmekapazität von Stoffen ermitteln.

[22] Guido Goldschmiedt (1850-1915), Chemiker, 1872-1874 Assistent von Adolf von Baeyer an der Universität Straßburg, 1875-1890 Privatdozent am I. Chemischen Institut der Universität Wien, 1890-1892 o. Professor für Chemie an der Hochschule für Bodenkultur Wien, 1892-1911 o. Professor für Chemie an der Karl-Ferdinands-Universität Prag, 1911-1915 o. Professor für Chemie an der Universität Wien.

[23] Karl Hugo Huppert (1832-1904), Mediziner, Chemiker, 1862-1871 Privatdozent und 1871-1872 a.o. Professor für Physiologische Chemie an der Universität Leipzig, 1872-1903 o. Professor für Angewandte Medizinische Chemie an der Karl-Ferdinands-Universität Prag.

[24] Alkaptonurie ist eine krankhafte Veränderung des Tyrosinstoffwechsels durch Enzymmangel, Alkapton bezeichnet die oxidierte, schwarzbraune Form des Homogenisats, unter anderem im Harn.

[25] Fußnote von Gulevič: Bei einer solchen Berechnung habe ich die wirklichen Vorlesungstage in Russland und in Österreich berücksichtigt.

[26] Albrecht Kossel (1853-1927), Mediziner, 1877-1881 Assistent von Hoppe-Seyler und 1881-1883 Privatdozent für Physiologische Chemie an der Universität Straßburg, seit 1883 Leiter der physiologisch-chemischen Abteilung des Physiologischen Instituts Berlin, 1887-1895 a.o. Professor für Physiologische Chemie an der Universität Berlin, 1895-1901 o. Professor für Physiologie an der Universität Marburg, 1901-1923 o. Professor für Physiologie an der Universität Heidelberg, 1910 Nobelpreis für Physiologie oder Medizin.

[27] Fußnote von Gulevič: Der Hörsaal verfügt über eine vorzügliche Einrichtung zur Verdunkelung während der Vorlesungsversuche mit Lampen an den Fenstern; die Verdunklung wird mit Hilfe von hydraulischem Druck durch einfaches Drehen eines Schalters hergestellt, vollkommen einfach und ohne Lärm. Gleichzeitig, während sich die Verdunklung vor die Fenster schiebt, wird von oben vor die schwarze Tafel eine große Leinwand für die Projektion heruntergelassen.

[28] Eduard Külz (1845-1895), Mediziner, 1872-1877 Privatdozent, 1877-1879 a.o. und 1879-1895 o. Professor für Physiologie an der Universität Marburg. Als der Neubau für das Physiologische Institut der Universität Marburg im Jahre 1888/89 seiner Bestimmung übergeben wurde, enthielt er neben einem Hörsaal, einem Saitengalvanometerzimmer und einer Institutsbibliothek auch Sammlungs-, Kurs- und Arbeitsräume. Noch für das Jahr 1925 ist diese Einrichtung nachweisbar, http://www.universitaets-sammlungen.de/sammlung/948 (06.12.2011).

[29] Ernst August Schulze (1840-1912), Agrikulturchemiker, 1862-1866 Assistent am chemischen Laboratorium der Universität Jena, 1866-1871 Assistent an der Landwirtschaftlichen Versuchsstation Weende bei Göttingen, 1871-1872 Vorstand der Landwirtschaftlichen Versuchsstation Darmstadt, 1872-1912 o. Professor für Agrikulturchemie und Landwirtschaftliche Technologie am Polytechnikum Zürich. Vgl. dazu auch Anm. 69.

[30] Sven Gustaf Hedin (1859-1933), Mediziner, 1886-1900 a.o. Professor für Chemie an der Universität Lund, 1900-1907 Direktor des Lister-Instituts London, seit 1908 Professor für Physiologische Chemie an der Universität Uppsala.

[31] Hedin, S[ven] G[ustaf]: Ueber ein neues Spaltungsproduct des Hornsubstanzes [sic]. Zeitschrift für physiologische Chemie 20 (1895), 186-192; ders.: Ueber die Bildung von Arginin aus Proteïnkörpern. Ebd. 21 (1895/96), 155-168.

[32] Keratin ist Sammelbegriff für verschiedene wasserunlösliche Faserproteine, die von menschlichen und tierischen Organismen gebildet werden und die Hornsubstanz charakterisieren.

[33] Trypsin ist ein Gemisch aus Verdauungsenzymen, die im Dünndarm Eiweiß zersetzen. Seine inaktive Vorstufe Trypsinogen wird in der Bauchspeicheldrüse gebildet.

[34] Arginin ist eine proteinogene α-Aminosäure, deren Name sich vom lateinischen Wort argentum (Silber) ableitet, da die Aminosäure zuerst als Silber-Salz isoliert werden konnte.

[35] Histidin ist eine semi-essentielle proteinogene α-Aminosäure.
[36] Vgl. die Arbeit von Gulevič in Anm. 90 und Gulewitsch, Wl[adimir]: Nachtrag zu meiner Mittheilung über das Arginin. Hoppe-Seylers Zeitschrift für physiologische Chemie 27 (1899), 368-369.
[37] Die Polarimetrie ist eine Methode zur Quantifizierung der optischen Aktivität von Stoffen oder Lösungen, die die Schwingungsebene linear polarisierten Lichtes zu drehen vermögen. Es wird die Drehung der Polarisationsebene linear polarisierten Lichtes beim Durchgang durch diese Substanzen oder Lösungen gemessen.
[38] Protamin ist ein Stoffgemisch aus stark basischen Peptiden, es gehört zur Stoffgruppe der Protamine (= kleine, stark basische Eiweißverbindungen, die in den Zellkernen der Spermien von Wirbeltieren nachgewiesen wurden) und wird vorwiegend aus Sperma oder Rogen verschiedener Lachsarten durch Extraktion mit Mineralsäuren isoliert. Es enthält mehr als zwei Drittel L-Arginin.
[39] Polysaccharide = Mehrfachzucker, sind Kohlenhydrate, die aus einer großen Anzahl Monosacchariden über eine glykosidische Verbindung verbunden sind.
[40] Eine Peptidbindung ist eine amidartige Bindung zwischen der Carboxylgruppe einer Aminosäure und der Aminogruppe einer zweiten Aminosäure.
[41] Gravimetrie ist ein quantitatives Analyseverfahren, bei der die Messung von Stoffmengen auf der Bestimmung von Masse (Auswaage) beruht.
[42] Johan Kjeldahl (1849-1900), Chemiker, die Kjeldahlsche Stickstoffbestimmung ist eine 1883 entwickelte Methode zur quantitativen Bestimmung des Stickstoffgehaltes in organischen Proben.
[43] Lege artis (lat. nach den Regeln der Kunst), entsprechend den anerkannten Regeln und unter Anwendung aller Erkenntnisse und technischen wie personellen Fähigkeiten und Kenntnissen.
[44] Glykogen (auch tierische oder Leberstärke) ist ein verzweigter Vielfachzucker (Polysaccharid). Glykogen dient der kurz- bis mittelfristigen Speicherung und Bereitstellung des Energieträgers Glukose im menschlichen und tierischen Organismus.
[45] Zum Polarisationsapparat vgl. Anm. 55 im Reisebericht Tichonovič S. 167.
[46] Säure-Base-Titration ist ein maßanalytisches Verfahren zur Bestimmung der Konzentration von Säuren oder Basen in einer Lösung. Alkalimetrie ist die Bestimmung der Konzentration einer Säure mit einer Base, Azidimetrie ist die Bestimmung der Konzentration einer Base mit einer Säure.
[47] Fußnote von Gulevič: Für die Herstellung der Titrationslösung von NaOH im Laboratorium wird ausschließlich eine von Professor Kossel für diesen Zweck entwickelte Presse [A. Kossel: Beschreibung einiger Apparate. Hoppe-Seylers Zeitschrift für physiologische Chemie 33 (1901), 1-8] benutzt, aus der beim Drehen eines Kreises, der mit einer Skala ausgestattet ist, aus der durch eine enge Öffnung eine bestimmte Menge an metallischem Natrium gepresst wird; der herausgepresste Draht wird in Alkohol aufgenommen und die Flüssigkeit wird mit Wasser bis zum nötigen Volumen aufgefüllt; es werden sehr genaue Ergebnisse erhalten, wie ich zweimal die Gelegenheit hatte, mich persönlich davon zu überzeugen. Die beschriebene Presse wird von einem Mechaniker des Instituts [Herr Rinck, siehe obige Veröffentlichung von Kossel S. 1] hergestellt, der auf ihre Herstellung ein Patent besitzt, und ist für 60 Mark im Verkauf erhältlich.

[48] Atmungsapparat, vgl. dazu auch Anm. 69 im Reisebericht Ovsjannikov S. 98, Anm. 54 im Reisebericht Kovalevskij S. 112 und Anm. 6 im Reisebericht Slovcov S. 300.

[49] Die Histon-Proteine wurden 1884 vom deutschen Mediziner und Physiologen Kossel entdeckt. Der Begriff Histon stammt aus der deutschen Sprache. Unklar ist, ob sich der deutsche Begriff vom griechischen histanai oder histos herleitet. Bis in die frühen 1990er Jahre wurden Histone als reines Packmaterial nukleärer DNA verkannt. Steudel, H[ermann]: Über das Nucleohiston. 1. Mitteilung. Hoppe-Seylers Zeitschrift für physiologische Chemie 87 (1913), 207-213; ders.: 2. Mitteilung. Ebd. 90 (1914), 291-300; Lilienfeld, L[eon]: Zur Chemie der Leukozyten. Hoppe-Seylers Zeitschrift für physiologische Chemie 18 (1894), 473-486.

[50] Alfred Noll (1870-1956), Mediziner, 1895-1901 Assistent von Kossel in Marburg, 1901-1906 Privatdozent und seit 1906 a.o. Professor für Physiologie an der Universität Jena.

[51] Noll, A[lfred]: Ueber die quantitativen Beziehungen des Protagons zum Nervenmark. Hoppe-Seylers Zeitschrift für physiologische Chemie 27 (1899), 370-397.

[52] Hoppe-Seyler, Felix: Ueber das Vorkommen von Cholesterin und Protagon und ihre Beteiligung bei der Bildung des Stroma der rothen Blutkörperchen. Medicinisch-chemische Untersuchungen 1 (1866), 140-150. Hoppe-Seyler beschreibt auf den Seiten 143-148 erstmals die Gewinnung und Analyse von Protagon.

[53] Friedrich Kutscher (1866-1942), Mediziner, 1896-1899 Assistent von Kossel, 1899-1907 Privatdozent, 1907-1921 a.o. und 1921-1933/34 o. (pers.) Professor für Physiologische Chemie an der Universität Marburg.

[54] Wilhelm Kühne (1837-1900), vgl. Anm. 12 im Reisebericht Kovalevskij S. 109.

[55] Theodor Zincke (1843-1928), Apotheker, Chemiker, 1872-1873 Privatdozent und 1873-1876 a.o. Professor für Chemie an der Universität Bonn, 1876-1913 o. Professor für Chemie an der Universität Marburg.

[56] Max Bauer (1844-1917), Mineraloge, 1875-1884 o. Professor für Mineralogie und Geologie an der Universität Königsberg, 1884-1815 o. Professor für Mineralogie und Petrographie an der Universität Marburg.

[57] Ernst Albert Schmidt (1845-1921), pharmazeutischer Chemiker, 1874-1878 Privatdozent und 1878-1884 a.o. Professor für Chemie an der Universität Halle/Saale, seit 1884 o. Professor für Pharmazeutische Chemie an der Universität Marburg.

[58] Alkaloide sind natürlich vorkommende, meist alkalische, stickstoffhaltige organische Verbindungen des Sekundärstoffwechsels, die auf den tierischen oder menschlichen Organismus wirken.

[59] Emil Haselhoff (1862-1948), Agrikulturchemiker, Mitarbeiter (Dr. phil. 1888) und seit 1902 Leiter (a.o. Prof. 1906) der Agrikulturchemischen Versuchs- und Kontrollstation in Marburg, 1910 wurde die Versuchsstation nach Harleshausen bei Kassel verlegt.

[60] Alinit ist der Handelsname für Bakterienreinkulturen zum Zwecke der Bodenimpfung. Die Impfung mit Alinit sollte alle Pflanzen, also auch die Nichtleguminosen (= Nichthülsenfrüchtler), befähigen, den Stickstoff aus der Atmosphäre aufzunehmen und hierdurch eine Stickstoffdüngung ersetzen. Positive Resultate sind bisher mit Alinit nicht erzielt worden.

[61] Nitrifikation ist die bakterielle Oxidation von Ammoniak zu Nitrat.

[62] Chemie- und Pharmaunternehmen, wurde 1863 in Frankfurt-Höchst gegründet.

[63] H_3AsO_3

[64] Ernst Küster (1839-1930), Chirurg, 1879-1890 a.o. Professor für Chirurgie an der Universität Berlin, 1890-1907 o. Professor für Chirurgie an der Universität Marburg.

[65] Derivat (lat. derivare = ableiten) ist in der Chemie ein Abkömmling mit ähnlicher Struktur.

[66] Ornithin ist eine basische, nichtproteinogene α-Aminosäure, die erstmals 1877 von Max Jaffé (1841-1911) aus Hühnerexkrementen hergestellt wurde.

[67] Die Kristallographie ist die Wissenschaft von den Kristallen, ihrer Struktur, Entstehung oder Herstellung und ihrer Eigenschaften und Anwendungsmöglichkeiten.

[68] François Marie Raoult (1830-1901), Chemiker, Mediziner.

[69] Schulze, E[rnst August]; Steiger, E. (aus dem agriculturchemischen Laboratorium des Polytechnikums Zürich): Über das Arginin. Zeitschrift für physiologische Chemie 11 (1887), 43-65.

[70] Die Gelbe Lupine (lat. Lupinus luteus), auch Wolfsbohne, gehört zu den Schmetterlingsblütlern in der Familie der Hülsenfrüchtler.

[71] Thymin ist als eine der Nukleinbasen ein Grundbaustein der DNA (Desoxyribonukleinsäure) und ein Pyrimidinderivat.

[72] Thymonukleinsäure ist eine alte Bezeichnung für Desoxyribonukleinsäure.

[73] Guanylsäure ist ein Mono-phosphat-Derivat des Guanins.

[74] Inosinsäure kommt natürlicherweise im Muskelgewebe vor und entsteht als Abbauprodukt im Fleisch. Inosinsäure und Inosinate werden im menschlichen Organismus zu Harnsäure abgebaut.

[75] Georg Grübler, studierte bei Carl Ludwig und Edmund Drechsel an der Universität Leipzig, war Inhaber der Firma „Dr. G. Grübler mikroskopisch-, chemisch-, bacteriologisches Laboratorium“ in Dresden.

[76] Lysin ist eine essentielle proteinogene α-Aminosäure und muss mit der Nahrung zugeführt werden.

[77] Kutscher, F[riedrich]: Ueber das Antipepton. Mittheilung I. Hoppe-Seylers Zeitschrift für physiologische Chemie 25 (1898), 195-201; ders.: II. Mittheilung. Ebd. 26 (1898/99), 110-122; ders.: Mittheilung III. Ebd. 28 (1899/1900), 88-97.

[78] Vgl. Anm. 51.

[79] Z. B. Ascoli, Alberto: Über die Plasminsäure. Hoppe-Seylers Zeitschrift für physiologische Chemie 28 (1899/1900), 426-438.

[80] Hans Horst Meyer (1853-1939), Mediziner, 1877-1881 Assistent von Schmiedeberg im Pharmakologischen Institut der Universität Straßburg, 1882-1884 a.o. Professor für Pharmakologie, Diätetik und Geschichte der Medizin an der Universität Dorpat, 1884-1904 o. Professor für Pharmakologie an der Universität Marburg, 1904-1924 o. Professor für Pharmakologie an der Universität Wien.

[81] Emil von Behring (1854-1917), Mediziner, seit 1889 Assistent von Robert Koch am Institut für Hygiene der Universität Berlin, 1894-1895 o. Professor für Hygiene an der Universität Halle/Saale, 1895-1916 o. Professor für Hygiene an der Universität Marburg, 1901 Nobelpreis für Physiologie oder Medizin.

[82] Fußnote von Gulevič: Das Gebäude ist so hoch auf Hügeln gelegen, dass man keine Wasserpumpen verwenden kann.

[83] Tuberkulin wird aus Bakterien (Mycobacterium bovis bzw. Mycobacterium avium) gewonnen. Damit lässt sich bei Menschen, die mit den entsprechenden Bakterien bereits Kontakt hatten (und entsprechende Abwehrstoffe gebildet haben) eine Hautreaktion auslösen (Tuberkulin-Test).
[84] Alexander Naumann (1837-1922), Chemiker, 1860-1861 Assistent von Adolph Strecker an der Universität Tübingen, 1864-1869 Privatdozent, 1869-1882 a.o. Professor für Theoretische Chemie und 1882-1913 o. Professor für Chemie an der Universität Gießen.
[85] Justus von Liebig (1803-1873), vgl. Anm. 23 im Reisebericht Chodnev S. 49.
[86] Eduard Pflüger (1829-1910), vgl. Anm. 18 im Reisebericht Sečenov S. 69.
[87] Gulewitsch, Wl[adimir]: Ueber Neurin und einige Verbindungen desselben. Hoppe-Seylers Zeitschrift für physiologische Chemie 26 (1899), 175-188.
[88] Gulewitsch, Wl[adimir]: Krystallographische Untersuchung einiger Verbindungen von Cholin und Neurin. Bull. des Natur. de Moscou, 1899, No. 4, p. 1-21 (russ.). Le Physiologiste Russe 1 (1898/99), 292-293; ders.: Ueber Cholin und Neurin. Diss.med. Moskau 1896, 224 S. (russ.). Jahresbericht über die Fortschritte der Thier-Chemie oder der physiologischen und pathologischen Chemie 29 (1899), 95.
[89] Gulewitsch, Wl[adimir]: Ueber die Leukomatine des Ochsengehirns. Hoppe-Seylers Zeitschrift für physiologische Chemie 27 (1899), 50-82.
[90] Gulewitsch, Wl[adimir]: Ueber das Arginin. Hoppe-Seylers Zeitschrift für physiologische Chemie 27 (1899), 178-215 = Le Physiologiste Russe 1 (1898/99), 285-289.
[91] Gulewitsch, Wl[adimir]: Ueber das Thymin. Hoppe-Seylers Zeitschrift für physiologische Chemie 27 (1899), 292-296 = Le Physiologiste Russe 1 (1898/99), 289-290.
[92] Gulewitsch, Wl[adimir]: Ueber das Verhalten des Trypsins gegen einfachere chemische Verbindungen. Hoppe-Seylers Zeitschrift für physiologische Chemie 27 (1899), 540-556 = Le Physiologiste Russe 1 (1898/99), 290-292.
[93] Gabriel Jonas Ferdinand Lippmann (1845-1921), Physiker, 1883-1886 o. Professor für Mathematische Physik und seit 1886 o. Professor für Experimentelle Physik an der Sorbonne in Paris, 1908 Nobelpreis für Physik.

Dmitrij Michajlovič Ščerbačev (1864-1957)[1]

Erinnerungen an meine erste Reise ins Ausland nach Straßburg 1901[2]

Anstelle eines Vorwortes

Wo ich nicht schon überall war in meinem Leben, an der Wolga, auf der Krim, im Ural und im Kaukasus, aber im Ausland war ich nie bis 1901. Es kam so, dass ich allein reisen musste, ohne einen Begleiter. Unwillkürlich wandte ich mich an Personen um Rat, die schon im Ausland waren und hörte äußerst unterschiedliche Meinungen und Ratschläge. In Bezug auf das Gepäck rieten mir die Einen nichts mitzunehmen, sogar Wäsche und Kleidung nicht, mit dem Hinweis, dass alle Ausländer mit kleinem Gepäck reisen, mit kleinen Handtaschen, dass man im Ausland alles kaufen kann und wenn man etwas kaufen muss, so ist es billig. „Aber ein Kissen auch nicht, ist es doch der unvermeidliche Begleiter des russischen Reisenden?" „Im Ausland müssen Sie nicht im Wagon schlafen, in dieser Enge und auch so unbequem, dass sich ein Kissen als überflüssig erweist." – „Welche Kleidung muss ich einpacken? Es wird Sommer, sollte ich nicht das chinesische Seidenkleid mitnehmen?" „Wo denken Sie hin! Alle werden Ihnen ihre Aufmerksamkeit schenken, dort gehen alle den ganzen Sommer über in Kostümen und mit gestärktem Kragen." Andere rieten, alles mitzunehmen, was notwendig ist, weil für alles, was man im Ausland kauft, bei der Rückfahrt Zoll bezahlt werden muss, sogar Bücher und das Mikroskop solle man mitnehmen.

Jetzt ist das alles eine Sache vergangener Tage und ich gebe jetzt selbst denen Ratschläge, die zum ersten Mal ins Ausland fahren. Ich sage, dass ich selbst ziemlich viel mitgenommen habe, sogar ein Kissen, auch ein Mikroskop und einen Fotoapparat, dass ich aber bitte nichts bereue. Ich bemerke dazu nur Folgendes, dass ich insgesamt nur einen Ort besucht habe, nämlich Straßburg. Wenn jemand aber mehr reist, um vieles zu sehen, so solle er weniger Gepäck mitnehmen, rate ich, weil es im Ausland weniger Gepäckträger gibt und jedes überflüssige Gepäckstück Ballast bedeutet. Das Klima in Westeuropa unterscheidet sich bedeutend von unserem, die Winter sind milder und kürzer, aber der Sommer ist kälter, deshalb empfiehlt es sich, bei Reisen im Winter keinen Pelzmantel mitzunehmen, aber im Sommer ist es möglich, die ganze Zeit in einem Kleid zu gehen, um nicht eine besondere Last zu fühlen. Sehr wichtig ist, dass man dort nicht so viel Tee trinkt, vom Tee wird einem warm, besonders im Sommer, dort trinkt man Bier, das nur abkühlt. Aber uns Russen fällt es schwer, ohne Tee auszukommen, deshalb gebe ich jedem Russen, der ins Ausland fährt, den guten Rat, sich mit Tee einzudecken, weil außerdem der ausländische Tee nicht so gut ist wie unserer. Das Leben im Ausland ist nicht teuer, Quartier ist ohne Zweifel billiger als in Russland, die Annehmlichkeiten sind erheblich größer und das Leben angenehmer. Was die wissenschaftlichen Studien betrifft, so sind sie dort ideal aufgestellt, nirgendwo kann man sich so ruhig, bequem und produktiv mit der Wissenschaft beschäftigen, wie in einem kleinen, deutschen Universitätsstädtchen, wo man immer eine oder einige Berühmtheiten findet. Nachdem ich mich von nahen Freunden und Verwandten verabschiedet hatte, begab ich mich in Moskau zum Brester Bahnhof. Zu Ostern gab es einige warme Tage, dann kam Nebel auf und es fiel feiner Schnee. Die Stimmung war noch festlich und im Zug war viel Platz.

Von Moskau bis zur Grenze

Professor M. P. ČERINOV[3] riet gewöhnlich seinen Patienten, die im Begriff waren, in warme Länder zu reisen: „Fahren Sie am Montag, er gehört zu den schweren Tagen, in den Zügen ist es leer und bequem."

Ich hätte Reisenden, die ins Ausland fahren wollen, geraten, sich am Donnerstagabend in den Zug zu setzen, am Freitag kommen sie nach Smolensk und am Sonnabend sind sie in Westeuropa, bei den Juden ein Feiertag und deshalb sind die Züge leer und bequem. Der Zug verließ Moskau spät am Abend, schnell flogen die bekannten Plätze an uns vorbei, mal lag noch Schnee und mal war er schon getaut. Viele Hügel waren schon vom Schnee befreit, aber in den Schluchten lag er noch reichlich. Der Frühling hatte sich noch nicht durchgesetzt und alles erinnerte noch an den Winter. Zwischen den Reisenden im Wagen entwickelte sich eine Unterhaltung, einer von ihnen, ein ausländischer Holzhändler, der andere ein Verkäufer. Das Gespräch zwischen ihnen war anfangs lebhaft und ziemlich interessant, dann wurde es lästig und störte, in Smolensk stiegen beide aus. Der Dnepr bei Smolensk führte Hochwasser, das Wetter war herrlich, machte Lebensfreude. Nach Smolensk im Mogilevsker Gouvernement stiegen Juden zu, zunächst zwei junge Männer mit irgendwelcher Ware. Sie sprangen in einer der kleinen Stationen in dem Moment auf den Zug auf, als er sich gerade in Bewegung setzte. Einer von ihnen machte einen zerstreuten Eindruck, „ach, ich habe meine Fahrkarte vergessen. Ja, ich dachte nicht, dass der Zug wirklich abfährt, ich nahm an, dass er nur rangiert." Dann beruhigten sie sich. Der Ältere ging in den hinteren Wagen zum Schaffner, aber der Jüngere verschwand spurlos und tauchte erst wieder auf, als die Fahrkartenkontrolle vorbei war. Als der Kontrolleur kam, sagte der ältere Jude, dass er seine Fahrkarte dem Schaffner gegeben hätte, der Kontrolleur und der Schaffner wechselten einen Blick und gingen weiter.

Die Orte, durch die wir fuhren, setzten uns in Erstaunen durch ihre Ähnlichkeit. Am nächsten Tag früh am Morgen kamen wir in Brest an, ein Bauernmädchen verkaufte auf dem Bahnhof kleine Sträuße mit den ersten Frühlingsblumen. Zu meiner Freude erkannte ich Hepatica nobilis Schreb.[4] aus der Familie der Ranunculaceae. Diese Pflanze wächst nicht im Moskauer Gebiet, ist eine beliebte Blume in Litauen und in westlichen Gegenden. LINNÉ[5] schrieb in seinen *Botanischen Briefen*[6] über sie, dass diese Blume nur schwer in botanischen Gärten kultiviert werden kann, aber ohne jegliche Pflege an der Hütte armer Kleinbauern gedeiht. Gestern verschwand der Schnee, es waren nur Wasser und nackte Erde zu sehen, jetzt durchfuhren wir schon Land, wo sich das erste Grün zeigte. Auf den sumpfigen Wiesen waren die Blüten von Calthae palustris L.[7] zu sehen, irgendwo in der Nähe der Dörfer standen Pappeln, die Faulbeerbäume begannen zu blühen und in der Ferne sah ich Störche. Wir fuhren nicht weit am Gouvernement Pinsk mit seinen großen Sümpfen vorbei, man sagt, dass dort die Birken außerordentlich missgestaltig wachsen.

In Litauen und in Polen gibt es viel Wild – Birkhühner, Hasen, Rebhühner, Wildschweine, Elche und Hirsche. Um die Mittagszeit erreichten wir Warschau, eine schöne Stadt mit vielen Kirchen und Denkmälern, die Wisła[8] verschönt die Stadt. Nach einigen Stunden fuhr der Zug weiter, außer Juden gab es jetzt im Zug auch Polen. Die Polen sind sehr höflich, bei jedem Wort sagen sie „Pan“,[9] die Polinnen sind sehr hübsch, sie erinnern an Kleinrussinnen,[10] die es auch lieben, sich zu putzen.

An der Grenze Russland – Deutschland

Der russische Grenzbahnhof ist Aleksandrov, er erinnert zum Teil an einen Bahnhof, zum Teil an ein Gefängnis, alles ist eingezäunt, überall Soldaten und Beamte, alle Fenster sind vergittert. Man nahm uns den Pass ab. Ein internationaler Zug lief ein, ich wollte aussteigen, um ihn aus der Nähe anzusehen, hinter mir schrie jemand „wohin wollen Sie, sehen Sie nicht, dass der Zug aus Deutschland gekommen ist!“ in einem solchen Ton, als ob der Zug aus Japan angekommen sei. Der Zug kam prächtig daher, hell mit glänzenden Aufschriften, aber Passagiere gab es offenbar nicht viele. Man führte sie zunächst zur Zollkontrolle, um ihr Gepäck zu kontrollieren, erst dann ließ man sie in die Bahnhofshalle. Bald kam der Schnellzug aus Warschau, sie stiegen ein und der Zug fuhr ab. Dann kamen wir an die Reihe, man ließ uns einsteigen, niemand fragte nach den Fahrkarten, dann kam ein Gendarm, gab uns die Pässe und der Zug fuhr ohne jegliches Signal los. Der Schaffner gab uns unsere Fahrkarten mit den Nummern der Plätze, er kassierte auch den Zuschlag von einer Mark. Es dämmerte, mich interessierte, worin die Grenze besteht. Bald hinter Aleksandrov kam ein breiter Streifen, wo der Wald und alle Sträucher gerodet waren. Auf der russischen Seite stand ein Wärterhäuschen, auf der deutschen Seite ging es, wie es schien, direkt in den Wald, darauf begannen die deutschen Häuschen und die gesamte Landschaft veränderte sich. Der Wald schien wie gesäubert, keine Sträucher, nirgends lagen Äste herum, alles war eben, neben den Wegen waren Gräben angelegt, man spürte die ordnende Hand. Überall herrschte Ordnung und Sauberkeit. Der Boden bei ihnen ist wie bei uns, sogar weniger gut, es gibt große Gebiete mit Sandboden, aber die arbeitsamen Deutschen verstehen es, auf ihm zu ernten, Missernten sind sehr selten in Deutschland.

Der Zug, mit dem wir fuhren, hatte auch keine Ähnlichkeit mit unseren Zügen. Er war durchgehend, d. h. alle Wagen waren durch einen langen Gang verbunden, in jedem Wagen waren die einzelnen Plätze in der Art eines Coupé angeordnet, d. h. man konnte während der Fahrt im Zug spazieren gehen. In den deutschen Zügen gibt es keine Prozession von Schaffnern, die auf jeder Station die Fahrkarten kontrollieren. Im Zug gibt es nur einen Schaffner, er gibt den neu zugestiegenen Passagieren Hinweise, wo freie Plätze sind. An der ersten Station stiegen die Zollbeamten zu, um unser Gepäck zu kontrollieren. Aber es war eine reine Formalität, sie fragten „haben Sie vielleicht Tabak, Zigaretten, Tee, Konfekt oder Marmelade", sie ließen sich die großen Koffer öffnen und gingen weiter. Der Zug flog zielstrebig unserem Reiseziel zu, die Aufenthalte an den Stationen dauerten ein bis zwei Minuten und mittags waren wir schon in Berlin.

Wenn man in Berlin ankommt, so gibt es einige Haltepunkte, die kurz aufeinander folgen, der Schaffner rief an jedem Bahnhof „Berlin" und nannte die Straße oder den Platz, man muss wissen, wo man aussteigen muss. Das Zentrum ist Friedrichstraße, der Zug hält hier nur eine Minute, ich beeilte mich, auszusteigen.

Auf den Straßen Berlins herrschte reger Verkehr, eine Menge Autos, Equipagen, Fahrräder, Lastfuhrwerke, Kutschen, Karren der Marktfrauen und Köchinnen, Gespanne mit großen Hunden. Mein Kutscher brachte mich zu einem Hotel in der Schadowstraße,[11] mein erster Wunsch nach einer fast schlaflos verbrachten Nacht war, mich ein wenig zu erholen, aber das währte nicht lange, ich wollte Berlin kennenlernen.[12] […]

Professor O. SCHMIEDEBERG

Oswald SCHMIEDEBERG[13] wurde im Gouvernement Kurland in Libau geboren, war ein Schüler von BUCHHEIM,[14] dann Professor in Dorpat, aber seit 1872 Professor in Straßburg. Die Arbeiten über Muscarin,[15] Fingerhut,[16] die Wirkung von Koffein,[17] Ferratin[18] und sein Lehrbuch der Pharmakologie[19] sowie das von ihm herausgegebene *Archiv für experimentelle Pathologie und Pharmakologie* schufen seine ehrenvolle Berühmtheit. Die Mehrzahl seiner Schüler besetzt jetzt Lehrstühle an vielen Universitäten in vielen Teilen der Welt, z. B. JAKOBJ[20] in Heidelberg,[21] KOBERT,[22] DRESER,[23] in Italien MARFORI[24] in Padua, RAIMONDI[25] in Siena, CERVELLO[26] in Palermo, GAGLIO[27] in Messina, MOSSO[28] in Genua, in Amerika ABEL[29] in Baltimore, viele unserer russischen Professoren lernten bei SCHMIEDEBERG, so hat z. B. bei ihm Professor KRAVKOV[30] (St. Petersburg) gearbeitet, auch Prof. ČIRVINSKIJ[31] (Moskau) hat bei ihm seine Dissertation[32] angefertigt. Übrigens ist Deutschland auch dadurch bemerkenswert, dass es selbst in kleinen Städten eine Universität mit einer oder mehreren Berühmtheiten gibt. In Deutschland genießt SCHMIEDEBERG besonderen Ruhm, der auf seiner großen Erfahrung beruht, deshalb wendet man sich häufig an ihn als Experten in Gerichtsangelegenheiten bei Vergiftungen oder wegen der Giftigkeit von Präparaten. SCHMIEDEBERG kenne ich seit dem Internationalen Kongress in Moskau,[33] an dem er teilgenommen hat.

Als ich nach Straßburg kam, bat ich ihn, in seinem Institut arbeiten zu dürfen – die Arbeiten sind dem russischen Leser bekannt, eine von ihnen: *O jadovitosti brom-ėtila i nekotorych drugich bromistych proizvodnych*[34] wurde 1901 im *Archiv obščej patologii, bakteriologii i kliničeskoj mediciny*, herausgegeben von Professor PODVYSOCKIJ,[35] gedruckt. Die andere Arbeit *O soderžanii železa v bezsosuditych tkanjach*[36] wurde in der Zeitschrift *Farmacevt* veröffentlicht.

Jetzt habe ich die Absicht, dem Leser einige Erkenntnisse und Bemerkungen mitzuteilen, die ich aus den Vorlesungen von Professor SCHMIEDEBERG über die Gerichtsanalysen entnommen habe. Ich möchte aber anmerken, dass die Vorlesung von Professor SCHMIEDEBERG nicht für Pharmazeuten, sondern für Ärzte gehalten wurde, deshalb ging sie nicht sehr ins Detail.

SCHMIEDEBERG selbst ist nicht mehr jung, aber steht noch in der Blüte seiner Jahre. Er ist sehr gutmütig und nicht besonders redselig, aber die Studenten lieben ihn. Bei den Prüfungen, sagt man, fordert er viel, hauptsächlich aber Verständnis für den Gegenstand und kann Paukerei nicht leiden. Die Vorlesungen liest er sehr einfach, fast populär, immer bemüht, dass nichts unerklärt oder unverständlich bleibt. Außerdem beeindruckten mich seine Zugänglichkeit, die Einfachheit des Umgangs, das Fehlen von Wichtigkeit und Generalsgehabe. Er arbeitet ständig selbst, übrigens wie alle deutschen Gelehrten; ihm verdanken wir die Entdeckung vieler neuer Stoffe, wie z. B. Urethan, Ferratin usw.

Das Institut für Pharmakologie SCHMIEDEBERGS

Das Institut von SCHMIEDEBERG befindet sich am äußersten Rand von Straßburg hinter dem Städtischen Kaufhaus, hinter ihm beginnt schon die Artilleriebefestigung der Stadt. Das Gebäude des Instituts ist sehr repräsentativ, gebaut aus rotem Sandstein, es hat zwei Etagen. In der ersten Etage befindet sich der Hörsaal, der Präparierraum, das chemische Laboratorium und das Lager, in der zweiten Etage ist die physiologische Abteilung untergebracht, der Raum für die Gas- und Blutanalyse, die Sammlung, das Kabinett des Professors, die Bibliothek, das Zimmer für die organische Analyse und das Wägezimmer. Ich werde die zusätzlichen Räume wie den Mikroskopier- und Destillationsraum nicht aufzählen. Im Allgemeinen ist das Institut bequem und geräumig. Der erste Assistent von Professor SCHMIEDEBERG, ein Amerikaner, Privatdozent Dr. FAUST,[37] ein noch junger Mann, ist ein hervorragender Pharmakologe und Chemiker. Er ist bekannt durch seine Arbeiten über Gewöhnung an Morphin, über Toxine, Ptomaine (Leichengifte) u. a.[38] Der andere Assistent, Dr. A. MERKEL,[39] ist ein sehr begabter Physiologe. Zu meiner Zeit war im Institut von SCHMIEDEBERG noch ein Assistent, Dr. WEBER, der neben der Physiologie auch gute Kenntnisse in Physik und Pathologischer Anatomie hatte. Gegenwärtig ist er Assistent des bekannten Physiologen MINKOWSKI.[40] Eine nicht unbedeutende Rolle spielte der Diener PINK im Institut, ein hervorragender Techniker, ein geschickter Experimentator und überhaupt ein äußerst fähiger und kenntnisreicher Fachmann in der Experimentellen Pharmakologie.

Die Tätigkeit im Institut ist wie folgt geregelt – von 9-12 Uhr ist Arbeitszeit, von 12-15 Uhr ist Mittagspause, das Institut wird abgeschlossen, und von 15-18 Uhr ist nochmals Arbeitszeit. Am Sonnabend wird nach Mittag nicht gearbeitet, an Sonn- und Feiertagen bzw. während der Ferien wird nicht gearbeitet und das Institut bleibt geschlossen. Die Arbeitszeit und die Ferien sind in Deutschland anders geregelt als bei uns. An den deutschen Universitäten gibt es nur zwei Semester, das Winter- und das Sommersemester. Das Wintersemester beginnt im Oktober und endet im März, während das Sommersemester von März bis Ende Juli geht, Feiertage gibt es wenige, dafür feiert man Pfingsten einige Tage.

Erinnerungen an die Vorlesungen von Professor SCHMIEDEBERG

Professor SCHMIEDEBERG hält fast jeden Tag eine Stunde Vorlesung in den Nachmittagsstunden. In meiner Zeit las er montags den Kurs über gerichtschemische Untersuchungen von Giften, an den restlichen Tagen den Kurs Pharmakologie und Toxikologie. Den Kurs über die Lehre von den Mineralwässern hielt Privatdozent Dr. FAUST. Der Kurs über gerichtschemische Untersuchungen von Giften wurde nicht für Pharmazeuten, sondern für Medizinstudenten gelesen, deshalb war der Kurs verhältnismäßig kurz und vereinfacht. Ich teile hier dem Leser einige Bemerkungen mit, die ich aus diesem Kurs mitgenommen habe. Nach vorheriger Bekanntschaft mit den Objekten der gerichtschemischen Untersuchungen – Magen, Darm, Blut und blutreiche Organe, z. B. Leber, Harn – sagte Professor SCHMIEDEBERG, dass es notwendig sei, die Aufmerksamkeit darauf zu richten, in welcher Form die genannten Objekte überstellt worden sind und welche Art der konservierenden Flüssigkeit für die Innereien genommen wurde, Karbolsäure[41] oder Alkohol. Dabei fügte er hinzu, dass die Untersuchung auf Phosphor möglichst schnell und ohne Anwendung von konservierenden Stoffen durchgeführt werden muss. Weiter sei die Aufmerksamkeit auf die pathologisch-anatomischen Daten zu richten, die häufig schon einen Hinweis auf die Natur des Giftes geben. Weitere Bemerkungen betrafen Körnchen und allgemein unlösliche Teilchen, die sich im Magen befinden können.

Körnchen von weißer Farbe können immer Verdacht auf Arsen hervorrufen. Eine einfache Probe von BERZELIUS,[42] Erwärmen in einem Glasröhrchen mit Kohle,[43] gibt die Bestätigung unseres Verdachts. Wenn die Probe ein negatives Resultat ergibt, so macht es Sinn, an Kalomel[44] zu denken; wir überzeugen uns durch chemische Reaktionen, speziell durch Hinzufügen von Alkalilauge. Wesentlich seltener hat man mit Blei zu tun, dessen Salze ergeben im Magen mit dem Magensaft einen unlöslichen weißen Niederschlag von Bleichlorid. Die Körnchen oder der Stoff hat eine grüne Farbe, auch das sollte einen starken Verdacht auslösen. A) Zahlreiche Verbindungen von Arsen haben eine grüne Farbe, z. B. SCHEELEsches Grün[45] oder Schweinfurter Grün.[46] B) Es können Kupferverbindungen sein. C) Es kann ein Pigment pflanzlicher Herkunft sein. In alledem ist es nicht schwierig, sich zurecht zu finden.

Alles was von uns gefunden wird, sollte unbedingt ins Protokoll geschrieben werden, ebenso ist es notwendig, auch das aufzuschreiben, was nicht gefunden wurde, aber was durch eine Probe untersucht wurde. Im gerichtlichen Zusammenhang sind positive wie negative Resultate ebenso wichtig.

Entdeckung von Vergiftungen mit Säure

Jede chemische Untersuchung von Flüssigkeiten beginnt immer mit der Untersuchung ihrer Reaktion mit Lackmuspapier.[47] Bei der gerichtschemischen Untersuchung des Mageninhalts kann die Reaktion Hinweise auf die Vergiftung mit Säure oder Lauge geben. Aber wie ist es möglich, eine Vergiftung mit Säure zu entdecken, hat doch der Mageninhalt eine saure Reaktion? In diesem Fall rät Professor SCHMIEDEBERG, kein einfaches Lackmuspapier, sondern stark gefärbtes Lackmuspapier oder solches mit verschiedenen Abstufungen, d. h. mit unterschiedlicher Empfindlichkeit zu verwenden. Ein solches Papier stellt er sich selbst her, ausgehend von der Kenntnis des normalen Gehalts an Salzsäure im Magensaft.[48] Dieses Papier hat eine dunkelblaue Farbe, bei normalem Gehalt an Säure ist es nicht empfindlich, d. h. es verfärbt sich nicht, aber bei Vergiftungen mit Säure ändert es seine Farbe von dunkelblau nach rot. Wenn die Reaktion auf Säure schwach ist, bleibt sie unbemerkt, wenn sie aber sehr stark ist, muss man unbedingt die Säure bestimmen, aber man sollte keine voreiligen Schlüsse hinsichtlich einer Vergiftung ziehen. Die Person könnte vor dem Tod etwas Saures getrunken oder gegessen haben, z. B. Sauerkraut, Limonade oder Moosbeeren usw., da wird der Mageninhalt sehr sauer und von einer Vergiftung kann keine Rede sein.

Wenden wir uns jetzt der Frage nach der Menge der Säure zu. Zu ihrer Bestimmung nehmen wir eine bestimmte Menge des zu untersuchenden Mageninhalts, z. B. 20 ml, fügen als Indikator Lackmus hinzu und titrieren mit einer alkoholischen Lösung von Ammoniak, der käufliche Salmiakgeist enthält immer 10% Ammoniak. Wir geben so lange Salmiakgeist hinzu, bis die rote Farbe der Lösung in blau umschlägt. Die Menge des verbrauchten Salmiakgeists entspricht der Säure in Form von HCl; es ist möglich, anstelle von Lackmustinktur auch Lackmuspapier zu verwenden. Wenn wir in Auswertung der Titration finden, dass der Gehalt an Säure 0,1-0,2% Salzsäure entspricht, so liegt keine Vergiftung mit Säure vor, wenn wir jedoch 1-2% finden, so ist ein solcher Säuregehalt nicht normal und man kann eine sehr saure Speise oder eine Vergiftung mit Säure annehmen.

Welche Säure liegt vor? Es kann eine anorganische oder eine organische Säure sein. Es gibt Stoffe, die ändern ihre Farbe nur, wenn anorganische

Säuren vorliegen, zu ihnen gehören Methylviolett, Tropäolin und Kongopapier.[49]

Bemerkungen über die Bestimmung von Mineralsäuren

Die Resultate pathologisch-anatomischer Untersuchungen können in der Lage sein, die Natur der Säuren zu ermitteln. Gewöhnlich ändert die Mineralsäure die Farbe des Mageninhalts, so z. B. wird er von Schwefelsäure dunkler, bei Salzsäure ändert er seine Farbe nicht, Salpetersäure färbt die Schleimhäute der Lippen, des Mundes und der Speiseröhre gelb. Behandeln wir die inneren Organe mit einer kleinen Menge Alkohol, damit es sich besser filtrieren lässt, weil durch den Alkohol die Eiweiße und eine Reihe anderer Stoffe gefällt werden. Im Filtrat sucht man die einzelnen Säuren, die Schwefelsäure kann man mit Bariumchlorid und die Salzsäure mit Silbernitrat bestimmen. Die Salpetersäure färbt die Gewebe gelb; um einen Versuch zu machen, geben wir in die Flüssigkeit etwas Schwefelsäure, tauchen eine Feder ein und erwärmen. Die Feder färbt sich gelb durch die Xanthoproteinreaktion.[50] Die Reaktion mit Bruzin[51] empfiehlt SCHMIEDEBERG weniger.

Phosphorsäure spielt bei den gerichtschemischen Analysen keine Rolle, sie wird mit Silbernitrat bei Abwesenheit der anderen Mineralsäuren gefällt.

Bemerkungen über die Bestimmung organischer Säuren

Von den organischen Säuren spielen Wein- und Zitronensäure kaum eine Rolle. Ameisen- und Essigsäure erkennt man am Geruch, um sich von der Anwesenheit von Essigsäure zu überzeugen, greift Professor SCHMIEDEBERG zur Synthese von Essigsäureester. Man gibt etwas Alkohol und konzentrierte Schwefelsäure hinzu und erwärmt. Der Geruch des sich entwickelnden Essigesters vergleicht man mit dem von käuflichem reinen Essigester.

Zum Nachweis von Oxalsäure gibt man zu dem Mageninhalt etwas Alkohol und filtriert, dann gibt man zu dem Filtrat Essigsäure und eine Lösung von Kalziumchlorid. Bei Anwesenheit von Oxalsäure erhält man einen Niederschlag von Kalziumoxalat, der sich bei Zugabe von Salzsäure auflöst und sich erneut bei Zugabe von Ammoniak bildet.

Tannin oder Gerbsäure hat keine gerichtliche Bedeutung, kann aber leicht im Mageninhalt gefunden werden, weil Tannin als Gegengift und Arzneimittel verwendet wird. Außerdem findet man Gerbsäure in Beeren, in Wein usw. Alle Gerbsäuren fällen Eiweiß- und Leimstoffe. Bei längerem Kontakt wirken sie auf das Bindegewebe. Wir werden nicht die Frage behandeln, welche Gerbsäure wir gefunden haben, sondern wir sprechen über Gerbsäuren allgemein. Phenole, Polyphenole und Gerbsäuren geben allgemeine Reaktionen, und zwar die Bildung von farbigen Verbindungen mit Eisensalzen, grünliche, violette oder schwarze. Aber diese Reaktionen empfiehlt Professor SCHMIEDEBERG aus dem Grund nicht, weil wir im Weiteren zur Untersuchung auf Morphin, das auch den Zusatz von Eisensalzen erfordert, übergehen wollen. Deshalb könnte eine vorherige Zugabe von Eisen die weitere Analyse stören. Professor SCHMIEDEBERG benutzt für den Nachweis von Gerbsäuren Gelatine und nutzt dabei die Fähigkeit der Gerbsäuren, Gelatine zum Gerinnen zu bringen. Aber genau dieselbe Eigenschaft haben Alaune, zu deren Abtrennung wird Alkohol zugegeben und filtriert. Wenn man zum Mageninhalt Äther zugibt und schüttelt, so gehen die Gerbsäuren teilweise in die Ätherphase über, die Ätherphase wird abgetrennt, man lässt den Äther verdampfen und danach hat man die Möglichkeit zu probieren, ob der Rückstand mit Eisenchlorid eine schwarze Färbung ergibt oder nicht, ohne die Störung des Nachweises von Morphium zu riskieren.

Bemerkungen über die Bestimmung von Alkalien

Die Anwesenheit eines Überschusses von Alkali (Laugen) im Mageninhalt festzustellen ermöglicht Lackmuspapier, aber dazu ist einfaches Lackmuspapier nicht geeignet, man benötigt kräftig gefärbtes. Man kann auch die Alkalität durch Titration mit in Apotheken erhältlicher Titerlösung von Schwefelsäure quantitativ bestimmen. Bei der Diskussion über die mögliche Herkunft von alkalischen Reaktionen und über die Möglichkeit einer Vergiftung muss man berücksichtigen, dass die Lauge möglicherweise als Arzneimittel eingenommen worden ist, z. B. hat die betroffene Person Sodawasser getrunken oder ihr wurde Soda gegeben. Weiter könnte sein, es liegt eine Vergiftung mit einer Säure vor und ein Arzt hat als Gegenmittel Lauge gegeben. Endlich könnten die inneren Organe in Fäulnis übergegangen sein und infolgedessen hat man eine alkalische Reaktion. Alles das muss man ausschließen, bevor man von einer Vergiftung mit Lauge sprechen kann. Welche Lauge gibt häufiger Anlass, von einer Vergiftung zu sprechen? Starke Laugen sind Natronlauge, Kalilauge und Kaliumkarbonat, von Barium- und Kalziumhydroxid ist gewöhnlich nicht die Rede. Aber außer gewöhnlicher Lauge gibt es Javelesche[52] Lauge, die auch eine alkalische Reaktion zeigt und Anlass zu tödlichen Vergiftungen geben kann. Javelesche Lauge oder Natriumhypochloritlösung hat technische Bedeutung für das Färben von Stoffen, auch wird es manchmal von Wäscherinnen benutzt und versehentlich aufgenommen, beim Trinken kann es zu Vergiftungen mit tödlichem Ausgang führen. Natriumhypochloritlösung reagiert stark alkalisch, aber Lackmuspapier wird von ihm infolge der Wirkung von Chlor entfärbt. Wenn man Säure zugibt, wird die Entfärbung noch beschleunigt. Aber kann das auch bei einer Vergiftung mit Chlor oder Brom passieren? Der Versuch zeigt, dass das nicht geschehen kann. Bei einer Vergiftung mit Chlor erstickt die betreffende Person fast sofort und im Mageninhalt sind keine Spuren vorhanden. Vergiftungen mit elementarem Brom kommen äußerst selten vor, in der Literatur sind nur zwei Fälle beschrieben.

Bemerkungen über die Bestimmung von Phosphor

Bei Vergiftungen mit Phosphor kann man ihn im Mageninhalt und im Blut nachweisen, wo er nicht oxidiert wird. Zum Nachweis von Phosphor dient die Methode von MITSCHERLICH.[53] Dabei rät Professor SCHMIEDEBERG, bei der Destillation von Phosphor mit Wasserdampf keine Chemikalien zur untersuchenden Lösung hinzuzufügen. Das Leuchten des Phosphors ist immer ein positives Resultat, bei Ausbleiben des Leuchtens kann man nicht davon ausgehen, dass keine Vergiftung mit Phosphor vorliegt. Sehr häufig beobachtet man Fälle, wo der gesamte aufgenommene Phosphor beim Erbrechen aus dem Magen entfernt wurde. In einem solchen Fall bleibt noch der Nachweis im Blut oder in blutreichen Organen wie z. B. der Leber, um ein positives Resultat zu erzielen. Viele Stoffe verhindern den Nachweis von Phosphor, z. B. Alkohol, Terpentinöl, Äther usw. Eine andere Probe auf Phosphor beruht auf der Erzeugung von Phosphorwasserstoff, der durch eine Lösung von Silbernitrat geleitet wird. Eine Schwärzung aufgrund der Ausscheidung von elementarem Silber weist den Phosphor nach. Aber die Schwärzung kann auch von anderen Stoffen hervorgerufen werden, z. B. Arsenwasserstoff, Antimonwasserstoff oder reduzierende Schwefelverbindungen, die dann ausgeschlossen werden müssen.

Bemerkungen über die Bestimmung von Blausäure[54]

Wenn die Untersuchung auf Phosphor ein negatives Resultat ergeben hat, so wird direkt[55] die zu untersuchende Flüssigkeit im Wasserbad überdestilliert und im Destillat vor allem nach Blausäure gesucht. Die Blausäure ist eine sehr schwache Säure, die von allen anderen Säuren aus ihren Verbindungen verdrängt wird, sogar von der Kohlensäure. Von den Reaktionen auf Blausäure empfiehlt Professor SCHMIEDEBERG die Anfärbung mit Guajakoltinktur[56] und Kupfervitriol.[57] Diese Reaktion ist außerordentlich empfindlich, mit ihr kann man sogar Spuren von Blausäure nachweisen.[58] Wenn die Reaktion nicht funktioniert, so liegt keine Blausäure vor. Aber wenn die Reaktion positiv ist, so kann es sein, dass das einen anderen Grund hat, z. B. Ammoniak, d. h. die Reaktion ist nicht spezifisch für Blausäure. Eine kleine Menge Blausäure kann sich in Nahrungsmitteln befinden, in Mandeln, Kirschen, Fruchtlikör usw. Dann gehen wir zur quantitativen Bestimmung von Blausäure über, ihre Bestimmung erfolgt in Form von Berliner Blau. Wie bekannt, gibt man zur Probe zunächst eine Lösung von Eisenmonoxid, dann nacheinander eine Lösung von Eisen(III)oxid, eine Lösung von Ätzkali, dann erhitzt man das Gemisch und zum Schluss säuert man mit Salzsäure an. Eine quantitative Bestimmung ist auch in Form von Silbercyanid möglich. Können niedere Mikroorganismen bei der Verwesung von Leichen Blausäure bilden? Professor SCHMIEDEBERG verneint diese Frage.

Bemerkungen zum Nachweis von Karbolsäure

Karbolsäure kann im Mageninhalt in reiner Form gefunden werden, sie kommt auch im Harn vor. Im Blut sucht man nicht nach Phenol, weil es ins Blut nur sehr selten übergeht. Als eine der empfindlichsten Reaktionen für den Nachweis von Phenol gilt die Bildung von Tribromphenol, mit Bromwasser[59] bildet sich ein Niederschlag. Wenn sich kein Niederschlag bildet, ist kein Phenol vorhanden. Wenn sich ein Niederschlag gebildet hat, so machen wir eine weitere Reaktion zur Überprüfung mit dem MILLONschen[60] Reagenz. Das Reagenz besteht aus einem Gemisch von salpetriger und Salpetersäure mit Quecksilber(I)oxid und gibt beim Sieden eine ziegelrote Farbe mit allen Stoffen der aromatischen Reihe, die eine Hydroxylgruppe enthalten. Wenn das MILLONsche Reagenz ein negatives Resultat ergibt, war es kein Phenol. Die Reaktion mit Eisensalzen in jener Art, wie sie gewöhnlich durchgeführt wird, findet Professor SCHMIEDEBERG nicht überzeugend, ähnliche Reaktionen geben eine Vielzahl von anderen Verbindungen. Die folgende Reaktion hält Professor SCHMIEDEBERG für spezifisch, man gibt zu der zu untersuchenden Lösung oder zum Destillat Ammoniak und einen Überschuss Brom oder Bromwasser, in Gegenwart von Phenol erhält man eine blaue oder grüne Färbung

Bemerkungen zum Nachweis von Alkohol

Blausäure, Phenol und Alkohol sind die häufigsten und wichtigsten Objekte, die im Destillat gefunden werden. Findet man Alkohol, so findet man nicht wenig, nicht in Spuren, man kann ihn im reinen Zustand isolieren, konzentrieren und verbrennen. Wenn sehr wenig Alkohol vorhanden ist, so kann man ihn mit der Jodoformprobe[61] bestimmen, allerdings kann bei der Destillation Milch die gleiche Reaktion geben. Man kann auch zum Nachweis von Alkohol die Synthesereaktionen von Essigsäureester empfehlen, man gibt Essigsäure hinzu, konzentrierte Schwefelsäure und erwärmt. Wenn man Alkohol gefunden hat, braucht man sich nicht zu beeilen, Schlüsse zu ziehen über den Tod durch Vergiftung mit Alkohol. Die Person mag betrunken gewesen sein, aber der Tod kann infolge anderer Umstände eingetreten sein, das Letztere ist bei weitem häufiger.

Bemerkungen zum Nachweis von Chloroform[62]

Chloroform im Blut nachzuweisen ist nicht leicht, destillieren ist schwierig, außerdem geht sehr wenig Chloroform ins Blut über, wobei die färbenden Bestandteile des Blutes sich mit dem Chloroform verbinden. Man untersucht auf normale Weise, man leitet durch das Blut Luft und sammelt die Dämpfe in einem Rohr, das mit Magnesia oder Kalk gefüllt ist. Das sich entwickelnde freie Chlor wird in Lauge absorbiert und der Nachweis wird zurückgeführt auf die Bestimmung von Magnesium- oder Kalziumchlorid. Die Isonitrilprobe[63] wird in der Gerichtschemie für den Nachweis von Chloroform bei Vergiftung im Magen benutzt. Sie kann auch dazu dienen, festzustellen, ob Chloroform in einer gegebenen Flüssigkeit ist oder nicht. Eine äußerst empfindliche Reaktion auf Chloroform ermöglicht eine Lösung von Betanaphthol[64] in einer Lösung von Ätzkali, bei Erwärmung entsteht eine blaue Färbung. Für den gleichen Zweck gebraucht man auch eine Lösung von Resorcin[65] in Ätzkali, das ergibt eine rosa bis rote Färbung.

Bemerkungen zum Nachweis von Alkaloiden und Glykosiden

Der Nachweis von Alkaloiden[66] ist außerordentlich wichtig und erfordert Kenntnisse und Erfahrung. Der zu untersuchende Stoff wird mit Alkohol extrahiert; wenn man eine Flüssigkeit untersucht, wird zunächst auf dem Wasserbad eingedampft, nicht bis zur Trockene, und mit Alkohol extrahiert. In den Alkohol gehen die Alkaloide über, daneben auch einige andere Stoffe (Fette u. a.). Die Reaktion der extrahierten Stoffe sollte sauer sein. Die alkoholische Lösung wird auf dem Wasserbad eingedampft, der Rückstand wird mit angesäuertem Wasser ausgelaugt und filtriert. Das Filtrat wird mit Äther geschüttelt, die Alkaloide gehen nicht in die Ätherphase über. Die wässrige Lösung wird mit Soda leicht alkalisch gemacht, die Mehrzahl der Alkaloide geht in die Ätherphase über, z. B. Chinin[67] und Strychnin.[68] Morphin[69] geht nicht in die Ätherphase, verbleibt in der alkalisch-wässrigen Phase und scheidet sich in Form eines weißen Niederschlags ab.

Weiter probieren wir, die wässrige Phase mit verschiedenen organischen Lösungsmitteln wie Chloroform, Benzin, Benzol und Essigäther zu extrahieren. Einige Alkaloide lassen sich mit dem einen Lösungsmittel besser extrahieren, andere mit einem anderen. Bei gerichtschemischen Verfahren spielen die Alkaloide Strychnin und Morphin eine größere Rolle als die anderen Alkaloide. Chemisch lässt sich Strychnin mit Kaliumdichromat in Schwefelsäure aufschließen. Aber man sollte niemals zufrieden sein mit nur chemischen Reaktionen. Wenn man die ätherische Lösung von Strychnin eindampft, den Rückstand in Wasser aufnimmt und einen kleinen Teil davon einem Frosch injiziert, sind Bruchteile von einem Milligramm Strychnin ausreichend, um beim Frosch einen typischen Tetanus hervorzurufen. Morphin, wie schon gesagt, geht nicht in die Ätherphase über, man muss mit anderen Mitteln extrahieren, mit Chloroform oder Essigester, da ist es auch schwer extrahierbar. Nachdem wir Morphin extrahiert haben, machen wir mit ihm einige chemische Experimente. Alle Anfärbereaktionen hält Professor SCHMIEDEBERG nicht für überzeugend, mit Ausnahme der Reaktion mit Chinin. Zum Beweis seiner Meinung führte er einige Beispiele an, z. B. mit Anilin. Weiter lenkte er die Aufmerksamkeit darauf, dass die Anfärbereaktionen, die in der Chemie beschrieben werden, nur mit reinen Substanzen gut und sicher funktionieren, aber die aus Leichen gewonnenen Alkaloide sind häufig ein Gemisch mit irgendetwas anderem und deshalb zeigen sie die eigenen Reaktionen ziemlich schlecht. Aus diesem Grund ist es notwendig, Versuche mit Tieren zu machen.

Zum Schluss können Objekte der Untersuchung stark wirkende Stoffe sein, die nicht zu den Alkaloiden gehören: a) Stoffe, die Entzündungen hervorrufen, b) Stoffe der Gruppe Digitalis, c) spasmatische Toxine.

a) Zur ersten Gruppe gehören Crotonöl[70] und Cantharidin.[71] Beide Stoffe sind in Wasser unlöslich, sie gehen aber in Alkohol über. Cantharidin kann man als Säure isolieren, aber auf Crotonöl gibt es keine chemischen Reaktionen, man kann es nur durch seine physiologische Wirkung erkennen, auf Kaninchenohr erzeugt es z. B. Eiterbläschen.

b) Glykoside der Gruppe Fingerhut[72] erkennt man an ihrer physiologischen Wirkung auf das Herz von Fröschen.

c) Zu den spastischen Giften, die nicht den Charakter von Alkaloiden haben, zählen wir nur das Picrotoxin,[73] weil eine akute Vergiftung mit Mutterkorn[74] nicht tödlich ist.

Muscarin[75] bleibt bei der Extraktion von Alkaloiden im Wasser und im Alkohol, es lässt sich nicht mit Äther oder Chloroform extrahieren.

Schlusswort

Ich streifte nur kurz die Vorlesungen von Professor SCHMIEDEBERG über den gerichtlichen Nachweis von Giften. Noch interessanter war es, die Originalität seiner Vorlesungen über Pharmakologie zu hören. SCHMIEDEBERG hält Vorlesungen wie ein Souverän und nicht wie ein Buchgelehrter und Pharisäer.

Schon einige Jahre sind seit meiner Reise nach Straßburg vergangen, seitdem bewahre ich mir die besten Eindrücke im Gedächtnis über die wissenschaftliche Tätigkeit im Ausland, speziell über Professor SCHMIEDEBERG und seine Vorlesungen.

Anmerkungen

1 Pfrepper 2012, passim, 207-208.
2 Ščerbačev 1905.
3 Michail Petrovič Čerinov (1838-1905), Mediziner, Studium an der Universität Moskau, Weiterbildung in Deutschland und Österreich, 1867-1869 Assistent am Lehrstuhl für Spezielle Pathologie und Therapie, 1869-1873 Dozent für Ärztliche Diagnostik und Propädeutische Klinik, 1873-1879 a.o. und 1879-1901 o. Professor für Therapie an der Universität Moskau.
4 Leberblümchen, Märzblümchen. Das Leberblümchen wurde 1753 durch Linné erstmals als Anemone hepatica beschrieben, der Name Hepatica nobilis wurde 1771 von Johann Christian von Schreber (1739-1810) eingeführt.
5 Carl von Linné (1707-1778), Naturforscher, Botaniker, er schuf mit der binären Nomenklatur die Grundlagen der modernen botanischen und zoologischen Taxonomie.
6 Linné beschrieb in seinem zweibändigen Werk *Species Plantarum [...]* (Stockholm 1753) alle ihm bekannten Pflanzenarten und gab erstmals für jede Art einen zweiteiligen Namen an.
7 Die Sumpfdotterblume ist eine Pflanzenart aus der Familie der Hahnenfußgewächse (Ranunculaceae).
8 Wisła ist der polnische Name für Weichsel, ein 1047 km langer Fluss in Polen.
9 „Pan" (polnisch) bedeutet „Herr".
10 Bis zur Oktoberrevolution 1917 Bezeichnung für Frauen aus der Ukraine (malorossija).
11 Die Schadowstraße ist eine Querstraße zur Straße Unter den Linden.

[12] Ščerbačev beschreibt seine Eindrücke von den Städten Berlin, Frankfurt am Main und Straßburg auf den Seiten 10 bis 17 seines Reiseberichts.
[13] Oswald Schmiedeberg (1838-1921), vgl. Anm. 21 im Reisebericht Danilevskij S. 230.
[14] Rudolf Buchheim (1820-1879), 1847-1849 a.o. und 1849-1867 o. Professor für Arzneimittellehre, Diätetik sowie Geschichte und Enzyklopädie der Medizin an der Universität Dorpat, 1867-1879 o. Professor für Pharmakologie an der Universität Gießen, vgl. Pfrepper 2012, 125-127.
[15] Schmiedeberg, O[swald]; Koppe, R[ichard]: Das Muscarin, das giftige Alkaloid des Fliegenpilzes. Agaricus muscarius L., seine Darstellung, chemischen Eigenschaften, physiologischen Wirkungen, toxicologische Bedeutung und sein Verhältniss zur Pilzvergiftung im Allgemeinen. Leipzig 1869, 111 S., weitere Arbeiten dazu vgl. Pfrepper 2012, 191.
[16] Vgl. die Arbeiten Nr. A 5, A 6, A 18 und A 33 in Pfrepper 2012, 190-193.
[17] Schmiedeberg, O[swald]: Ueber die Verschiedenheit der Coffeïnwirkung an Rana temporaria L. und Rana esculenta L. Archiv für experimentelle Pathologie und Pharmakologie 2 (1874), 62-69.
[18] Schmiedeberg, O[swald]: Ueber das Ferratin und seine diätetische und therapeutische Anwendung. Archiv für experimentelle Pathologie und Pharmakologie 33 (1894), 101-116.
[19] Schmiedeberg, O[swald]: Grundriss der Arzneimittellehre. Leipzig 1883, 279 S.; 2. Aufl. Leipzig 1888, 309 S.; 3. Aufl. 1895, 386 S.; Grundriss der Pharmakologie in Bezug auf Arzneimittelehre und Toxikologie. 4. Aufl. Leipzig 1902, 496 S.; 5. Aufl. Leipzig 1906, 574 S.; 6. Aufl. Leipzig 1909, 611 S.; mit E[dwin] St[anton] Faust 7. Aufl. Leipzig 1913, 643 S. und 8. Aufl. Leipzig 1921, 644 S.
[20] Carl Jacobj (1857-1944), Mediziner, Promotion (1888) und Habilitation (1891) bei Schmiedeberg an der Universität Straßburg, 1897-1907 o. Professor für Pharmakologie an der Universität Göttingen, 1908-1927 o. Professor für Pharmakologie an der Universität Tübingen.
[21] Hier irrte Ščerbačev.
[22] Rudolf Kobert (1854-1918), Mediziner, 1880-1882 Assistent am Physiologischen Institut (Goltz) und 1882-1885 Assistent am Pharmakologischen Institut (Schmiedeberg) der Universität Straßburg, 1886-1896 Professor für Pharmakologie, Diätetik und Geschichte der Medizin an der Universität Dorpat/Jur'ev, 1899-1918 o. Professor für Pharmakologie, Pharmakognosie, Physiologische Chemie und Geschichte der Medizin an der Universität Rostock, vgl. Pfrepper 2012, 153-159.
[23] Heinrich Dreser (1860-1924), Mediziner, Assistent am Physiologischen Institut (Heidenhain) der Universität Breslau, Assistent am Pharmakologischen Institut (Schmiedeberg) der Universität Straßburg, Assistent und Habilitation (1891) am Physiologisch-chemischen Institut (Hüfner) der Universität Tübingen, 1896-1897 a.o. Professor für Pharmakologie an der Universität Göttingen, seit 1897 Leiter des pharmakologischen Laboratoriums der Firma „Farbenfabriken Bayer" in Elberfeld, 1915-1924 o. Professor für Pharmakologie an der Medizinischen Akademie Düsseldorf.
[24] Pio Marfori (1861-1942), Mediziner, Pharmakologe.
[25] Carlo Raimondi (*1854), Mediziner, Pharmakologe.
[26] Vincenzo Cervello (1854-1918), Mediziner, Pharmakologe.

[27] Gaetano Gaglio (1858-1925), Mediziner, Pharmakologe.
[28] Ugolino Mosso (1854-1909), Mediziner, Pharmakologe.
[29] John Jacob Abel (1857-1938), Mediziner, Biochemiker, Pharmakologe.
[30] Nikolaj Pavlovič Kravkov (1865-1925), Mediziner, 1895-1897 Weiterbildung in Deutschland, Österreich, Schweiz, Frankreich, England und Italien, 1898-1899 Privatdozent für Allgemeine und Experimentelle Pathologie an der Militärmedizinischen Akademie (MMA) St. Petersburg, 1899-1924 Professor für Pharmakologie mit Rezeptierkunde an der MMA St. Petersburg/Petrograd, 1923-1924 Leiter der pharmakologischen Abteilung des Instituts für Experimentelle Medizin (IĖM) Petrograd; vgl. Pfrepper 2012, 161-165.
[31] Stanislav Iosifovič Čirvinskij (1849/52-1923/24), Mediziner, 1883-1884 Weiterbildung in Deutschland, 1891-1897 Privatdozent am Lehrstuhl für Pharmakologie, Toxikologie und Rezeptierkunde sowie Lehre von den Mineralwässern an der Universität Moskau, 1897-1902 Professor für Pharmakologie, Diätetik und Geschichte der Medizin an der Universität Jur'ev, 1902-1921 Professor für Pharmakologie, Toxikologie und Rezeptierkunde sowie Lehre von den Mineralwässern an der Universität Moskau, vgl. Pfrepper 2012, 131-132.
[32] Čirvinskij, St[anislav] I[osifovič]: K voprosy o funkcii Nervi Depressoris pod vlijaniem farmakologičeskich sredstv (Zur Frage der Funktion des Nervus depressor unter dem Einfluss pharmakologischer Mittel). Moskva 1891, 162 S.
[33] Der XII. Internationale Medizinische Kongress fand vom 7./19. bis 14./26. August 1897 in Moskau statt. Virchow nahm ebenfalls an dem Kongress teil, vgl. Pfrepper/Pfrepper 2008.
[34] Über die Giftigkeit von Bromäthyl und einigen anderen Bromverbindungen.
[35] Vladimir Valerianovič Podvysockij (1857-1913), Professor für Pathologie, Immunologie, Bakteriologie, Mikrobiologie, gab von 1896-1902 das *Archiv* heraus, 1905-1913 Direktor des Instituts für Experimentelle Medizin (IĖM) in St. Petersburg.
[36] Über den Eisengehalt von gefäßlosen Geweben.
[37] Edwin Stanton Faust (1870-1928), Chemiker, 1896-1906 Assistent und seit 1900 Privatdozent bei Schmiedeberg am Pharmakologischen Institut der Universität Straßburg, 1907-1920 o. Professor für Pharmakologie an der Universität Würzburg, ab 1920 pharmakologischer Berater der CIBA in Basel.
[38] Z. B. Faust, E[dwin] St[anton]: Ueber die Ursachen der Gewöhnung an Morphin. Leipzig 1900; ders.: Die tierischen Gifte. Braunschweig 1906.
[39] Merkel, Adolf (Volontär-Assistent am Laboratorium für experimentelle Pharmakologie zu Strassburg): Stoffwechselproducte des Chinins. Archiv für experimentelle Pathologie und Pharmakologie 47 (1902), 165-177.
[40] Oskar Minkowski (1858-1931), Mediziner, 1891-1900 a.o. Professor an der Universität Straßburg, 1900-1905 Oberarzt an den Städtischen Krankenanstalten Köln, 1905-1909 o. Professor für Medizinische Klinik an der Universität Greifswald, 1909-1926 o. Professor für Medizinische Klinik an der Universität Breslau.
[41] Karbolsäure ist der veraltete Begriff für Phenol, ein aromatischer ringförmiger Kohlenwasserstoff mit einer Hydroxylgruppe.
[42] Jöns Jakob Berzelius (1779-1848), vgl. Anm. 10 im Reisebericht Chodnev S. 48.

[43] Das Arsen verdampft und schlägt sich als Metallspiegel an den kalten Glasteilen nieder.
[44] Kalomel, veraltet Hornquecksilber, ist Quecksilber(I)chlorid.
[45] Scheelesches Grün ist ein Kupfersalz der arsenigen Säure, es wurde 1778 von Carl Wilhelm Scheele (1742-1786) hergestellt und lange Zeit als grünes Farbpigment verwendet.
[46] Schweinfurter Grün ist ein Doppelsalz aus Kupfer, Arsen und Acetatanionen, es wurde im 19. Jahrhundert als Malerfarbe verwendet.
[47] Lackmus ist ein Säure-Base-Indikator, der seine Farbe bei Säure- oder Basenzugabe ändert.
[48] Der Salzsäuregehalt im Magensaft von Wirbeltieren beträgt 0,1-0,5% Masseanteil.
[49] Kongopapier ist ein Reagenzpapier nach Kongorot, bei einem pH-Wert von 3,0-5,2 erfolgt der Farbumschlag von blauviolett nach rot. Tropäolin schlägt im pH-Bereich von 1,3-3,2 von rot nach gelb um. Methylviolett mit HCl zeigt einen Farbumschlag von violett nach gelb.
[50] Die Xanthoprotein-Reaktion (griech. xanthos = gelb) ist eine Nachweisreaktion von aromatischen (ringförmigen) Aminosäuren in Proteinen, mit Salpetersäure entsteht eine gelbe Nitroverbindung.
[51] Bruzin ist ein stark giftiges Pflanzenalkaloid und ständiger Begleiter des Strychnins. Es kommt in den ostindischen Brechnüssen und der Ignatiusbohne vor. Wenn Bruzin mit Salpetersäure reagiert, tritt eine blutrote Farbe auf.
[52] Eau de Javel (auch Javelwasser oder -lauge) ist nach seinem ersten Herstellungsort, dem französischen Javel (heute ein Stadtteil von Paris), benannt, wo es seit 1792 fabrikmäßig als Bleichmittel hergestellt wird.
[53] Eilhard Mitscherlich (1794-1863), vgl. Anm. 6 im Reisebericht Filomafitskij S. 3.
[54] Cyanwasserstoff (Blausäure), das Nitril der Ameisensäure, ist eine farblose, hochgiftige Flüssigkeit, die nach Bittermandel riecht, was aber nicht von allen Menschen wahrgenommen wird. Der Name Blausäure geht auf die Gewinnung aus Eisenhexacyanoferrat (Berliner Blau), einem lichtechten tiefblauen Pigment, zurück.
[55] Anmerkung von Ščerbačev: Gewöhnlich wird geraten, mit einer organischen Säure anzusäuern, z. B. Weinsäure, und dann zu destillieren.
[56] Guajakharztinktur wird aus Guajakbaumharz (immergrüne Bäume in Mittel- und Südamerika) mit einem alkoholischem Auszug (80 Vol.%) gewonnen.
[57] Kupfervitriol ist die veraltete Bezeichnung für Cu(II)sulfat, dem Kupfersalz der Schwefelsäure.
[58] Die Blausäure wandelt sich mit dem Kupfersulfat zu Kupfer(II)cyanid um. Dieses wiederum bildet unter Reduktion zu Kupfer(I)cyanid mit der Guajaconsäure des Harzes Guajakblau.
[59] Bromwasser ist eine gesättigte wässrige Lösung von Brom in Wasser.
[60] Auguste Nicolas Eugène Millon (1812-1867), Chemiker, Professor für Chemie am Militärhospital Val-de-Grâce in Paris. Nach ihm sind die Millonsche Reaktion und die Millonsche Base benannt.
[61] Die Iodoformprobe dient zum Nachweis von chemischen Verbindungen, die eine H_3C-CO- oder eine H_3C-CHOH-Gruppierung enthalten. Zu diesen Verbindungen ge-

hört z. B. Alkohol. Bei der Reaktion bildet sich ein gelber, safranartig riechender Niederschlag von Jodoform (CHJ_3).

[62] Chloroform (Trichlormethan) ist ein chlorierter Kohlenwasserstoff ($CHCl_3$).

[63] Die Isonitrilreaktion ist die Umsetzung von primären Aminen und Chloroform mit Kalilauge zu Isonitrilen, erstmals gelang 1850 August Wilhelm von Hofmann der Nachweis primärer Amine.

[64] β-Naphthol ist ein Derivat des Naphthalins (bicyclischer aromatischer Kohlenwasserstoff mit Geruch von Mottenpulver).

[65] Resorcin (1,3-Dihydroxybenzol) gehört zur Stoffgruppe der Phenole.

[66] Zu Alkaloiden vgl. Anm. 58 im Reisebericht Gulevič S. 254.

[67] Chinin ist ein in der Chinarinde natürlich vorkommendes Alkaloid, es ist bitter schmeckend und wirkt schmerzstillend, in unmittelbarer Umgebung betäubend und fiebersenkend.

[68] Zu Strychnin vgl. Anm. 17 im Reisebericht Zalesskij S. 194.

[69] Morphin ist ein Haupt-Alkaloid des Opiums (getrockneter Milchsaft unreifer Samenkapseln des Schlafmohns) und eines der stärksten bekannten natürlichen Schmerzmittel. Es wurde 1804 als erstes Alkaloid von Friedrich Wilhelm Adam Sertürner (1783-1841) isoliert.

[70] Crotonöl wird aus den Samen von Croton tiglium L., einem südostasiatischen Baum oder Busch aus der Familie der Wolfsmilchgewächse, hergestellt und wirkt stark haut- und schleimhautreizend.

[71] Cantharidin ist ein Terpenoid, das in verschiedenen Käferarten (z. B. der Spanischen Fliege) vorkommt und ein starkes Reizgift darstellt.

[72] Zu Digitalis vgl. Anm. 86 im Reisebericht Stadion S. 150.

[73] Picrotoxin ist ein in den Samen der Scheinmyrte, die in Ost- und Südostasien beheimatet ist, vorkommendes giftiges Gemisch aus den natürlich vorkommenden Picrotoxin und Picrotin.

[74] Mutterkorn ist eine kornähnliche Dauerform des Mutterkornpilzes, der toxische Alkaloide enthält, die zu Darmkrämpfen, Halluzinationen und Atemlähmungen führen können.

[75] Muscarin wurde 1869 von Schmiedeberg (vgl. Anm. 15) im Fliegenpilz (Amanita muscaria) als erstes Pilzgift entdeckt und nach diesem benannt sowie für dessen Gift- bzw. Rauschwirkung verantwortlich gemacht. Eine Vergiftung kann auch zu einer Herzlähmung und damit zum Tode führen.

Boris Ivanovič Slovcov (1874-1924)[1]

Reisebericht von verschiedenen Universitäten in Westeuropa 1900-1902[2]

Die Dienstreise ins Ausland gestattete mir, einige chemische, physiologische und technische Institute in Deutschland, der Schweiz, Frankreich, England und Belgien zu besuchen und eine Vorstellung über einige Neuheiten in der technischen Ausrüstung von Laboratorien sowie über die Auswahl des Inventars zu erhalten. Mir scheint deshalb, dass die Beschreibung meiner Eindrücke ein Interesse bei Personen wecken kann, die sich für Physiologische Chemie interessieren sowie für verwandte Disziplinen, d. h. der Bericht kann nützliche Hinweise geben, die beim Bau von Laboratorien wichtig sind.

In Anbetracht dessen beschreibe ich folgerichtig alles, was mir wichtig und interessant erscheint, ich beschreibe aber nicht die Wichtigkeit jedes einzelnen Gegenstandes, jeder einzelnen Kleinigkeit. Ich beginne mit Berlin als einer Stadt, mit deren Laboratorien und Instituten ich vertraut bin. Dann gehe ich zu einer flüchtigen Skizze jener Institute und Einrichtungen über, die ich mehr als Tourist besucht habe, wo ich keine Möglichkeit hatte, längere Zeit in ihren Mauern zu arbeiten.

Die Landwirtschaftliche Hochschule in Berlin hat ein erstklassig gebautes Institut für Physiologie, ausgestattet hauptsächlich für Arbeiten zur Gasanalyse und zum Stoffaustausch. Ungeachtet des unschönen Aussehens des Gebäudes von außen[3] und einer gewissen Enge der Räume, sind die Laboratorien mit dem notwendigen Interieur ausgestattet. In der oberen Etage befindet sich das Kabinett des Professors,[4] die Wohnung des Assistenten und ein kleiner Raum für spezielle Arbeiten, er ist für sechs Personen ausgelegt. Zwei Räume sind mit der Gasanalyse belegt, in einem größerem Raum befindet sich eine große Quecksilberpumpe für das Abpumpen von Blutgasen, je eine große Wanne für Wasser und Quecksilber, Eudiometer[5] in verschiedenen Größen. Dort steht auch eine große Schüttelmaschine für die Mischung von Blut mit Gasen. In einem anderen Raum befinden sich alle Apparate und Gegenstände, die für die Untersuchungen zum Gasaustausch notwendig sind, große Gasuhren, ein großer Apparat[6] für die Untersuchung der ausgeatmeten Luft nach ZUNTZ und GEPPERT,[7] eine Schlafcouch für die Versuchsperson, eine besondere Kiste für Versuchstiere, ein Ergograph,[8] ein Satz Kanülen für die Tracheotomie[9] und ein besonderes Gerät mit beweglichen Polen, die durch einen kleinen Elektromotor bewegt werden. Der bewegliche Pol dieses Gerätes kann in die horizontale Position gebracht werden oder in einen beliebigen Winkel, so dass es möglich ist, die Bewegung des Tieres in horizontaler Richtung als auch bei seinem Anstieg zu studieren. Das Laboratorium verfügt auch über ein solches Gerät mit beweglichen Polen, mit denen Großtiere wie Pferde und Kühe untersucht werden können. Es befindet sich im Hof und wird mit einer Dampfmaschine bewegt.

In der mittleren Etage des Gebäudes befindet sich der große Saal mit 20 Arbeitsplätzen, ein einfacher Hörsaal, das Wägezimmer, der Arbeitsraum für den ersten Assistenten,[10] ein Raum für Hunde, an denen Versuche durchgeführt werden. Gewöhnlich werden die Versuchstiere in einem separaten Raum außerhalb des Laboratoriums aufbewahrt. Im Keller sind die Lagerräume für Kohle und Koks untergebracht, dort befinden sich auch besondere Räume für kalorimetrische Untersuchungen. Sie haben nach allen Seiten doppelte Wände, zwischen denen sich eine Luftschicht befindet, so dass die Raumtemperatur in sehr engen Grenzen schwankt, was eine große Bedeutung für die Kalorimetrie[11] hat. Im Zimmer steht immer ein Kalorimeter[12] in Bereitschaft und die Mehrzahl der notwendigen Zubehörteile. Die Bombe[13] selbst und ihre Beladung erfolgt oben.

In Anbetracht dessen, dass das Laboratorium für die Durchführung spezieller Forschungsaufgaben vorgesehen war und deshalb fast keine pädagogischen Ziele verfolgte, ist sein Haushalt weniger kompliziert. Alles was notwendig ist, wie z. B. Glasgeräte und Reagenzien, stehen in allgemeinen Schränken bereit, man muss nur nehmen, was man in beliebiger Menge braucht, ohne die Assistenten zu bitten. Die einzige Ausnahme sind die Platintiegel,[14] die persönlich ausgegeben werden.

Aus dem Inventar des beschriebenen Laboratoriums erregte ein großer Trockenschrank[15] mit doppelten Wänden, dessen Zwischenraum mit Wasser gefüllt war, meine Aufmerksamkeit. Durch das Wasser verläuft die Schlange des Kessels der zentralen Dampfversorgung. Der durch die Heizschlange strömende Dampf kondensiert im Kühler des Apparates, auf diese Weise kann man destilliertes Wasser in beliebiger Menge gewinnen. Der obere Teil des Trockenapparates hat Schlitze, darauf kann man Porzellangefäße oder Gläser stellen, die bei starker Heizung als Wärmebäder dienen können. Einen solchen Trockenapparat, der gleichzeitig Wasserbad und Kühler ist, betreibt man bei einer Temperatur bis 99°C, eine Temperatur, die für die Mehrzahl der Untersuchungen völlig ausreichend ist.

Die Apparate zur Destillation von Ammoniak nach der Methode von KJELDAHL[16] haben keinen Kühler, was viel Wasser einspart, insbesondere bei einer großen Anzahl von Analysen. Außerdem ist die Menge Flüssigkeit bei einer solchen Destillation in der Vorlage nicht so groß, wie das bei einer Destillation mit einem Kühler üblich ist. Die Versuche des verstorbenen Professor FRENTZEL[17] haben gezeigt, dass man bei der Destillation ohne Kühler 100% Ausbeute erhält, wenn man die Destillation 15 Minuten nach Beginn des Siedens abbricht. Die einzige Vorsichtsmaßnahme bei diesem Verfahren besteht darin, dass man in der Vorlage mit einer nichtflüchtigen Säure titriert.

Die Bestimmung von Fett wird in Apparaten nach SOXHLET[18] durchgeführt. Die Einführung solcher Apparate in das Studentenpraktikum ist meiner Meinung nach vorteilhaft, um überflüssigen Bruch solcher verhältnismäßig zerbrechlichen und teuren Glasgeräte zu vermeiden, wie es Apparate nach SOXHLET sind.

Nachdem ich über einige Geräte gesprochen habe, die im Laboratorium von ZUNTZ benutzt werden, muss ich einige Worte über einige besondere chemische Verfahren in diesem Institut sagen. Die Bestimmung von Phosphor bei Untersuchungen zum Stoffaustausch wird fast ausschließlich nach der Methode von NEUMANN[19] durchgeführt, ihr Prinzip besteht in Folgendem. Die zu untersuchende Probe wird in einem KJELDAHL-Kolben mit Schwefelsäure zerstört, in die tropfenweise Salpetersäure zur Bildung von Stickstoffwasserstoff- und hyposalpetriger Säure gegeben wird. Wenn man Verkohlung der zu veraschenden Probe vermeidet, so verläuft die Oxidation erstaunlich schnell. Die erhaltene durchsichtige farblose Flüssigkeit wird neutralisiert, mit Salpetersäure angesäuert bis zu einer bestimmten Konzentration und mit der notwendigen Menge einer Lösung von Ammoniummolybdat versetzt. Der erhaltene Niederschlag wird auf einem Filter gesammelt und einige Male frei von Säure mit kaltem Wasser gewaschen. Das Filter mit Niederschlag wird in einen sauberen Kolben gegeben und mit einer definierten Menge 0,25 normaler Ätznatronlösung bis zur vollständigen Lösung des Niederschlags gemischt. Die erhaltene Lösung erhitzt man im Verlauf von 15 Minuten zum Sieden bis zum völligen Austreiben des Ammoniaks. Die erhaltene Flüssigkeit wird mit Schwefelsäure zurücktitriert, um die verbrauchte Menge 0,25 normaler Ätznatronlösung, die zum Lösen des Niederschlags gebraucht wurde, zu bestimmen. Diese Methode zeichnet sich durch große Genauigkeit aus, erfordert wenig Zeit für die Ausführung, so dass man sie in all den Fällen empfehlen kann, wo es notwendig ist, viele Analysen auszuführen.

Das Laboratorium von Professor ZUNTZ erarbeitete noch ein praktisches Verfahren zum Trocknen von Exkrementen, die von Menschen und Tieren im Rahmen von Untersuchungen zum Stoffaustausch gesammelt wurden. Frische Exkremente wurden mit dem zwei- bis dreifachen Volumen eines Gemisches von Alkohol und Äther behandelt, hauptsächlich zur Entfernung von Fett. Der unlösliche Rückstand wurde getrocknet, was sehr schnell geht. Den Alkohol-Äther-Extrakt verdünnt man mit Wasser bis zu einem bestimmten Volumen und untersucht ihn extra. Zur Aufbewahrung von Harn, der während der Versuche gesammelt wird, verwendet man hier hauptsächlich eine alkoholische Lösung von Thymol,[20] das ein ausgezeichnetes Konservierungsmittel ist und das kalorische Äquivalent kaum verändert.

Es bleiben noch einige Worte zu den Ställen der Versuchstiere zu sagen. Alle sind nach einem Standardschema gebaut und stellen geräumige, innen mit Zink ausgeschlagene Kisten dar, die oben mit einem schweren Deckel zu verschließen sind. Manchmal haben die Kisten einen doppelten Boden, um den Kot vor der lösenden Wirkung des Harns zu schützen.

Die Situation der Operationen an Versuchstieren ist nicht zum Besten bestellt. Das Laboratorium hat keinen Raum für Vivisektionen.[21] Sie müssen im allgemeinen Saal in der Nähe der Tafel ausgeführt werden, an der die Sektionen der toten Versuchstiere vorgenommen werden. Als Operationstisch dient ein Gitter, das aus Holzstäben gefertigt ist.

In letzter Zeit ist das Laboratorium von Professor ZUNTZ durch einige Inkubatoren[22] zur Aufzucht von Küken mit verschiedenen Systemen der Erwärmung bereichert worden.

Fast nebenan vom soeben beschriebenen Institut befindet sich das Chemische Laboratorium der Hochschule für Landwirtschaft, das auch von physiologischem Interesse ist, weil sein Leiter der Professor der Chemie BUCHNER[23] ist, der eine exzellente Technik zum Auspressen des Zellinhalts durch hohen Druck dort installiert hat. Das bedeutet, im Einzelnen wird diese Methode hier ausschließlich noch zur Gewinnung von Zymase[24] aus Hefezellen angewandt, ein Ferment, das die alkoholische Gärung von Zucker hervorruft.

Die von einer Brauerei erhaltene gepresste Hefe wird mit Wasser vermischt, und stehen gelassen. Die klare obere Schicht wird verworfen, aber der Rückstand wird unter geringem Druck vom Überschuss Wasser bis zu einem solchen Grad befreit, dass eine gut zerfallende Masse entsteht. Das erhaltene trockene Pulver wird in einem kleinen Mörser mit der gleichen Gewichtsmenge reinem geglühten Sand und einem Fünftel des Gewichts Kieselgur[25] vermischt. Die Praxis hat gezeigt, dass die Menge Kieselgur von der Sorte der Hefe abhängig ist, wichtig ist auch, eine nicht zu feinkörnige Sorte Kieselgur zu verwenden, wobei die dunklen Sorten besser geeignet sind als die hellen. Das Gemisch aus Hefe, Kieselerde und Sand wird dann zu Pulver in einem gewöhnlichen Porzellanmörser mit einem

Porzellanstößel verrieben, bis aus einem trockenen Pulver eine teigförmige, an den Händen klebende Masse geworden ist. [...]

Die erhaltene Masse wird dann in einen Sack aus derbem Segeltuch gesteckt, der vorher mit heißem Wasser zur Entfernung der Stärke und der Appretur behandelt wurde. Der Sack mit der Masse wird dann in dem leeren Zylinder einer hydraulischen Presse deponiert und einem Druck von 100 atm[26] ausgesetzt. Nach einiger Zeit wird der Druck stufenweise bis 300 atm, manchmal bis 350 atm vergrößert, wobei nach und nach der Zellsaft abgegeben wird. Unter sehr günstigen Bedingungen ist es möglich, ungefähr 800 Gramm Saft von einem Kilogramm Hefe zu erhalten.

Die Flüssigkeit ist manchmal vollkommen klar, manchmal ist sie auch trübe und enthält Zellprotoplasma. Zur besseren Reinigung des Saftes filtriert man durch ein Filter. Zur Konservierung der Zymase versetzt man den erhaltenen Zellsaft mit einigen Volumen an Alkohol, filtriert schnell ab und trocknet den Niederschlag über Schwefelsäure. Das erhaltene weiße, hygroskopische Pulver kann man jahrelang lagern, es verliert nicht die gärende Wirkung. Wenn nötig, löst man es in destilliertem Wasser oder am besten in einer verdünnten Glyzerinlösung.

Betrachtet man die verschiedenen Typen von hydraulischen Pressen, die für den Erhalt von Zellsaft von Bakterien oder Hefen geeignet sind, so kommt man unfreiwillig auf die nicht teuren und äußerst praktischen Pressen der Firma A. L. G. DEHNE[27] in Halle. Sie zeichnen sich durch große Handlichkeit aus, kosten mit allen Vorrichtungen (Zusatzteilen) ungefähr 150 Rubel und sind ausgelegt bis 750 Gramm Pressmasse.

Die übrigen Einrichtungen des Laboratoriums von BUCHNER lassen viel zu wünschen übrig. Der allgemeine Saal für praktische Anwendungen ist dunkel und unbequem. Der geräumige Hörsaal ist mit keinerlei besonderen technischen Vorrichtungen ausgestattet. Von den technischen Besonderheiten nenne ich nur, dass das Eindampfen von Flüssigkeiten nicht auf Wasserbädern, sondern auf Dampfbädern erfolgt, die aus dem Kessel der zentralen Dampfheizung erwärmt werden.

Die Berliner Universität hat ein spezielles Physiologisches Institut, in dem übrigens außer dem physiologischen auch ein physiologisch-chemisches und ein pharmakologisches Laboratorium untergebracht sind. Ich habe mich nur mit den Einrichtungen der ersten beiden Laboratorien vertraut gemacht, wie das meiner eigenen Spezialisierung entspricht. Alle Gebäude, ungeachtet des neuen Aussehens, wurden vor relativ langer Zeit gebaut, deshalb haben sie noch nicht das offene System aller Versorgungsleitungen, wodurch eine kleine Beschädigung der Gas- oder Wasserversorgungsrohre das Aufbrechen der Wände oder des Fußbodens erfordert. Das chemische Laboratorium nimmt eine Reihe Räume in der zweiten Etage des Gebäudes ein, ein großes Laboratorium für die Studenten, die Materialausgabe, die nur einige Stunden geöffnet ist, zwei kleinere Räume für spezielle Arbeiten, das Wägezimmer und das Kabinett des Professors.[28] Im Studentenlaboratorium sind die Tische verhältnismäßig hoch mit kleinen Regalen für die wichtigsten Reagenzien, kleine Schränke für hohe Gegenstände und einige Schränke.

Das Laboratorium für Physiologische Chemie ist zum großen Teil mit Studenten von der Kaiser-Wilhelm-Akademie[29] belegt, die hier hauptsächlich mit den Elementen der Anorganischen Chemie bekannt macht und nur mit einigen Verfahren der Harnuntersuchung sowie der Untersuchung anderer Sekrete und Exkremente. Die Kaiser-Wilhelm-Akademie entspricht der Militärmedizinischen Akademie in St. Petersburg.[30]

Die Abteilung für Spezialarbeiten ist genau so eingerichtet wie das Studentenlaboratorium. Interessant ist der Raum für sperrige Geräte, der an die Dampfleitung angeschlossen ist. Der Dampf erwärmt einen Trockenschrank und einen speziellen Apparat für das Abdampfen von Äther. Bei Bedarf kann der Dampf durch einen Kühler geleitet und destilliertes Wasser produziert werden. Die Erwärmung durch Dampf verringert in bedeutendem Maße die Gefährlichkeit des Abdampfens großer Mengen Äthers.

Das beschriebene Laboratorium verfügt auch über eine Schüttelmaschine, die mit heißer Luft betrieben wird. Im Unterschied zum Modell von ALTMANN[31] bewegt sich der Kasten mit den Kölbchen nicht auf Schienen, sondern ist an Riemen aufgehängt, dadurch ist die Bewegung der Maschine fast lautlos.

Speziell das physiologische Laboratorium hat einige Räume hinter dem sehr schönen geräumigen Hörsaal des Physiologischen Instituts. Die Abteilung Allgemeine Physiologie besitzt eine ausgezeichnete Sammlung von Mikroskopen mit großen Vergrößerungen und sehr guter Beleuchtung, die mit Hilfe einiger NERNST-Lampen[32] erreicht wurde. Ein Mikroskop ist an einen sehr guten Polarisationsapparat und ein sehr empfindliches Spektrophotometer angeschlossen, das erlaubt, die Lichtabsorption zu bestimmen und die Stärke der Farben sehr kleiner Objekte. Für die Bestimmung der genauen Lage der verschiedenen Linien der Absorption wird eine gewöhnliche GEISSLERsche Röhre[33] benutzt, die mit Wasserstoff gefüllt ist.

Das Laboratorium für Spezielle Physiologie beschäftigt sich in erster Linie mit der Untersuchung von Muskel- und Nervensystemen und verfügt über drei Räume. In einem werden Operationen durchgeführt, dort befinden sich einige Tische für spezielle Arbeiten, gleichzeitig Boxen mit Tieren, an denen Versuche zur Physiologie des zentralen Nervensystems durchgeführt werden und in einem anderen Raum ist eine Sammlung von Kymographen,[34] Myographen[35] und Geräten für die Untersuchung der Schwankungen des elektrischen Stromes untergebracht. Der dritte Raum dient Versuchen mit Licht. Außer diesen Räumen befindet sich neben dem Hörsaal ein langer Korridor, in dem den Studenten mikroskopische Präparate und Versuche zu Vivisektionen gezeigt werden.

Physiologische Chemie wird außer im Physiologischen Institut auch im Institut für Pathologie bei Professor SALKOWSKI[36] gelehrt. Die untergeordnete Lage veranlasste dieses Laboratorium die ganze Zeit, in Abhängigkeit von den Pathologen zu bleiben, die auf diese Abteilung weniger Aufmerksamkeit verwendet haben, als wenn sie selbstständig gewesen wäre.[37]

Der Umbau[38] des Instituts für Pathologische Anatomie der Charité, der mit dem Bau des unlängst eröffneten Pathologisch-anatomischen Museums[39] begonnen hat, hat das chemische Laboratorium fast nicht betroffen, das zur Zeit noch in den Räumen verbleibt, in denen es vor vielen Jahren begründet wurde. Der kleine Arbeitssaal mit 15-20 Arbeitsplätzen mit den engen, unbequemen Schränkchen, der verhältnismäßig große Raum für das Praktikum der Studenten, der auch für grobe Arbeiten dient, das kleine Kabinett des Direktors und das Zimmer des Assistenten, das Wägezimmer, das Lager und der enge Korridor unter dem Hörsaal, das sind alle Räume des Instituts. In der Kelleretage gibt es noch zwei bis drei Räume, die für Tiere vorgesehen, aber gewöhnlich mit allerlei Gerümpel vollgestopft sind.

Die Beleuchtung ist wie bisher Gasbeleuchtung, die Anzahl der Instrumente und der Glasgeräte ist ziemlich beschränkt, obwohl man alles zum Fabrikpreis einkaufen kann.

Ungeachtet der schlechten Ausrüstung ist es in diesem Laboratorium zum großen Teil übervoll, sowohl durch Ärzte als auch Studenten. Letztere nehmen dort gern am Praktikum der qualitativen Analyse und der Physiologischen Chemie teil, sie lernen nach dem äußerst verbreiteten bekannten Lehrbuch von SALKOWSKI *Practicum für physiologische Chemie.*[40] Der wirtschaftliche Teil liegt ausschließlich auf dem Diener, der die Reagenzien, Glasgeräte, Versuchstiere herausgibt und der lebhaften Anteil am Fortgang der Arbeiten nimmt. [...]

Ein ideales Beispiel für ein modernes chemisches Laboratorium ist zweifellos das Erste Chemische Laboratorium der Berliner Universität, wo einer der bedeutendsten Chemiker unserer Zeit, Emil FISCHER,[41] seine Vorlesungen hält. Im gewaltigen, dreietagigen Gebäude, das auf die Hannoversche Straße hinausgeht, sind fast ausschließlich Laboratorien und Hörsäle. Aus dem geräumigen Vestibül mit einer großen Anzahl von Schränken für die Kleidung der Besucher kommt man in die zweite und dritte Etage des Gebäudes. [...]

Die einzelnen technischen Besonderheiten der Anlagen dieses großartigen Institutes aufzuzählen ist unmöglich, weil das bedeuten würde, die neuesten Methoden der chemischen Forschung in der Organischen und Anorganischen Chemie darzulegen, was selbstverständlich die Kräfte meiner Person als Anfänger in der Physikalischen Chemie übersteigt. Bevor ich jedoch die Beschreibung meiner Eindrücke von diesem Institut beende, möchte ich gern an einige allgemeine technische Besonderheiten des Baus dieses Instituts erinnern, die als leitende Grundlage für den Bau ähnlicher Laboratorien dienen sollten.

Zum Ersten ist es das vollkommen offene System aller Abwasserleitungen, der zu- und ableitenden Rohre. Die Gas-, Wasser- und Abwasserleitungen sowie alle anderen Leitungen sollen in ihrem ganzen Verlauf zugänglich sein. Eine Ausnahme bilden nur die Rohre, die im Fußboden des großen Hauptsaals in einem mit Eisenplatten abgedeckten Kanal liegen. Alle restlichen Teile sind vollständig zugänglich bis zu den Hauptrohren, die in der Kelleretage in einem Spezialschacht hängen. Der Vorteil dieses Systems ist vollkommen verständlich, d. h. die Reparatur eines Rohres erfordert einen minimalen Zeitaufwand und ist nicht mit einer großen Reparatur verbunden. Im beschriebenen Institut schlängeln sich an den Wänden eine Menge verschiedenartiger Leitungen, die man folglich sehr leicht verwechseln kann. Um Verwechslungen zu vermeiden, hat man hier ein System eingeführt, was mir noch nirgendwo begegnet ist. Jedes System von Leitungen ist durch eine Farbe gekennzeichnet, Gas rot, Wasser blau usw.

Die zweite wichtige Besonderheit dieses Instituts besteht darin, dass alle außergewöhnlichen Arbeiten in einem besonderen Raum ausgeführt werden, wo ein Vorrat von allem Notwendigen für die vorgesehenen Manipulationen vorhanden ist. Das verkürzt in bedeutendem Maße die Arbeit zum Aufbau der Apparatur und erlaubt in jedem Moment mit einer beliebigen Arbeit zu beginnen. Die Kehrseite eines solchen Systems besteht möglicherweise darin, dass man große Laboratorien braucht.

In einem solchen Institut zu arbeiten ist natürlich äußerst bequem und angenehm, aber jedes Experiment wird dadurch teurer, als an einem anderen Ort, weil die Kosten, die die Verwaltung der Universität für die Nutzung des Labors berechnet, dadurch steigen. Alles andere, die Gefäße, Chemikalien, sogar den Gewichtssatz muss man einzeln bezahlen. Am Ende des Semesters ergibt sich daraus eine große Summe, die zwei- bis dreimal die Summe für den Laborplatz übersteigt, ungeachtet dessen, dass das Laboratorium seinen Nutzern den Fabrikpreis berechnet.

Zu den Besonderheiten, die eine Menge Hörer und Experimentatoren in den Hörsaal des Instituts zieht, gehört FISCHER selbst und seine Vorlesungen. Die Einfachheit der Darlegungen und die außergewöhnliche Anschaulichkeit jeder Reaktion machen diesen Kursus sogar für Spezialisten fast unersetzlich und so ist es kein Wunder, dass der sehr große Hörsaal ständig mit Hörern unterschiedlicher Nationalität überfüllt ist. Außer FISCHER halten noch VAN'T HOFF,[42] GABRIEL,[43] PSCHORR[44] und viele andere Vorlesungen. Für eine kleinere Zahl an Hörern gibt es noch zwei Hörsäle, einen für 300 Personen und einen für 100 Personen.

Von den neuen Einrichtungen der Regierung in Berlin zieht das Kaiserliche Gesundheitsamt[45] die Aufmerksamkeit auf sich, in dem alle medizinischen Einrichtungen konzentriert sind, die der Untersuchung aller Faktoren zum Erhalt der gesellschaftlichen Gesundheit dienen. Dort werden alle möglichen statistischen Daten über Sterblichkeit, Epidemien und Erkrankungshäufigkeit gesammelt und bearbeitet, dort werden auch neue gesetzliche sanitäre Maßnahmen ausgearbeitet. Für das letztere Ziel sind selbstverständlich spezielle physiologische Laboratorien notwendig, für die ein besonderes Gebäude errichtet wurde. In der unteren Etage sind die großen technischen Geräte untergebracht, z. B. Kühlschränke, Zentrifugen usw. In der ersten Etage ist das Laboratorium für Bakteriologie, in der zweiten das für Pharmakologie, in der dritten das für chemische Untersuchungen und in der vierten das biologische Laboratorium untergebracht. Für mich waren das Pharmakologische und das Physiologische Institut, mit denen ich mich näher bekannt machte, von besonderem Interesse.

Ungeachtet der Neuheit des Gebäudes, in dem ich vieles wiederfand, über das ich schon beim Laboratorium von FISCHER berichtet habe, war das Innere des Gebäudes zu dunkel, weil auf Beleuchtung der Korridore verzichtet wurde.

In der pharmakologischen Abteilung sah ich einen originellen Tisch für Vivisektionen, der bewegte sich auf Kugeln, dank derer konnte man ihn in eine beliebige Lage bringen. Der Tisch war beheizbar und für Versuche mit Hunden bis Ratten geeignet. [...]

Unter den anderen privaten oder halbstaatlichen Institutionen in Berlin verdienen die besondere Aufmerksamkeit des Biochemikers das „Institut für Gärung“[46] und das „Institut für medizinische Diagnostik“. Das Erstere von ihnen liegt am Stadtrand von Berlin und existiert im jetzigen Zustand erst seit 1891. Es wurde teilweise aus Mitteln verschiedener großer Industrievereine gebaut wie dem Verein der Spiritusfabrikanten, dem Verein für

Stärkeinteressenten und dem Verein deutscher Essigfabrikanten, z. T. auch aus Mitteln der Regierung, die früher an verschiedenen Orten Schulen der Brauereikunst, zur Herstellung gepresster Hefe usw. unterhielt und dorthin übersiedelte. Aus der angeführten kleinen Liste von Personen und Einrichtungen, die den Anfang des beschriebenen Instituts bilden, sind seine praktischen Aufgaben und Ziele sichtbar. Das Institut gibt vor allen Dingen eine Reihe Kurse über Brauwesen sowie über die Produktion von Alkohol und Stärke, über die Gewinnung reiner Hefekulturen und zur Fabrikation von Essig. Außerdem untersucht das Institut alle möglichen Produkte, die ihnen von Mitgliedern der Union geschickt werden und erarbeitet neue Methoden der schon erwähnten Produktionen. Es dient auch als Mittelpunkt der Versuchsstation einiger Vereine, das beschriebene Institut gibt einige Spezialzeitschriften und Journale heraus, wie z. B. *Zeitschrift für Spiritusindustrie*, *Wochenschrift für Brauerei* und die *Tageszeitung für Brauerei*. [...]

Ich beende die Skizze über die Berliner Institute und Laboratorien, mit deren Aufbau und Struktur ich mich intensiv beschäftigt habe. Ich möchte noch eine private Einrichtung nennen, in der es mir gelang, eine eigenständige Arbeit durchzuführen – das Institut für medizinische Diagnostik,[47] das nach dem Vorbild des Moskauer BLUMENTHAL-Instituts[48] eingerichtet wurde. Es dient der Durchführung von Untersuchungen, die am Krankenbett notwendig sind. Ein Teil der Räume sind an eine Poliklinik und verschiedene Kurse vermietet, z. B. zur Untersuchung von Harn, Bakteriologie. Die Besonderheit besteht darin, dass im Fall der Notwendigkeit ein eingeschicktes Sekret oder Exkret sofort durch die Spezialisten in chemischer, bakteriologischer oder pathologisch-anatomischer Hinsicht untersucht werden kann. Dieses noch junge Institut entwickelt sich ständig weiter und verdient Nachahmung. In ihm gibt es auch Möglichkeiten für spezielle Untersuchungen, wo man gegen Bezahlung alle notwendigen Laboratoriumseinrichtungen mieten kann, außer einer ausreichenden Menge an Glasgeräten.

Die Beschreibung anderer Institute in Deutschland und anderer Länder, die ich kennengelernt habe, beginne ich mit dem Physiologischen Institut in Heidelberg, wo ich das Sommersemester verbrachte. Das zweistöckige Gebäude liegt an der Akademiestraße, in der letzten Zeit wurde das Institut umgebaut, deshalb bezieht sich meine Beschreibung auf die frühere Verteilung der einzelnen Räume.

Vom kleinen Vestibül ausgehend verlaufen zwei lange Korridore, einer längs, der andere quer zum Gebäude. An den ersten Korridor grenzen die Elementaranalyse mit zwei Verbrennungsöfen an, die auf einem massiven Tisch aus Sandstein stehen, und ein großer Raum, der als Wägezimmer, als Bibliothek und als Museum für physiologische Geräte dient. Am Ende des

Korridors liegt ein großer Saal, der von den Studenten für praktische Arbeiten genutzt wird. Hier stehen einfache Tische mit einem kleinen Regal auf dem Tisch, auf dem die notwendigen Reagenzien, ein kleines Stativ und ein Brenner untergebracht sind, das ist das Inventar auf jedem Tisch. Wenn z. B. der Kurs zur Untersuchung von Harn oder andere Kurse für die Studenten laufen, die große oder komplizierte Geräte erfordern, wird es schwierig. Jede Gruppe aus zehn Studenten erhält nur einen Apparat, der von einem zum anderen weitergereicht werden muss. Zum Laboratorium der Studenten gehört noch eine ziemlich reiche physiologische Bibliothek, die jedoch nur dem Personenkreis offen steht, der sich mit speziellen Themen beschäftigt, und trotzdem ist der Zugang schwierig.

Der zweite Korridor, der quer zum Gebäude verläuft, führt in den Saal für spezielle Arbeiten, zum großen Hörsaal und zum Kabinett des Professors.[49] Außer den genannten Räumen gibt es auch einen Raum für Vivisektionen, eine Küche zum Abwaschen der Gefäße und für grobe Arbeiten. Stark riechende Chemikalien und Reagenzien werden außerhalb des Gebäudes unter freiem Himmel in besonderen Boxen gelagert.

Da im beschriebenen Institut außer Vorlesungen und Praktika zur Physiologie und Physiologischen Chemie auch Kurse zur Histologie und Pharmakologie gehalten werden, bleibt wenig Platz für andere Arbeiten. Seit Professor KOSSEL den Lehrstuhl übernommen hat, haben die Forschungsarbeiten ausschließlich chemischen Charakter angenommen und die Abteilung für Vivisektionen dient lediglich der Vorbereitung der Vorlesungen. Der wirtschaftliche Teil des Instituts liegt auf den Schultern des Dieners, der Buch über alle Ausgaben für Reagenzien führt, die Glasgeräte verwaltet und herausgibt für den Professor und die Assistenten. Bezüglich der technischen Besonderheiten und der Geräte, die in dem beschriebenen Laboratorium genutzt werden, kann man Folgendes sagen: Für die Dialyse[50] werden ausschließlich Pergamentmembranen gebraucht, der Wechsel des Wassers erfolgt nach dem Prinzip von KÜHNE,[51] der das hier eingeführt hat. Für das Abfiltrieren großer Mengen an Niederschlag hat Professor KOSSEL eine besondere Nutsche[52] entwickelt, die praktisch und bequem ist. [...]

Die Räume für die Tierhaltung sind äußerst unbefriedigend. Der große Hörsaal ist geräumig, aber er besitzt keinerlei besondere Vorrichtungen. Ein großer Vorteil des Heidelberger Physiologischen Instituts ist seine relative Unabhängigkeit von der Universität, denn sein Personalbestand kann nur mit Einverständnis des Institutsdirektors geändert werden, z. B. hat das Laboratorium einen besonderen Techniker, der alle notwendigen Geräte vorbereitet und bei den Experimenten während der Vorlesungen hilft.

In Bonn hatte ich die Möglichkeit, das Institut von Professor PFLÜGER[53] zu besichtigen. Das riesige Gebäude besteht aus großen, aber fast leeren Räumen. Mit Teilen der inneren Ausrüstung glänzt er nicht mit besonderen Neuheiten, aber mit dem Reichtum an Geräten, die historische Bedeutung haben. Dort wird das Modell des ersten Stereoskops[54] von HELMHOLTZ[55] aufbewahrt, die Muster der ersten Kymographen usw.

Einen erfreulichen Eindruck machte das vollkommen neue Physiologische Institut der Hochschule für Landwirtschaft in Poppelsdorf, das unter der Leitung von Professor HAGEMANN[56] steht. Das nicht große helle Gebäude ist fast ausschließlich in Räume aufgeteilt, in denen komplizierte und Geduld erfordernde Versuche über den Stoffaustausch an großen Versuchstieren, z. B. Kühen, Pferden usw. durchgeführt werden.

Interessant sind auch die amerikanischen patentierten Modelle von Federwaagen, deren Spannung man verändern kann. Entsprechend der Stufe der Spannung der Feder schwankt die Empfindlichkeit der Waage, sie nimmt ab oder aber vergrößert sich, aber die Größe der Grenzbelastung ändert sich auch. Eine besondere Vorrichtung zeigt die Stufen der Spannung der Spirale an, über die man das Gewicht der Einwaage berechnen kann. Deshalb beeinflusst die Ermüdung der Spirale vom dauernden Gebrauch nicht die Genauigkeit der Wägung.

Eines der Sehenswürdigkeiten dieses Laboratoriums soll das im Bau befindliche Gebäude werden, in dem es möglich sein wird, an großen Haustieren nicht nur den Stoffaustausch, sondern auch den Energieaustausch sowohl in Ruhe wie auch bei der Arbeit zu untersuchen. Für dieses Ziel ist es erforderlich, eine Vielzahl von technischen Veränderungen an der Apparatur vorzunehmen. In seiner Endfassung wird dieser Apparat der einzige seiner Art in Europa sein. Es wird nach dem Vorbild eines amerikanischen Apparates gebaut, aber bedeutend größer.

Das Physiologische Institut der Universität Gießen ist in einem sehr alten geräumigen Gebäude untergebracht, das früher der Klinik für Geburtshilfe gehörte und keine besonderen technischen Einrichtungen hat.

Das Physiologische Institut in Göttingen ist ebenso in einem sehr alten Gebäude untergebracht. Die physiologische Abteilung hat auf dem Dachboden ihren Platz, die Arbeitstische sind massiv, sperrig und unbequem.

Einen vollkommen anderen Eindruck macht das Physiologische Institut in Marburg. Das schöne, einzeln stehende, geräumige Gebäude ist fast ausschließlich für die physiologische Forschung ausgerüstet. Der große Hörsaal mit kleinen Fenstern, die bei Bedarf verdunkelt werden können, besitzt einen prachtvollen Tisch für Vorlesungsexperimente mit Gas- und Wasseranschluss. Für Vorführungen hat der Hörsaal ein gutes Epidiaskop, mit dessen Hilfe können Experimente mit Kleintieren ohne Mühe auf eine Leinwand für alle sichtbar übertragen werden. Das Laboratorium für das Praktikum der Studenten ist sehr geräumig und bietet keine besonderen Bequemlichkeiten, der einzelne Platz ist nicht groß. Außer den beschriebenen Räumen gibt es noch einen Raum für spezielle Arbeiten und eine museale Sammlung von physiologischen Geräten. Von technischen Einrichtungen besitzt das Marburger Institut eine große Zentrifuge mit einem Fassungsvermögen von vier Liter Flüssigkeit. Die Zentrifuge ist sehr leicht im Gang und wird entweder über einen Elektromotor oder einen Gasmotor angetrieben.

Das Straßburger Laboratorium ist untrennbar mit der Erinnerung an HOPPE-SEYLER[57] verbunden und nimmt ein separates Gebäude inmitten der Medizinischen Kliniken der hiesigen Universität ein. Gegenwärtig ist es jedoch bedeutend verkleinert worden, weil eine Hälfte des Gebäudes für bakteriologische Untersuchungen abgegeben wurde. Jetzt bleibt noch genügend Raum zum Arbeiten, trotz der großen Anzahl Hörer und Praktikanten. In der ersten und zweiten Etage befindet sich je ein großer Raum, der eine wird für spezielle Arbeiten genutzt, der andere für die Forschung. Für Studenten, die sich mit den physiologisch-chemischen Methoden näher bekannt machen möchten, steht ein kleines Laboratorium für sechs bis acht Personen bereit. Zum Institut gehören noch ein Raum für Elementaranalyse, ein Dialyseraum, ein kleiner Wägeraum und ein Raum für Vivisektionen.

Das physiologische Laboratorium in Freiburg im Breisgau ist gemeinsam mit dem Institut für Physikalische Chemie in einem Gebäude untergebracht. Die einzelnen Räume gehen von einem zentral gelegenen halbdunklen Korridor ab. Ein gut ausgestatteter Operationssaal mit einem großen gläsernen Balkon zieht die Aufmerksamkeit auf sich. In der Mitte des Raumes steht ein besonderer Elektromotor, der durch eine Welle mit zahlreichen Instrumenten verbunden werden kann, z. B. Kymographen, Myographen usw. oder mit einem Gerät zur künstlichen Beatmung. Die chemische Abteilung des Physiologischen Instituts ist sehr klein und schlecht ausgestattet. Besser und voller ist die optische Abteilung, für Versuche mit Licht stehen drei Räume zur Verfügung. […]

Es gibt eine gute fotografische Abteilung. Der große Hörsaal des Instituts zeichnet sich nicht durch Besonderheiten aus, die Plätze für die Beschäftigung der Studenten sind äußerst klein und schlecht ausgestattet. Als Besonderheit des chemischen Laboratoriums an der Freiburger Universität ist die große überdachte Glasgalerie zu bezeichnen, die nach Süden ausgerichtet ist, in der alle Experimente durchgeführt werden können, die Helligkeit erfordern.

Das Physiologische Institut in Halle/Saale ist in einem weiträumigen neuen Gebäude untergebracht, in dem es eine ganze Etage besetzt. Es verfügt über einen großen Hörsaal, einige große Laboratorien für experimentelle Arbeiten. Eine chemische Abteilung existiert fast nicht.

Das physiologische Laboratorium der Leipziger Universität verfügt über ein gesamtes Gebäude. In der oberen Etage ist ausschließlich die physiologische Abteilung untergebracht, in der unteren Etage befindet sich das chemische Laboratorium. Letzteres hat ein Wägezimmer, ein Laboratorium für die Praktikanten und Studenten sowie ein Kabinett für den Professor.[58] Die physiologische Abteilung ist bei weitem geräumiger, sie verfügt über viele Geräte und einen gut ausgestatteten Hörsaal. Von den Geräten verdient ein großer Kymograph für die Vorlesung mit einer Oberfläche für das Zeichnen einer Kurve, die vor den Augen der Zuhörer gezeichnet wird, unsere Aufmerksamkeit.

In Leipzig gelang es mir auch, das außergewöhnliche und bekannte Physikalisch-chemische Institut von Professor OSTWALD[59] zu besuchen, das durch seinen Bau und durch seine Aufteilung der Laboratorien beeindruckt. Ich beabsichtige nicht, die Details der physikalisch-chemischen Untersuchungen zu schildern, denn ich bin zu wenig mit diesem Gegenstand vertraut. Ich gehe nur auf zwei technische Einrichtungen ein, die unter Umständen mit Erfolg in die physiologisch-chemische Praxis übertragen werden könnten. Für den Betrieb der Thermoregulatoren verwendet man im beschriebenen Institut nicht Quecksilber, sondern Toluol, das sein Volumen in Abhängigkeit von der Temperatur stärker ändert als Quecksilber. Solche toluolhaltigen Thermoregulatoren erlauben eine genaue Temperaturregelung. Die zweite Besonderheit, die meiner Meinung nach übertragbar ist, sind die automatischen Durchmischer in den Wasserbädern, wie sie in OSTWALDs Institut für Physikalische Chemie in Leipzig verwendet werden.

Von den Schweizerischen Instituten sah ich die Institute in Basel, Bern und Zürich, über die ich einige Worte sage. Das Laboratorium von Professor BUNGE[60] in Basel ist in der zweiten Etage des Anatomischen Theaters Vesalianum untergebracht, was sich sehr negativ auf den Verlauf der postoperativen Phase von operierten Tieren auswirkt. Der dominierende Typ der Anordnung der Räume ist ein langer, halbdunkler zentraler Korridor, von dem die einzelnen Räume abgehen, die zum großen Teil nicht miteinander verbunden sind. Neben dem kleinen Hörsaal von alter Bauart befindet sich ein Vorbereitungsraum für die Vorlesungen. Es gibt auch ein kleines Wägezimmer und eine Bibliothek, die Arbeitstische sind platzraubend und unbequem. Die Enge der Räume zwingt dazu, die Schränke mit den Chemikalien und Glasgeräten auf dem Korridor unterzubringen. Den Besucher, der deutsche Laboratorien gewöhnt ist, verwundert der Reichtum von Stativen aus Holz.

Bedeutend neuer ist das physiologische Laboratorium von Professor KRONECKER[61] in Bern, es befindet sich in einem einzelnen, nicht sehr großen Gebäude am Rande der Stadt. Aus dem schönen großen Vestibül mit einer Büste von HALLER[62] führt eine Treppe in die Garderobe und den großen geräumigen Hörsaal mit Vorrichtungen für die Projektion von Bildern. Es gibt noch einen kleinen runden Hörsaal für Experimente mit Vivisektionen, auf solch eine Weise gebaut, dass jeder Zuschauer von Anfang bis Ende das Experiment verfolgen kann. Der Tisch für die Vivisektionen ist sehr einfach, aber durch die Bewegung auf Kugeln kann man jeden beliebigen Winkel einstellen. Neben der Wasserleitung und den Gasrohren hat man noch eine besondere automatische Vorrichtung für künstliche Beatmung. Der große Saal des beschriebenen Laboratoriums, der für spezielle Arbeiten vorgesehen ist, ist sehr geräumig und gut beleuchtet. Längs der Fenster sind Erhöhungen mit Tischen für mikroskopisches Arbeiten eingebaut, aber die Mitte ist für physiologische Experimente vorgesehen, die größeren Raum erfordern. Neben dem genannten Saal befindet sich ein gutes Museum für physiologische Instrumente.

Die chemische Abteilung, obwohl sie nicht vor Reichtum glänzt, ist vollkommen ausreichend und anständig aufgestellt. Für Versuche mit Quecksilber und mit Licht hat man einen separaten Raum.

Das physiologische Laboratorium in Zürich ist in der zweiten Etage eines Gebäudes untergebracht, ziemlich geräumig, aber äußerst einfach und ärmlich eingerichtet. Bei einigen Messungen, bei denen es auf den festen Stand der Apparatur ankommt, kamen dem Laboratorium die Steinsäulen tief unten im Fundament zugute, die auf das Niveau des Fußbodens angehoben wurden.

Durch Reichtum an Inventar, Geräumigkeit des Laboratoriums und freien Platz zum Arbeiten zeichnet sich das chemische Laboratorium des Züricher Polytechnikums aus, das in einer Reihe mit den besten Einrichtungen dieser Art steht. Es bleibt hinter dem entsprechenden Laboratorium der Berliner Universität zurück, weniger in der vollkommenen Entfernung von Kontaminationen, mehr in der schlechten Beleuchtung der allgemeinen Arbeitsräume.

Während meiner Dienstreise ist es mir gelungen, auch noch London, Paris, Brüssel und Turin zu besuchen. Einige der wissenschaftlichen Institute dieser Städte verdienen auch eine Beschreibung.

Unter den vielen halbprivaten, halbstaatlichen Schulen Londons, wo sich ein Student mit Physiologie beschäftigen und auf diesem Gebiet arbeiten kann, sind das Physiologische Institut des King's College[63] und das University College[64] die besten.

Name und Bekanntheit des Ersteren von ihnen ist untrennbar verbunden mit dem Namen von Professor HALLIBURTON,[65] der bis zu dieser Zeit sein Leiter ist. Es befindet sich an einer der zahlreichen Übergänge (Kreuzungen) des King's College und belegt insgesamt vier Räume mit einem gemeinsamen Korridor, wo zeitweilige Arbeitsplätze eingerichtet werden können. Besondere Aufmerksamkeit verdient der große Saal, in dem die Studenten ein physiologisches Praktikum absolvieren. Er machte anfangs den Eindruck einer großen mechanischen Werkstatt mit seinen vielen Wellen und Getrieben. Beim näheren Hinsehen kann man bemerken, dass jeder Arbeitsplatz über einen Antrieb verfügt, mit dessen Hilfe jeder einen kleinen Zylinder in Bewegung setzen kann, auf dem man unterschiedliche Kurven schreiben kann, die man in der Physiologie untersucht. Jeder Arbeitende hat außerdem eine vorzügliche RUHMKORF-Spirale[66] für intermittierenden Strom, eine Leitung mit Gleichstrom, ein galvanisches Element, eine Reihe von Kommutatoren sowie Drähte und ein Tischchen, an dem Tiere angebunden werden können. Folglich hat der Student die Möglichkeit, selbstständig die Grundlagen der Nerven- und Muskelphysiologie zu studieren. Für Spezialuntersuchungen steht ein Kymograph zur Verfügung, versehen mit allen möglichen Vorrichtungen.

Die Abteilung Physiologische Chemie ist nicht groß, aber mit allem Notwendigen versehen. Es beeindruckt die Masse von Glasgeräten und von Holzstativen englischer Produktion.

Fast alle Arbeitsplätze sind mit Apparaturen zur fraktionierten Fällung von Eiweißstoffen versehen, eine Methode, die hier zur Erforschung der Verschiedenartigkeit der Eiweiße angewendet wird. Die Neutralisierungsprobe oder sogar die Bestimmung der alkalischen Reaktion von Lösungen mit Lackmuspapier[67] wurden hier ersetzt durch Eintragen von Lackmustinktur in die Lösung.

Eine Besichtigung des physiologischen Laboratoriums des University College war mir leider nicht möglich.

In London existiert noch ein physiologisches Laboratorium, das von Professor BRODIE[68] geleitet wird, es gehört zum Institut für Ärzte und Chirurgen, dessen Aufgabe es ist, die staatlichen Examina sowie die Prüfungen zum Erwerb eines medizinischen Grades durchzuführen. Das Laboratorium hat eine große Zahl von Räumen, die an einem langen Korridor liegen, und es kann sich rühmen, einen Reichtum an Geräten zu besitzen. Dank der

Enge der Räume war es anscheinend notwendig, jeden Winkel zu nutzen, so dass man überall Klapptische und Hängeschränke findet.

Die Räume für die Unterbringung von Tieren sind sehr bequem und geräumig. Für die operierten Tiere hat man eine Box, die genügend Platz bietet und leicht zu reinigen und zu desinfizieren ist.

In London konnte ich das berühmte „Grüne Museum“ besuchen, wenn ich nicht irre, das einzige Museum über Nahrungsmittel, das auch anschaulich die Physiologie der Ernährung verdeutlicht. Es gehört zu den vergleichsweise neuen Museen Londons, liegt am Rande dieser Weltstadt und dient vor allem der Belehrung und der Unterhaltung der Arbeiterklasse. Dort werden u. a. anschauliche Diagramme der chemischen Zusammensetzung des menschlichen Körpers sowie die Menge und Zusammensetzung unserer Nahrung gezeigt. Ausgestellt wird auch eine reiche Kollektion der Speisen verschiedener Völker und dabei zeigt man auch den Grad ihrer Verwertung. Für einen vergleichsweise niedrigen Preis kann man einen informativen Führer durch die Ausstellung erwerben, der das Verständnis für die lehrreiche Ausstellung erleichtert und zur Popularisierung eines der wichtigsten Kapitel der Physiologischen Chemie beiträgt.

Von den Pariser Laboratorien konnte ich das PASTEUR-Institut[69] und das physiologische Laboratorium der Sorbonne besuchen. Das PASTEUR-Institut besteht zur Zeit aus zwei einzelnen Gebäudekomplexen, von denen der etwas jüngere sich ausschließlich mit biochemischen Arbeiten beschäftigt, während in dem älteren biologische, bakteriologische und physiologische Untersuchungen durchgeführt werden. Ich habe nur den ersten von ihnen näher kennengelernt. Von den Eindrücken, die das alte Gebäude auf mich gemacht hat, erwähne ich nur den äußerst einfachen und vollkommenen Apparat zur Zerkleinerung kleiner Tiere oder Organe. Er besteht aus einer hohen Trommel mit Seitenwänden aus Glas, innen dreht sich ein langes Flacheisen aus Stahl, der Organe und Gewebe in feinen Brei zerschlägt. Wenn man es wünscht, kann das Zerkleinern in einer beliebigen Atmosphäre ausgeführt werden, da das Innere der Trommel hermetisch verschlossen werden kann. Der beschriebene Apparat wurde auf dem Internationalen Kongress der Physiologen in Turin[70] vorgestellt und erhielt großen Beifall. Leider ist er noch nicht technisch ausgereift und deshalb bis jetzt nicht im Handel erhältlich.

Die chemische Abteilung des PASTEUR-Instituts gehört zu den führenden Einrichtungen dieser Art. Sie ist in einem zweistöckigen geräumigen Gebäude untergebracht. In einem großen Saal sind alle technischen Einrichtungen zusammengefasst, diese maschinentechnische Abteilung des Instituts steht unter der Leitung eines besonderen technischen Personals. Das chemische Laboratorium selbst hat zwei große Säle und eine Anzahl kleiner Räume für spezielle Arbeiten. Die Arbeitsplätze sind sehr groß, Gas und Wasser liegen an, für die Arbeit mit stark riechenden Gasen wurde ein besonderer Raum gebaut.

Das physiologische Laboratorium der Sorbonne hat zwei Etagen in einem der zahlreichen Übergänge in dem gewaltigen Gebäude belegt. Die großen Räume sind in viele kleine Labors unterteilt, außer einem großen Hörsaal für die normalen Vorlesungen gibt es noch einen kleinen Hörsaal, in dem Experimente mit Tieren demonstriert werden können. Auf die technischen Einrichtungen gehe ich nicht ein, weil ich mich wiederholen müsste. Es wurde schon alles gesagt bei der Besprechung der anderen Laboratorien. Mir bleibt nur noch, einige Worte über die Physiologischen Institute in Brüssel und Turin zu sagen. Beide Institute sind außerordentlich geräumig und können stolz sein, dass sie alle Forderungen, die man heute an ein wissenschaftliches Institut stellen muss, erfüllt haben.

Das sind die wichtigsten Eindrücke von der äußeren Situation der Laboratorien, wenn man das so ausdrücken kann, mit denen ich mich vertraut machen konnte. Wenn man zusammenfassend ein allgemeines Fazit zieht, kommt man zu dem Schluss, dass, wie in Deutschland und auch in den anderen von mir besuchten Ländern, eine fruchtbare Arbeit in der Wissenschaft in bedeutendem Maße die Situation erleichtert, die den Wissenschaftler umgibt und dass die Erneuerung der alten Institute, die die Aufwendung großer finanzieller Mittel erfordert, zum großen Teil nicht zu dem gewünschten Erfolg führt. Deshalb ist überall das Bemühen sichtbar, neue wissenschaftliche Einrichtungen zu bauen und die technischen Anforderungen zu erfüllen, die die modernen Methoden der Forschung erfordern. In Deutschland kommt das besonders stark zum Ausdruck, in Preußen, Bayern und Baden erarbeitet man Pläne für neue Institute und allmählich ersetzt man alte Gebäude durch neue Paläste der Wissenschaft.

Diese grandiose Sache der „Perestroika" begann natürlich mit jenen Einrichtungen, die für den Staat besonders wichtig sind. Da sind technische Bildungsstätten und Kliniken, die fast überall ein neues Aussehen bekommen und die Anforderungen der Medizin mehr oder weniger erfüllen. Theoretische Institute bleiben etwas zurück, aber auch sie werden an die Reihe kommen. Wir sehen das wunderbare Chemische Institut der Berliner Universität, das Laboratorium der Berliner Bierbrauerschule, die biochemische Abteilung des PASTEUR-Institutes usw.

Neben diesen Palästen der Wissenschaft, wo nicht nur die technischen Mittel zu Diensten der Gelehrten stehen, sondern sogar das technische Personal vorhanden ist, gibt es auch solche Institute, wie z. B. in Gießen, die auf ihre „Perestroika" warten. In Wahrheit hört man fast überall Klagen, dass die Errichtung neuer prächtiger Institute und Laboratorien oft dem Innenausbau weit vorausgeht und den neugebauten großartigen Laboratorien fehlen einige Zeit die Glasgeräte und die Mittel. Beim näheren Hinsehen bemerkt man, dass diese Beschwerden nicht immer begründet sind, weil wie überall üblich, Glasgeräte vom arbeitenden Chemiker oder Mediziner gekauft werden, außer den Platingefäßen oder anderen teuren Sachen. Die Technik des Baus von Laboratorien beeinflusste auch einige Grundlagen der Errichtung ähnlicher Institute. Nach Möglichkeit sollte es völlige Freiheit für die Arbeitenden und Verlagerung aller Manipulationen in spezielle Räume geben. [...]

Zum Abschluss des Berichts über meine Dienstreise ins Ausland wollte ich noch einige Worte über die Lage der Lehre der Physiologischen Chemie in Deutschland auf der Grundlage des offiziellen Vorlesungsplanes sagen, der unten beigefügt ist, und auf der Grundlage meiner persönlichen Beobachtungen und Gespräche zu diesem Thema.

Während die chemischen Methoden der Erforschung der belebten Natur als vollkommen selbstständige Art der Forschung anerkannt werden, während die Anzahl der Arbeiten auf diesem Gebiet immer größer und größer wird, so wird die Physiologische Chemie selbst als akademisches Lehrfach fast nicht anerkannt. Mit Ausnahme von Berlin,[71] Straßburg,[72] Leipzig[73] und Breslau[74] existiert kein Lehrstuhl für Physiologische Chemie, sie wird an den anderen Universitäten in Deutschland von Dozenten gelesen.[75] Dort steht man auf dem Standpunkt, dass der Professor die Physiologie als Ganzes vertritt und den Studenten darlegt. In der Praxis gibt es keinen solchen vollen Kurs und der Professor liest je nach Neigung physikalische oder chemische Physiologie. Ein solcher Nachteil wird teilweise dadurch ausgeglichen, dass deutsche Studenten völlig beweglich sind, sie können ein beliebiges Semester absolvieren, wo sie wollen. Schlechter steht es mit dem Praktikum in der Physiologischen Chemie. Der vollständige Kurs kann nur bei den Professoren KOSSEL und RÖHMANN absolviert werden, bei den anderen kann nur der Kurs Chemie für Mediziner belegt werden. Dieser besteht in den elementaren Grundlagen der qualitativen und quantitativen Analyse.

Ungeachtet dessen macht der Reichtum an Laboratorien, die großartige pedantische Führung der Studenten und die bekannte strenge wissenschaftliche Disziplin, die man an der Mehrzahl der deutschen Physiologischen Institute finden kann, macht sie gegenwärtig zum Zentrum der modernen wissenschaftlichen Arbeit. Ich bringe nochmals meine Dankbarkeit gegenüber der Konferenz meiner Heimatuniversität zum Ausdruck, dass sie mir die Möglichkeit und die Mittel gegeben hat, die wissenschaftlichen Zentren im Ausland kennenzulernen.

Vorlesungsplan in Physiologie und Physiologischer Chemie an den Universitäten in Deutschland, Österreich und der Schweiz:

Berlin

ENGELMANN und THIERFELDER:	Physiologie des Menschen (12)
	Physikalische Chemie (2)
	Physiologische Chemie und Allgemeine Chemie für Mediziner (8)
	Spezielle Teile der Physiologischen und Pathologischen Chemie (2)
I. MUNK:	Kurzer Kurs der Physiologie (4)
	Nährstoffe und Ernährung (1)
H. MUNK:	Physiologische Kolloquia (2)
R. DU BOIS-REYMOND:	Wiederholungskurs Physiologie (2)
LOEWY:	Wiederholungskurs Physiologie (4)
	Klinische Untersuchungen des Blutes und der Atmung (1)
NAGEL:	Physiologische Optik (2)
	Physiologie der Fortpflanzung (1)
SCHÄFER:	Empfindung (Wahrnehmung). Experimentelle Psychologie (4)
SCHULZ:	Physiologisches Praktikum (2)
	Gehirn und Seele (1)
SALKOWSKI:	Physiologische und Pathologische Chemie (2)
	Fermente (1)
FRIEDENTHAL:	Fermente (1)
	Physik und Chemie des Stoffaustausches (2)
SALOMON:	Chemie des Harns (2)
HERTER:	Kurs Medizinische Chemie (2)

Aus 58 Vorlesungen pro Woche entfallen 28 auf Physiologische Chemie

Bonn

PFLÜGER:	Spezielle Physiologie (5)
	Physiologisches Praktikum (3)
SCHÖNDORFF:	Physiologie der Entwicklung (1)
BLEIBTREU:	Physiologie des Gehirns und Rückenmarks (1)

Breslau

HÜRTHLE:	Physiologie des Menschen (5)
	Bewegung und Wahrnehmung (6)
	Physiologisches Praktikum (3)
RÖHMANN:	Physiologisch-chemisches Praktikum (3)
JENSEN:	Chemie des Harns
	Physiologie für zukünftige Dentisten (3)

Aus 16 Vorlesungen entfallen vier auf Physiologische Chemie

Erlangen

ROSENTHAL:	Physiologie des Menschen (5)
	Physiologisches Praktikum (4)
SCHULZ:	Chemisches Praktikum für Mediziner (4)
	Wiederholungskurs für Chemie (4)
	Physiologie der Sinnesorgane

Freiburg/Br.

KRIES:	Physiologie der Bewegung und Wahrnehmung (6)
	Physiologischer Kurs (2)

Gießen

ECKHARD:	Muskel- und Nervenphysiologie (5)
	Physiologisches Kolloquium (2)

Göttingen

VERWORN:	Physiologie des Menschen (5)
	Physiologisches Praktikum (4)
	Körper und Geist (1)
BORUTTAU:	Physiologische Chemie (2)
	Wiederholungskurs Physiologie (2)
	Physiologie des Blutkreislaufs (1)

Greifswald

LANDOIS:	Experimentelle Physiologie (6)
LANDOIS und ROSEMANN:	Praktischer Kurs Physiologie (6)
ROSEMANN:	Stoffwechsel des kranken und gesunden Menschen (2)
	Wiederholungskurs Physiologie (4)

Halle-Wittenberg

BERNSTEIN:	Physiologisches Kolloquium (2)
	Physiologie des Menschen (6)
	Physiologisches Praktikum (4)
TSCHERMAK:	Allgemeine Physiologie (2)
	Physiologie des Zentralnervensystems

Heidelberg
KOSSEL: Experimentelle Physiologie (6)
COHNHEIM: Physiologie des Zentralnervensystems (1)
Physiologisches Kolloquium (1)
STEUDEL: Stimme und Sprache (1)
Physiologie des Sehens (1)

Jena
BIEDERMANN: Physiologie (5)
Physiologisches Praktikum (4)
SCHULZ: Ausgewählte Teile der Physiologischen Chemie (2)

Kiel
HENSEN: Experimentelle Physiologie (6)
Physiologie der Stimme und des Gehörs (1)
KLEIN: Physiologische Chemie (2)
Physiologisch-chemisches Praktikum (3)
Physiologisches Kolloquium (1)

Königsberg
JAFFÉ: Physiologische und Pathologische Chemie (4)
Chemie für Mediziner (6)
HERMANN: Physiologische Psychologie (1)
Experimentelle Physiologie (6)
Elektrizitätslehre für Mediziner (2)
Physiologisches Praktikum (8)
ELLINGER: Wiederholungskurs Chemie für Mediziner (2)

Leipzig
HERING: Muskel und Nervenphysiologie (6)
SIEGFRIED: Ausgewählte Teile der Physiologischen Chemie (1)
Physiologisch-chemisches Kolloquium (1)
HOFMANN: Physiologisches Praktikum (2)

Marburg
SCHENCK: Experimentelle Physiologie (5)
Physiologische Übungen (2)
KUTSCHER: Chemie der Gewebe (2)
Enzyme (1)
Chemisches Praktikum für Mediziner (6)

München
VOIT: Physiologie (6)

Rostock

LANGENDORFF:	Physiologie (6)
	Physiologisches Praktikum (4)
	Physiologisches Kolloquium (1)
KOBERT:	Ausgewählte Teile der Physiologischen und Pathologischen Chemie (4)

Straßburg

HOFMEISTER:	Experimentelle Physiologie (5)
EWALD:	Muskelphysiologie (1)
	Physiologie der Sinnesorgane (2)
FÜRTH:	Übungen zur Chemie für Mediziner (1)

Tübingen

GRÜTZNER:	Tierphysiologie (6)
	Physiologisches Praktikum (2)
	Über Gifte, die für die Physiologie wichtig sind (1)
BÜRKER:	Allgemeine Physiologie und physiologische Methoden (12)
	Wiederholungskurs Physiologie (3)

Würzburg

FREY:	Physiologie des Stoffwechsels und der Ernährung (5)
GÜRBER:	Physiologisches und physiologisch-chemisches Praktikum

Graz

ROLLETT:	Physiologie (5)
	Physiologisches Praktikum (3)
ZOTH:	Physiologie des Gehirns (2)
PREGL:	Physiologische Chemie des Harns
HOFMANN:	Übungen in Medizinischer Chemie (4)

Innsbruck

LOEBISCH:	Chemie für Mediziner (5)
	Chemisches Praktikum (8)
MALFATTI:	Physiologische Chemie (2)

Prag

GAD:	Physiologie (5)
STEINACH:	Physiologische Übungen (2)
	Elektrophysiologie (1)
HUPPERT:	Physiologische Chemie (4)

Wien	
EXNER:	Physiologie (5)
	Physiologische Übungen (13)
FUCHS:	Muskel- und Nervenphysiologie (2)
LATSCHENBERGER:	Physiologie des Blutes (1)
KREIDL:	Physiologische Methodik (1)
	Physiologie des Hörens (1)

Basel	
BUNGE:	Physiologische Chemie (2)
	Kolloquium (2)
	Physiologisches Praktikum (6)
METZNER:	Experimentelle Physiologie (6)
	Physiologisches Praktikum (3)

Bern	
KRONECKER:	Physiologie der Bewegung (6)
	Physiologisches Praktikum (5)
	Wiederholungskurs Physiologie (2)
HEFFTER:	Physiologische und Pathologische Chemie (2)
ASHER:	Physiologie des Stoffwechsels (1)

Genf	
PRÉVOST:	Physiologie der Ernährung (6)

Lausanne:	
HERZEN:	Physiologie der Ernährung (6)

Zürich	
GAULE:	Experimentelle Physiologie (6)

Anmerkungen

[1] Pfrepper 2011, passim, 199-205.
[2] Slovcov 1905.
[3] 1909 wurde nach den Plänen von Zuntz ein neues Laboratorium gebaut, in dem auch physiologische Untersuchungen an großen landwirtschaftlichen Nutztieren durchgeführt werden können.
[4] Nathan Zuntz (1847-1920), Mediziner, 1870 Assistent von Pflüger und seit 1871 Privatdozent für Physiologie an der Universität Bonn, 1873 Honorardozent für Physiologie an der Landwirtschaftlichen Akademie Poppelsdorf/Bonn, 1874-1881 a.o. Professor für Physiologie und Prosektor an der Universität Bonn, 1881-1919 o. Professor für Physiologie am Tierphysiologischen Institut der Königlichen Landwirtschaftlichen Hochschule Berlin. Slovcov arbeitete experimentell bei Zuntz vgl. Slowtzoff, B[oris]: Ueber die Beziehungen zwischen Körpergrösse und Stoffverbrauch der Hunde bei Ruhe und Arbeit. Archiv für die gesammte Physiologie des Menschen und der Thiere 95 (1903), 158-191, S. 191: „Am Ende meiner Arbeit bleibt mir die angenehme Pflicht, dem hochgeehrten Herrn Prof. Zuntz für das Thema, das er mir gegeben hat, und für seinen Rath bei der Ausführung der Arbeit zu danken."
[5] Zum Eudiometer vgl. Anm. 49 im Reisebericht Kovalevskij S. 112.
[6] Zuntz-Geppertscher Respirationsapparat, der sich durch die gleichzeitige Bestimmung der gebildeten Kohlensäure und des verbrauchten Sauerstoffs auszeichnete. Mit ihm konnten die Gaswechsel in ganz kurzen Zeiträumen und damit die Wirkung der Muskeltätigkeit, die von Giften und Arzneimitteln und die von klimatischen Faktoren zuerst genau bestimmt werden, vgl. Gunga 1989, Abbildung auf S. 40.
[7] Julius Geppert (1856-1937), Mediziner, 1880-1885 Assistent an der II. Medizinischen Klinik der Charité Berlin, 1886-1893 Privatdozent und 1893-1899 a.o. Professor für Pharmakologie an der Universität Bonn, 1899-1928 o. Professor für Pharmakologie an der Universität Gießen.
[8] Ergograph ist ein veralteter Begriff zur Aufzeichnung der Messung von Muskelaktivität. Das erste Laufband der Welt entwickelte Nathan Zuntz 1889. Als Professor für Physiologie an der Landwirtschaftlichen Hochschule in Berlin hatte er es zunächst nur für Untersuchungen mit Pferden bestimmt. In der Folgezeit wurden weitere Ergometer von ihm und seinen Mitarbeitern für Messungen am Menschen erstellt.
[9] Zur Tracheotomie vgl. Anm. 18 im Reisebericht Zalesskij S. 194.
[10] Neben Frentzel, vgl. Anm. 17, war Loewy der engste Mitarbeiter von Zuntz. Adolf Loewy (1862-1937), Mediziner, 1886-1895 Assistent bei Zuntz am Tierphysiologischen Institut der Königlichen Landwirtschaftlichen Hochschule Berlin, 1895-1900 Privatdozent, 1900-1917 Titularprofessor und 1917-1922 a.o. Professor für Physiologie an der Universität Berlin, 1922-1933 Direktor des Schweizerischen Instituts für Hochgebirgsphysiologie und Tuberkuloseforschung in Davos. Zu Loewys deutsch-russischer Zusammenarbeit vgl. Pfrepper/Pfrepper 2007.
[11] Zur Kalorimetrie vgl. Anm. 14 im Reisebericht Danilevskij S. 229.
[12] Kalorimeter (lat. calor = Wärme) ist ein Messgerät zur Bestimmung der Wärmemenge, die bei physikalischen, chemischen oder biologischen Prozessen freigesetzt oder aufgenommen wird.

[13] Die Gaskalorimetrie ist eine Methode zur Bestimmung des Brennwertes eines Gases mittels Verbrennung einer Gasprobe, z. B. in einer kalorimetrischen Bombe unter Sauerstoffatmosphäre und hohem Druck.
[14] Ein Tiegel ist ein feuerfestes und chemisch resistentes Gefäß zum Erhitzen von Stoffen oder zur Herstellung von Schmelzen, Platintiegel sind besonders korrosionsbeständig.
[15] Abbildung eines Trockenschrankes von 1897 in Kirsch 2009.
[16] Johan Kjeldahl (1849-1900), vgl. Anm. 42 im Reisebericht Gulevič S. 253.
[17] Johannes Frentzel (1859-1902), Nahrungsmittelchemiker, 1883-1886 Assistent von A. W. von Hofmann an der Universität Berlin, 1887-1888 erster Assistent an den Landwirtschaftlichen Versuchsanstalten in Rufach und Rostock, 1889-1895 erster Assistent von Zuntz und Abteilungsvorstand, 1895-1898 Privatdozent und 1898-1902 a.o. Professor am Tierphysiologischen Institut der Landwirtschaftlichen Hochschule Berlin. Frentzel starb am 25. April 1902.
[18] Franz von Soxhlet (1848-1926), Chemiker, seit 1879 o. Professor für Agrikulturchemie an der Technischen Hochschule München und bis 1913 Leiter der Landwirtschaftlichen Central-Versuchsstation für Bayern. Nach ihm ist ein Aufsatz auf einer Extraktionsapparatur zur kontinuierlichen Extraktion löslicher Inhaltsstoffe aus Feststoffen bezeichnet. Soxhlet bestimmte damit den Fettgehalt von getrockneten Lebensmitteln, er arbeitete vorwiegend über die Analyse von Milchfett.
[19] Neumann, Albert: Einfache Veraschungsmethode (Säuregemisch-Veraschung) und Vereinfachte Bestimmungen von Eisen, Phosphorsäure, Salzsäure und anderen Aschenbestandtheilen unter Benutzung dieser Säuregemisch-Veraschung. Hoppe-Seylers Zeitschrift für physiologische Chemie 37 (1902/03), 115-142; ders.: Ebd. 43 (1904), 32-36.
[20] Thymol ist Bestandteil ätherischer Öle (z. B. Thymian, Oregano, Bohnenkraut) und zeichnet sich durch eine starke desinfizierende, fungizide und bakterizide Wirkung aus.
[21] Zur Vivisektion vgl. Anm. 47 im Reisebericht Sečenov S. 71.
[22] Inkubator oder Brutschrank ist ein Gerät, mit dem kontrollierte Außenbedingungen für verschiedene Entwicklungs- und Wachstumsprozesse geschaffen und erhalten werden können.
[23] Eduard Buchner (1860-1917), Chemiker, 1891-1893 Privatdozent für Chemie an der Universität München und 1893-1896 an der Universität Kiel, 1896-1898 a.o. Professor für Analytische und Pharmazeutische Chemie an der Universität Tübingen, 1898-1909 o. Professor für Chemie an der Landwirtschaftlichen Hochschule Berlin, 1909-1911 o. Professor für Chemie an der Universität Breslau, 1911-1914 und 1916-1917 o. Professor für Chemie an der Universität Würzburg.
[24] Das Enzym Zymase katalysiert die alkoholische Gärung von Hexosen, die Arbeit von Eduard Buchner: Alkoholische Gärung ohne Hefezellen. Berichte der Deutschen Chemischen Gesellschaft 30 (1897), 117-124 ist die erste Veröffentlichung zur Entdeckung der zellfreien Gärung, für die er 1907 den Nobelpreis für Chemie erhielt.
[25] Die Kieselgur (auch Bergmehl, Kieselerde) ist eine weißliche, pulverförmige Substanz, die hauptsächlich aus den Siliziumdioxidschalen fossiler Kieselalgen besteht.
[26] Atm ist eine veraltete Bezeichnung für die Druckmessung, 1 atm = 10 m Wassersäule = 760 Torr = ca. 100.000 Pascal.

[27] Albert Ludwig Georg Dehne (1832-1906), Mechaniker, Fabrikant, seit 1862 besteht die „Maschinen-, Dampfkessel-, Armaturen- und Filterpressen-Fabrik von A. L. G. Dehne“ in Halle/Saale.

[28] Theodor Wilhelm Engelmann (1843-1909), Mediziner, 1867-1897 am Physiologischen Institut der Universität Utrecht (Assistent, Privatdozent, seit 1888 o. Professor und Direktor), 1897-1909 o. Professor für Physiologie an der Universität Berlin.

[29] Die Pépinière wurde 1795 in Berlin als Anstalt zur Aus- und Weiterbildung von Militärärzten gegründet. Sie wurde 1818 in Medicinisch-chirurgisches Friedrich-Wilhelm-Institut und 1895 in Kaiser-Wilhelm-Akademie für das militärärztliche Bildungswesen umbenannt.

[30] Die Bezeichnung der Akademie hat sich im Verlaufe von 200 Jahren mehr als fünfzehn Mal geändert, gegründet wurde sie 1798/99 als St. Peterburgskaja Mediko-chirurgičeskaja akademija, seit 1881 hieß sie Imperatorskaja Voenno-medicinskaja akademija.

[31] Richard Altmann (1852-1900), Mediziner, 1882-1887 Privatdozent für Anatomie und Histologie und 1887-1900 a.o. Professor für Anatomie und Histologie an der Universität Leipzig, wegen eines Nervenleidens seit 1894 beurlaubt.

[32] Die Nernstlampe ist eine 1897 von dem Physikochemiker und Nobelpreisträger (1920) Walter Nernst (1864-1941) erfundene Glühlampe, die die Kohlefadenlampe ablöste und ein natürliches, dem Tageslicht ähnliches Licht lieferte.

[33] Die Geisslersche Röhre ist eine Niederdruck-Gasentladungsröhre zur Untersuchung und Demonstration von Gasentladungen und wurde 1857 von dem Physiker Heinrich Geissler (1814-1879) erfunden. Er schuf damit die Grundlage für Leuchtstoff-, Röntgen- und Spektralröhren sowie für die Glühlampen.

[34] Zu Kymographen vgl. Anm. 69 im Reisebericht Stadion S. 149.

[35] Zu Myographen vgl. Anm. 24 im Reisebericht Sečenov S. 69.

[36] Ernst Salkowski (1844-1923), Mediziner, 1872 Assistent, 1873 Privatdozent, 1874-1909 a.o. Professor für Physiologische Chemie, seit 1880 Vorsteher des chemischen Laboratoriums und seit 1909 o. Honorarprofessor am Pathologischen Institut der Universität Berlin.
Slovcov arbeitete experimentell bei Salkowski. Slowtzoff, B[oris]: Ueber das Verhalten des Xylans im Thierkörper. Hoppe-Seylers Zeitschrift für physiologische Chemie 34 (1901/02), 181-193.

[37] Leiter der chemischen Abteilung des Instituts für Pathologie an der Berliner Universität unter Virchow waren u. a. so prominente Physiologen bzw. Physiologische Chemiker wie Hoppe-Seyler, Kühne und seit 1874 Salkowski.

[38] 1896 begann die große Umbauphase der Charité mit dem Neubau der Pathologie. Den Anfang machte das Museumsgebäude mit insgesamt 2.000 Quadratmetern Ausstellungsfläche.

[39] Das „Pathologische Museum“, wie es zunächst hieß, wurde 1899 von seinem Gründer Rudolf Virchow eröffnet, bis Ende 1901 erweiterte er die Sammlung auf 23.000 Präparate, die beinahe alle damals bekannten Erkrankungsformen zeigte.

[40] Salkowski, E[rnst]: Practicum der Physiologischen und Pathologischen Chemie nebst einer Anleitung zur Anorganischen Analyse für Mediciner. Berlin 1893, 2. Aufl. 1900, 3. Aufl. 1906, 4. Aufl. 1912.

[41] Emil Fischer (1852-1919), Chemiker, 1878-1879 Privatdozent und 1879-1882 a.o. Professor für Chemie an der Universität München, o. Professor für Chemie an den Universitäten Erlangen (1882-1885), Würzburg (1885-1892) und Berlin (1892-1919), 1902 Nobelpreis für Chemie.

[42] Jacobus Henricus van't Hoff (1852-1911), Chemiker, 1876 Assistent an der Tierarzneischule der Universität Utrecht, 1878-1896 a.o. Professor für Chemie an der Universität Amsterdam, 1896-1911 o. Professor für Chemie an der Universität Berlin, 1901 Nobelpreis für Chemie.

[43] Siegmund Gabriel (1851-1924), Chemiker, 1874-1880 Assistent bei A. W. von Hofmann, 1880-1886 Privatdozent, 1886-1913 a.o. Professor und seit 1913 o. Honorarprofessor für Chemie an der Universität Berlin.

[44] Robert Pschorr (1868-1930), Chemiker, 1896-1901 Assistent, 1901-1910 Privatdozent und 1910-1914 a.o. Professor am Chemischen Institut der Universität Berlin, 1914-1930 o. Professor für Chemie an der Technischen Hochschule Charlottenburg.

[45] Die Deutsche Reichsbehörde für den Verbraucherschutz im Gesundheits- und Veterinärwesen wurde 1876 in Berlin gegründet.

[46] Das Institut für Gärungsgewerbe und Stärkeproduktion an der Landwirtschaftlichen Hochschule Berlin hat sich aus der 1874 gegründeten Versuchsanstalt des Vereins der Spiritusfabrikanten entwickelt, es hat seit 1898 ein großes Gebäude in der Seestraße und bildet mit den dazugehörigen Einrichtungen einen großen Gebäudekomplex. Es umfasst ein wissenschaftlich-technisches, ein analytisches, ein botanisches Laboratorium und zwei Laboratorien für die Praktika der Brauschüler sowie drei Hörsäle der Brauereischule.

[47] Das Institut umfasst eine bakteriologische, chemisch-mikroskopische, pathologisch-anatomische und physikalisch-physiologische Abteilung sowie ein Laboratorium für experimentelle Pathologie.

[48] 1891 gründete in Moskau der Mediziner und Bakteriologe Filipp Markovič Bljumental' (1859-1927) ein chemisch-mikroskopisches und bakteriologisches Laboratorium, das später in Privates Chemisch-Bakteriologisches Institut von Dr. F. M. Bljumental' umbenannt wurde und über 100 Mitarbeiter beschäftigte. Während des XII. Internationalen Medizinischen Kongresses 1897 in Moskau wurde das Institut von einer großen Anzahl ausländischer Teilnehmer besucht, die Bljumental' baten, sowohl die Organisation als auch die Prinzipien und Einrichtungen seines Instituts zu beschreiben. Im Jahre 1900 veröffentlichte er dazu einen Bericht, vgl. Blumenthal 1900.
Aus dem Blumenthal-Institut ging das bis heute in Moskau bestehende Institut für Epidemiologie und Mikrobiologie, benannt nach dem Mikrobiologen Nikolaj Fedorovič Gamaleja (1859-1949), hervor.

[49] Albrecht Kossel (1853-1927), vgl. Anm. 26 im Reisebericht Gulevič S. 252.

[50] Die Dialyse (griech. Auflösung) ist heute ein Blutreinigungsverfahren, das beim Nierenversagen zum Einsatz kommt. Es ist ein Stoffaustausch über eine Membran, wobei auf der einen Seite Blut/Plasma und auf der anderen Seite der Membran eine Dialyselösung anliegt.

[51] Wilhelm Kühne (1837-1900), vgl. Anm. 12 im Reisebericht Kovalevskij S. 109.

[52] Eine Nutsche oder Büchnertrichter ist ein Filter zur mechanischen Trennung einer Suspension, vgl. dazu auch Reisebericht Gulevič S. 239.

[53] Eduard Pflüger (1829-1910), vgl. Anm. 18 im Reisebericht Sečenov S. 69.
[54] Die Stereoskopie (griech. stereos = Raum, skopeo = betrachten) ist die Wiedergabe von Bildern mit einem räumlichen Eindruck von Tiefe, der physikalisch nicht vorhanden ist.
[55] Hermann von Helmholtz (1821-1894), vgl. Anm. 20 im Reisebericht Sečenov S. 69. Helmholtz, H[ermann]: Das Telestereoskop (vorgetragen in der Sitzung der niederrheinischen Gesellschaft für Natur- und Heilkunde vom 10. Juni 1857). Annalen der Physik und Chemie 178 (1857), 167-175.
[56] Oskar Hagemann (1862-1926), Veterinärmediziner, 1886-1891 Assistent und 1891-1893 Privatdozent für Physiologie und Tierheilkunde an der Landwirtschaftlichen Hochschule Berlin, 1894-1921 o. Professor am Institut für Tierphysiologie der Landwirtschaftlichen Hochschule Bonn/Poppelsdorf.
[57] Felix Hoppe-Seyler (1825-1895), vgl. Anm. 15 im Reisebericht Sečenov S. 68.
[58] Ewald Hering (1834-1918), vgl. Anm. 49 in der Rede von Dogel' auf Ludwig S. 222.
[59] Wilhelm Ostwald (1853-1932), Chemiker, 1878-1882 Privatdozent für Chemie an der Universität Dorpat, 1882-1887 o. Professor für Chemie am Polytechnikum Riga, 1887-1906 o. Professor für Physikalische Chemie an der Universität Leipzig, 1908 Nobelpreis für Chemie.
[60] Gustav von Bunge (1844-1920), Chemiker, Mediziner, 1872-1874 Assistent am Lehrstuhl für Chemie der Universität Dorpat, !874-1885 Dozent für Physiologische Chemie am Lehrstuhl für Physiologie der Universität Dorpat, 1875 und 1881/82 Weiterbildung in Deutschland, 1885 a.o. und 1886-1920 pers. o. Professor für Physiologische Chemie am Lehrstuhl für Physiologie der Universität Basel; vgl. Pfrepper 2011, 119-124; Pfrepper/Pfrepper 2011.
[61] Hugo Kronecker (1839-1914), Mediziner, 1872-1875 PD und 1875-1877 a.o. Professor an der Medizinischen Fakultät der Universität Leipzig, 1877-1884 a.o. Professor für Physiologie an der Universität Berlin, 1884-1914 o. Professor für Physiologie an der Universität Bern.
[62] Albrecht von Haller (1708-1777), vgl. Anm. 18 im Reisebericht Bakst S. 184.
[63] Das King's College in London wurde unter dem Patronat von König George IV. (1762-1830) im Jahre 1829 gegründet.
[64] Das University College London wurde 1826 unter dem Namen „University of London" gegründet, aber erst 1836 gesetzlich anerkannt.
[65] William Dobinson Halliburton (1860-1931), Mediziner, 1889-1923 o. Professor für Physiologie am King's College London.
[66] Heinrich Daniel Rühmkorff/Ruhmkorf (1803-1877), Mechaniker, Elektrotechniker, mit der nach ihm benannten Induktionsspule konnten Funken bis zu 40 cm Länge erzeugt werden. Sie dienten z. B. als ideale Spannungsquelle für die Untersuchung elektrischer Effekte in Gasen.
[67] Zu Lackmus vgl. Anm. 47 im Reisebericht Ščerbačev S. 274.
[68] Thomas Gregor Brodie (1866-1916), Mediziner, seit 1899 Direktor der Research Laboratories of the Royal Colleges of Physicians and Surgeons London, die 1902 wegen finanzieller Schwierigkeiten geschlossen wurden.
[69] Das Pasteur-Institut ist ein Zentrum für Grundlagenforschung in der Biologie und Medizin, es wurde 1887 von Louis Pasteur in Paris gegründet.

[70] Der V. Internationale Physiologenkongress fand vom 15. bis 21. September 1901 in Turin statt.

[71] Hans Thierfelder (1858-1913), Mediziner, 1884-1887 Assistent bei Hoppe-Seyler und 1887-1891 Privatdozent für Physiologische Chemie an der Universität Straßburg, 1891-1896 Privatdozent, 1896-1908 a.o. Professor für Physiologische Chemie an der Universität Berlin, 1908-1928 o. Professor für Physiologische Chemie an der Universität Tübingen.

[72] Franz Hofmeister (1850-1922), Chemiker, 1879 Privatdozent für Angewandte Medizinische Chemie, 1881 für Pharmakologie, 1883 a.o. und 1885-1896 o. Professor für Pharmakologie an der Universität Prag, 1896-1918 o. Professor für Physiologische Chemie an der Universität Straßburg.

[73] Max Siegfried (1864-1920), Chemiker, 1892-1897 Privatdozent, 1897-1916 a.o., 1916-1919 o. Honorarprofessor und 1919-1920 o. Professor für Physiologische Chemie an der Universität Leipzig.

[74] Franz Röhmann (1856-1919), Mediziner, 1882-1893 Privatdozent, 1893-1912 a.o. und 1912-1919 o. Honorarprofessor für Physiologische Chemie an der Universität Breslau.

[75] Slovcov hat an dieser Stelle die Universität Tübingen vergessen, wo 1845-1860 Eugen Schlossberger (1819-1860), 1861-1872 Hoppe-Seyler und 1872-1908 Gustav von Hüfner (1840-1908) als Ordinarien für Physiologische Chemie gewirkt haben.

Leon Abgarovič Orbeli (1882-1958)[1]

Reisebericht aus Leipzig, Cambridge und Gießen 1908-1909[2]

Als ich mich auf die Reise ins Ausland vorbereitete, nannte mir Ivan Petrovič PAVLOV[3] einige Personen, zu denen ich unbedingt reisen sollte. Er empfahl mir Ewald HERING,[4] bei dem vor einiger Zeit VAL'TER[5] gearbeitet hatte, der sehr zufrieden und mit sehr positiven Eindrücken zurückgekommen war. Darauf arbeitete BABKIN[6] bei ihm und unmittelbar vor mir TICHOMIROV.[7] IVAN PETROVIČ[8] gab mir ein Empfehlungsschreiben an HERING mit. [...]

Dann riet er mir, zu LANGLEY[9] zu fahren, um mich speziell mit dem sympathischen Nervensystem zu beschäftigen. Dort arbeitete ich auch mit BARCROFT[10] zusammen. Auf Rat von HERING veröffentlichte ich zwei Arbeiten mit DITTLER[11] und eine mit BRÜCKE.[12] Während der Ferien fuhr ich nach Gießen zu GARTEN,[13] dem ehemaligen Mitarbeiter von HERING. Dort verbrachte ich drei Monate. IVAN PETROVIČ gab mir den Rat, nicht zu SHERRINGTON[14] zu fahren

> aus dem Grund, weil er sich mit den gleichen Problemen beschäftigt wie ich. Der Unterschied besteht nur darin, dass er unbedingte Reflexe untersucht, während ich mich mit bedingten Reflexen beschäftige. Sie finden also dort nichts Neues.[15]

SHERRINGTON habe ich auf einer Sitzung der Britischen Physiologischen Gesellschaft kennengelernt. Im Jahre 1912 kam er nach Russland, der Anlass war ein Jubiläum der Akademie.[16] Er war bei uns, um einem Experiment über bedingte Reflexe beizuwohnen und ich habe ihn begleitet. SHERRINGTON beobachtete, als auf einen Klingelton bei dem Hund der Speichelfluss einsetzte, und witzelte:

> Das erinnert mich an das Gebet vor dem Mittagessen – offenbar hat unser Gebet die gleiche Bedeutung.

Während meines Aufenthalts im Ausland haben ich und IVAN PETROVIČ nur wenige Briefe gewechselt, ich habe ihm, wie es scheint, nur zwei Briefe geschrieben, von ihm erhielt ich nur einen Brief,[17] in dem er mir schrieb, dass er es gutheißt, was ich mache. Ich habe den Brief aufgehoben, in dem mir IVAN PETROVIČ für einen Sonderdruck einer Arbeit von HERING dankt, den ich ihm geschickt habe, als er begonnen hat, sich mit der Induktion[18] zu beschäftigen.

Eine Dienstreise ins Ausland ist eine bemerkenswerte Sache, denn man erhält einen Auslandspass, ein Papier, auf dem steht, dass alle Botschaften und die Konsularabteilungen des Russischen Reiches verpflichtet sind, der Person, die ins Ausland delegiert wurde, allseitig Unterstützung bei Erledigung ihrer Aufgaben zu gewähren, denn die betreffende Person ist auf höchsten

Befehl mit wissenschaftlichem Ziel ins Ausland delegiert worden. Die einzige Verpflichtung am Ende eines bestimmten Zeitraums, drei oder vier Monate, ich erinnere mich nicht genau, besteht darin, der delegierenden Einrichtung seine Adresse mitzuteilen, damit das Geld für den nächsten Zeitabschnitt ihn erreicht. Keinerlei Pläne, keinerlei Anträge und Berichte, nichts. Zwei Jahre fahren und leben, wo man will, arbeiten! Es gab einzelne Personen, die reisten und nichts arbeiteten, aber die Mehrzahl arbeitete gewissenhaft. Ich zum Beispiel bin der Meinung, dass ich die Zeit im Ausland nicht verloren habe. [...]

Jetzt möchte ich einige Erinnerungen an meinen ersten Aufenthalt im Ausland mitteilen. Ich habe schon erwähnt, dass IVAN PETROVIČ mir an der Militärmedizinischen Akademie eine dienstliche Auslandsreise vermittelte. Allerdings stellte er die Bedingung, dass ich erst abreisen darf, wenn ich einen Nachfolger für mich in der Abteilung des Kaiserlichen Instituts für Experimentelle Medizin (IĖM) gefunden habe. Ungefähr in der zweiten Hälfte des Februar 1908 war das Problem gelöst und ich fuhr ins Ausland.

IVAN PETROVIČ zeigte sich sehr aufmerksam gegenüber meiner Dienstreise, er versorgte mich mit Empfehlungsschreiben. Er war der Ansicht, dass es für mich nützlich wäre, im Laboratorium von HERING in Leipzig zu arbeiten. Das Leipziger Laboratorium war mit seinen eigenen Erinnerungen verbunden – in seinen Räumen arbeitete viele Jahre Carl LUDWIG.[19] Dieses Laboratorium war damals das wissenschaftliche Zentrum für die Bearbeitung physiologischer Fragen. Im Institut von LUDWIG arbeiteten Vertreter aller Länder, z. B. ging aus diesem Laboratorium BOWDITCH[20] hervor, der später den Lehrstuhl für Physiologie der Harvard Universität in Amerika leitete. Im Leipziger Institut hat aber auch GASKELL[21] gearbeitet, einer der Begründer der englischen Physiologie, aber auch zahlreiche russische Gelehrte, wie IVAN PETROVIČ selbst, vor ihm SEČENOV,[22] S. P. BOTKIN,[23] F. V. OVSJANNIKOV[24] und CION,[25] mit einem Wort – das Leipziger Laboratorium war das Weltzentrum der Physiologie. Dort wurde eine bekannte Tradition geschaffen, in dem Sinne, dass russische Mediziner in Leipzig eine gute Unterkunft, eine gute Leitung finden und dass sie immer willkommen sind.

Es ist ausreichend, an SEČENOVs *Autobiographische Aufzeichnungen*[26] zu erinnern, wo er über LUDWIG spricht, über das Verhältnis zu ihm und zu anderen Schülern. Auch IVAN PETROVIČ hat sich oft an LUDWIG erinnert, er hat bewegt über LUDWIG erzählt, über seine Art zu arbeiten und sich an seine Mitarbeiter und Schüler zu wenden. Nach dem Tod von LUDWIG wurde Ewald HERING auf seine Stelle berufen, der auch die Türen seines

Laboratoriums für Praktikanten aus vielen Ländern weit geöffnet hat, darunter auch für Russen.

Als mich IVAN PETROVIČ zu HERING schickte, ließ er sich von zwei Dingen leiten, einerseits wurden im Laboratorium von HERING Fragen der allgemeinen Nervenphysiologie, speziell der Nerven-Muskel-Physiologie untersucht, andererseits wurde große Aufmerksamkeit der Physiologie der Sinnesorgane, speziell der Physiologie des Sehens, gewidmet, wobei das Herangehen von HERING nach Meinung von IVAN PETROVIČ sehr eigenwillig, aber sehr interessant und wichtig war.

Die allgemeine Physiologievorlesung nannte sich „Allgemeine Nervenphysiologie", sie umfasste die Physiologie der Sinne. HERING selbst näherte sich diesen Fragen nicht vom engen lokalistischen Standpunkt, sondern vom Standpunkt allgemeiner Gesetzmäßigkeiten der Tätigkeit des zentralen Nervensystems.

Anton Antonovič VAL'TER machte in diesem Laboratorium eine sehr wichtige Arbeit über den Tetanus des Herzens[27] unter Leitung von Franz HOFMANN,[28] dem ersten Assistenten HERINGs. Das Wesen der Arbeit bestand darin, dass VAL'TER das Herz mit Muscarin[29] vergiftete, dadurch verlängert sich die Periode der Verkürzung des Herzmuskels, und verkürzte so den refraktären Zustand. Im Resultat ergab sich die Möglichkeit einer Superposition und die Bildung eines zusammenhängenden Tetanus.

Eine andere wichtige Arbeit, die VAL'TER in Leipzig ausführte, bezog sich auf das Farbsehen.[30] In Leipzig beschäftigte sich VAL'TER überhaupt mit der Physiologie der Sinnesorgane und bei seiner Rückkehr aus dem Ausland hielt er eine Reihe von Vorlesungen über die Physiologie des Sehens am Lehrstuhl von IVAN PETROVIČ.

Dann arbeitete Boris Petrovič BABKIN in Leipzig. Er war nicht lange dort, weil er krank wurde. Deshalb war er gezwungen, den Auslandsaufenthalt abzubrechen und nach Russland zurückzukehren. Er machte in Leipzig eine Arbeit[31] unter der Leitung von Professor GARTEN, des anderen Assistenten von HERING.

In Leipzig lernte BABKIN auch die Arbeiten von Emil FISCHER[32] kennen und nach seiner Rückkehr hielt er einen einführenden Vortrag über die Ergebnisse von FISCHER zur Chemie der Eiweißstoffe, über die Rolle der Aminosäuren, über die Bildung von Polypeptiden usw.

N. P. TICHOMIROV studierte den Muskelrhythmus mit elektrophysiologischen Methoden, damals kam das Saitengalvanometer[33] erst in Gebrauch. Unter der Leitung von GARTEN arbeitete er über den eigenen Rhythmus der Muskeln und veröffentlichte die Ergebnisse.[34]

Das waren die Gründe, dass mir IVAN PETROVIČ empfahl, im Institut von HERING zu arbeiten, um mich mit Fragen der Elektrophysiologie und der Physiologie der Sinnesorgane zu beschäftigen. Die Physiologie der Sinnesorgane interessierten IVAN PETROVIČ damals sehr, obwohl er auf diesem Gebiet niemals gearbeitet hat. Er war aber damit gut vertraut, weil er als Student der Universität neben den Vorlesungen von OVSJANNIKOV und CION auch die Vorlesungen von N. I. BAKST[35] über die Physiologie des Sehens gehört hatte.[36]

Die Ansichten von IVAN PETROVIČ zu Fragen der Physiologie der Sinnesorgane stammten noch aus den Äußerungen von HELMHOLTZ.[37] [...] Gerade in dieser Zeit, als wir begannen, uns unter der Leitung von IVAN PETROVIČ mit der systematischen Bearbeitung der Lehre von den bedingten Reflexen zu beschäftigen, erschienen gleichzeitig zwei Arbeiten. In Amerika wurde die Arbeit von Jaques LOEB[38] über die Notwendigkeit einer objektiven Methode der Untersuchung der Physiologie des Nervensystems veröffentlicht. Wenn ich nicht irre, erschien 1899 seine *Einführung in die vergleichende Physiologie des Gehirns und die vergleichende Psychologie.*[39] IVAN PETROVIČ war sehr interessiert an der Lehre LOEBs über Tropismus und Taxis, die in dieser Arbeit einen großen Platz einnehmen.

Gleichzeitig erschien in Deutschland die Arbeit von UEXKÜLL,[40] BETHE[41] und BEER[42] über die Anwendung einer objektiven Nomenklatur in der Physiologie des Nervensystems.[43] Diese Autoren schlugen eine Reihe von Termini für die Beziehung der verschiedenen Reaktionen vor und bemühten sich, das Nervensystem auf objektivem Weg zu untersuchen.

IVAN PETROVIČ gab mir die Aufgabe, mich während des Aufenthalts in Leipzig mit der Anatomie des zentralen Nervensystems und mit Fragen des Gehirns zu beschäftigen. Er riet mir, mich an FLECHSIG[44] zu wenden, der den Lehrstuhl für Psychiatrie an der Leipziger Universität innehat und einer der besten Kenner auf dem Gebiet der Architektur des Gehirns ist. Mir ist nicht bekannt, ob IVAN PETROVIČ weiß, dass FLECHSIG viele Jahre, ungefähr zehn oder zwölf,[45] LUDWIGS erster Assistent war. IVAN PETROVIČ hat während seines Aufenthalts in Leipzig[46] FLECHSIG nicht getroffen. [...]

Noch eine Aufgabe haben IVAN PETROVIČ und ich festgelegt. Mein Wunsch war es, bei meinem Auslandsaufenthalt nicht nur Deutschland zu besuchen. Alle meine Vorgänger aus der MCA/MMA[47] fuhren nach Deutschland, einzig TARCHANOV[48] war in Paris bei Claude BERNARD.[49] Ich wollte unbedingt die englische Schule kennenlernen, wobei ich die Aussicht hatte, SHERRINGTON kennen zu lernen. Aber IVAN PETROVIČ gab mir den Rat, lieber nach Cambridge zu LANGLEY zu fahren. Er gab mir ein Empfehlungsschreiben mit, dieser Brief steckte ein ganzes Jahr in meiner

Tasche, solange ich in Deutschland war, erst im zweiten Jahr reiste ich zu LANGLEY nach Cambridge. [...]

Was stellte das Laboratorium von HERING in Leipzig in der Zeit dar, als ich dort war? HERING war schon alt, über 70 Jahre. Er las den Vorlesungskurs vier Stunden pro Woche, zwei Stunden in der Woche las BRÜCKE. Als ich in Leipzig ankam, war GARTEN schon in Gießen, seinen Platz nahm BRÜCKE ein, er war ein Enkel des bekannten Wiener Physiologen Ernst BRÜCKE.[50] Später war er Professor in Innsbruck, danach ging er nach Amerika. In meiner Zeit war BRÜCKE erster Assistent von HERING, zweiter war DITTLER, er war noch verhältnismäßig jung.

HERING las Allgemeine Physiologie des Nervensystems und BRÜCKE Physiologie des autonomen[51] Nervensystems, im Grunde genommen legte er das Material des gerade erschienenen Bandes der *Ergebnisse der Physiologie*[52] dar, den großen Artikel von LANGLEY. Dann las er im zweiten Halbjahr Physiologie des Gehirns, wobei im Rahmen des Kurses auch bedingte Reflexe behandelt wurden. Zur Grundlage für diesen Gegenstand nahm er meine Dissertation.[53] Das physiologische Praktikum leitete DITTLER. Ich habe das gesamte Praktikum absolviert, den systematischen Kurs von beiden Vortragenden gehört. Dazu kann ich sagen, dass ich auf dem Gebiet der Allgemeinen Physiologie nichts Neues entdeckt habe, weil auch die Demonstrationen während der Vorlesungen und die ganze Darlegung weniger umfangreich waren als am Lehrstuhl von IVAN PETROVIČ. Im Gegensatz dazu war die Physiologie des Nervensystems für mich sehr interessant, da sie bei uns nicht gelehrt wird. In das Praktikum waren einige Experimente aus der Physiologie des Sehens eingebaut.

HERING trug mir auf, zwei Arbeiten gemeinsam mit DITTLER zu machen. Ich muss sagen, dass dieser Vorschlag im ersten Moment nicht besonders gut aufgenommen wurde, besonders von DITTLER. Er wurde zu HERING bestellt, der ihm erklärte, dass ich aus St. Petersburg gekommen sei, dass ich im Laboratorium arbeiten würde und dass er DITTLER bitte, gemeinsam mit mir zwei Themen zu bearbeiten. DITTLER fragte darauf, ob das gemeinsame Veröffentlichungen würden, HERING bejahte. DITTLER rief mich ins andere Zimmer, wo BRÜCKE saß und sagte „das ist der Nachfolger von TICHOMIROV“ in ziemlich feindseligem Ton. Bald kamen jedoch meine Beziehungen zu DITTLER und BRÜCKE in Ordnung. Gemeinsam mit DITTLER gelangen uns zwei sehr interessante Arbeiten[54] auf Anregung von HERING. Eine dritte Veröffentlichung machte ich mit BRÜCKE auf seinen Vorschlag hin.[55] Ich benutzte ein Saitengalvanometer,[56] eine Neuheit damals, ein sehr empfindliches Gerät. BRÜCKE untersuchte die Bioströme von verschiedenen Arten von Muskelgeweben, im Einzelnen untersuchte er mit mir Bioströme des Harnleiters. Die Ergebnisse sind sehr interessant, weil an jedem Pol ein dreiphasiger Prozess abläuft und in detaillierter Form wird das gleiche Ergebnis erzielt wie mit einem Elektrokardiogramm. Bei bekannten Bedingungen in Abhängigkeit vom Abstand der Elektroden findet eine Entstellung dieser Kurven statt und man erhält ein falsches Bild, aber wenn es gelingt, die einpolige Variante zu realisieren oder beide Elektroden auf den richtigen Abstand zu bringen, so sind die drei Phasen gut zu studieren.

Meine erste Arbeit mit DITTLER[57] untersuchte die Frage, wie sich das Verhältnis der Netzhaut zum Licht ändert, wenn sich ihre einzelnen Abschnitte in unterschiedlichem funktionalem Zustand befinden. Die Arbeit bestand darin, dass einzelne Abschnitte der Netzhaut im Verhältnis zum Licht ermüden, während gleichzeitig andere von diesem verschont werden. [...] Dabei wurde entdeckt, wie HERING vermutete, dass zwei ungleich vorbereitete Gebiete der Netzhaut verschiedene Effekte ergeben und diese Effekte unterschiedlich sind in Abhängigkeit der Intensität des abnehmenden Reizes. Folglich wird der Effekt nicht nur von der objektiven Stärke des Lichtreizes bestimmt, sondern auch von der Stufe der Bereitschaft des Auges, das Licht aufzunehmen.

Die zweite Arbeit[58] betraf aufeinanderfolgende Bilder. Nicht lange davor hat HERING ihre Existenz entdeckt, außer den bekannten aufeinanderfolgenden Bildern, die nach kurzzeitigen Lichtreizen des Auges auftreten, sondern noch frühere aufeinanderfolgende Bilder, die vor ihm noch nicht beschrieben worden sind.[59] Als erste vor ihm gilt die Lehre von PURKINJE,[60] es wird genau das wiedergegeben, was der reale Lichtreiz ergibt. Aber um die Möglichkeit zu haben, das zu beobachten, ist ein sehr kurzer Stimulus nötig. Auf die reale Anregung, die durch einen realen Stimulus erzeugt wird, folgt nach sehr kurzer Pause ein positives Bild, das genau im Verhältnis zur Stärke des Lichts und der Helligkeit sowie der Farbigkeit ein Bild des realen Reizes wiederholt. [...]

Auf diese Weise führte die Arbeit zu Resultaten, die im Widerspruch zur Ausgangshypothese standen, die HERING sein ganzes Leben verfolgt hatte. Aber trotzdem sah er als ein großer Wissenschaftler keinen Grund, dieses Resultat seiner Arbeit nicht zu veröffentlichen. In der Arbeit wurde direkt gesagt, dass die Ergebnisse mit den theoretischen Aussagen von HERING nicht übereinstimmen – das ist echte wissenschaftliche Gewissenhaftigkeit.

DITTLER verhielt sich zu den Ergebnissen sehr feindselig, er wollte unbedingt, dass die Theorie HERINGS bestätigt wurde, und nachdem ein negatives Ergebnis im Vergleich zur Ausgangshypothese erhalten wurde, fand er das Ergebnis nicht interessant.

Aber für mich war es im Gegensatz sehr interessant, weil damit gezeigt wurde, dass auf verschiedenen Niveaus des Nervensystems Prozesse ablaufen können, die sich gegenseitig maskieren, aber nicht annullieren. Eine Sache ist die Maskierung, eine andere ist die Vernichtung. Wenn die Rede von Assimilierung oder Dissimilierung wäre, müsste man von gegenseitiger Auslöschung oder gegenseitiger Liquidation zweier Prozesse sprechen, aber hier laufen sie parallel ab, aber einer verhindert, dass der andere erkannt wird. Hier muss man schon von einer Hemmung sprechen, über eine maskierende Hemmung, die einen großen Platz in der gesamten Physiologie unseres Sehens und in der Frage der Physiologie des zentralen Nervensystems einnimmt.

Ich schrieb darüber an IVAN PETROVIČ, er war sehr interessiert an meinen Mitteilungen.

Mit dieser Arbeit war meine Tätigkeit im Leipziger Physiologischen Institut beendet. Ich muss sagen, dass ich mit BRÜCKE und DITTLER ein sehr gutes, freundschaftliches Verhältnis hatte, insbesondere mit BRÜCKE. Mit ihm traf ich mich ungefähr ein Jahr nach meiner Rückkehr aus dem Ausland. IVAN PETROVIČ hatte mir aufgetragen, einen Kurs über Nerven- und Muskelphysiologie zu lesen. Ich reiste für zwei Monate nach Leipzig, damit ich mich noch einmal mit der Technik der Vorlesungen und des Praktikums der Nerven- und Muskelphysiologie vertraut machen konnte. Während unserer gemeinsamen Arbeit in Leipzig lud mich BRÜCKE mit meiner Frau Elizaveta Ioakimovna[61] während der Ferienzeit nach Zell am See[62] ein, wo die Familie BRÜCKE ein Wochenendhaus hatte. Dabei lernten wir auch seine Eltern und seine ganze Familie kennen. Ein zweites Mal lud er mich nach dem Physiologenkongress in Stockholm dorthin ein. Zum letzten Mal trafen wir uns mit ihm auf unserem[63] Kongress im Jahre 1935, aber vorher auf den Kongressen in Stockholm (1926) und Boston (1929).

HERING war ein lieber alter Herr mit großem Bart. Zu seinen Vorlesungen kam er genau auf die Minute. Wie er in den Hörsaal kam, konnte man schon sagen, ob er flüssig und interessant lesen würde oder nicht. Ein ausgezeichnetes Zeichen, wie ich herausfand, bestand darin, dass er immer zur Vorlesung in ein und demselben Halbrock mit langen Ärmeln kam. Manchmal kam er auch in einer glatten schwarzen Weste, manchmal auch in Weste mit irgendwelchen Käfern oder Blumen. Wenn er in seiner gesprenkelten Weste kam, hatte er ein Lächeln auf dem Gesicht, er hielt eine lebhafte Vorlesung und ging um das Katheder herum. Wenn er in der glatten schwarzen Weste den Hörsaal betrat, so saß er schwermütig da und summte leise vor sich hin. Wenn die Studenten merkten, dass er vor sich hin summte oder etwas an die Tafel schrieb, scharrten sie als Zeichen des

Unmutes mit den Füßen. In Deutschland ist Pfeifen oder mit den Handflächen auf die Tische schlagen nicht üblich, alles machte man mit den Füßen, Getrampel bedeutet Zustimmung, Scharren mit den Füßen Ablehnung. HERING kommt mit der schwarzen Weste und redet leise vor sich hin, sofort fängt das Gescharre an. Offenbar wiederholt sich HERINGS Verhalten zyklisch, eine schwermütige Stimmung oder hatte er Kopfschmerzen? Er war Witwer und lebte bei seiner Tochter.

FLECHSIG war ein Mensch ganz anderen Typs. Als ich ihn zum ersten Mal sah, war ich sehr erstaunt. Das war ein hochgewachsener, stämmiger Mann mit breiter Brust, immer gut gekleidet, mit sauberem Schuhwerk. Im Verlaufe meines Aufenthalts kam ich einige Male in sein Laboratorium und immer hatte er andere Schuhe an, er hatte eine Vorliebe für neue Schuhe.

FLECHSIG trug einen Bart mit zwei spitzen Enden, eine Brille, hatte strenge Augen und eine drohende Stimme. Wenn er ins Laboratorium kam, ertönte „RUPP!“[64] Das war der Name seines Präparators, ein Spezialist für histologische Technik, der mit Osmiumsäure nach VOIT[65] und VOIT-PAL[66] die Gehirne von Embryonen zur Untersuchung vorbereitete und Schnitte anfertigte. FLECHSIG betrachtete dann die Präparate.

Im gesamten Laboratorium arbeiteten außer mir, ich war damals der einzige Gastwissenschaftler, nur der Privatdozent der Leipziger Universität von MAYENDORF,[67] auch ein Spezialist für Myeloarchitektonik.[68] Ich habe mich mit ihm gelegentlich unterhalten, er erzählte mir einiges. MAYENDORF war ein sehr beschäftigter Mann. Er war gebürtiger Wiener und arbeitete an der Leipziger Universität. In dieser Zeit wechselten wissenschaftliche Mitarbeiter zwischen Österreich und Deutschland häufig und frei in beide Richtungen. Aber in Österreich gab es ein Gesetz, dass Mitarbeiter bei Vollendung des 60. Lebensjahres in Pension gehen müssen. In Deutschland gab es so ein Gesetz nicht, deshalb bemühten sich österreichische Wissenschaftler oft gegen Ende des fünften Lebensjahrzehnts in Deutschland eine Stelle zu finden. [...]

Übrigens erhielt ich von ihm viele Sonderdrucke, einige von seinen Zeichnungen des Gehirns verwendete ich in meinem Buch über die Physiologie des Nervensystems,[69] natürlich mit Hinweis auf den Autor. Er nahm sich Dutzende von Gehirnen nach Blutungen und Tumoren vor und stellte die morphologische Schädigung dem klinischen Befund gegenüber. Am Schema der Windungen des Gehirns stellte er die Bereiche fest, die anatomisch geschädigt worden sind. In einigen Fällen waren diese Bereiche verstreut und in anderen Fällen lagen sie direkt beieinander. Es wurde vollkommen das gleiche Bild erhalten, das IVAN PETROVIČ dann als zentralen Kern der Verarbeitung und seine Peripherie erläuterte.

In Deutschland lief die Arbeit im Laboratorium vollkommen gleichmäßig ab, dort kamen alle zu einer bestimmten Zeit. Die Vorlesungen begannen um 8 Uhr und endeten um 10 Uhr. Anschließend arbeiteten alle bis 12 oder 13 Uhr im Laboratorium, dann begann eine zweistündige Mittagspause. Alle setzten sich auf ihre Fahrräder, manche fuhren mit der Straßenbahn zum Mittagessen. Gegen 15 Uhr kehrten alle zurück und setzten ihre Arbeit bis 18 oder 19 Uhr fort. Praktische Beschäftigungen wurden generell in der zweiten Tageshälfte erledigt, Forschungsarbeiten abends, wenn es notwendig war, arbeitete man auch länger.

Ein vollkommen anderes Bild der Arbeit lernte ich in England kennen. Wir fuhren dorthin, blieben einige Tage in London und reisten dann nach Glasgow zu CATHCART.[70] Er besuchte[71] IVAN PETROVIČ und lud uns ein, zu ihm nach Glasgow zu kommen. Ich kam der Einladung nach, um die Sitten und die Art der Forschung in England kennenzulernen, vor allen Dingen wollte ich der Einladung folgen. Ich rief ihn vom Hotel aus an, es dauerte etwa 20 Minuten, da war CATHCART im Hotel, nahm alle meine Sachen und brachte sie zu sich. Ich war drei Tage sein Gast. [...]

CATHCART gab mir eine Reihe von wertvollen Ratschlägen, z. B. auf alle Fälle meine Unabhängigkeit zeigen und bewahren. Wenn Sie irgendjemand einlädt, sagen, was man denkt: „Gut, ich komme, danke sehr" oder „ich komme nicht, ich möchte nicht". Auf keinen Fall nachgeben, was man nicht will, das ist vom Standpunkt des Engländers unanständig. Dann gab er mir noch einige Hinweise zum Leben in England. Auf seinen Rat hin schrieb ich einen kurzen Brief an LANGLEY, in dem ich mitteilte, dass ich ihn besuchen will, dass ich ihm einen Brief von Professor PAVLOV bringe und wann meine Ankunft in Cambridge sein wird.

Ich kam in Cambridge an, verlasse den Wagen, sehe BARCROFT, er greift meinen Koffer und trägt ihn selbst. Ich hatte einen Träger nehmen wollen. „Nein", sagte er abwehrend, „Sie sind unser Gast."

Er trägt den Koffer, ruft einen Kutscher, der mich ans Ziel bringt. Es erweist sich, dass für die Gäste der Universität eine Reihe von Zimmern reserviert ist. Es vergingen kaum 25 Minuten und wir hatten zwei Zimmer, ein Wohnzimmer in der 2. Etage und in der 3. Etage das Schlafzimmer, Kost und Logis für 50 Rubel.

Die Arbeitsweise in England unterscheidet sich stark von der deutschen. Damals war das Laboratorium in einem alten Gebäude untergebracht, in einem sehr unansehnlichen Raum, und LANGLEY war sein Direktor. Die Universität Cambridge ist überhaupt sehr eigenwillig. Die Universität, wie auch die Oxforder, entstand aus einer Vereinigung einzelner Schulen, aber die Schulen entstanden aus Klöstern und das ist der Grund, dass sich einige äußere Elemente der klösterlichen Ordnung erhalten haben. Der Professor kommt zu den Vorlesungen in einem schwarzen Umhang, der über dem Jackett getragen wird. Die Studenten kommen auch in schwarzen Umhängen, nur einfacheren, ohne Samt. Sie tragen dazu eine eigenartige schwarze Mütze mit Quaste.

Jedes College hat seinen Bestand an wissenschaftlichen Mitarbeitern, Lehrern und Studenten. Aber die Laboratorien sind allgemein, jedes College leistet einen bestimmten Beitrag zum Erhalt des Laboratoriums, entsprechend der Zahl der Studenten, die dort arbeiten können und entsprechend der Anzahl der wissenschaftlichen Mitarbeiter, die dort ihre wissenschaftlichen Untersuchungen durchführen. Einer von ihnen wird als Laboratoriumsleiter gewählt, zu meiner Zeit war das LANGLEY.

In dieser Zeit arbeitete dort ein solch bedeutender Gelehrter wie BARCROFT mit seinen Mitarbeitern, ebenso Keith LUCAS[72] und der junge Archibald HILL,[73] der gerade seine Diplomarbeit geschrieben hatte, ein Mathematiker, der an der Universität zwei Studiengänge absolviert hatte, Mathematik und Physik, und keinerlei Beziehungen zur Biologie und Medizin hatte. Er war ein großer Sportsmann und liebte das Laufen. Beim Laufen dachte er über die Frage nach, wie die Muskelmaschine arbeitet, das brachte ihn ins physiologische Laboratorium, wo er auch blieb.

In England trinkt man um 5 Uhr Tee. Im Laboratorium und in der Bibliothek stellt man ein Tischchen in die Mitte, ein Diener bringt einen Behälter mit heißem Wasser und den aufgebrühten Tee, die Tassen stehen auf dem Tisch. Plötzlich erscheinen alle, die lesen oder die experimentell arbeiten. In den nächsten 30 bis 40 Minuten trinkt das gesamte Laboratorium Tee, man informiert sich über die letzten Ergebnisse und konsultiert sich. Dann gehen alle auseinander, jeder geht in seinen Winkel, um zu arbeiten.

Auf Bitte von LANGLEY hat mich BARCROFT am Bahnhof abgeholt, er ist schon Professor, ein solider Mann etwa 10 bis 15 Jahre älter als ich. Er hat meine Sachen getragen, rief den Kutscher und hat mich in der Wohnung untergebracht, dabei gab er mir einen Brief von LANGLEY: „Teurer Doktor ORBELI! Ich würde mich gern mit Ihnen unterhalten, am kommenden Tag um 10 Uhr morgens." Ich komme pünktlich um 10 Uhr, er begrüßt mich und sagt: „Ich mache gerade ein Experiment, hätten Sie Lust dabei zu sein?" Wir gehen zu ihm, er und ein Diener machen zu zweit den Versuch, ich beobachte nur. Nach dem Versuch reicht mir LANGLEY einen Zettel, auf dem stand: „Ich mache Ihnen den Vorschlag, sich mit dieser Frage zu beschäftigen und den Einfluss der sympathischen Nerven auf das und das zu untersuchen. Objekte der Untersuchung sollten Frösche sein. Frösche gibt Ihnen ein Diener, Dr. BARCROFT zeigt Ihnen den Arbeitsplatz."

Man führte mich an den Platz, ein Stück Wand zwischen Schränken am Fenster. Der ganze Raum ist voll gestellt mit Schränken, die den Raum in einzelne Abteile unterteilen. Ein solches Abteil gehört mir, ein Tisch am Fenster, ein wenig Platz im Schrank. Der Diener bringt die Frösche, stellt sie auf den Arbeitstisch. Ich beginne zu arbeiten, man bringt die Induktionsspule[74] und noch irgendwelche Sachen, aber keine Instrumente. Ich konnte zuerst nicht begreifen, was Sache ist, dann ging ich in ein Geschäft, kaufte Schere und Pinzetten. Ich hatte darauf geachtet, welche Pinzetten LANGLEY benutzte.

Es vergingen drei, vier, fünf Tage, die Frösche verhielten sich seltsam, sie lagen flach da, Pulsationen der Gefäße waren nicht zu erkennen. Aber das ist nötig, um den Einfluss der sympathischen Nerven auf die Blutgefäße zu untersuchen. Anfangs begriff ich nicht, was los war. Dann am fünften oder sechsten Tag brachte man mir einen gewaltigen Fragebogen, der ausgefüllt werden musste. Darauf stand: Vorname, Nachname, in welchem Jahr geboren, aus welchem Land angereist usw. Womit werden Sie sich beschäftigen: Untersuchungen zum Einfluss der Nerven auf die inneren Organe. Objekt der Untersuchung: Frösche. Wie viele Frösche werden benötigt: 1.000. Das war notwendig, um die Frösche operieren zu dürfen. In dieser Zeit war in England die Liga gegen Vivisektionen sehr aktiv und um sich gegen ihren Einfluss zu schützen, hatte das Parlament ein Gesetz verabschiedet, dass es nur einem bestimmten Personenkreis gestattet ist, Versuche mit lebenden Tieren unter der Kontrolle des Staates durchzuführen. Deshalb existiert ein bestimmtes Kontrollorgan aus Professoren, das von einer Universität zur nächsten reist, um die Einhaltung des Gesetzes zu überprüfen.

Es hat sich herausgestellt, dass man mir in den ersten Tagen Frösche gegeben hat, deren Nervensystem zerstört war. Und erst nachdem die Lizenz für die Versuche eintraf, gab man mir „richtige" Frösche und die Versuche konnten beginnen. [...] Ich sitze und arbeite entsprechend den Anweisungen. LANGLEY kommt, sehr lebhaft, fragt mich, ob ich zufrieden mit den Ergebnissen der Versuche sei: „Wenn es möglich ist, machen Sie für mich eine Abschrift der Protokolle, legen Sie sie auf den Tisch, ich nehme sie mir." Ich machte Kopien einiger der ersten Protokolle, ich reizte einen Nerv und erhielt einen solchen Effekt usw. und legte die Abschrift auf den Tisch. Am nächsten Morgen war sie weg, d. h., er ist gekommen und hat sie genommen.

Am nächsten Tag komme ich und finde einen Zettel: „Ich bitte Sie, versuchen Sie das und das. Legen Sie die Ergebnisse auf den Tisch.“ So ging das einige Monate, LANGLEY nahm Dutzende meiner Protokolle. Dann erhielt ich ein Papier: „Ich habe solche Versuche gemacht und diese Ergebnisse erhalten, überprüfen Sie das.“ Einmal war ich in seinem Laboratorium, um zu experimentieren. Gewöhnlich arbeitete jeder für sich, mir gab er zu überprüfen, was er erhalten hatte, selbst überprüfte er, was ich erhalten hatte, so ging das einige Monate.

Einmal kam er mit einem großen Strauß Rosen, bat mich, sie Madame ORBELI zusammen mit einer Einladung in sein Haus zum Lunch zu übergeben. Die Professoren von Cambridge wohnten in Vorortvillen, die von einem kleinen Rosengarten umgeben waren. Der Lunch war sehr festlich, die Damen trugen Hüte, die Herren kamen im Anzug, ich trug nach russischem Brauch einen langen schwarzen Gehrock. [...]

Aber bei der Arbeit war LANGLEY trocken und sachlich. Übrigens war er der Gründer von *The Journal of Physiology*,[75] er selbst übernahm die Redaktion aller Artikel und führte die Korrespondenz mit den Autoren. Wenn etwas zu verändern war, informierte LANGLEY den Autor, doch veränderte er nichts ohne Einverständnis des Autors. Ich hörte später von vielen englischen Physiologen sehr dankbare Äußerungen über ihn. Ungeachtet der Tatsache, dass er in Cambridge wohnte und allein in seinem Zimmer arbeitete, war er der Lehrer einer guten Hälfte der englischen Physiologen, weil er alle Aufsätze, die auf seinen Tisch kamen, einer Kritik unterzog. Er schrieb dem Autor seine Überlegungen, empfahl dies oder jenes zu verändern, zusätzliche Experimente zu machen. Sehr viele Autoren machten nach seinen Empfehlungen zusätzliche Untersuchungen und verbesserten auf diese Weise ihre Arbeit. Das war für ihn eine gewaltige Schinderei. Seine persönliche Bibliothek wurde ins Laboratorium überführt und alle Mitarbeiter hatten die Möglichkeit, sie zu nutzen. Er nahm, wenn es notwendig war, das was er brauchte mit nach Hause, aber dann brachte er die Bücher wieder zurück ins Laboratorium.

Eine sehr interessante Person in Cambridge war GASKELL, über ihn hörte ich schon in St. Petersburg einiges. Das war eine starke Persönlichkeit von hohem Wuchs, mit grauem Haarschopf auf dem Kopf und grauem Bärtchen.

Die Physiologie wurde in England lange Zeit nicht bearbeitet. Obwohl HARVEY[76] in England wirkte, wurde die Physiologie nicht systematisch untersucht. In Deutschland arbeiteten LUDWIG, GOLTZ[77] und HERING, in Frankreich Claude BERNARD, in England blieb die Physiologie im Vergleich zu diesen Ländern zurück. Damals wandte man sich an Thomas

HUXLEY,[78] den bekannten Biologen, mit der Frage was zu tun sei, um in England eine Experimentelle Physiologie zu schaffen. HUXLEY wies auf Michael FOSTER[79] hin, einem jungen Arzt, der nach seiner Meinung sehr viel tun könne in dieser Beziehung. FOSTER wurde nach Cambridge eingeladen, um dort die Physiologie zu organisieren. Er beschloss, dass er im Interesse der Sache sich nicht persönlich um die experimentelle Arbeit kümmern werde, sondern es seine Aufgabe sei, den wissenschaftlichen Nachwuchs auszubilden. Wir kennen keine einzige Arbeit, von der man sagen kann, sie ist das Ergebnis von FOSTERs experimenteller Arbeit, aber er ist der Lehrer einer ganzen Reihe hervorragender Physiologen wie GASKELL, BARCROFT, SHERRINGTON und BALFOUR.[80] Das Interesse des Einen richtete er auf die Embryologie, des Anderen auf den Blutkreislauf und die innere Sekretion, des Dritten auf die Untersuchung des vegetativen Nervensystems, des Vierten auf die Blutgase usw. Eine solche Vielfalt von hervorragenden Forschern wurde von einem einzigen Lehrer ausgebildet. Die Geschichte endete so, dass der Professor der Universität Cambridge ins Parlament gewählt wurde. Die Universitäten Cambridge und Oxford haben jeweils einen ständigen Sitz im Parlament. Da FOSTER als Mitglied des Parlaments seinen Wohnsitz in London haben musste, entstand die Frage, wer in der Lage wäre, ihn als Professor der Universität und als Direktor des physiologischen Laboratoriums zu ersetzen. Man beabsichtigte von Seiten der Universität, GASKELL als Professor für Physiologie und Institutsdirektor zu berufen, aber GASKELL konnte das Amt nicht mit der Pflege seiner kranken Frau vereinbaren. Auf diese Weise stand LANGLEY auf Platz eins der Berufungsliste. In der Zeit, als ich nach Cambridge kam, war die Ehefrau von GASKELL schon gestorben und er kehrte ins Laboratorium zurück, aber nicht als angestellter Mitarbeiter, sondern als Volontär. Er erhielt ein Arbeitszimmer. GASKELL interessierte sich sehr für meine Arbeit, er untersuchte das vegetative Nervensystem.

Bei ihm und LANGLEY galten noch die Vorgaben aus FOSTERs Zeiten, ihr Verhältnis war sehr gut, ein wenig trocken. Es ist interessant, dass an allen englischen Universitäten die Lehrstühle für Physiologie und Histologie vereinigt sind. LANGLEY und SHERRINGTON waren gleichzeitig Professoren für Physiologie und Histologie. Infolgedessen war die Histologie in England nicht sehr entwickelt, vor allem in einer Zeit, wo die Histologie eine Entwicklungsstufe wie in Deutschland oder Russland erreicht hatte. Aber dafür erlebten jene Arbeiten eine Blütezeit, die physiologische Fragestellungen mit Hilfe der morphologischen Methode gelöst haben. Besonders LANGLEY hat diese Methode bei der Untersuchung der Physiologie des vegetativen Nervensystems in starkem Maße angewendet, dabei war er kein Freund der graphischen Darstellung. Nur in einigen Fällen, als er die Verkürzung des Mastdarms oder der Harnblase registrieren wollte, bediente er sich dieser Methode, aber alle Arbeiten mit Fröschen wurden nach der einfachen visuellen Beobachtung durchgeführt, wie auch meine Arbeit, wobei er sagte: „Ich glaube meinem Auge mehr, als all diesen Instrumenten, das Instrument kann mir zeigen, was in der Wirklichkeit nicht vorhanden ist, aber mit dem Auge sehe ich die Wirklichkeit." Mikroskop, Lupe und Instrumente zum Präparieren waren seine einzige Ausrüstung, für eine bestimmte Etappe war das sicher richtig.

Einmal erzählte BARCROFT, dass ein Student des älteren Semesters von LANGLEY den Rat erhielt, sich mit der Untersuchung der Innervation der Speicheldrüse oder den Gasaustausch in der Speicheldrüse bei Reizung von zwei Nerven, dem Sympathicus[81] und der Chorda tympani,[82] zu beschäftigen. Er wandte sich an LANGLEY: „Zeigen Sie mir bitte, wie präpariert und wo findet man die Chorda tympani und den Zufluss der Speicheldrüse." LANGLEY, sich nicht von seiner Lupe trennend, antwortete: „Wenn Sie ein solcher Dummkopf sind, dass Sie den Nerv und den Zufluss der Speicheldrüse nicht finden können, so habe ich mit Ihnen nichts zu reden." In Wirklichkeit war die Sache so, LANGLEY gibt den Studenten die Anweisung, prüft die Wirkung eines gewissen Nervs auf die gewissen Organe, das war der ganze Hinweis. Er und ich führten auch solche Beobachtungen durch. Danach war eine anatomische Überprüfung notwendig, nötig war, die Frösche zu operieren, um anatomische Entartungen aufzuspüren. Ich bereitete ihm hunderte Frösche vor, fixierte sie usw. Als die Zeit meiner Abreise näher kam, blieben nur wenige Frösche unbearbeitet, LANGLEY nahm sie und sagte, dass er die Sache zu Ende bringen werde.

Ich übergab ihm die Protokolle und plötzlich bringt er das Manuskript, auf der Maschine geschrieben: „Ich habe hier aufgeschrieben, was Sie und was ich gemacht haben, überprüfen Sie, ob alles seine Richtigkeit hat und dass sich nicht irgendwelche Fehler eingeschlichen haben."

Ich muss gestehen, als ich hierher kam, habe ich gedacht, dass ich hier eine eigene Veröffentlichung schreiben kann, aber nachdem ich diese Arbeit gelesen habe, bin ich zu einem anderen Schluss gekommen. Es ist sehr gut, weil LANGLEY einen Vergleich dessen gegeben hat, was wir beide in unseren Experimenten erhalten haben. Dabei hat er auch einen Vergleich mit den Daten angestellt, die er früher an Vögeln und Säugetieren erhalten hat. Natürlich bin ich nicht in der Lage, eine solche Arbeit zu schreiben, deshalb erwies es sich als sehr vorteilhaft für mich, dass diese Arbeit gemeinsam mit LANGLEY veröffentlicht wird.[83] Aber im ersten Moment war ich gekränkt.

Ich kehre zurück zur Arbeit in Deutschland, dort herrschte folgende Ordnung. Wenn ein Lehrstuhl frei wurde, setzte man ein Wahlverfahren in Gang und einzelne Mitglieder des Universitätsrates machten Vorschläge. Den ausgewählten Kandidaten wurden Briefe mit Einladungen verschickt, das wird „Ruf" genannt. Gewöhnlich werden drei Kandidaten ausgewählt, von diesen wird einer berufen, wenn er seine Zustimmung gegeben hat.

GARTEN war viele Jahre erster Assistent[84] bei HERING, aber dann wechselte er an die kleinere Universität Gießen. Mir wurde von meinen Leipziger Freunden BRÜCKE und DITTLER sehr empfohlen, die Ferienzeit zu nutzen und nach Gießen zu fahren, um bei GARTEN zu arbeiten. Bei GARTEN im Laboratorium arbeiteten außer ihm ein Assistent und ein Labordiener. Aus welchem Anlass GARTEN nach Leipzig kam, weiß ich nicht, wir machten uns jedenfalls bekannt. Er erklärte sich bereit, mir einen Platz in seinem Laboratorium zu überlassen, einen nicht großen, aber einen für die damalige Zeit gut ausgerüsteten Platz.

GARTEN war ein sehr liebenswürdiger Mensch, ein Sachse, Sohn eines Pastors,[85] der von Bauern abstammte. Im Gegensatz zu vielen Deutschen, die sich bemühten, sich elegant zu kleiden, legte GARTEN keinen besonderen Wert auf seine Kleidung, war ziemlich einfach und zwanglos gekleidet, trug immer hohe Stiefel nach russischer Art. Er war verheiratet[86] und hatte zwei Kinder.[87] Man erzählte mir, dass er in seiner Leipziger Zeit am Sonntag oder an Feiertagen mit dem Kinderwagen auf den Markt ging, um Vorräte einzukaufen. Das hätte sich ein anderer deutscher Professor niemals erlaubt, aber GARTEN hielt sich einfach und ungezwungen.

Als ich nach Gießen kam, schlug er mir vor, die elektrischen Ströme der Haut von Fröschen zu untersuchen. In dieser Zeit schrieb er einen großen Artikel für das *Handbuch der vergleichenden Physiologie*[88] und war deshalb an aktuellem Material interessiert. Die Arbeiten zur Elektrizität der Haut begannen schon vor langer Zeit, anfangs in Deutschland, dann am Lehrstuhl von TARCHANOV an der Militärmedizinischen Akademie in St. Petersburg. Ich konnte das Thema nicht allein bearbeiten, die Hände reichten nicht aus, so dass ich Elizaveta Ioakimovna bat, ins Laboratorium zu kommen und mir bei den Versuchen zu helfen. Als GARTEN in dieser Zeit ins Laboratorium kam, sagte ich ihm, dass mir meine Frau bei den Versuchen hilft. Gut, ich bin einverstanden, dass Frau Doktor ins Laboratorium kommt. So entstand eine gemeinsame Arbeit „nach Versuchen mit Elizaveta Orbeli". Sie arbeitete mit mir zwei Monate zusammen und half mir. Es war nötig, die Hautpotentiale zu messen, der eine muss beobachten und messen, der andere muss protokollieren, es war bequemer, zu zweit zu arbeiten.

GARTEN hatte sehr geschickte Hände. Er liebte es, selbst in der Werkstatt zu stehen, um etwas zu bauen. Obwohl er einen Mechaniker hatte, machte er viel mit seinen eigenen Händen. GARTEN war eine fröhliche Natur, sehr tüchtig, ein arbeitsamer Mensch und ein hervorragender Leiter. Ich machte bei ihm nur eine Arbeit, schrieb sie auf Deutsch nieder[89] und brachte sie ihm. Er korrigierte die sprachlichen Fehler, wollte nicht glauben, dass ich den Artikel selbst geschrieben habe. Wahrscheinlich hat Frau Doktor den Artikel in Deutsch geschrieben, entschied GARTEN, es kann nicht sein, sich vorzustellen, dass Sie ihn geschrieben haben.

Das sind jene kleinen Erinnerungen, die ich mir über Personen bewahrt habe, mit denen ich während meines Aufenthalts im Ausland in Deutschland und England gearbeitet habe.

Zwei Briefe von I. P. Pavlov an L. A. Orbeli während des Aufenthaltes von Orbeli im Ausland[90]

Brief Nr. 73

Herrn Dr. L. ORBELI
Stephanstr. 13
Gießen, Deutschland

St. Petersburg, 23. Februar 1910

Teurer Leon Abgarovič,
von dem Aufsatz, den GARTEN zu lesen wünscht, habe ich überhaupt nicht ein einziges Exemplar.[91] Gemeinsam mit diesem Brief schicke ich Ihnen meine Moskauer Rede[92] per Einschreiben. Es geschah das Unerwartete. Die Bitte, mit der ich mich am Ende meiner Rede an Moskau wandte, scheint von Erfolg gekrönt zu sein. Eine Moskauer Gesellschaft,[93] die über einige Prozent von dem Kapital von 1,5 Millionen verfügt, verhält sich außergewöhnlich aufmerksam zu meinem Projekt eines neuen Laboratoriums und zurzeit wird ein Briefwechsel in einem äußerst angenehmen Ton geführt. Sie sehen, manchmal führen auch einfache Wege zum Ziel, einem praktischen Ziel.

Alles Gute
Ihr PAVLOV

Brief Nr. 74

Doktor L. A. ORBELI
13 Market Passage
Cambridge, England

St. Petersburg, 1. September 1910

Hochgeehrter Leon Abgarovič,
ich bin gerade von der Datscha zurückgekehrt und finde Ihren Brief im Laboratorium. Vielen Dank für die Nachricht über das Jubiläum von HERING.[94] Nach Wien fahre ich nicht zum Kongress,[95] für mich eine ungünstige Zeit. Wegen der Arbeit in Neapel habe ich mit Boris Petrovič BABKIN gesprochen, es ist folgende Prozedur erforderlich. Sie müssen ein Gesuch an den Leiter der Akademie schicken, damit er sich beim Ministerium für Volksaufklärung für Sie verwendet, einen Platz an den russischen Tischen[96] der Station im Zeitraum von ... bis ... zur Verfügung zu stellen.[97] Über unsere Laboratoriumsdinge zu schreiben lohnt sich nicht, da Sie schon bald zurückkehren werden. Die Sache geht auch so voran.

Alles Gute, Ihr Ivan PAVLOV

Anmerkungen

[1] Fischer 2012, 202-207; Pfrepper 2009, passim.
[2] Orbeli 1966, 60, 61, 90-112.
[3] Ivan Petrovič Pavlov (1849-1936), Mediziner, 1877 und 1884-1886 Weiterbildung in Deutschland, 1879-1889 Leiter des physiologischen Laboratoriums an der Medizinischen Klinik von S. P. Botkin, 1884-1889 Privatdozent am Lehrstuhl für Physiologie der Militärmedizinischen Akademie (MMA) St. Petersburg, 1890-1895 o. Professor für Pharmakologie und 1895-1925 Professor für Physiologie an der MMA, 1891-1936 Leiter des physiologischen Laboratoriums des Kaiserlichen Instituts für Experimentelle Medizin (IĖM) St. Petersburg, außerdem weitere Funktionen, vgl. Fischer 2012, 217-224; Pfrepper 2009, 203-210.
[4] Ewald Hering (1834-1918), vgl. Anm. 49 in der Rede von Dogel' auf Ludwig S. 222.
[5] Anton Antonovič Val'ter (1870-1902), Mediziner, er fuhr nach Verteidigung seiner Dissertation 1897 für zwei Jahre nach Deutschland, Frankreich und England. Zunächst arbeitete er bei Hering in Leipzig, aus dessen Labor er die folgenden zwei Arbeiten veröffentlichte: Val'ter, A. A.: Beobachtungen über den Verlauf centraler und extramacularer negativer Nachbilder. Archiv für die gesammte Physiologie des Menschen und der Thiere 77 (1899), 53-69; ders.: Zur Lehre vom Tetanus des Herzens. Ebd. 78 (1899), 597-636. Sein Leben endete tragisch bei einem Sturz aus der Eisenbahn, vgl. Pfrepper 2009, 96, 115.
[6] Boris Petrovič Babkin (1877-1950), Mediziner, 1901-1903 Aspirant an der MMA, 1902-1912 Assistent am IĖM, 1904-1906 Weiterbildung in Deutschland und Italien,

1907-1912 Privatdozent für Physiologie an der MMA St. Petersburg, 1912 Adjunkt-Professor für Physiologie am Institut für Land- und Forstwirtschaft in Novo-Aleksandria bei Warschau, 1915-1920 o. Professor für Physiologie an der Novorossijskij Universität Odessa, 1922-1950 Emigration nach England und Kanada, 1928-1942 o. Professor für Physiologie an der McGill University in Montreal, vgl. zu den Arbeiten bei Hering Biobibliographie Babkin in Pfrepper 2009, 145-149.

[7] Nikolaj Pavlovič Tichomirov (1879-1963), Mediziner, 1903-1906 Assistent an der MMA und am IĖM St. Petersburg, 1907-1908 Weiterbildung im Ausland, 1909-1913 Privatdozent an der MMA, 1913 Professor für Physiologie am Donsker Polytechnischen Institut, 1917-1950er Jahre Professor für Physiologie am Veterinärinstitut von Novočerkask. Arbeiten im Physiologischen Institut von Hering: Tichomirow, N. P.; Dittler, R[udolf]: Zur Kenntnis des Muskelrhythmus. Archiv für die gesammte Physiologie des Menschen und der Thiere 125 (1908), 111-136; Tichomirow, N. P.; Brücke, E[rnst] Th[eodor] von: Über die Lage der Flimmergrenze im direkten und indirekten Sehen. Ebd. 128 (1909), 177-190; vgl. Fischer 2012, 288-289; Pfrepper 2009, passim.

[8] Orbeli verwendet für Pavlov die in Russland übliche offizielle Anrede „Ivan Petrovič", deshalb die Schreibweise in Kapitälchen.

[9] John Newport Langley (1852-1925), Mediziner, 1883-1903 Privatdozent und 1903-1925 Professor für Physiologie an der Universität Cambridge.

[10] Sir Joseph Barcroft (1872-1947), Mediziner, 1896-1925 Privatdozent und 1925-1937 Professor für Physiologie an der Universität Cambridge. Barcroft, J[oseph]; Orbeli L[eon]: The Influence of Lactic Acid upon the Dissociation Curve of Blood. The Journal of Physiology 41 (1910) 5, 355-367 (December 31, 1910).

[11] Rudolf Dittler (1881-1959), Mediziner, 1909-1915 Privatdozent und 1915-1922 a.o. Professor für Physiologie an der Universität Leipzig, 1922-1949 o. Professor für Physiologie an der Universität Marburg.
Orbeli, Lewon; Dittler, Rudolf: Über die Herstellung gleicher Helligkeit auf ungleich gestimmten Sehfeldstellen. Pflügers Archiv für die gesammte Physiologie des Menschen und der Thiere 132 (1910), 338-352; dies.: Über das Verhalten des Dreibildphänomens bei Reizung des Sehorgans mittels zweier bewegter verschiedenfarbiger Lichtquellen. Ebd. 132 (1910), 600-606.

[12] Ernst Theodor von Brücke (1880-1941), Mediziner, 1908-1915 Privatdozent und 1915-1916 a.o. Professor für Physiologie an der Universität Leipzig, 1916-1938 o. Professor für Physiologie an der Universität Innsbruck, 1938/39 Emigration in die USA.
Orbeli, Lewon; Brücke, E[rnst] Th[eodor] von: Beiträge zur Physiologie der autonom innervierten Muskulatur. II. Die Aktionsströme der Uretermuskulatur während des Ablaufs spontaner Wellen. Pflügers Archiv für die gesammte Physiologie des Menschen und der Thiere 133 (1910), 341-364.

[13] Siegfried Garten (1871-1923), Mediziner, 1899-1905 Privatdozent für Physiologie an der Universität Leipzig, 1905-1908 a.o. und 1908-1916 o. Professor für Physiologie an der Universität Gießen, 1916-1923 o. Professor für Physiologie an der Universität Leipzig.

[14] Sir Charles Scott Sherrington (1857-1952), Mediziner, 1895-1912 a.o. Professor für Physiologie an der Universität Liverpool, 1913-1935 Professor für Physiologie an der Universität Oxford, 1932 Nobelpreis für Physiologie oder Medizin.

[15] Zitat von Pavlov.
[16] Sherrington wurde auf Vorschlag von Pavlov am 29. November 1915 als korrespondierendes Mitglied in die biologische Klasse der Physiko-mathematischen Abteilung der Kaiserlichen Akademie der Wissenschaften St. Petersburg gewählt.
[17] Im Anschluss an den Reisebericht sind zwei Briefe von Pavlov an Orbeli in deutscher Übersetzung abgedruckt.
[18] Pavlov untersuchte analog zur Physik elektrischer Erscheinungen (elektromagnetische Induktion) Phänomene, bei denen der Hemmungsprozess scheinbar Erregung freisetzte und bezeichnete das als „positive Induktion". „Negative Induktion" waren Hemmungserscheinungen, die durch eine steigende Erregung hervorgerufen werden, vgl. Pawlow, I[wan]: Die Beziehungen zwischen Erregung und Hemmung, das Auseinanderhalten von Erregung und Hemmung sowie experimentelle Neurosen an Hunden. Skandinavisches Archiv für Physiologie 47 (1926) 1, 1-14.
[19] Carl Ludwig (1816-1895), vgl. Anm. 46 im Reisebericht Sečenov S. 71.
[20] Henry Pickering Bowditch (1840-1911), Mediziner, 1868-1871 Weiterbildung in Frankreich und Deutschland, 1871-1876 a.o. und 1876-1911 o. Professor für Physiologie an der Harvard Medical School. Bowditch, Henry P.: Über die Eigenthümlichkeiten der Reizbarkeit, welche die Muskelfasern des Herzens zeigen. Arbeiten aus der Physiologischen Anstalt zu Leipzig 1871, 139-176 = Berichte über die Verhandlungen der Königlich-Sächsischen Gesellschaft der Wissenschaften zu Leipzig. Mathematisch-Physische Classe 23 (1871), 652-689; ders.: Ueber die Interferenz des retardirenden und beschleunigenden Herznerven. Arbeiten aus der Physiologischen Anstalt zu Leipzig 7 (1872), 259-280.
[21] Walter Holbrook Gaskell (1847-1914), Mediziner, 1874-1875 Weiterbildung in Deutschland, 1875-1883 Assistent, 1883-1914 o. Professor für Physiologie an der Universität Cambridge. Gaskell, Walter H.: Ueber die Aenderungen des Blutstroms in den Muskeln durch die Reizung ihrer Nerven. Arbeiten aus der Physiologischen Anstalt zu Leipzig 11 (1876), 45-88; ders.: Ueber die Wand der Lymphcapillaren. Ebd. 11 (1876), 143-146.
[22] Ivan Michajlovič Sečenov (1829-1905), vgl. Anm. 12 im Reisebericht Ščelkov S. 82.
[23] Sergej Petrovič Botkin (1832-1889), vgl. Anm. 8 im Reisebericht Sečenov S. 68.
[24] Filipp Vasil'evič Ovsjannikov (1827-1906), Mediziner, 1858-1863 Professor für Physiologie und Allgemeine Pathologie an der Universität Kazan', 1860-1861 Weiterbildung in Deutschland und Frankreich, 1864-1886 Professor für Anatomie des Menschen und Physiologie der Tiere an der Physiko-mathematischen Fakultät der Universität St. Petersburg, 1866-1906 Leiter des physiologischen Laboratoriums der Akademie der Wissenschaften zu St. Petersburg, 1886-1892 Leiter des anatomisch-histologischen Kabinetts der Universität St. Petersburg, 1865, 1870, 1873 weitere Auslandsreisen, vor allem zu Carl Ludwig an die Universität Leipzig und zu Anton Dohrn an die Zoologische Station Neapel, vgl. Fischer 2012, 208-212; Pfrepper 2009, 198-203.
Owsjannikow, Ph[ilipp]: Die tonischen und reflectorischen Centren der Gefässnerven. Arbeiten aus der Physiologischen Anstalt zu Leipzig 6 (1871), 21-33 = Berichte über die Verhandlungen der Königlich Sächsischen Gesellschaft der Wissenschaften zu Leipzig. Mathematisch-Physische Classe 23 (1871), 135-147; ders.: Ueber einen Unterschied in den reflectorischen Leistungen des verlängerten und des Rücken-Markes der Kaninchen. Ebd. 9 (1874), 308-315 = Ebd. 26 (1874), 457-464.

[25] Il'ja Fadeevič Cion (1842-1912), Mediziner, 1866-1868 Weiterbildung in Deutschland, Österreich und Frankreich, 1868 Laborant und Dozent für Physiologie an der naturwissenschaftlichen Abteilung der Physiko-mathematischen Fakultät der Universität St. Petersburg, 1870 a. o. Professor am Lehrstuhl für Vergleichende Anatomie und Physiologie der Physiko-mathematischen Fakultät der Universität St. Petersburg, 1872-1874 o. Professor für Physiologie an der Mediko-chirurgischen Akademie (MCA) St. Petersburg, 1874 Beurlaubung, Dienstreise zu Claude Bernard nach Paris, 1875 Entlassung aus der MCA St. Petersburg, 1878 Dr. med. an der Universität Paris, 1895 Privatlabor für Physiologie in Paris. Bei Ludwig in Leipzig hat er sieben experimentelle Arbeiten veröffentlicht, vgl. Fischer 2012, 44-48; Pfrepper 2009, 158-165.
[26] Sečenov 1952, vgl. Reisebericht Sečenov S. 52-74.
[27] Zur Arbeit über den Tetanus des Herzens vgl. Anm. 5.
[28] Franz Bruno Hofmann (1869-1926), Mediziner, 1898-1902 Privatdozent und 1902-1905 a.o. Professor für Physiologie an der Universität Leipzig, o. Professor für Physiologie an den Universitäten Innsbruck (1905-1911), Prag (1911-1913), Königsberg (1913-1916), Bonn (1922-1923) und Berlin (1923-1926).
[29] Zu Muscarin vgl. Anm. 76 im Reisebericht Ščerbačev S. 275.
[30] Vgl. Anm. 5.
[31] Babkin, B[oris] P[etrovič]: Zeigen die Aktionsströme verschieden rasch zuckender Muskeln des Frosches einen verschiedenen zeitlichen Verlauf? Archiv für die gesammte Physiologie des Menschen und der Thiere 125 (1908), 595-600.
[32] Emil Fischer (1852-1919), vgl. Anm. 41 im Reisebericht Slovcov S. 303.
[33] Das Saitengalvanometer (vgl. auch Anm. 88) wurde 1903 von Willem Einthoven (1860-1927) aus einem Empfangsinstrument der Überseetelegraphie entwickelt, das sich aber erst ab 1908 weltweit verbreitete. Der zwischen zwei Elektroden abgenommene Strom wurde durch eine im Magnetfeld gespannte Saite geleitet, die je nach Stromrichtung abgelenkt wurde. Der Schatten der Saite wurde auf eine lichtempfindliche Platte projiziert und zeigte das Elektrokardiogramm. 1924 erhielt Einthoven den Nobelpreis für Physiologie oder Medizin.
[34] Vgl. die Arbeit mit Dittler in Anm. 7.
[35] Nikolaj Isaakovič (Ignat'evič) Bakst (1842/43-1904), Naturwissenschaftler, 1860-1861 Studium in Heidelberg, 1862 Abschluss des Studiums der Naturwissenschaften an der Physiko-mathematischen Fakultät der Universität St. Petersburg, 1863-1866 (vgl. Reisebericht S. 178-184) und in den 1870er Jahren Weiterbildung in Deutschland, 1867 Privatdozent im physiologischen Labor der Physiko-mathematischen Fakultät der Universität St. Petersburg, 1881-1887 Vorlesungen zur Physiologie an den Höheren Medizinischen Kursen für Frauen in St. Petersburg, 1886 Mitglied des wissenschaftlichen Komitees des Ministeriums für Volksaufklärung. Bakst veröffentlichte aus dem Labor von Ludwig zwischen 1875 und 1878 drei Arbeiten, vgl. Pfrepper 2009, 149-150; vgl. auch Fischer 2012, 21-22.
[36] Bakst, Nikolaj Ignat'evič: Kurs fiziologii organov čuvstv (Kurs zur Physiologie der Sinnesorgane). Bd. 1 Dioptrika glaza. Svojstva oščuščenija sveta (Dioptrik des Auges. Die Eigenschaften der Lichtempfindung) St. Peterburg 1886, 176 S.; ders.: Častnaja nervnaja fiziologija (Spezielle Nervenphysiologie). St. Peterburg 1886, 186 S.

[37] Hermann von Helmholtz (1821-1894), vgl. Anm. 20 im Reisebericht Sečenov S. 69.
[38] Jaques Loeb (1859-1924), Mediziner, 1885 Assistent für Physiologie (bei Nathan Zuntz) in der Landwirtschaftlichen Hochschule Berlin, 1886-1888 (bei Adolf Fick) an der Universität Würzburg und 1888-1891 (bei Friedrich Goltz) an der Universität Straßburg, Emigration in die USA, 1895-1900 a.o. und 1900-1902 o. Professor für Physiologie an der Universität Chicago, 1902-1910 o. Professor für Physiologie an der California-Universität Berkeley, seit 1910 o. Professor für Physiologie am Rockefeller Institute for Medical Research in New York.
[39] Loeb, Jaques: Einleitung in die vergleichende Gehirnphysiologie und vergleichende Psychologie. Mit besonderer Berücksichtigung der wirbellosen Thiere. Leipzig 1899, 207 S.
[40] Jakob Johann von Uexküll (1864-1944), Zoologe.
[41] Albrecht Bethe (1872-1954), Mediziner.
[42] Theodor Beer (1866-1919), Naturforscher.
[43] Beer, T[heodor]; Bethe, A[lbrecht]; Uexküll, J[akob] v.: Vorschläge zu einer objectivirenden Nomenclatur in der Physiologie des Nervensystems. Centralblatt für Physiologie 13 (1899) 6, 137-141.
[44] Paul Flechsig (1847-1929), Mediziner, 1876-1877 Privatdozent, 1877-1882 a.o. und 1882-1920 o. Professor für Psychiatrie an der Universität Leipzig.
[45] Flechsig war von 1873 bis 1878 Assistent an der histologischen Abteilung der Physiologischen Anstalt an der Universität Leipzig.
[46] Pawlow, I[wan] P[etrowitsch]: Ueber den Einfluss des Vagus auf die Arbeit der linken Herzkammer. Archiv für Anatomie und Physiologie, Phys. Abt. 1887, 452-468.
[47] Zu Mediko-chirurgische Akademie/Militärmedizinische Akademie vgl. Anm. 30 im Reisebericht Slovcov S. 302.
[48] Ivan Romanovič Tarchanov (1846-1908), Mediziner, 1870-1873 Assistent am Lehrstuhl für Physiologie der MCA St. Petersburg, 1873-1875 Weiterbildung in Deutschland, Österreich und Frankreich, 1875 Privatdozent, 1876-1879 a.o. und 1879-1895 o. Professor für Physiologie der MCA/MMA St. Petersburg, 1895-1901 Privatdozent für Biologie und Allgemeine Physiologie an der Universität St. Petersburg, vgl. Fischer 2012, 284-287; Pfrepper 2009, 247-250.
[49] Claude Bernard (1813-1878), vgl. Anm. 40 im Reisebericht Sečenov S. 70.
[50] Ernst Wilhelm von Brücke (1819-1892), vgl. Anm. 59 im Reisebericht Sečenov S. 71.
[51] Langley schrieb in seinem umfangreichen Artikel (vgl. Anm. 52) auf S. 823: „Der Ausdruck, dessen ich mich hier bedienen werde, ist ‚autonom', ein Ausdruck, welcher eine gewisse, aber unvollständige Unabhängigkeit vom zentralen Nervensystem andeutet."
[52] Langley, J[ohn] N[ewport]: XII. Das sympathische und verwandte nervöse Systeme [sic] der Wirbeltiere (autonomes nervöses System). Ergebnisse der Physiologie, Abt. 2, Biophysik und Psychophysik 2 (1903), 818-872.
[53] Orbeli, Leon Abgarovič: Uslovnye refleksy s glaza u sobaki (Bedingte Reflexe der Augen des Hundes). St. Peterburg 1908, 111 S.
[54] Vgl. Anm. 11.
[55] Vgl. Anm. 12.

[56] Das Saitengalvanometer (vgl. Anm. 33) war aufgrund seines Gewichts nicht transportabel und im Erdgeschoss in einem speziellen Raum des Physiologischen Instituts untergebracht, vgl. Hering 1909, 25.
[57] Vgl. Anm. 11.
[58] Ebd.
[59] Hering, Ewald: Eine Methode zur Beobachtung und Zeitbestimmung des ersten positiven Nachbildes kleiner bewegter Objecte. Archiv für die gesammte Physiologie des Menschen und der Thiere 126 (1909), 604-609.
[60] Johann Evangelist Purkinje (1787-1869), vgl. Anm. 34 im Reisebericht Bidder S. 19.
[61] Elizaveta Ioakimovna Orbeli, geb. Aladžalova (1879-1974).
[62] Zell am See ist die Bezirkshauptstadt des österreichischen Bundeslandes Salzburg.
[63] Der Internationaler Physiologenkongress 1935 in Leningrad und Moskau stand unter der Leitung von Pavlov, dort wurde ihm der Ehrentitel „princeps physiologorum mundi" (Fürst der Weltphysiologen) verliehen.
[64] Rupp, C[arl]: Das Konservieren und Herstellen der Gehirne und Organe als Trockenpräparate mittels Stearin in einem Konservier-Apparat. Zeitschrift für wissenschaftliche Mikroskopie und für mikroskopische Technik 33 (1916), 129-137, S. 136: „Am Schlusse gestatte ich mir, Herrn Geheimen Medizinalrat Prof. Dr. Flechsig für das Interesse an dieser Arbeit, das mir gütigst überlassene Material und die Erlaubnis zum Publizieren der vorliegenden Abhandlung, meinen verbindlichsten Dank auszusprechen."
[65] Carl von Voit (1831-1908), vgl. Anm. 57 im Reisebericht Kovalevskij S. 112.
[66] Jakob Pal (1863-1936), Mediziner, 1891-1900 Privatdozent, 1900-1908 a.o. Titularprofessor, 1908-1922 a.o. Professor und seit 1922 o. Professor und Leiter der 1. Medizinischen Abteilung des Allgemeinen Krankenhauses Wien, nach ihm ist die Färbung der markhaltigen Nervenfasern benannt.
[67] Erwin Niessl von Mayendorf (1873-1943), Mediziner, Philosoph, 1908-1923 Privatdozent und 1923-1939 a.o. Professor für Psychiatrie und Neurologie an der Universität Leipzig.
[68] Myeloarchitektonik ist die räumliche Gliederung und Anordnung der markhaltigen, zur weißen Nervensubstanz gehörenden Fasern in der Großhirnrinde.
[69] Orbeli, Leon Abgarovič: Voprosy vysšej nervnoj dejatel'nosti. Lekcii i doklady. 1922-1949 gg. (Fragen der Höheren Nerventätigkeit. Vorlesungen und Vorträge 1922-1949). Moskva, Leningrad 1949, 803 S.
[70] Edward Provan Cathcart (1877-1954), Mediziner, 1902-1905 Assistent am Lister Institute London, 1905-1915 Privatdozent für Chemische Physiologie an der Universität Glasgow, 1915-1919 Professor für Physiologie an der Hospital Medical School London, 1919-1928 Professor für Chemische Physiologie und seit 1928 Professor für Physiologie an der Universität Glasgow.
[71] Cathcart hatte im Jahre 1908 einen viermonatigen Forschungsaufenthalt bei Pavlov, vgl. Gureeva/Kuljabko/Merkulov 1970, 231.
[72] Keith Lucas (1879-1916), Mediziner, Universität Cambridge.
[73] Archibald Vivian Hill (1886-1977), Mathematiker, Physiologe, Universität Cambridge, 1922 Nobelpreis für Physiologie oder Medizin (Wärmeerzeugung der Muskeln).
[74] Zur Induktionsspule vgl. Anm. 66 im Reisebericht Slovcov S. 304.

[75] Das erste Heft des ersten Bandes von *The Journal of Physiology* erschien am 12. März 1878, herausgegeben von Michael Foster, Cambridge. Erst ab Band 16 (1894) H. 1-2 (22. März) steht Langley neben Foster auf dem Titelblatt. Ab Band 35 (1906) H. 1-2 (29. Dezember) ist Langley alleiniger Herausgeber, letztmalig gab er den Band 60 (1925) H. 5-6 (31. Oktober) heraus.
[76] William Harvey (1578-1657), Mediziner, Entdecker des Blutkreislaufs.
[77] Friedrich Goltz (1834-1902), Mediziner, 1861-1862 Prosektor, 1861-1865 Privatdozent und 1865-1870 a.o. Professor an der Universität Königsberg, 1870-1872 o. Professor für Physiologie an der Universität Halle und 1872-1901 o. Professor für Physiologie an der Universität Straßburg.
[78] Thomas Henry Huxley (1825-1895), Biologe, Wissenschaftsorganisator.
[79] Sir Michael Foster (1836-1907), Mediziner, Botaniker, 1869 Nachfolger von Huxley an der Royal Institution of Great Britain London, seit 1870 o. Professor für Physiologie am Trinity College der Universität Cambridge.
[80] Francis Maitland Balfour (1851-1882), Zoologe, 1876-1882 Dozent und 1882 Professor für Embryologie am Trinity College Cambridge.
[81] Der Sympathicus oder das sympathische Nervensystem ist ein Teil des vegetativen Nervensystems. Sein Gegenspieler ist der Parasympathicus, die meisten Organe werden von den beiden Systemen gesteuert.
[82] Die Chorda tympani (Paukensaite) ist ein Ast des siebenten Hirnnervs und zieht sich durch das Mittelohr. Sie besitzt sensible, sensorische und parasympathische Fasern.
[83] Langley, J. N.; Orbeli, L. A.: Observations on the sympathetic and sacral autonomic system of the frog. The Journal of Physiology 41 (1910) 5, 450-482 (December 31, 1910). Ein halbes Jahr vorher erschien einen kurze Mitteilung von J. N. Langley and L. Orbeli: The sympathetic innervation of the viscera. The Journal of Physiology 40, Suppl. (1910), ixvi-ixvii (Proceedings of the Physiological Society July 9, 1910).
[84] In den Jahren 1894 bis 1905.
[85] Alexander Garten (1832-1881), Pfarrer in Kieritzsch bei Leipzig.
[86] Clara Margarete Helene Garten, geb. Birch-Hirschfeld (1881-1946).
[87] Alexander Viktor Garten (1906-1976), Mathematiker; ein Kind starb 1918 bei der Grippe-Epidemie.
[88] IV. Siegfried Garten: Elektrophysiologie. In: Robert Tigerstedt (Hg.): Handbuch der physiologischen Methodik. Bd. 2, Hälfte 1. Blutgase, Antikörperforschung, Hämoglobin, Atembewegungen, Enzymforschung, Verdauung, Muskelphysiologie. Elektrophysiologie. Abteilung 3: Muskelphysiologie. Leipzig 1911, 317-488. Auf den S. 428-437 gibt es eine Beschreibung und Abbildung des Saitengalvanometers nach Einthoven in der Konstruktion von Engelmann (Katalog), es gibt auch einen Katalog von H. F. Köhler, Leipzig.
[89] Orbeli, L. A.: Die Abhängigkeit der elektromotorischen Wirkungen der Froschhaut von den Eigenschaften der Ableitungsflüssigkeiten. (Nach gemeinsam mit Elisabeth Orbeli ausgeführten Versuchen). Zeitschrift für Biologie 54 (1910), 329-386.
[90] Gureeva/Kuljabko/Merkulov 1970, 81-83.
[91] Um welchen Artikel es sich handelt, konnte nicht ermittelt werden.
[92] Pavlov schickte Orbeli einen Sonderdruck seiner Rede, die noch im gleichen Jahr in deutscher Sprache erschien. J. P. Pawlow: Naturwissenschaft und Gehirn. Vortrag, gehal-

ten in der allgemeinen Versammlung des XII. Kongresses Russischer Naturforscher und Ärzte in Moskau am 28. Dezember 1909/10. Januar 1910. Wiesbaden 1910, 18 S., autorisierte Übersetzung von Georgij Vladimirovič Fol'bort [Georg Volborth (1885-1960), nach Abschluss der MMA qualifizierte er sich 1909-1912 bei Pavlov].

[93] Die Rede ist von der „Gesellschaft zur Förderung der Fortschritte in den experimentellen Wissenschaften und deren Anwendung" (Obščestvo sodejstvija uspecham opytnych nauk i ich praktičeskich primenenij), die von dem Kaufmann und Mäzen Christofor Semenovič Ledencov (1842-1907) im Jahre 1905 gegründet wurde. Das ähnlich große Vermögen wie bei Alfred Nobel (1833-1896) sollte der Gesamtbevölkerung und nicht Einzelpersonen zugute kommen, indem er Krankenhäuser, Laboratorien und Ähnliches finanzierte. Nach der Oktoberrevolution 1917 wurde die Gesellschaft aufgelöst und 1918 das Vermögen verstaatlicht. Vgl. Volkov/Kulikova 1991.

[94] Hering feierte 1910 sein „Goldenes Doktorjubiläum". Asher, Leon: Ewald Hering zum 50jährigen Doktorjubiläum. Deutsche Medizinische Wochenschrift 36 (1910) 37, 1719-1720 sowie: Beiträge zur Physiologie. Ewald Hering zur Feier seines goldenen Doktorjubiläums gewidmet von Schülern und Arbeitsgenossen. Pflügers Archiv für die gesammte Physiologie des Menschen und der Thiere 136 (1910), 1-760 (enthält 32 Artikel, allerdings keine von russischen Wissenschaftlern).

[95] Vom 27. bis 30. September 1910 fand in Wien der VIII. Internationale Physiologenkongress statt.

[96] In den Jahren 1873/74 liefen die Verhandlungen zur Einrichtung von zwei „russischen Tischen" in Neapel, der Mittler zwischen der Zoologischen Station und der Kaiserlichen Akademie der Wissenschaften St. Petersburg war Karl Ernst von Baer, vgl. Groeben 1993.

[97] Im Jahre 1874 gründete der deutsche Zoologe Anton Felix Dohrn (1840-1909) in Neapel eine Zoologische Station, offen für Wissenschaftler aller Länder. Für russische Gelehrte standen zwei Arbeitstische jeweils für vier Monate zur Verfügung. Orbeli arbeitete einige Monate ab Ende 1910 in Neapel in der Zoologischen Station, die seit 1909 von Dohrns Sohn Reinhard (1880-1962) geleitet wurde.

Reisebericht von Medizinstudenten der Kaiserlichen Universität Jur'ev über Deutschland Dezember 1910/Januar 1911[1]

Vorwort

Mit jedem Jahr wächst die Zahl der organisierten Studienreisen von Studenten. Die Studentenschaft besucht während der Weihnachts- und Sommerferien in zahlreichen Gruppen verschiedene Orte unseres großen Vaterlandes. Das wird durch die günstigen Bedingungen für solche Reisen möglich gemacht, für die Fahrt mit der Eisenbahn zahlen die Teilnehmer z. B. nur 75%. Übernachtungen an den einzelnen Orten werden ihnen entweder von den städtischen Selbstverwaltungen oder von den örtlichen Bildungseinrichtungen zugewiesen. Die Verwaltung der Universitäten oder anderer höherer Bildungseinrichtungen bewilligt sehr oft Geld für ärmere Teilnehmer an solchen Exkursionen. In der letzten Zeit wurden sogar spezielle Kredite aufgelegt für die Förderung rein wissenschaftlicher Studienreisen.

Die Ziele von Exkursionen sind unterschiedlich. Manche begeben sich mit sehr speziellen Zielen auf eine Exkursion, z. B. organisieren die naturwissenschaftlichen Abteilungen der Universitäten alljährlich eine Reise, um die Bodenbeschaffenheit irgendeines Gebietes zu studieren. Andere verfolgen allgemeinere Aufgaben, z. B. wurde eine Reihe von Städten ausgewählt, deren Sehenswürdigkeiten man sich ansieht. Dank solcher Exkursionen haben viele Studenten die Möglichkeit, äußerst preiswert und relativ leicht an solche Orte zu kommen, die sie ohne die Institution nie kennengelernt hätten.

Heute, wie allgemein bekannt ist, wird durch eine Regelung, die für die Organisation der Bildungs- und wissenschaftlichen Reisen der Studenten gültig ist, gefordert, dass als Leiter nur Personen in Frage kommen, die zum älteren oder jüngeren Lehrkörper gehören, andernfalls erhält die betreffende Exkursion keinerlei finanzielle Vergünstigungen und die Universitätsleitung verweigert die Genehmigung. Deshalb werden fast immer Personen zu Leitern der Exkursion eingeladen, die auch als Reiseleiter geeignet sind. Diese Arbeit wird dem Reiseleiter nicht vergütet und er ist in dieser Hinsicht mit allen Studenten gleichgestellt. Ihm wird seine Aufgabe bedeutend erleichtert, wenn die Ansprüche der Teilnehmer an der Exkursion nicht zu verschieden sind, was leider bei unserer Exkursion nicht der Fall war. Deshalb ist einer der wesentlichsten Punkte bei der Organisation der Exkursionen mit allgemeinbildendem Charakter die Auswahl des Reiseleiters. Weiterhin ist die Vorbereitung der Anreise zu den einzelnen Orten wichtig, die auch bei der Werbung unter den Studenten bekannt sein sollten, die Quartierfrage sollte gelöst sein usw. Die Initiatoren dieser Exkursion, die Mitglieder der Gesellschaft der Medizinstudenten, schlugen ihrer Leitung vor, die Organisation der Reise zu übernehmen.

Der Plan der Exkursion

Das Hauptziel unserer Reise war das Kennenlernen der hervorragenden medizinischen Einrichtungen in Deutschland, wobei vor allem die Kliniken an erster Stelle des Interesses standen. Wir wollten sehen, wie das klinische Material für die Ziele der Vorlesung genutzt wird, was Berlin heute darstellt, die alten und neuen Universitätskliniken, nicht zu vergessen die Krankenhäuser Berlins, die nicht der Ausbildung von Studenten dienen. In Anbetracht dessen, dass die neueste Klinik in Berlin das VIRCHOW-Krankenhaus[2] ist, aber die älteste Universitätsklinik in der Charité steht, so wurde beschlossen, nur die zwei genannten Krankenhäuser zu besuchen. Von den Krankenhäusern wurde das Städtische Krankenhaus in Moabit[3] ausgewählt, das in einem Arbeiterbezirk der Stadt liegt, denn uns stand noch bevor, auch in Hamburg die Krankenhäuser in Eppendorf[4] und St. Georg[5] zu besichtigen. Die Besichtigung aller aufgeführten Einrichtungen hatten wir uns vorgenommen, sie sollte allseitigen Charakter haben. In Hamburg wollten wir auch das Institut für Schiffs- und Tropenkrankheiten[6] besuchen, das einzige Institut dieser Art in der Welt.

In Berlin findet man auch hervorragende private Gelehrte, von einem von ihnen, M. JOSEPH,[7] hatte unser Reiseleiter Dr. PALDROCK[8] die Genehmigung erhalten, dessen Poliklinik für Haut- und Geschlechtskrankheiten zu besichtigen und seine Vorlesungen zu besuchen. In Dresden beschlossen wir, das gut ausgestattete Sanatorium von Dr. LAHMANN[9] zu besuchen, wo Methoden der Physiotherapie angewendet werden und man sich in letzter Zeit bemüht, einen der vorderen Plätze in der Medizin einzunehmen. Daneben stand im Programm das Kennenlernen der Lösungen der wichtigsten hygienischen Probleme in Berlin und Hamburg.

Wie bekannt ist, trifft man in den letzten Jahren in diesen beiden Städten eine Reihe von Maßnahmen, um das Leben der Bevölkerung vor epidemischen Krankheiten zu schützen. Mit diesem Ziel wurde beschlossen, in Berlin Rieselfelder, ein Pumpenhaus, das System der Kanalisation und eine biologische Station zur Reinigung von stehenden Gewässern zu besichtigen. In Hamburg sind diese Einrichtungen moderner. Hier hielten wir es für wünschenswert, ausschließlich die Desinfektion von Schiffen anzusehen, die aus Ländern kommen, in denen Pest herrscht, sowie das örtliche Krematorium[10] zu besichtigen, das eines der modernsten in Europa ist.

Dann galt unser großes Interesse der Versorgung von Berlin mit Nahrungsmitteln, mit Milchprodukten usw. Deshalb bestand Interesse, in das Programm die Besichtigung des zentralen Marktes in Berlin und die Milchfarm von C. BOLLE[11] aufzunehmen. Auch das Verhältnis von Technik und Medizin war in unserem Programm vertreten durch die Besichtigung des Kaiserin-FRIEDRICH-Hauses[12] und der Ständigen Ausstellung der Arbeiterwohlfahrt in Berlin.[13]

In Darmstadt wurde die Chemische Fabrik von MERCK[14] besucht und in Kassel die Fabrik für Medizinische Instrumente von EVENS und PISTOR.[15] Unsere Exkursion sollte in einer Zeit stattfinden, wenn in einem großen Teil der ausländischen Kurorte wenig Gäste sind, deshalb wurde beschlossen, ins Programm die an der Reiseroute liegenden modischen Kurorte Aachen und Wiesbaden aufzunehmen, wobei der Letztere nicht unbedingt zu besichtigen ist.

Unser Programm konnte damit als abgeschlossen gelten, aber damit es nicht einseitig war, wurde beschlossen, darin auch Sehenswürdigkeiten aufzunehmen, die das Interesse anderer ausländischer Touristen finden, so z. B. das Kennenlernen der Schönen Künste durch den Besuch der Nationalgalerie in Berlin, des Kunstmuseums in Leipzig und der Bildergalerie in Dresden. Außerdem war vorgesehen, das Postmuseum in Berlin, den Berliner Reichstag, Schlösser, die Zoologischen Gärten in Berlin und Hamburg zu besuchen sowie die Besichtigung eines Ozeandampfers in Hamburg.

Unser Programm war nicht so voll, so dass wir noch während unseres Aufenthalts in Frankfurt einen Besuch bei einem heute weltbekannten Gelehrten, den Erfinder des Salvarsans[16] P. EHRLICH,[17] machen konnten. Es versteht sich von selbst, dass wir in den Universitätsstädten auch die Hauptgebäude der Universitäten besuchen.

Ich habe einen klaren Begriff davon, dass wir, wenn wir im Ausland sind, einen Zeitplan brauchen, wie viele Tage wir in jeder Stadt zubringen wollen, um unsere geplanten Besichtigungen durchführen zu können. Für Berlin planten wir neun Tage ein, dabei ist Berlin eines der größten medizinischen Zentren der Welt, wo die meisten Besichtigungen absolviert werden sollen. Dann folgen Hamburg sechs Tage, Köln einen Tag, Frankfurt drei Tage, Aachen, Darmstadt, Heidelberg (wobei Teilnehmer, die es wünschen einen Tag nach Wiesbaden fahren können) und Kassel je einen Tag, Leipzig und Dresden je drei Tage, Breslau einen Tag und schließlich Warschau zwei Tage. Am 28. November wurde vom Leiter der Exkursionskommission der Antrag dem Rektor[18] der Universität übergeben:

1) Über die Genehmigung, 30 Medizinstudenten auf eine Studienreise ins Ausland zu schicken, und die Bewilligung von 300 Rubel aus der Kasse der Universität für die Exkursionen.
2) Über ein Gesuch: a) dem Teilnehmer der Exkursion einen kostenlosen Reisepass auszustellen, b) über einen Nachlass von 75% der Kosten der Fahrkarte für die russische Eisenbahn, c) über einen Nachlass von 50% der Kosten der Fahrkarte für die deutsche Eisenbahn, wie er auch den Studenten der Höheren Lehranstalten gewährt wird.

Alle unsere Bitten wurden erfüllt, die Gruppe bestand aus elf Studenten (drei aus dem neunten Semester, vier aus dem achten, drei aus dem fünften, der elfte Teilnehmer war ein Student der Juristischen Fakultät), obwohl sich 80 beworben hatten.

Unsere Reiseeindrücke

Die Exkursion reiste aus Jur'ev am 13. Dezember 1910 ab und kam am 15. Dezember in Berlin an. Dort blieben wir neun Tage und schafften es, in diesen Tagen die folgenden Institutionen zu besichtigen, das Institut für Infektionskrankheiten,[19] das Krankenhaus Moabit, das VIRCHOW-Krankenhaus, die Universität, die Poliklinik von Max JOSEPH, die Sanitas,[20] den Botanischen Garten, die Nationalgalerie, den Dom, das Meeresmuseum, das Hygieneinstitut,[21] die Porzellanmanufaktur, die Arbeiterausstellung, das Kaiserin-FRIEDRICH-Haus, den Reichstag, die Station für stehende Gewässer in Charlottenburg, die Meierei BOLLE, die Kliniken der Charité, das Königliche Schloss, das Zeughaus, das Postmuseum und den Zentralmarkt.

Aus Berlin fuhr die Exkursion nach Hamburg, wo sie fünf Tage blieb und folgende Institutionen besuchte: das Hygieneinstitut,[22] die Station für biologische Reinigung, das Eppendorfer Krankenhaus, das Dampfschiff MOLTKE,[23] den Zoo HAGENBECK,[24] das Krankenhaus St. Georg, die Wasserwerke, das Kanalisationssystem, das Institut für Schiffs- und Tropenkrankheiten, das Krematorium, den Friedhof, den Schlachthof, den Desinfektionsdampfer, das Rathaus, die Börse und das Alte Rathaus.

In den anderen Städten konnten die Teilnehmer an den Exkursionen aus Zeitmangel allem nicht so viel Aufmerksamkeit schenken wie in Berlin und Hamburg. Sie besuchten Aachen, den Kölner Dom, die Heidelberger Universität, das Institut für Krebsforschung von Professor CZERNY,[25] das Werk von MERCK, das Institut von Professor EHRLICH, das Institut für Medizinische Instrumente in Kassel, die Dresdner Galerie, das Albertinum und das Sanatorium LAHMANN in Dresden. In den Krankensälen fielen das helle Licht und die frische Luft auf, nicht zu sprechen von deren Sauberkeit und Weiträumigkeit. Die neuesten Ventilationssysteme erstaunten und lenkten die Aufmerksamkeit auf sich, sie beruhen auf Folgendem: Die Rohre der Zentralheizung verlaufen entweder unter den Tischen, die sich in der Mitte des Krankenzimmers befinden oder unter dem Fußboden. Die Rohre, die unter den Tischen liegen, erweitern sich hier zu Öfen, aber die schlangenförmigen verlegten Rohre unter dem Fußboden heizen gleichmäßig den Boden des Zimmers. Die Luft, die mit den erwärmten Stellen des Raumes in Berührung kommt, steigt zu der kuppelförmigen Decke auf und entweicht nach draußen durch besondere Öffnungen in der Decke. Diese Öffnungen sind so konstruiert, dass sie auch in der Gegenrichtung, d. h. gegen die Wetterseite mit dem Ziel geöffnet werden können, dass der Wind nicht in das Krankenzimmer bläst und die Wärme des Raumes verloren geht. Im Krankenhaus St. Georg werden nach dem gleichen Prinzip die Bänke beheizt, die im Amphitheater des Operationssaales aufgestellt sind. In den Krankenzimmern gab es Blumen, in denen für Kinder gab es Spielzeug, so dass alles an eine häusliche, gemütliche Atmosphäre erinnert.

Die Operationssäle sind mit Kacheln ausgelegt ohne Spalten und scharfe Kanten. In die Wände sind große Mattglasscheiben eingelassen, hinter denen elektrische Lampen angebracht sind, die das gesamte Operationsfeld beleuchten. Die Decke ist auch aus Glas und beleuchtet. In den Operationssälen sind nur Tische, keine weiteren Möbel, nur in einigen gibt es Schränke für die Instrumente. Alles Nötige für die Operation wird im Nachbarraum vorbereitet und bei Notwendigkeit reicht man das durch ein kleines Fenster. Die Operationssäle werden mit heißem Dampf mit einem Druck von zwei Atmosphären desinfiziert und mit filtrierter Luft versorgt. Vor den Operationen nehmen die Ärzte ein Bad, dann ziehen sie sterile Kleidung an und gehen direkt in den Operationsaal. Die gleiche Prozedur wird auch mit den operierten Patienten gemacht. Besondere Aufmerksamkeit wurde in den von uns besuchten Kliniken und Krankenhäusern auf unterstützende Behandlung gelegt. Überall gab es Institute nach ZANDER,[26] Kabinette für Elektrotherapie. Außer allgemeinen großen Laboratorien hatte fast jeder Krankensaal ein eigenes kleines Laboratorium für spezielle Untersuchungen. Außer einzelnen hydrotherapeutischen Abteilungen, die über verschiedene Bäder verfügten, gab es in den Krankensälen ein Bad und auch eine Veranda, wohin Kranke verlegt werden konnten. Jedes Krankenhaus hatte auch ein Pathologisch-anatomisches Institut mit einigen Sektionsräumen, die ähnlich eingerichtet waren wie die chirurgischen Operationssäle, die auch so leicht desinfiziert werden konnten und die über eine reiche Sammlung von pathologischen Präparaten verfügten. Die Auditorien waren weiträumig und wie ein Amphitheater gebaut, ausgestattet mit einer Leinwand, geeignet für die Demonstration von kinematographischen Aufnahmen usw. Die Bestuhlung mit Klappstühlen ist sehr bequem, Vorrichtungen für Aufzeichnungen sind vorhanden.

Wir müssen anerkennen, das beste Krankenhaus fanden wir in Hamburg. In Aachen hat uns sehr erstaunt, dass sich die Quelle[27] in Privathand befindet und über der Quelle ein Hotel gebaut wurde.

Was die Versorgung betrifft, so werden in allen Krankenhäusern die Speisen in zentralen Küchen zubereitet, von dort in besonderen beheizten Wagen zu den einzelnen Barackenküchen gebracht und nicht abgekühlt an die Kranken ausgegeben. Jede Baracke hat eigenes Geschirr, das in der Barackenküche abgewaschen und aufbewahrt wird. Die Wäsche wird vorher in den Baracken sterilisiert und kommt dann in die allgemeine Wäscherei. Neue Wäsche wird schon durch die Firma gekennzeichnet, um die Haltbarkeit und die Dauer der Benutzung festzustellen. In den Krankenhäusern bevorzugt man Bettwäsche aus Leinen, weil sie billiger und haltbarer ist, bequem gewaschen werden kann und nicht kalt ist beim Aufziehen. Die Krankenhäuser haben ihre speziellen Fleischereien und Bäckereien, Konserven nutzen sie nur zum Kochen.

Von den bakteriologischen Laboratorien ist das Laboratorium des Hygieneinstituts in Hamburg vorbildlich eingerichtet. Alle Vorsorge ist darauf gerichtet, jeglichen Staub zu vermeiden, der Fußboden ist mit Linoleum ausgelegt und mit Öl behandelt, die Möbel sind auf Rädern montiert, damit die Reinigungskräfte sie leicht hin- und herschieben können, jeder Arbeitsplatz ist mit einer besonderen Ventilation ausgestattet und das Licht kommt von der Nordseite.

Die Ständige Ausstellung für Arbeiterwohlfahrt überzeugte uns darin, dass man in Deutschland wirklich bemüht ist, die Arbeiter vor Unglücksfällen zu schützen und ihnen die besten hygienischen Bedingungen zu ermöglichen. Wie gut man sich um die hygienischen Bedingungen für die eigenen Bürger sorgt, zeigte uns Hamburg durch den Einbau der Filter, die Kanalisation, das Krematorium, den Friedhof, den Desinfektionsdampfer und nicht zuletzt durch das Hygieneinstitut. Außerdem untersuchte man hier kostenlos zum ersten Mal das Wasser in den Brunnen, bevor man sie für die allgemeine Benutzung freigab. Wir richteten die Aufmerksamkeit auf das Bemühen, die Einwohner mit gesunder Milch zu versorgen, wie z. B. in Berlin in der Meierei BOLLE, die, bevor sie in den Verkauf kommt, hinsichtlich ihrer Qualität chemisch und bakteriologisch untersucht wird. Aber auch das Fleisch wird z. B. im Hamburger Schlachthof mikroskopisch untersucht.

Die von uns besuchten Universitätsgebäude in Berlin und Heidelberg stellten außer ihren altehrwürdigem Charakter nichts Besonderes dar, aber das Gebäude der Leipziger Universität war in neuem Stil erbaut.

Was die mechanischen medizinischen Geräte betrifft, so genoss unsere besondere Aufmerksamkeit die medizinische Ausstellung in Berlin, wo das Neueste aus der Medizin vertreten war. Uns fiel besonders die enge Verbindung von Mechanik und Medizin auf. Auch die Chemische Fabrik MERCK in Darmstadt und der Betrieb für Medizinische Instrumente in Kassel waren für uns besonders interessant. Bei MERCK beeindruckte uns die große Palette der hergestellten Arzneimittel und in Kassel die neuesten Möbel für die ärztliche Praxis, die sich durch Zweckmäßigkeit und Bequemlichkeit auszeichneten.

Die Dresdener Galerie mit ihren Bildern machten auf uns einen grandiosen Eindruck, insbesondere das Bild von RAFFAEL *Die Sixtinische Madonna*,[28] ebenso die Skulpturensammlung im Albertinum. Was die Nationalgalerie in Berlin und den Kölner Dom betrifft, so hatten wir mehr erwartet.

Resümierend kann man sagen, die Breite des Programms gab keine Möglichkeit, näher auf die uns interessierenden Gegenstände einzugehen.

Jur'ev, 7. Oktober 1911

Privatdozent A. K. PALDROCK

Anmerkungen

[1] Pal'drok 1912.
[2] Das Rudolf-Virchow-Krankenhaus wurde von 1899 bis 1906 in Berlin-Wedding als Städtisches Krankenhaus in Pavillonbauweise errichtet und im Zweiten Weltkrieg stark zerstört, zu Virchow vgl. Anm. 9 im Reisebericht Sečenov S. 68.
[3] Das Krankenhaus Moabit ging aus dem in den 1870er Jahren errichteten Barackenlazarett als Seuchenstation hervor, an deren Gründung u. a. der Stadtrat Virchow beteiligt war. Es wurde bald zum Schwerpunktkrankenhaus und in den 1920er Jahren ein Zentrum jüdischer Ärzte.
[4] Das Neue Allgemeine Krankenhaus in Hamburg-Eppendorf wurde nach den Plänen des Internisten Heinrich Curschmann (1846-1910) errichtet und 1889 eröffnet, da das einzige Allgemeine Krankenhaus St. Georg der Krankenversorgung in Hamburg nicht mehr gewachsen war.
[5] Das Allgemeine Krankenhaus St. Georg wurde 1823 in Hamburg gegründet.
[6] Aufgrund der Choleraepidemie 1892 in Hamburg nahm 1900 das Institut für Schiffs- und Tropenkrankheiten unter der Leitung von Bernhard Nocht (1857-1945) seine Arbeit auf, es trägt heute seinen Namen und beschäftigt über 400 Mitarbeiter.

[7] Max Joseph (1860-1932), Mediziner, Assistent am Physiologischen Institut der Universität Berlin, seit 1887 Leiter eine privaten Poliklinik für Haut- und Geschlechtskrankheiten mit einem histologischen Laboratorium in Berlin.
[8] Alexander Paldrock [Aleksandr Karlovič Pal'drok (1871-1944)], Mediziner, Dermatologe, seit 1904 Privatdozent, 1915-1917 Dozent, 1917-1918 a.o. und seit 1918 o. Professor für Haut- und Geschlechtskrankheiten an der Universität Jur'ev.
[9] Heinrich Lahmann (1860-1905), Mediziner, Naturheilkundler, Arzt in Stuttgart, dann Leiter der Zimmermannschen Naturheilanstalt in Chemnitz [benannt nach dem Mäzen Johann von Zimmermann (1820-1901)], 1888 eröffnete er sein Privat-Sanatorium auf dem Weißen Hirsch bei Dresden, vgl. dazu auch Lienert/Maaß 2005.
[10] Das Alte Krematorium Hamburg-Alsterdorf wurde 1890/91 errichtet und ist das älteste Krematoriumsgebäude modernen Typs in Deutschland.
[11] Carl Andreas Julius Bolle (1832-1910), Gründer und Besitzer der Meierei C. Bolle, die 1879 in Berlin gegründet wurde.
[12] Namensgeberin des Kaiserin-Friedrich-Hauses in Berlin ist die Ehefrau Victoria (1840-1901) von Kaiser Friedrich III. (1831-1888), die die ärztliche Weiterbildung förderte. Das Haus wurde 1906 durch den Chirurgen Ernst von Bergmann (1836-1907) eröffnet.
[13] Die Ständige Ausstellung für Arbeiterwohlfahrt in Berlin-Charlottenburg wurde 1903 eröffnet, sie besaß eine der größten Sammlungen zum Thema Arbeitssicherheit, hatte überregionale Bedeutung und sollte die Leistungen Deutschlands auf diesem Gebiet repräsentieren, vgl. Poser 1998, 20.
[14] Heinrich Emanuel Merck (1794-1855), vgl. Anm. 34 im Reisebericht Tichonovič S. 165.
[15] 1888 gründeten die Apotheker Evens und Pistor in einem Dorf bei Kassel eine Fabrik für Verbandsstoffe, die bis zum Ersten Weltkrieg zu einer der bedeutendsten Hersteller von ärztlichen Instrumenten in Deutschland wurde, die Vereinigte[n] Fabriken ärztlicher Bedarfsartikel.
[16] Salvarsan (lat. salvare = retten, sanus = gesund, Rest des Wortes Arsen) ist eine organische Arsenverbindung zur Behandlung der Syphilis. 1909 haben es Paul Ehrlich und Sahachiro Hata (1873-1938) positiv gegen den Syphiliserreger getestet.
[17] Paul Ehrlich (1854-1915), Mediziner, 1878-1885 Assistent und Oberarzt bei Theodor Frerichs an der Charité Berlin, 1889 Privatdozent, 1890 Assistent von Robert Koch (1843-1910) am Institut für Infektionskrankheiten, 1891 apl. Professor, 1896 Direktor des Instituts für Serumforschung und Serumprüfung an der Universität Berlin, 1899 Umzug des Instituts nach Frankfurt/Main und Umbenennung in Institut für Experimentelle Therapie, 1914 o. Professor für Experimentelle Therapie an der Universität Frankfurt/Main, 1908 Nobelpreis für Physiologie oder Medizin gemeinsam mit Ilja Il'ič Mečnikov.
[18] Vissarion Grigor'evič Alekseev (1866-1943), Mathematiker, Rektor der Universität Jur'ev 1909-1914 und 1917-1918.
[19] Das Preußische Institut für Infektionskrankheiten wurde 1891 für die Forschungen des späteren Nobelpreisträgers (1905) Robert Koch auf dem neuen Gebiet der Bakteriologie und Klinischen Infektiologie in Berlin gegründet, es umfasste eine experimentelle und eine klinische Abteilung, so vereinte Koch Forschung und Patientenversor-

gung. Das Institut befand sich zunächst an der Charité, 1906 zogen Institut und Klinik in das Virchow-Krankenhaus um.

[20] Die Sanitas, eine Werkstatt zur Herstellung von medizinischen Geräten, wurde 1899 von Robert Otto am Schiffbauerdamm in Berlin gegründet. Das Unternehmen entwickelte sich zu Beginn des 20. Jahrhunderts rasch zu einem führenden Hersteller von elektromedizinischen Geräten und Röntgenapparaten.

[21] Das Hygieneinstitut Berlin wurde 1885 gegründet, dessen erster Direktor Robert Koch das Institut bis 1891 leitete. Sein Nachfolger Max Rubner (1854-1932) erhielt einen Ruf auf den Lehrstuhl für Physiologie und zog 1909 mit dem Institut für Physiologie in den eigentlich für die Aufnahme des Hygiene-Instituts errichteten Neubau in der Hessischen Straße.

[22] Das Hygieneinstitut Hamburg wurde Ende 1892 gegründet, Anlass war die verheerende Choleraepidemie mit 17.000 Erkrankten und 8.000 Toten. Sein erster Direktor wurde 1893 William Philipps Dunbar (1863-1922), o. Professor für Hygiene an der Universität Hamburg.

[23] Die „Moltke" war ein Schlachtkreuzer der Kaiserlichen deutschen Marine und lief im April 1910 in der Werft Blohm & Voss vom Stapel. Das Schiff ist nach dem preußischen Generalfeldmarschall Helmuth Karl Bernhard Graf von Moltke (1800-1891) benannt.

[24] Der Tierpark Hagenbeck geht auf die 1863 von Carl Hagenbeck sen. (1810-1887) im Hamburger Stadtteil St. Pauli begründete „Carl Hagenbeck's Handels-Menagerie" zurück, die 1874 von Carl Hagenbeck jun. (1844-1913) zum Neuen Pferdemarkt verlegt wurde, der 1907 den ersten Tierpark der Welt mit gitterlosen Gehegen am jetzigen Standort außerhalb der Stadt eröffnete.

[25] Vincenz von Czerny (1842-1916), Mediziner, 1871-1877 o. Professor für Chirurgie an der Universität Freiburg, 1877-1906 o. Professor für Chirurgie an der Universität Heidelberg, 1906 Gründer des Instituts für Experimentelle Krebsforschung in Heidelberg, Vorläufer des heutigen Deutschen Krebsforschungszentrums Heidelberg.

[26] Der schwedische Arzt und Physiotherapeut Gustav Zander (1835-1920) entwickelte ein System heilgymnastischer Geräte und die mediko-mechanische Therapie, die von ca. 1870 bis zum Ersten Weltkrieg ihre Blüte erlebte. 1864 gründete er in Stockholm zunächst eine Lehranstalt zur praktischen Erprobung seiner Geräte, nach ersten Erfolgen sein erstes „Medico-Mechanisches Institut", weitere Einrichtungen folgten in ganz Europa und Übersee.

[27] Die 30 Aachener Quellen zählen zu den ergiebigsten Thermalquellen Deutschlands. Sie zählen mit bis zu 72°C neben den Thermalquellen von Karlsbad zu den heißesten Quellen Mitteleuropas.

[28] Zur *Sixtinischen Madonna* vgl. Anm. 76 im Reisebericht Sečenov S. 72.

Vasilij Nikolaevič Voroncov (1877-1953)[1]
Reisebericht aus Wien 1912/13[2]

Ich bat um eine Dienstreise für ein Jahr und plante, für meine Studien nicht weniger als zwei Pharmakologische Institute zu besuchen, das in Wien von Professor MEYER[3] und das in München von Professor TAPPEINER.[4] Das Wintersemester wollte ich in Wien verbringen und in München das Sommersemester. Ein solcher Plan hatte zwei Gründe. In Wien zog mich der Name eines so verdienstvollen und bekannten Pharmakologen wie Professor MEYER an und der Wunsch, sein Institut kennenzulernen, sowie die Arbeitsweise dort. In München hatte ich die Absicht, mich mit der Wirkung fluoreszierender Stoffe unter Leitung von Professor TAPPEINER zu beschäftigen. Auf Grund von mir nicht abhängender Umstände konnte ich leider ein solches Programm nicht ausführen. Ich war gezwungen, mich nur auf Wien zu beschränken und auch nur den kleineren Teil des Studienjahres, den größten Teil war ich krank. Ich kam in Wien am 8./21. September 1912 an, die Arbeit im Pharmakologischen Institut begann planmäßig am 2./15. Oktober.

Das Pharmakologische Institut befindet sich in der Währingerstraße, im linken Flügel des Gebäudes des Anatomischen Instituts, es nimmt einen großen Raum ein, denn es erstreckt sich über drei Etagen. Ein Teil dieser Räume gehörte dem Physiologischen Institut, das sich jetzt im Hof des Anatomischen Instituts in einem neuen Gebäude befindet.

Das oberste Stockwerk des Pharmakologischen Instituts besteht aus dem chemischen Laboratorium, das zwei Räume nutzt, dem Wägezimmer, den Kabinetten des Direktors und des Assistenten und einem weiteren Raum, der Korridor führt auf dem Niveau der Galerie in den Hörsaal. Im Laboratorium gibt es nur acht Arbeitsplätze am Tisch, zusätzlichen Platz gibt es an den Fenstern und im Korridor der Galerie, so können etwa 12-14 Personen untergebracht werden. An jedem Arbeitsplatz, mit Ausnahme der Plätze an den Fenstern, steht ein Wasserbad mit konstantem Niveau, Wasser und Gas zur Verfügung. Seitlich der Arbeitstische steht ein Abflussbecken, eines für zwei Arbeitstische, die Arbeitsplätze sind nummeriert. Die Reaktionsgefäße sind mit der Nummer des Arbeitsplatzes versehen, das verhindert z. B. das Verwechseln von Gefäßen und Reagenzien. Der Platz wird elektrisch beleuchtet, aber daneben ist die alte Gasbeleuchtung noch vorhanden. In einem der Räume des Laboratoriums steht ein leistungsfähiger elektrischer Ventilator, der neben dem Schwefelwasserstoffabzug steht. Dieser Abzug ist nicht groß und in einem Fenster des Laboratoriums installiert. Im Korridor der Galerie sind Abzüge mit Sand- und Wasserbädern eingebaut. Die Wasserbäder sind metallische Kästen, ungefähr ¾ aršin[5] lang und ½ aršin breit, haben einen konstanten Wasserstand und einige Öffnungen unterschiedlichen Durchmessers, damit verschiedene Apparaturen im Wasserbad erhitzt werden können. An den Wänden stehen Schränke für chemische Präparate in alphabetischer Reihenfolge geordnet. Es gibt auch eine Zentrifuge und einen Arbeitsplatz zum Löten. In den Fenstern stehen zwei elektrische Ventilatoren. Das Wägezimmer ist in zwei Abteilungen unterteilt, sie sind mit Analysenwaagen bzw. mit einem Polarisationsapparat[6] bestückt. Die Leiter für chemische Arbeiten sind Professor PICK[7] und Doktor KNAFFL-LENZ.[8]

In der mittleren Etage ist der Hörsaal, der die Höhe von zwei Etagen einnimmt, die Plätze sind in zwei Rängen angeordnet, d. h. mit Galerie. Der Eingang in den Hörsaal auf die Plätze für Studenten ist extra, im Hörsaal gibt es ein Epidiaskop, der Vorlesungstisch ist lang und massiv, versorgt mit Gas, Wasser und elektrischem Strom. Neben dem Hörsaal gibt es ein Vorbereitungszimmer, in dem gewöhnlich die Vorlesungsexperimente und Demonstrationen vorbereitet werden. Der folgende Raum in der mittleren Etage ist für Vivisektionsexperimente vorgesehen, letztere werden auch im Vorbereitungszimmer durchgeführt, wo ein Kymograph steht. Unmittelbarer Leiter für experimentelle Arbeiten ist Professor FRÖHLICH.[9] Im Durchgang neben dem Hörsaal sind Schränke mit Sammlungen pharmazeutischer Präparate aufgestellt, die nicht in alphabetischer Reihenfolge, sondern in pharmakologischen Gruppen aufgestellt sind. Jede Gruppe hat eine andere allgemeine Nummer. Jedes einzelne Präparat einer Gruppe hat außer der Gruppennummer eine individuelle Nummer. Hier befindet sich auch das Lager der Tabellen und Diagramme, die bei den Vorlesungen gezeigt werden. In dieser Etage befindet sich auch die Institutsbibliothek, der Eingang liegt separat neben dem Eingang für die Studenten in den Hörsaal. Sie ist gut aufgestellt und hat die wichtigsten Fachzeitschriften und eine Reihe von Handbüchern. Für die Nutzung der Bibliothek zahlt jeder Mitarbeiter zwei Kronen pro Semester.

In der unteren Etage befindet sich der Operationssaal, die Klinik für die operierten Tiere, der Raum für septische Verbände, der Raum für die Untersuchungen zum Stoffaustausch, das serobakteriologische Zimmer und die Dunkelkammer für Fotoarbeiten. Außerdem befindet sich hier noch ein Raum für den Assistenten und die Mechanikerwerkstatt, die auch einen separaten Ausgang auf den Korridor besitzt. Der Operationssaal ist relativ klein, hat aber zwei breite Fenster. In ihm befinden sich nur der Operationstisch, ein Waschbecken, ein Schrank mit Instrumenten und reichlich Verbandmaterial. Der Operationstisch ist aus Metall und wird elektrisch beheizt, ihn hat der Institutsmechaniker konstruiert, die Kosten für seinen Bau betragen 700 Kronen. Das Operationsfeld wird durch acht kleine elektrische Lämpchen erhellt, sie erhitzen den Raum sehr stark, insbesondere wenn sie längere Zeit brennen, so dass das Arbeiten für den Operateur schwierig wird. Das Tier wird durch eine kombinierte Methode narkotisiert, die Mittel sind Morphin[10] und Scopolamin[11] sowie Äther. Das Operationsfeld wird nach dem Waschen mit Jodtinktur keimfrei gemacht. [...] Außer den beschriebenen Räumen wurde in letzter Zeit im Keller noch ein Raum für das Institut vorbereitet, wo ein Saitengalvanometer[12] aufgestellt werden soll. In der unteren Etage befinden sich noch viele Apparate und Geräte wie etwa zwei elektrische Zentrifugen, ein elektrischer Trockenschrank, eine hydraulische Presse, ein Autoklav,[13] Destillationsapparate für Wasser und Äther. Alle drei Etagen sind zum Transport mit einem Lift verbunden.

Für die Versuchstiere hat man im Hof neben dem Institut ein steinernes Häuschen gebaut. Zwischen dem Institut und dem Häuschen wurde eine asphaltierte Fläche geschaffen, die vom übrigen Hof durch ein hohes Eisengitter getrennt ist. Auf dieser Fläche lässt man die Hunde herumtollen, dort gibt es einen Wasserhahn zum Reinigen der Boxen. Das Vivarium[14] hat drei Abteilungen, je für Katzen, Hunde und Kaninchen, gemeinsam mit den Kaninchen werden Meerschweinchen gehalten. Kleintiere, wie weiße Mäuse, vermehrt man in Kisten, über die man ein feinmaschiges Drahtnetz spannt. Die Fußböden im Vivarium sind zementiert, sie werden wöchentlich am Sonnabend gereinigt, dann wird auch die Einstreu erneuert und die Fußböden mit der Bürste gescheuert. Außer Hafer und Grieß füttert man den Mäusen, besonders den jungen, noch Weißbrot, angerührt mit Milch. Kaninchen werden mit Grünzeug gefüttert, wie Kohlblätter, Kohlstrünke, Klee, Gras und Hafer. Hunde erhalten gewöhnlich Pansen vom Stier, mit Wasser eingeweicht, aber manchmal auch Fleisch. Hunde während der Versuche, besonders die frisch operierten, erhalten spezielles Futter in Abhängigkeit vom Einzelfall. Das Futter und die Verantwortung für die Tiere gehört zu den dienstlichen Pflichten des Präparators des Instituts. Weil das Institut die Möglichkeit hat, zu einer beliebigen Zeit des Jahres Frösche zu erhalten, so legt man keine großen Vorräte für den Winter an. Die Frösche werden in kleinen tönernen Waschbecken mit Wasseranschluss gehalten, sehr häufig braucht man viele Exemplare von Rana esculenta.[15] Es ist besonders wichtig, dass das Wiener Institut die Möglichkeit hat, zu jeder Zeit Riesenfrösche aus Ungarn zu bekommen. Mit solchen großen Exemplaren kann man Experimente durchführen, die mit gewöhnlichen Fröschen undurchführbar sind, z. B. Untersuchungen zum Nervensystem und Zirkulationsexperimente.

Bei der Arbeit im Institut muss man für verschiedene Tiere bezahlen, ein Exemplar von Rana esculanta oder Rana temporaria[16] kostet 30 Heller (ca. 12 Kopeken), der große ungarische Frosch kostet 50 Heller (ca. 20 Kopeken). Wenn man einen kleineren bis mittleren Hund von vier bis acht Kilogramm für ein Experiment braucht, so kostet das Tier sechs bis acht Kronen, größere Exemplare sogar zehn bis zwölf Kronen, das entspricht ca. vier bis sechs Rubel. Der Unterhalt für einen vergleichsweise kleinen Hund kostet zwischen zehn und zwölf Kronen im Monat.

Das Institut hat zwei Bedienstete, die die ganze Arbeit im Institut bewältigen. Einer von ihnen ist als Präparator tätig, der andere ist Mechaniker. Nachmittags kommt noch eine Frau, die sich hauptsächlich damit beschäftigt, in den Laboratorien die schmutzigen Glasgeräte zu reinigen. Die beiden Diener sind angewiesen, allen im Institut Arbeitenden zu helfen. Die Dienstzeit im Institut geht von 8 bis 19 Uhr mit zwei Stunden Mittagspause von 13 bis 15 Uhr, am Sonnabend wird nur bis 13 Uhr gearbeitet. Wegen der großen Zahl der Mitarbeiter, die experimentell arbeiten, denen nur zwei Diener helfen können, regelt sich die Anzahl der Experimente auf diese Weise. An einer besonderen Tafel schreibt jeder, der einen Versuch plant, den Tag und die Stunde, das erforderliche Versuchstier, die Art des Experiments und seinen Familiennamen. Das betrifft nur die ersten fünf Tage der Woche, weil am Sonnabend aus Zeitmangel keine komplizierten Experimente durchgeführt werden, die fremde Hilfe brauchen. Dank einer solchen Planung hat der Diener die Möglichkeit, seine Arbeitszeit ebenfalls zu planen und für jeden alles Notwendige für das Experiment vorzubereiten.

Die Regeln, nach denen sich alle Mitarbeiter im Institut richten sollen, lauten wie folgt:

- Personen, die im Pharmakologischen Institut zu arbeiten wünschen, sollten nach einem Vorgespräch mit dem Direktor in der Quästur der Universität die vereinbarte Labortaxe im Umfang von 60 Kronen pro Semester für die ihnen bereitgestellte kostenlose Nutzung des Institutsinventars und Materials einzahlen. Ungeachtet dessen hat der Arbeitende für Tiere, Äther, Alkohol und andere Lösungsmittel, für präparative Arbeiten sowie auch für teure Präparate zu bezahlen.
- Betreffend den Erwerb von Versuchstieren, aber auch deren Nahrung sowie deren Versorgung hat sich der Arbeitende an den Verantwortlichen für diese Dinge Herrn I. Sch. zu wenden, ihm soll er die wöchentlichen Kosten entrichten.

- Der Arbeitende soll sofort alle Sachen in das Verlustbuch mit Datum und seiner Unterschrift eintragen, die von ihm zerbrochen oder beschädigt worden sind, um nach Möglichkeit das Zerbrochene umgehend zu ersetzen. Dabei gilt, dass nur bei besonders wertvollen Gegenständen der Preis vom Arbeitenden zu entrichten ist.
- Alle Bestellungen auf Kosten des Instituts werden durch den Institutsdiener ausgeführt.
- Für den Gebrauch von Büchern und Zeitschriften steht für alle die Bibliothek zur Verfügung, Bücher dürfen nur in Ausnahmefällen und nur mit einer besonderen Genehmigung des Bibliothekars mit nach Hause genommen werden.
- Die Arbeitenden verpflichten sich, alle ihre zukünftigen Mitteilungen auf der Grundlage der hier durchgeführten Arbeiten dem Institutsdirektor vorzulegen und nur mit seiner Einwilligung zu veröffentlichen, die Autoren erhalten 150 Sonderdrucke.

Für meine persönliche Arbeit erhielt ich von Professor MEYER zwei Themen, das erste Thema lautete: Der Einfluss von Licht auf die Bewegung des Darmes. Dieses Thema blieb leider unbearbeitet, ungeachtet seines Interesses. Das hing teilweise damit zusammen, dass ich meine ersten Versuche zu dem zweiten Thema machte, als Material dazu diente Folgendes. Im Herbst 1912 erhielt das Institut aus Brasilien von der pharmazeutischen Firma I. E. Silva Araujo & Co. in Rio de Janeiro mehr als 100 pflanzliche pharmazeutische Präparate. Diese und andere Arzneimittelformen, hauptsächlich verschiedene Extrakte, gebraucht man in Brasilien, teils vom Arzt verschrieben, teils als Hausmittel, mit gutem Erfolg. Die Anwendung ist bisher rein empirisch, weil die Pharmakodynamik dieser Stoffe vollkommen unerforscht ist. Auf Vorschlag von Professor MEYER wählte ich von diesen Präparaten jene aus, die als Diuretika[17] gebraucht werden, in Übereinstimmung mit dem Wunsch der Firma betrug die Anzahl dieser Präparate 25.[18] Aus dem zur Verfügung stehenden Material war es nötig, aus verschiedenen Extrakten mit Alkohol oder Wasser salzhaltige, saure und alkalische Auszüge herzustellen und dann die einzelnen Extrakte am Tierversuch an Fröschen und Hunden zu testen. Bei Fröschen hat man vorgesehen, neben der allgemeinen Wirkung auch die Wirkung auf das Herz zu untersuchen, um einen Stoff analog zum Fingerhut (Digitalis)[19] zu finden. Die diuretische Wirkung der genannten Stoffe sollte an Hunden getestet werden, denen man eine dauerhafte Fistel in die Harnblase nach BORODENKO[20] mit einer besonderen Kanüle nach SCHWARZ und WIECHOWSKI legen kann.[21] Nach einer solchen Methode arbeiteten über Diurese im Wiener Pharmakologischen Institut W. GINSBERG[22] und D. COW.[23]

Nach einem derartigen Plan gelang es mir, nur einen Teil des Materials zu untersuchen, hauptsächlich die alkoholischen sowie einen Teil der wässrigen Extrakte. Es wurde an Hunden untersucht, die Eingabe erfolgte per os:[24] Abutua, Carrapicho, Cipo cabelludo, Grumixameira, Herva de cobra, Iarrinha, Mastruço, Panacea, Pé de perdiz, Pipi, Umbambra. Ich habe nicht das Recht, aus diesen Versuchen irgendwelche Schlussfolgerungen zu ziehen, da die Untersuchungen nicht abgeschlossen sind. Ich erwähne nur, dass eine klare Verstärkung der Diurese nur bei Iarrinha (50 cm^3 alkoholischer Extrakt per os) und Carrapicho (25 cm^3 wässriger Extrakt per os) erhalten wurde. Die übrigen untersuchten Stoffe hatten entweder keinen Einfluss auf die Diurese oder sie riefen nur eine schwache und kurzzeitige Diurese hervor. Ich erlaube mir hier, die Operation zum Legen einer Fistel in die Harnblase und den Ablauf einer Untersuchung der Diurese zu beschreiben.[25] [...]

An Fröschen wurden untersucht: Abutua, Alfavaco do campo, Caroba, Carrapicto, Cainea, Chapeo de couro, Cipo cabelludo, Damiana, Grumixameira, Herva de bicho, Herva tostâo, Jarrinha, Mastruço, Panacea, Pe de perdiz, Pipi, Umtauba. Allgemeine toxische Wirkung zeigten nur Extrakte von Abutua. Die Frösche starben nach 15 bis 17 Stunden, nach einer Injektion unter die Haut von 2cm^3 20% alkoholischen Auszugs, d. h. von 0,4 g des Ausgangsmaterials. Die restlichen Stoffe in der angegebenen Dosis zeigten keinerlei allgemeine Wirkung oder riefen nur schwache und nur kurzzeitige Störung der Koordination der Bewegung hervor.

Aus vorläufigen Proben an isolierten Froschherzen ergab sich, dass nur Iarrinha (wässriger Auszug), Carrapicto und Pe de perdiz (alkoholischer Auszug) eine Verstärkung der Arbeit des Herzens bewirkte. Dabei erinnerte die Wirkung von Carrapicto an die Wirkung von Digitalis. Die restlichen Stoffe beeinflussten die Herztätigkeit nicht merklich.

Gegenstand der nächsten Arbeit war die Frage der Bedeutung von Kalzium bei der Wirkung von Oxalsäure. Diese Arbeit wurde mit Fröschen nach der Methode[26] von LÄWEN[27] und TRENDELENBURG[28] durchgeführt, es gelang mir, sie zu beenden. Ihre Resultate werden veröffentlicht.

Auf Vorschlag von Professor PICK begann ich schließlich noch eine Reihe von Versuchen über die Wechselwirkungen von Nikotin und einer Reihe von Basen, z. B. Tyramin,[29] Histamin[30] in ihrer Wirkung auf die peripheren Gefäße des Frosches. Einen Teil der Versuche machte ich in Wien, die restlichen wurden von mir hier[31] durchgeführt. [...]

Hinsichtlich der Vorlesungen im Fach Pharmakologie muss ich bemerken, dass im Wintersemester an der Wiener Universität Experimentelle Pharmakologie vier Stunden pro Woche gelesen wird und im Sommersemester Toxikologie und Rezeptur gleichfalls vier Stunden pro Woche. Kurse in Balneologie und Diätetik liest man für Kliniker. Ein Praktikum in Pharmakologie für Studenten gibt es an der Wiener Universität nicht, es gibt nur Übungen im Ausstellen von Rezepten während der Vorlesungen im Kurs Rezeptierkunde. Wenn sich eine Möglichkeit ergab, bemühte ich mich, die Vorlesungen zu besuchen, ich interessierte mich auch für die Demonstrationen während der Vorlesungen. Professor MEYER illustriert seine Vorlesungen mit vielen Experimenten, oft sehr schwierigen, und auch mit einer Fülle von Tabellen, Zeichnungen und Diagrammen.

Zum Schluss möchte ich noch einen sehr sympathischen Brauch erwähnen. Alle zwei Wochen am Freitag versammeln sich alle Institutsangehörigen um 19 Uhr in der Wohnung von Professor MEYER zum sogenannten Referateabend. Hier wird die aktuelle Literatur referiert und gemeinsam diskutiert. Man betrachtet nicht nur rein pharmakologische Arbeiten, sondern auch physiologische, biologische, serologische und physiologisch-chemische Veröffentlichungen. Die Referierung liegt bei den Assistenten und Mitarbeitern des Instituts. Ausländer, die im Allgemeinen die deutsche Sprache nicht frei sprechen, sind davon befreit. Der Nutzen einer solchen gemeinsamen Diskussion verschiedener Fragen und die Vielseitigkeit ihrer Einschätzung sind für alle Teilnehmer ohne Zweifel sehr groß.

Das Prinzip der kollegialen Solidarität und gegenseitiger Hilfe herrscht im Institut von Professor MEYER. Jeder Mitarbeiter dort diskutiert mit den Kollegen seine Ergebnisse und hilft gern mit Wort und Tat. Das aufmerksame, kollegiale Verhältnis, beginnend mit dem Chef, macht es angenehm, im Wiener Pharmakologischen Institut zu arbeiten.

In Wien existiert eine Gesellschaft der Ärzte unter dem Namen „K. k. Gesellschaft der Aerzte in Wien“.[32] Sie ist nicht weit vom Pharmakologischen Institut in der Frankgasse untergebracht. Die Gesellschaft verfügt über eine großartige Bibliothek mit einem Lesesaal. Durch Empfehlung eines Mitglieds der Gesellschaft ist es möglich, eine Karte zu erhalten, die einem das Recht gibt, die Bibliothek zu nutzen. Eine Karte für einen Monat kostet fünf Kronen (ca. zwei Rubel). Der Lesesaal ist fast den ganzen Tag geöffnet, was die Nutzung sehr erleichtert.

Ich beende diesen kurzen Bericht und betrachte es als angenehme Pflicht, der Kaiserlichen Universität Jur'ev für die materielle Unterstützung von 250 Rubel meine tiefe Dankbarkeit auszudrücken.

Anmerkungen

[1] Pfrepper 2012, 35, 36, 171.
[2] Voroncov 1914.
[3] Hans Horst Meyer (1853-1939), vgl. Anm. 80 Reisebericht Gulevič S. 255.
[4] Hermann von Tappeiner (1847-1927), Mediziner, Chemiker, 1877-1879 Privatdozent für Physiologische Chemie an der Universität München, 1879-1887 Professor für Physiologie und Diätetik an der Königlichen Central-Tierarzneischule München, 1887-1893 a.o. Professor für Medizinische Chemie und Pharmakologie und 1893-1923 o. Professor für Pharmakologie an der Universität München.
[5] Aršin ist ein altes russisches Längenmaß und beträgt 0,7112 m.
[6] Zum Polarisationsapparat vgl. Anm. 55 im Reisebericht Tichonovič S. 67.
[7] Ernst Peter Pick (1872-1960), Mediziner, 1899-1911 Assistent und Leiter der biochemischen Abteilung des Serotherapeutischen Instituts Wien, 1911-1912 Privatdozent, 1912-1924 a.o. und 1924-1938 o. Professor für Pharmakologie und Toxikologie an der Universität Wien, 1938 Emigration in die USA.
[8] Erich Knaffl-Lenz (1880-1962), Mediziner, 1909-1914, Assistent, 1914-1919 Privatdozent, 1919-1922 a.o. Titular-Professor und seit 1923 a.o. Professor für Pharmakologie und Toxikologie an der Universität Wien.
[9] Alfred Fröhlich (1871-1953), Mediziner, 1908-1912 Privatdozent, 1912-1923 a.o. und seit 1923 o. Professor für Pharmakologie an der Universität Wien.
[10] Zu Morphin vgl. die Anm. 70 im Reisebericht Ščerbačev S. 275.
[11] Scopolamin (Hyoscin) ist ein giftiges Alkaloid der Nachtschattengewächse wie Stechapfel oder Bilsenkraut, kommt auch in der Engelstrompete vor. Bei niedriger Dosierung wirkt es beruhigend, bei höherer führt es zu Apathie und zum Tode.
[12] Zum Saitengalvanometer vgl. die Anm. 33 im Reisebericht Orbeli S. 325.
[13] Der Autoklav (lat./griech. selbstverschließend) ist ein gasdicht verschließbarer Druckbehälter, der für die thermische Behandlung von Stoffen im Überdruckbereich eingesetzt wird, z. B. zur Sterilisation.
[14] Das Vivarium (lat. Behälter für lebende Tiere) ist eine Tierhaltungsanlage zur Aufzucht und Pflege lebender Kleintiere.
[15] Rana esculenta ist der Teichfrosch aus der Gattung der Echten Frösche.
[16] Rana temporaria ist der Grasfrosch aus der Gattung der Echten Frösche.
[17] Ein Diuretikum ist ein Wirkstoff, der eine Ausschwemmung von Wasser aus dem menschlichen oder tierischen Körper durch die Niere (Diurese) bewirkt.
[18] Siehe Originalreisebericht von Voroncov S. 10-11.
[19] Zu Digitalis vgl. Anm. 86 im Reisebericht Stadion S. 150.
[20] Es handelt sich wahrscheinlich um den Mediziner Fedor Semenovič Borodenko.
[21] In der Arbeit von Ginsberg (Anm. 22) S. 382 ist als Literaturquelle der Methode angegeben: Schwarz und Wiechowski, Verhandlungen der physiologisch-morphologischen Gesellschaft in Wien vom 20.01.1911.
[22] Ginsberg, Wilhelm: Diureseversuche. Archiv für experimentelle Pathologie und Pharmakologie 69 (1912), 381-392.
[23] Douglas Vernon Cow (1880-1921), Mediziner. Cow, Douglas: Einige Studien über Diurese. Archiv für experimentelle Pathologie und Pharmakologie 69 (1912), 393-411.

[24] Per os ist die medizinische Bezeichnung für die Gabe von Arzneimitteln oder anderen Stoffen über den Mund oder das Maul.
[25] In den Arbeiten von Ginsberg und Cow werden die Methoden beschrieben.
[26] Läwen verwendete für pharmakologische Forschungen Blutgefäße von Fröschen und führte dazu eine Methode ein, die später von Paul Trendelenburg weiterentwickelt und unter dem Namen Läwen-Trendelenburgsches Froschpräparat bekannt wurde.
[27] Arthur Läwen (1876-1958), Mediziner, Chirurg.
[28] Paul Trendelenburg (1884-1931), Mediziner, Pharmakologe.
[29] Tyramin ist ein Amin, das bei der Zersetzung von Eiweißen entsteht und häufig ein natürlicher Begleitstoff von Nahrungsmitteln ist, die durch Gärung oder Fermentation hergestellt werden, z. B. Käse, Rotwein.
[30] Histamin kommt in menschlichen, tierischen und auch pflanzlichen Organismen vor, wirkt als Gewebshormon und Neurotransmitter, spielt eine wichtige Rolle bei allergischen Reaktionen und ist am Immunsystem beteiligt.
[31] Lehrstuhl für Pharmakologie der Universität Jur'ev.
[32] Die Gesellschaft der Ärzte in Wien wurde als Verein im Jahre 1837 gegründet, dessen Hauptaufgabe die Weiterbildung von Medizinern ist. Seit 1893 bis heute ist der Sitz der Gesellschaft das Billrothhaus [Theodor Billroth (1829-1894), vgl. Anm. 16 im Reisebericht Kovalevskij S. 109] in der Frankgasse 8.

Quellen- und Literaturverzeichnis

Ungedruckte Quellen

CDIAKU – Central'nyj Deržavnij Istoričnij Archiv Ukraïni Kiïv (Zentrales Staatliches Historisches Archiv der Ukraine Kiev)

M. N. P. Soveta Imperatorskago Universiteta Sv. Vladimira, Ego Prevoschoditel'stvu, Gospodinu Popečitelju Kievskago Učebnago Okruga (Schreiben des Rates der Kaiserlichen Universität Hl. Vladimir an Seine Exzellenz den Kurator des Unterrichtsbezirks Kiev, Kiev 31. Dezember 1869), f. 707, op. 36, d. 4, ll. 3, 3ob.

Ministerstvo Narodnago Prosveščenija, Departement, Gospodinu Popečitelju Kievskago Učebnago Okruga (Schreiben des Ministeriums für Volksaufklärung, Departement, an den Herrn Kurator des Unterrichtsbezirks Kiev, Kiev 11. Februar 1870, Nr. 1701), f. 707, op. 36, d. 4, ll. 15, 15ob.

M. N. P. Rektor Imperatorskago Universiteta Sv. Vladimira Kiev, Ego Prevoschoditel'stvu, Gospodinu Popečitelju Kievskago Učebnago Okruga (Schreiben des Rektors der Kaiserlichen Universität Hl. Vladimir an Seine Exzellenz den Kurator des Unterrichtsbezirks Kiev, Kiev 19. März 1870, Nr. 510), f. 707, op. 36, d. 4, l. 32.

M. N. P. Rektor Imperatorskago Universiteta Sv. Vladimira Kiev, Ego Prevoschoditel'stvu, Gospodinu Popečitelju Kievskago Učebnago Okruga (Schreiben des Rektors der Kaiserlichen Universität Hl. Vladimir an Seine Exzellenz den Kurator des Unterrichtsbezirks Kiev, Kiev 22. April 1870, Nr. 681), f. 707, op. 36, d. 4, l. 48.

M. N. P. Soveta Imperatorskago Universiteta Sv. Vladimira, Ego Prevoschoditel'stvu, Gospodinu Popečitelju Kievskago Učebnago Okruga (Schreiben des Rates der Kaiserlichen Universität Hl. Vladimir an Seine Exzellenz den Kurator des Unterrichtsbezirks Kiev, Kiev am 12. April 1871), f. 707, op. 36, d. 4, l. 147.

CIAM – Central'nyj Istoričeskij Archiv Moskvy (Zentrales Historisches Archiv Moskau)

Proekt instrukcii Doktoru Mediciny Pavlu Ėjnbrodtu, kotorago Medicinskij fakul'tet predlagaet otpravit' na dva goda za granicu, dlja togo, čto by on prigotovitsja zanjat' kafedru Fiziologii i Sravnitel'noj Anatomii (Projekt einer Instruktion für Dr. med. Pavel P. Ėjnbrodt, dem die Medizinische Fakultät vorschlägt, für zwei Jahre ins Ausland zu fahren, um sich für die Übernahme des Lehrstuhls für Physiologie und Vergleichende Anatomie vorzubereiten), f. 418, op. 364, d. 97, ll. 5, 5ob.

V Medicinskij Fakul'tet Imperatorskago Moskovskago Universiteta nachodjaščagosja za graniceju dlja usoveršenstvovanija v Fiziologii zdorovago čeloveka i Sravnitel'noj Anatomii Doktora mediciny Pavla Ėjnbrodta. Donesenie (An die Medizinische Fakultät der Kaiserlichen Universität Moskau von Dr. med. Pavel Ėjnbrodt, der sich im Ausland zur Vervollkommnung in Physiologie des gesunden Menschen und in Vergleichender Anatomie befindet. Bericht), f. 418, op. 364, d. 97, ll. 6, 6ob., 7.

V Medicinskij Fakul'tet Imperatorskago Moskovskago Universiteta nachodjaščagosja za graniceju dlja usoveršenstvovanija v Fiziologii zdorovago čeloveka i Sravnitel'noj Anatomii Doktora mediciny Pavla Ėjnbrodta. Donesenie (An die Medizinische Fakultät der Kaiserlichen Universität Moskau von Dr. med. Pavel Ėjnbrodt, der sich im Ausland zur Vervollkommnung in Physiologie des gesunden Menschen und in Vergleichender Anatomie befindet. Bericht), f. 418, op. 364, d. 97, ll. 9, 9ob.

Otčet za zimnij semestr 1898/99 goda komandirovannago za granicu s naučnoj cel'ju privatdocenta Imperatorskago Moskovskago Universiteta, doktora mediciny Vladimira Guleviča (Bericht für das Wintersemester 1898/99 vom mit wissenschaftlichem Ziel ins Ausland kommandierten Privatdozenten der Kaiserlichen Universität Moskau, Dr. med. Vladimir Gulevič), f. 418, op. 405, d. 28, ll. 82-103ob.

V Sovet Imperatorskago Moskovskago Universiteta. Ot Lekarja Nikolaja Ljaskovskago Donesenie (An den Rat der Kaiserlichen Universität Moskau von dem Arzt Nikolaj Ljaskovskij, Bericht), f. 418, op. 13, d. 197, ll. 1, 2.

RGIA – Rossijskij Gosudarstvennyj Istoričeskij Archiv St. Peterburga (Russisches Staatliches Historisches Archiv St. Petersburg)

Instrukcija Doktoru Mediciny Aleksandru Babuchinu dlja zanjatii ego za graniceju (Instruktion für die Auslandsstudien von Dr. med. Aleksandr Babuchin), f. 733, op. 141, d. 19, l. 7, 7ob.

Instrukcija. G. Doktorantu Kovalevskomu komandiruemomu za granicu dlja usoveršenstvovanija v Fiziologii i Obščej Patologii (Instruktion. Herrn Doktorand Kovalevskij, der ins Ausland zur Vervollkommnung in Physiologie und Allgemeiner Pathologie entsendet wurde), f. 733, op. 5, d. 238, ll. 24, 25.

Po predvaritel'nomu soveščaniju s G. Professorom F. V. Ovsjannikovym, ja (N. O. Kovalevskij) predpolagaju raspredelit' svoi zanjatija za graniceju sledujuščim obrazom [Nach vorhergehender Beratung mit Professor F. V. Ovsjannikov habe ich (N. O. Kovalevskij) vor, meine Studien im Ausland auf folgende Weise zu betreiben], f. 733, op. 5, d. 238, ll. 2, 2ob.

Instrukcija g. Kandidatu S. Peterburgskago Universiteta N. Bakstu dlja rukovotstva vo vremja prebyvanija ego s učenoju celiju za graniceju (Instruktion für Herrn Kandidaten der St. Petersburger Universität N. Bakst als Leitfaden während der Zeit seines Aufenthaltes mit wissenschaftlichem Ziel im Ausland), f. 733, op. 141, d. 25, ll. 63, 63ob.

Ego Prevoschoditel'stvu Gospodinu Upravljajuščemu Ministerstvom Narodnago Prosveščenija Tajnomu Sovetniku i Kavaleru Ivanu Davidoviču Deljanovu ot doktora mediciny Vladimira Dybkovskago. Prošenie (Seine Exzellenz Herrn Minister für Volksaufklärung Geheimrat und Kavallier Ivan Davydovič Deljanov von Dr. med. Vladimir Dybkovskij. Gesuch), f. 733, op. 141, d. 40, ll. 44, 44ob.

Gedruckte Quellen

Anonym 1854 – Denkschrift zur Feier des zehnjährigen Stiftungsfestes des Vereins Deutscher Aerzte in Paris: zugleich als Erinnerung an die vor 25 Jahren stattgefundene erste Vereinigung Deutscher Heilkundiger in Paris; allen ehemaligen Mitgliedern zum Andenken an Paris gewidmet. Paris 1854.

Anonym 1855 – Biografičeskij slovar' professorov i prepodavatelej Imperatorskago Moskovskago universiteta, za istekajuščee stoletie, so dnja, učreždenija janvarja 12-go 1755 goda, po den' stoletnjago jubileja janvarja 12-go 1855 goda, sostavlennyj trudami professorov i prepodavatelej, zanimavšich Kafedry v 1854 g, i raspoložennyj po azbučnomu porjadku. Bd. 1. Moskva 1855.

Anonym 1874 – Beitraege zur Anatomie und Physiologie als Festgabe Carl Ludwig zum 15. October 1874 gewidmet von seinen Schuelern. Leipzig 1874.

Bidder 1959 – Heinrich Friedrich Bidder: Aus dem Leben eines Dorpater Universitätslehrers. Erinnerungen des Mediziners Prof. Dr. Friedrich von Bidder 1810-1894. Würzburg 1959 (Ostdeutsche Beiträge aus dem Göttinger Arbeitskreis 11).

Blumenthal 1900 – Philipp Blumenthal: Das bacteriologisch-chemische Institut in Moskau und seine Wirksamkeit im Laufe der beiden letzten Jahre. Deutsche Medizinische Wochenschrift 26 (1900), 456-458.

Butlerow 1865 – A[lexander] Butlerow: Zur Geschichte der Darstellung des Acetylens. Annalen der Chemie und Pharmacie 136 (1865), 354-355.

Dogel' 1896 – Ivan Michajlovič Dogel': C. Ludwig, kak učenyj i kak učitel'. Sonderdruck Kazan' 1896.

Gureeva/Kuljabko/Merkulov 1970 – N. M. Gureeva, Elena Sergeevna Kuljabko, Vasilij Lavrent'evič Merkulov (Sost.): Perepiska I. P. Pavlova. Leningrad 1970.

Häberle 1913 – Daniel Häberle: Die Gesellschaft für Naturwissenschaft und Heilkunde zu Heidelberg (1818-1847), die Vorläuferin des Naturhistorisch-Medizinischen Vereins zu Heidelberg (seit 1856). Heidelberg 1913.

Hering 1909 – Ewald Hering: Das Physiologische Institut. In: Rektor und Senat (Hgg.): Festschrift zur Feier des 500jährigen Bestehens der Universität Leipzig. 3. Bd. Die Institute der Medizinischen Fakultät an der Universität Leipzig 1409-1909. Leipzig 1909, 21-38.

Makarov 1986 – Vjačeslav Aleksandrovič Makarov: Aleksej Matveevič Filomafitskij. Moskva 1986.

Miram 1884 – 121. Miram, Ė. Ė., ordin. prof. fiziologii zdorovago čeloveka. 1842-1862. In: Vladimir Stepanovič Ikonnikov (Red.): Biografičeskij slovar' professorov i prepodavatelej Imperatorskago universiteta Sv. Vladimira (1834-1884). Kiev 1884, 430-440.

Orbeli 1966 – Leon Abgarovič Orbeli: Vospominanija. Moskva, Leningrad 1966.

Ovsjannikov 1862 – Filipp Vasil'evič Ovsjannikov: Otčet o putešestvii za granicu v 1860-61 godu. Učenyja zapiski Imperatorskago Kazanskago Universiteta po Otdeleniju Fiziko-matematičeskich i Medicinskich nauk. Kazan' 1862.

Pal'drok 1912 – Aleksandr Karlovič Pal'drok: Pervaja ėkskursija studentov-medikov Imperatorskago Jur'evskago Universiteta v Germaniju pod rukovodstvom A. K. Pal'droka s 13 dekabrja 1910 goda po 17 janvarja 1911 goda. Učenyja zapiski Imperatorskago Jur'evskago universiteta 20 (1912) 3, 1-11.

Pirogov 1910 – Nikolaj Ivanovič Pirogov: Sočinenija N. I. Pirogova. Tom Pervyj. Pedagogičeskija i publicističeskija stat'i. Kiev 1910.

Sečenov 1952 – Ivan Michajlovič Sečenov: Avtobiografičeskie zapiski. Moskva 1952.

Skvorcov/Bagalej 1905/06 – Irinarch Polichon'evič Skvorcov, Dmitrij Ivanovič Bagalej (Red.): Medicinskij fakul'tet Char'kovskago universiteta za 100 let ego suščestvovanija (1805-1905). 2 Bde. I. Istorija fakul'teta. II. Istoričeskie očerki kafedri. III. Biografičeskij slovar' professorov i prepodavatelej. Char'kov 1905/06.

Slovcov 1905 – Boris Ivanovič Slovcov: Iz otčeta o zagraničnoj komandirovke. St. Peterburg 1905.

Ščerbačev 1905 – Dmitrij Michajlovič Ščerbačev: Vospominanija o pervoj poezdke za granicu v Strasburg. Pr.-doc. D. Ščerbačeva. Moskva 1905 = Farmacevt 1905.

Voroncov 1914 – Vasilij Nikolaevič: Otčet o zagraničnoj komandirovke v 1912/13 učebnomu godu. Učenyja zapiski Imperatorskago Jur'evskago universiteta 22 (1914) 12, 3-19.

Zagoskin 1904 – Nikolaj Pavlovič Zagoskin: Biografičeskij slovar' professorov i prepodavatelej Imperatorskago Kazanskago universiteta (1804-1904). Čast' vtoraja. Kazan' 1904.

ŽMNP 1843 – Otčet za pervoe polugodie prebyvanija za graniceju studenta Chodneva. (Bericht über das erste Halbjahr des Aufenthalts im Ausland des Studenten Chodnev). Žurnal ministerstva narodnogo prosveščenija 39 (1843) IV, 1-10.

ŽMNP 1863a – 7) Doktora mediciny A. Babuchina (7. Dr. med. A. Babuchin). Žurnal ministerstva narodnogo prosveščenija 119 (1863) II, 430-432.

ŽMNP 1863b – 4) Docenta universiteta sv. Vladimira, doktora mediciny, V. Stadiona (4. Dozent der Universität Hl. Vladimir, Dr. med. V. Stadion). Žurnal ministerstva narodnogo prosveščenija 117 (1863) II, 129-137.

ŽMNP 1863c – 2) Doktora Mediciny V. M. Stadiona (2. Dr. med. V. M. Stadion). Žurnal ministerstva narodnogo prosveščenija 117 (1863) II, 234-244.

ŽMNP 1863d – 5) Doktora mediciny Veniamina Stadiona (5. Dr. med. Venjamin Stadion). Žurnal ministerstva narodnogo prosveščenija 118 (1863) II, 73-79.

ŽMNP 1863e – 9) Doktora mediciny V. Stadiona (9. Dr. med. V. Stadion). Žurnal ministerstva narodnogo prosveščenija 119 (1863) II, 41-59.

ŽMNP 1863f – 17) Doktora mediciny V. M. Stadiona (17. Dr. med. V. M. Stadion). Žurnal ministerstva narodnogo prosveščenija 120 (1863) II, 73-90.

ŽMNP 1863g – 1) Doktoranta N. Kovalevskago (1. Doktorand N. Kovalevskij). Žurnal ministerstva narodnogo prosveščenija 118 (1863) II, 22-30.

ŽMNP 1863h – 13) Doktoranta N. Kovalevskago (13. Doktorand N. Kovalevskij). Žurnal ministerstva narodnogo prosveščenija 119 (1863) II, 71-77.

ŽMNP 1863i – 1) Doktora N. Kovalevskago (1. Doktor N. Kovalevskij). Žurnal ministerstva narodnogo prosveščenija 120 (1863) II, 547-551.

ŽMNP 1863j – 10) Magistra Tichonoviča 2-go (10. Magister Tichonovič II.). Žurnal ministerstva narodnogo prosveščenija 117 (1863) II, 68-83.

ŽMNP 1863k – 18) Magistra Tichanoviča 2-go (18. Magister Tichanovič II.). Žurnal ministerstva narodnogo prosveščenija 118 (1863) II, 122-129.

ŽMNP 1863l – 3) Magistra Tichanoviča 2-go (3. Magister Tichanovič II.). Žurnal ministerstva narodnogo prosveščenija 120 (1863) II, 4-9.

ŽMNP 1864a – 7) Doktora mediciny A. Babuchina (7. Dr. med. A. Babuchin). Žurnal ministerstva narodnogo prosveščenija 121 (1864) II, 436-449 und 449-461.

ŽMNP 1864b – 10) Doktora mediciny A. Babuchina (10. Dr. med. A. Babuchin). Žurnal ministerstva narodnogo prosveščenija 122 (1864) II, 921-922.

ŽMNP 1864c – 2) Doktora mediciny V. M. Stadiona (2. Dr. med. V. M. Stadion). Žurnal ministerstva narodnogo prosveščenija 121 (1864) II, 50-65.

ŽMNP 1864e – 6) Tichonoviča 2-go (Tichonovič II.). Žurnal ministerstva narodnogo prosveščenija 121 (1864) II, 72-77.

ŽMNP 1864f – 3) Magistra Tichonoviča 2-go (3. Magister Tichonovič II.). Žurnal ministerstva narodnogo prosveščenija 122 (1864) II, 852-858.

ŽMNP 1864g – 8) Doktora mediciny V. Stadiona (8. Dr. med. V. Stadion). Žurnal ministerstva narodnogo prosveščenija 122 (1864) II, 304-321.

ŽMNP 1864h – 13) Doktora mediciny V. Stadiona (13. Dr. med. V. Stadion). Žurnal ministerstva narodnogo prosveščenija 123 (1864) III, 145-167.

ŽMNP 1864i – 15) Tichonoviča 2-go (15. Ticonovič II.). Žurnal ministerstva narodnogo prosveščenija 123 (1864) III, 181-184.

ŽMNP 1864k – 21) Doktoranta Char'kovskago universiteta Nikolaja Zaleskago (21. Doktorand der Char'kover Universität Nikolaj Zalesskij). Žurnal ministerstva narodnogo prosveščenija 123 (1864) III, 199-232.

ŽMNP 1864l – 4) Doktoranta Nikolaja Zaleskago (4. Doktorand Nikolaj Zalesskij). Žurnal ministerstva narodnogo prosveščenija 124 (1864) III, 69-81.

ŽMNP 1864m – 4) Kandidata Nikolaja Baksta (4. Kandidat Nikolaj Bakst). Žurnal ministerstva narodnogo prosveščenija 123 (1864) III, 31-33.

ŽMNP 1864n – 4) Kandidata N. Baksta (4. Kandidat N. Bakst). Žurnal ministerstva narodnogo prosveščenija 124 (1864), 58-59.

ŽMNP 1865e – 3) Doktoranta Nikolaja Zaleskago (3. Doktorand Zalesskij). Žurnal ministerstva narodnogo prosveščenija 125 (1865) III, 125-137.

ŽMNP 1865f – 3) Doktoranta Nikolaja Zaleskago (3. Doktorand Zalesskij). Žurnal ministerstva narodnogo prosveščenija 127 (1865) III, 183-197.

ŽMNP 1865g – 4) Doktoranta Nikolaja Zaleskago (4. Doktorand Zalesskij). Žurnal ministerstva narodnogo prosveščenija 128 (1865) III, 268-290.

ŽMNP 1865h – 11) Kandidata Nikolaja Baksta (11. Kandidat Nikolaj Bakst). Žurnal ministerstva narodnogo prosveščenija 125 (1865) III, 101-102.

ŽMNP 1865i – 5) Kandidata N. Baksta (5. Kandidat N. Bakst). Žurnal ministerstva narodnogo prosveščenija 126 (1865), 33.

ŽMNP 1865j – 3) Doktora mediciny I. Dogelja (3. Dr. med. I. Dogel'). Žurnal ministerstva narodnogo prosveščenija 127 (1865), 89.

ŽMNP 1865k – 9) Doktora mediciny I. Dogelja (9. Dr. med. I. Dogel'). Žurnal ministerstva narodnogo prosveščenija 128 (1865) III, 55-58.

ŽMNP 1865l – 13) Doktora mediciny I. Dogelja (13. Dr. med. I. Dogel'). Žurnal ministerstva narodnogo prosveščenija 129 (1865) III, 175-176.

ŽMNP 1865m – 5) Doktora mediciny Dybkovskago (5. Dr. med. Dybkovskij). Žurnal ministerstva narodnogo prosveščenija 125 (1865) III, 139-140.

ŽMNP 1865n – 2) Doktora mediciny Dybkovskago (2. Dr. med. Dybkovskij). Žurnal ministerstva narodnogo prosveščenija 126 (1865) III, 138-147.

ŽMNP 1865o – 5) Doktora Dybkovskago (5. Dr. Dybkovskij). Žurnal ministerstva narodnogo prosveščenija 127 (1865) III, 208-215.

ŽMNP 1865p – 6) Doktora Dybkovskago (6. Dr. Dybkovskij). Žurnal ministerstva narodnogo prosveščenija 128 (1865) III, 162-172.

ŽMNP 1866a – 6) Doktoranta Nikolaja Zaleskago (6. Doktorand Zalesskij). Žurnal ministerstva narodnogo prosveščenija 130 (1866) III, 320-352.

ŽMNP 1866b – 10) Doktora mediciny I. Dogelja (10. Dr. med. I. Dogel'). Žurnal ministerstva narodnogo prosveščenija 130 (1866) III, 249-257.

ŽMNP 1866c – 5) Doktora mediciny I. Dogelja (5. Dr. med. I. Dogel'). Žurnal ministerstva narodnogo prosveščenija 131 (1866) III, 378-383.

ŽMNP 1866d – 10) Doktora mediciny Dybkovskago (10. Dr. med. Dybkovskij). Žurnal ministerstva narodnogo prosveščenija 129 (1866) III, 167-170.

Forschungsliteratur

Becker/Hofmann 1996 – Cornelia Becker, Eberhard Hofmann: Die Physiologische Chemie in Leipzig. Geschichte und Gegenwart. Beucha 1996.

Beneke 2005 – Klaus Beneke: Carl (Friedrich Wilhelm) Ludwig; Mitbegründer der messenden Experimentalphysiologie und der Erfinder des Kymographen. http://www.uni-kiel.de/anorg/lagaly/group/klausSchiver/ludwig.pdf (09.12.2005).

Birkenmaier 1992 – Willy Birkenmaier (Hg): Russica Palatina. Skripten der Russischen Abteilung des Instituts für Übersetzen und Dolmetschen der Universität Heidelberg. Nr. 20. Russische Stimmen aus Heidelberg II. Heidelberg 1992.

Birkenmaier 1996 – Willy Birkenmaier: Russica Palatina. Skripten der Russischen Abteilung des Instituts für Übersetzen und Dolmetschen der Universität Heidelberg. Nr. 27. Biographisches Lexikon des Russischen Heidelberg. Heidelberg 1996.

Bohley 2009 – Peter Bohley: Das Schloßlabor in der Küche von Hohentübingen. Wiege der Biochemie. Tübingen 2009 (Tübinger Besonderheiten 2).

Brenner 1992 – Peter J. Brenner (Hg.): Der Reisebericht. Die Entwicklung einer Gattung in der deutschen Literatur. 2. Aufl. Frankfurt am Main 1992.

Brenner 1990 – Peter J. Brenner: Der Reisebericht in der deutschen Literatur. Ein Forschungsüberblick als Vorstudie zu einer Gattungsgeschichte. Tübingen 1990 (2. Sonderheft Internationales Archiv für Sozialgeschichte der deutschen Literatur).

BSĖ 1973 – Bol'šaja Sovetskaja Ėnciklopedija Bd. 11. Moskva 1973.

Engelhardt 2000 – Dietrich von Engelhardt: Naturwissenschaften und Philosophie in N. M. Karamzins *Briefe eines reisenden Russen.* In: Ingrid Kästner, Regine Pfrepper (Hgg.): Medizin und Pharmazie im 18. und 19. Jahrhundert. Beiträge zur Geschichte der Wissenschaftsbeziehungen zwischen Deutschland und dem Russischen Reich. Aachen 2000 (Deutsch-russische Beziehungen in Medizin und Naturwissenschaften 2), 23-33.

Fischer 2010 – Marta Fischer: Russische Karrieren. Leibärzte im 19. Jahrhundert. Aachen 2010 (Relationes 4).

Fischer 2012 – Marta Fischer: Lebensmuster. Biobibliographisches Lexikon der Physiologen zwischen Deutschland und Russland im 19. Jahrhundert. Aachen 2012 (Relationes 9).

Geselevič/Falkova-Lifšic 1972 – Anatolij Michajlovič Geselevič, S. N. Falkova-Lifšic: S. P. Botkin i R. Virchov (k 150 letiju Rudol'fa Virchova). Kliničeskaja medicina 50 (1972) 3, 145-150.

Groeben 1993 – Christiane Groeben (Hg.): Karl Ernst von Baer (1792-1876), Anton Dohrn (1840-1909). Correspondence. Transactions of the American Philosophical Society 83 (1993) 3, 1-156.

Gunga 1989 – Hanns-Christian Gunga: Leben und Werk des Berliner Physiologen Nathan Zuntz (1847-1920). Husum 1989.

Heller 2007 – Andreas Heller: Hermann Welcker (1822-1897). Seine anatomischen Präparate und Modelle. Diss.med. Universität Halle Wittenberg 2007.

Kästner/Hahn 1999 – Ingrid Kästner, Susanne Hahn: Franz Heinrich Martens (1780-1805) und Wilhelm Gottlieb Tilesius (1769-1857) – eine Freundschaft im Zeichen von Medizin und Kunst. NTM. Internationale Zeitschrift für Geschichte und Ethik der Naturwissenschaft, Technik und Medizin N. S. 7 (1999), 231-243.

Kapitza 2004 – Babette Kapitza: Dr. Gustav Wilhelm Münter (1804-1870) und die Meckelschen Sammlungen. Diss.med.dent Halle-Wittenberg 2004. http://sun-doc.bibliothek.uni-halle.de/diss-online/04/04H116/index.htm (12.06.2012).

Kessler 1982 – Wolfgang Kessler: Kulturbeziehungen und Reisen im 18. und 19. Jahrhundert. In: Wolfgang Kessler, Henryk Rietz, Gert Robel (Hgg.): Kulturbeziehungen in Mittel- und Osteuropa im 18. und 19. Jahrhundert. Festschrift für Heinz Ischreyt. Berlin 1982 (Studien zur Geschichte der Kulturbeziehungen in Mittel- und Osteuropa IX), 263-290.

Kirsch 2009 – Frank-Peter Kirsch: Berliner Militärärzte im Labor von 1870-1895. Diss.rer.medic. Universität Berlin 2009. http://www.diss.fu-berlin.de/diss/ servlets/MCRFileNodeServlet/FUDISS_derivate_000000005654/ ELEKTRONISCHE_VERSION_FPKDR_09.pdf?hosts (20.07.2012).

Klanca 2010 – O. P. Klanca: Nikolaj Ivanovič Pirogov – rukovoditel' professorskogo instituta za granicej (1862-1866 gg.). Visnik morfologii 15 (2009) 1, 210-219.

Lesky 1965 – Erna Lesky: Die Wiener medizinische Schule im 19. Jahrhundert. Graz, Köln 1965 (Studien zur Geschichte der Universität Wien 6).

Lienert/Maaß 2005 – Marina Lienert, Anita Maaß: Vom Schwarzen Meer zur Kur nach Dresden – das Beispiel der deutsch-russischen Familie Falz-Fein. In: Ingrid Kästner, Regine Pfrepper (Hgg.): Deutsche im Zarenreich und Russen in Deutschland: Naturforscher, Gelehrte, Ärzte und Wissenschaftler im 18. und 19. Jahrhundert. Aachen 2005 (Deutsch-russische Beziehungen in Medizin und Naturwissenschaften 12), 297-318.

Mouktan 2004 – Agnessa V. Mouktan: Studienaufenthalte russischer Mediziner in Deutschland in der zweiten Hälfte des 19. Jahrhunderts. In: Ingrid Kästner, Regine Pfrepper (Hgg.): „... so ist die Naturwissenschaft das wahre internationale Band der Völker“. Wissenschaftsbeziehungen in Medizin und Naturwissenschaften zwischen Deutschland und dem Russischen Reich im 18. und 19. Jahrhundert. Aachen 2004 (Deutsch-russische Beziehungen in Medizin und Naturwissenschaften 9), 259-272.

Neumann 1987 – Daniela Neumann: Studentinnen aus dem Russischen Reich in der Schweiz 1867-1914. Zürich 1987.

Nolte 1993 – Anette Nolte: Russica Palatina. Skripten der Russischen Abteilung des Instituts für Übersetzen und Dolmetschen der Universität Heidelberg. Nr. 22. D. I. Mendeleev in Heidelberg. Heidelberg 1993.

Petrov 2002 – Fedor Aleksandrovič Petrov: Formirovanie sistemy universitetskogo obrazovanija v Rossii. Bd. 2. Moskva 2002.

Pfrepper 2002 – Regine Pfrepper: Der deutsch-russische Pharmazeut und Chemiker Johann Tobias Lowitz (1757-1804). Neue Materialien zur Biographie. In: Erich Donnert (Hg.): Europa in der Frühen Neuzeit. Festschrift für Günter Mühlpfordt. Bd. 6. Mittel-, Nord- und Osteuropa. Köln, Weimar, Wien 2002, 587-606.

Pfrepper/Pfrepper 2007 – Gerd Pfrepper, Regine Pfrepper: Emil Abderhalden und die russische Physiologie. In: Regine Pfrepper (Hg.): Medizin-, Pharmazie- und Wissenschaftsgeschichte vom Mittelalter bis zu Gegenwart. Festschrift für Ingrid Kästner zum 65. Geburtstag. Aachen 2007 (Deutsch-russische Beziehungen in Medizin und Naturwissenschaften 14), 209-224.

Pfrepper/Pfrepper 2008 – Regine Pfrepper, Gerd Pfrepper: Deutsch-russische Begegnungen in Briefen von Rudolf Virchow an seine Frau Rose. In: Erich Donnert (Hg.): Europa in der Frühen Neuzeit. Festschrift für Günter Mühlpfordt. Bd. 7. Unbekannte Quellen. Aufsätze zu Entwicklung, Vorstufen, Grenzen und Fortwirken der Frühneuzeit in und um Europa. Köln, Weimar, Wien 2008, 1065-1083.

Pfrepper 2009 – Regine Pfrepper: Lebensvorgänge. Deutsch-russische Wechselbeziehungen in der Physiologie des 19. Jahrhunderts. Aachen 2009 (Relationes 3).

Pfrepper/Pfrepper 2010 – Regine Pfrepper, Gerd Pfrepper: Der Leipziger Ordinarius Carl Ludwig (1816-1895) und die russische Physiologie – eine genealogische Spurensuche. In: Ingrid Kästner, Jürgen Kiefer (Hgg.): Universitäten und Akademien. Beiträge der Tagung vom 19. und 20. Juni 2009 an der Akademie gemeinnütziger Wissenschaften zu Erfurt. Aachen 2010 (Europäische Wissenschaftsbeziehungen 2), 31-52.

Pfrepper 2011 – Regine Pfrepper: Lebendige Stoffe. Deutsch-russischer Wissensaustausch in der Physiologischen Chemie im 19. Jahrhundert. Aachen 2011 (Relationes 7).

Pfrepper/Pfrepper 2011 – Regine Pfrepper, Gerd Pfrepper: Gustav von Bunge (1844-1920). Physiologische Chemie und Sozialhygiene in Dorpat und Basel. In: Ortrun Riha, Marta Fischer (Hgg.): Naturwissenschaft als Kommunikationsraum zwischen Deutschland und Russland im 19. Jahrhundert. Internationale Tagung, Leipzig, 29.9.-1.10.2010. Aachen 2011 (Relationes 6), 97-118.

Pfrepper 2012 – Regine Pfrepper: Wirksubstanzen. Deutsch-russische Beziehungen in der Pharmakologie des 19. Jahrhunderts. Aachen 2012 (Relationes 8).

Pfrepper/Pfrepper/Volkov 2012 – Regine Pfrepper, Gerd Pfrepper, Vladimir Akimovič Volkov †: Albrecht Kossel (1853-1927) – die russischen Wissenschaftsbeziehungen des Nobelpreisträgers für Physiologie oder Medizin 1910. In: Jürgen Kiefer (Hg.): Heilkunde und Heilmittel. Zum Erwerb und Transfer von medizinisch-pharmazeutischem Wissen in Europa. Beiträge der Tagung vom 16. bis 18. März 2012 an der Akademie gemeinnütziger Wissenschaften zu Erfurt. Aachen 2012 (Europäische Wissenschaftsbeziehungen 5), im Druck.

Poser 1998 – Stefan Poser: Museum der Gefahren. Die gesellschaftliche Bedeutung der Sicherheitstechnik. Münster 1998 (Cottbuser Studien zur Geschichte von Technik, Arbeit und Umwelt 3).

Roždestvenskij 1902 – Sergej Vasil'evič Roždestvenskij: Istoričeskij obzor dejatel'nosti Ministerstva narodnogo prosveščenija (1802-1902). St. Peterburg 1902, zitiert nach Mouktan 2004, 259.

Rüegg 2004 – Walter Rüegg (Hg.): Geschichte der Universität in Europa. Band III. Vom 19. Jahrhundert zum Zweiten WK. 1800-1945. München 2004.

Schmuck 2009 – Thomas Schmuck: Baltische Genesis. Die Grundlagen der Embryologie im 19. Jahrhundert. Aachen 2009 (Relationes 2).

Schultka/Göbbel 2005 – Rüdiger Schultka, Luminita Göbbel: Die Hallesche Anatomie und ihre Sammlungen. Ein Instituts- und Sammlungsführer. 2. Aufl. Reinbek 2005.

Volkov/Kulikova 1991 – Vladimir Akimovič Volkov, Marina Vladimirovna Kulikova: Christofor Semenovič Ledencov i ego Obščestvo. Priroda 1991, 2, 125-128.

Zavarzin 1986 – G. A. Zavarzin: Sergej Nikolaevič Vinogradskij. K 100-letiju otkrytija chemosinteza. Priroda 1986, 2, 71-85.

Zieger 2001 – Kristin Zieger: Die Bedeutung der deutschen Ärztevereine für das wissenschaftliche Leben, die medizinische Versorgung und soziale Belange der Stadt St. Petersburg von 1819-1914. Diss.med. Leipzig 2001. http://epub.ub.uni-muenchen.de/529/1/zieger-aerzte.pdf (04.06.2012).

Zwiener 2004 – Sabine Zwiener: Johann Samuel Eduard d'Alton (1803-1854). Leben und Wirken. Diss.med.dent. Halle-Wittenberg 2004. http://sundoc.bibliothek.uni-halle.de/diss-online/04/04H092/prom.pdf (12.06.2012).

Personenregister[1]

A

B

[1] Seitenzahlen der Reiseberichte werden ***fett*** angegeben.

G

I

J

K

L

M

N

O

S

Š

Šč

W

Z

Ortsregister[1]

[1] Seitenzahlen werden nur für die Orte in der Einleitung und den Reiseberichten angegeben, nicht für die Anmerkungen.

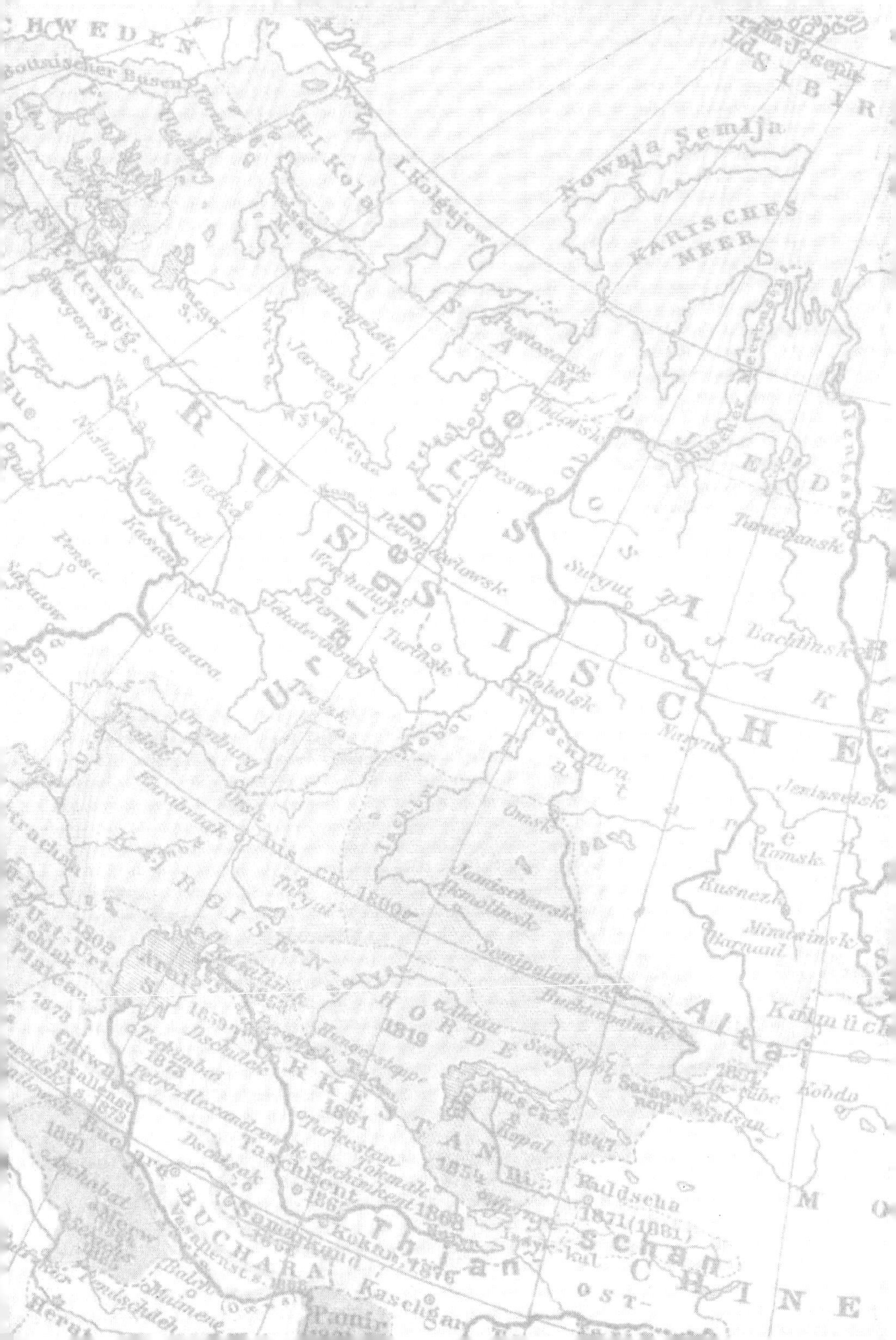
Nowaja Semlja
KARISCHES MEER
Kolgujew
Archangelsk
Beresow
Surgut
Turuchansk
Tobolsk
Narym
Omsk
Tomsk
Kusnezk
Jeniseisk
Samara
Perm
Orenburg
Akmolinsk
Semipalatinsk
Turkestan
Taschkent
Samarkand
Kokan
Kuldscha
Kaschgar
Kobdo
BUCHARA
Herat
Pamir